W0095462

T. Müller-Rörich

K. Hass

F. Margue

A. van den Broek

R. Wagner

Schattendasein

Das unverstandene Leiden Depression

Fachliche Betreuung: Dr. med. Nico Niedermeier

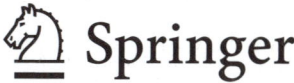
Springer

Thomas Müller-Rörich, Kirsten Hass, Françoise Margue, Annekäthi van den Broek, Rita Wagner
E-Mail: schattendasein@indignita.de

c/o Springer Medizin Verlag GmbH
z. Hd. Michael Barton
Tiergartenstr. 17, 69121 Heidelberg

ISBN   978-3-540-71623-5 Springer Medizin Verlag Heidelberg

Bibliografische Information der Deutschen Nationalbibliothek
Die Deutsche Nationalbibliothek verzeichnet diese Publikation in der Deutschen Nationalbibliografie;
detaillierte bibliografische Daten sind im Internet über http://dnb.d-nb.de abrufbar.

Dieses Werk ist urheberrechtlich geschützt. Die dadurch begründeten Rechte, insbesondere die der Übersetzung, des Nachdrucks, des Vortrags, der Entnahme von Abbildungen und Tabellen, der Funksendung, der Mikroverfilmung oder der Vervielfältigung auf anderen Wegen und der Speicherung in Datenverarbeitungsanlagen, bleiben, auch bei nur auszugsweiser Verwertung, vorbehalten. Eine Vervielfältigung dieses Werkes oder von Teilen dieses Werkes ist auch im Einzelfall nur in den Grenzen der gesetzlichen Bestimmungen des Urheberrechtsgesetzes der Bundesrepublik Deutschland vom 9. September 1965 in der jeweils geltenden Fassung zulässig. Sie ist grundsätzlich vergütungspflichtig. Zuwiderhandlungen unterliegen den Strafbestimmungen des Urheberrechtsgesetzes.

Springer Medizin Verlag
springer.de
© Springer Medizin Verlag Heidelberg 2007

Die Wiedergabe von Gebrauchsnamen, Warenbezeichnungen usw. in diesem Werk berechtigt auch ohne besondere Kennzeichnung nicht zu der Annahme, dass solche Namen im Sinne der Warenzeichen- und Markenschutzgesetzgebung als frei zu betrachten wären und daher von jedermann benutzt werden dürften.

Produkthaftung: Für Angaben über Dosierungsanweisungen und Applikationsformen kann vom Verlag keine Gewähr übernommen werden. Derartige Angaben müssen vom jeweiligen Anwender im Einzelfall anhand anderer Literaturstellen auf ihre Richtigkeit überprüft werden.

Planung: Dr. Svenja Wahl
Projektmanagement: Michael Barton
Copyediting: Dr. Christiane Grosser, Viernheim
Umschlagbild: Zeichnung von Kirsten Hass (© Kirsten Hass)
Layout und Einbandgestaltung: deblik Berlin
Satz: TypoStudio Tobias Schaedla, Heidelberg

SPIN 11762249

Gedruckt auf säurefreiem Papier   2126 – 5 4 3 2 1 0

Geleitwort

Dies ist ein ganz besonderes Buch, ein beeindruckendes, oft bewegendes Destillat aus Erfahrungsberichten und Selbstbeschreibungen depressiv Erkrankter, zusammengestellt und kommentiert von ebenfalls Betroffenen, den Herausgebern. Alle fanden zusammen über das Diskussionsforum des Kompetenznetzes Depression, Suizidalität, in dem sich die Hilferufe, die Verzweiflung, das Leiden, die Ratschläge und Erfahrungen, die verständnisvolle Unterstützung und mitfühlende Begleitung sowie Beispiele erfolgreicher Krankheitsbewältigung von tausenden depressiv Erkrankter angesammelt haben. Bei der Lektüre wachsen die vielfältigen, oft sehr persönlichen und offenen Forumsbeiträge zu einer eigenen Gestalt zusammen, zu einem Gemälde der subjektiven Seite der Depression. Weder Erfahrungsberichte einzelner Betroffener noch gar von professioneller Seite verfasste Ratgeber können dies in dieser Breite und Unmittelbarkeit leisten. Aus diesem Gefühl heraus ist bei einer Gruppe von Nutzern des Diskussionsforums der Wunsch entstanden, diesen hier ständig wachsenden Schatz zu ordnen und auch für Betroffene außerhalb des Forums nutzbar zu machen.

Dies ist ein Buch von Betroffenen, über Betroffene und für Betroffene. In den hier ausgewählten Beiträgen, oft in einer verzweifelten nächtlichen Stunde geschrieben, werden depressiv Erkrankte ihr eigenes Erleben wiederfinden. In anderen Beiträgen, geschrieben nach Abklingen der Depression, aber oft nach einer langen Leidensgeschichte voller Irrtümer und Sackgassen, werden Betroffene Hoffnung und ganz praktische Empfehlungen finden, wie Fehler im Umgang mit der Erkrankung vermieden werden können. Betroffene lernen von Betroffenen.

Den Herausgebern ist es gelungen, die Beiträge der Forumsteilnehmer, die »subjektive« Sicht der Depression, mit sachlichen Informationen und Kommentaren, der »objektiven« Sicht, in einer sich wechselseitig ergänzenden Weise zu kombinieren. Außerordentlich bemerkenswert ist hierbei die große Sorgfalt und Sachkenntnis bei der Darstellung der »objektiven« Sicht auf die Depression, die in weiten Teilen den neuesten Forschungs- und Wissensstand der Psychiatrie zum Thema Depression berücksichtigt.

Für mich ist es eine sehr große Freude, dass von den Nutzern des Diskussionsforums des Kompetenznetzes Depression, Suizidalität dieses erstaunliche und beeindruckende Werk verfasst worden ist. Ich wünsche ihm eine weite Verbreitung und segensreiche Wirkung.

Ulrich Hegerl
Klinik und Poliklinik für Psychiatrie
Universität Leipzig

Vorwort

Über 10.000 Menschen nehmen sich jedes Jahr in Deutschland das Leben, weltweit sind es rund eine Million. 90 Prozent aller Selbsttötungen stehen in Zusammenhang mit einer psychischen Erkrankung, am häufigsten mit einer Depression. Würde diese rechtzeitig kompetent behandelt, könnte ein Suizid in der Regel verhindert werden (Kompetenz Depression 2007a/2007b).

Laut einer Studie der Weltgesundheitsorganisation WHO ist die unipolare Depression »die weltweit häufigste Ursache für mit Behinderung gelebte Lebensjahre«. In den Industrieländern gehen den Menschen durch keine andere Erkrankung mehr gesunde Lebensjahre verloren, als durch die Depression. Neben den Behandlungskosten verursachen Depressionen erhebliche Belastungen für die Volkswirtschaft, »durch etwa 11 Millionen Arbeitsunfähigkeitstage und 15000 Frühberentungen pro Jahr in Deutschland« (Spießl, Hübner-Liebermann, Hajak 2006).

Die rätselhafte Krankheit Depression beschäftigt immer mehr Wissenschaftler und Betroffene. Inzwischen gibt es viele Bücher über diese »Volkskrankheit«. Entweder sind das Ratgeber oder Fachbücher, geschrieben von Ärzten, Psychotherapeuten und Spezialisten, welche die Depression mit dem Blick eines Wissenschaftlers beschreiben und in der Regel nicht selbst an dieser Erkrankung leiden. Oder es sind Erfahrungsberichte einzelner Betroffener, die das Erleben ihrer ganz individuellen Depression in einem Bericht verarbeiten.

Das vorliegende Buch geht einen vollkommen neuen Weg. Es ist ein Buch von Betroffenen für Betroffene. Es ist eine Auswahl aus den unmittelbaren Erfahrungen tausender deutschsprachiger Depressiver aus allen Gesellschaftsschichten und Altersklassen. Es sind realistische Schilderungen zu allen depressionsrelevanten Themen, Informationen aus erster Hand, unabhängig von Interessensgruppen, Pharmaindustrie und wissenschaftlichen Schulen, geschrieben in der Sprache der Betroffenen.

Die fünf Autoren, alle mit persönlichen Depressionserfahrungen, fanden durch einen der größten Internetauftritte zum Thema Depression zusammen, dem Forum des »Kompetenznetz Depression, Suizidalität« (KND) www.kompetenznetz-depression.de.

Das KND sowie das »Deutsche Bündnis gegen Depression e.V.« www.buendnis-depression.de sind die in Deutschland führenden Organisationen für Aufklärung, Forschung und Verbesserung der Versorgung im Bereich depressiver Erkrankungen. Sie sind so erfolgreich, dass daraus eine europaweite Bewegung entstanden ist, die »European Alliance Against Depression (EAAD)« www.eaad.net.

Geleitet werden diese Organisationen von Prof. Dr. Ulrich Hegerl, Klinik und Poliklinik für Psychiatrie am Universitätsklinikum Leipzig, der freundlicherweise unser Projekt durch sein Geleitwort unterstützt.

Das öffentliche Internetforum ist nur eines der zahlreichen Projekte des KND, und doch ist es für viele Depressive seit August 2000 eine wichtige Plattform des Austausches und des Miteinanders in der Krankheitsbewältigung. Der enorme Zulauf spricht für sich: seit der Gründung wurden hier mehr als 200.000 Beiträge von Depressiven geschrieben, und stündlich kommen neue hinzu. Der Initiator des Projekts, Dr. med. Nico Niedermeier, begleitet das Forum als einer der Fachmoderatoren von Beginn an. Ihm verdanken wir die Idee, diesen »Schatz« an lebensnahen und authentischen Erfahrungen zur Depression zu heben, denn kein Fachbuch kann die Wirklichkeit der betroffenen Menschen so wahrhaftig abbilden, wie die Gedanken und das Erleben von Depressiven selbst.

Wir Autoren lernten uns im Forum des KND kennen, zunächst virtuell und später bei realen Treffen. Dieses Projekt ist auch die Geschichte von fünf Menschen aus drei europäischen Ländern, mit ihren individuellen Wegen aus der Depression. Uns eint die langjährige Erfahrung mit dieser Erkrankung, als Betroffene und als Angehörige sowie der Wunsch, das Leiden anderer Depressiver zu verkürzen.

Menschen, die persönlich oder als Angehörige von einer Depression betroffen sind, können so von den Erkenntnissen derer profitieren, die sich in der oft langen Zeit der Bewältigung ein regelrechtes Sachverständnis erarbeitet haben: eine Kompetenz der Betroffenen.

Das Archiv des KND-Forums ist ein unschätzbarer Pool an Wissen über die Krankheit Depression. Diese Gedanken und Einsichten von Betroffenen und Angehörigen, aufgeschrieben in sogenannten »Postings«, stehen im Mittelpunkt unseres Buches. Mit ihrer Hilfe zeigen wir auf, was diese Krankheit aus den Menschen macht, wie sie sich anfühlt, welche Probleme durch sie entstehen, und wie man Wege findet, um herauszukommen aus der Hoffnungslosigkeit...um wieder zurückzufinden ins Leben.

Wir verstehen unser Buch als ein Kompendium von Erfahrungen mit der Depression. Betroffenen, ihren Familien sowie den niedergelassenen Ärzten und Therapeuten soll es eine Hilfestellung sein, diese komplexe Krankheit besser zu verstehen.

Depressives Erleben transparent machen, fachliche Grundlagen in leicht verständliche Informationen übersetzen und praktische Tipps rund um den Umgang mit der Depression geben – das sind einige unserer Ziele. Wir thematisieren aber auch die zumeist verschwiegenen Probleme in der Behandlung dieser Krankheit, zeigen auf, was der Erkrankte tun kann, um diese zu vermeiden und schnellstmöglich gesund zu werden. Unser Anliegen ist es außerdem, aufzuklären: das Stigma der depressiven Erkrankung zu löschen, Vorurteile zu entkräften und das Tabu zu brechen. Damit dem Leser klar wird, was die Depression ist: eine Störung, die jeden treffen kann, nichts mit dem Charakter des Betroffenen zu tun hat, und kein Zeichen von Schwäche ist.

Mit diesem Buch wenden wir uns an alle Depressiven: die nur einmalig Betroffenen sowie diejenigen, die Jahre und länger mit den Belastungen dieser Krankheit zu kämpfen haben. Das sind viele, und es werden offenbar immer mehr. Nach unserer Erfahrung ist die Mehrheit aller Depressiven von einem oder mehreren Rückfällen (Rezidiven) betroffen, Statistiken sprechen davon, dass es nur bei einem Drittel bis knapp der Hälfte aller Depressiven bei einer einmaligen Episode bleibt. Für den größeren Teil der Betroffenen mit rezidivierenden Depressionen bedeutet der Umstand der wiederholten Erkrankung höchste Einbußen an Lebensqualität, sehr oft den Verlust von sozialen Beziehungen, der Arbeitsstelle, und in der Folge davon nicht selten den sozialen Abstieg.

Ca. jede vierte Frau und jeder achte Mann erkranken im Laufe ihres Lebens an einer Depression, die im Durchschnitt vier bis acht Monate dauert. Je öfter ein Rückfall auftritt, desto höher ist die Wahrscheinlichkeit einer weiteren Episode (Niedermeier, Mangold, Manzinger 2006). Diese Tatsache, gepaart mit der Erkenntnis, dass nur zehn Prozent der depressiven Patienten eine wirksame Behandlung erfahren (Spießl, Hübner-Liebermann, Hajak 2006), macht deutlich, dass sehr viele Depressive extrem lange an dieser Krankheit leiden müssen. Dafür gibt es viele Gründe. Zum einen fehlt dem Depressiven oft schlichtweg die Kraft, die er bräuchte, um bei einer solchen komplexen Behandlung über einen längeren Zeitraum aktiv mitzuwirken. Zum anderen sind manche Ärzte und Therapeuten leider nicht ausreichend kompetent, sei es aus Gründen mangelnden Fachwissens oder fehlender Empathiebereitschaft. Zumeist völlig überlaufene Facharztpraxen, Zeitmangel und eingeschränkte Budgets, eine Folge der Gesundheitspolitik, stehen per se im natürlichen Widerspruch zu der zeitintensiven Behandlung, die diese Erkrankung eigentlich erfordert. Denn auch die medikamentöse Behandlung ist noch immer suboptimal. Ärzte sehen sich mit Ängsten und

Vorurteilen gegenüber Antidepressiva konfrontiert und haben es schwer, diese abzubauen, denn nicht selten bleiben Medikamente wirkungslos oder verursachen für die Patienten nicht tolerierbare Nebenwirkungen. An diesem Punkt müsste der Behandler seinen Patienten ermuntern, ein neues Medikament auszuprobieren, seine Unverträglichkeiten ernst nehmen und ihn umfassend aufklären, damit dieser die Behandlung nicht abbricht. Denn wenn der Depressive einen Arzt aufsucht, hat er oft bereits über eine längere Zeit versucht, sich selbst zu helfen. Wenn dann auch noch die Patienten-Behandler-Interaktion gestört ist, führt dies sehr oft zum Therapieabbruch (Niedermeier, Pfeiffer-Gerschel, Hegerl 2006). Der Patient ist wieder auf sich allein gestellt, die Erkrankung bleibt unbehandelt und führt im schlimmsten Fall zu Chronifizierung oder sogar zum Suizid.

Wir glauben, dass die Depression derzeit keineswegs eine »sehr gut behandelbare Krankheit« ist, wie in vielen Publikationen behauptet wird. Sie ist allerdings durchaus in den meisten Fällen behandelbar...aber der Patient muss auch gut informiert sein, um das Behandlungskonzept mitgestalten zu können. Denn neben einer manchmal unzureichenden Behandlung gibt es auch andere Faktoren, die eine Wiedererkrankung begünstigen: auch der Betroffene selbst kann vieles falsch machen. Deshalb ist es gerade bei dieser Krankheit umso wichtiger, dass er erkennt, wie er den bestmöglichen Umgang mit der Depression erreichen, wie er die Behandlung steuern und optimieren kann. Der Patient trägt selbst entscheidend zum Behandlungserfolg bei. Dieses Buch soll ihm dabei helfen.

Ohne die wertvollen Erfahrungen unzähliger Menschen, die im Forum des KND geschrieben haben, wäre »Schattendasein« nicht zustande gekommen. Dafür bedanken wir uns bei jedem, der hier durch seine Gedanken vertreten ist! Aufgrund der zumeist anonymen Teilnahme im Forum war es uns nicht möglich, jeden Einzelnen um die Erlaubnis zur Verwendung seiner Texte zu bitten. Bei längeren Posting-Zitaten haben wir, wo es möglich war, das Einverständnis der Autoren eingeholt. Die Namen der Verfasser haben wir zum Schutz ihrer Anonymität geändert und mit neuen Nicknames versehen, die zum Zeitpunkt der Drucklegung nicht im Forum verwendet wurden. Wir hoffen, dass alle Veröffentlichungen in diesem Buch sowie unsere Intention auch in Eurem Sinne sind!

Wir Autoren haben uns um größtmögliche Objektivität bemüht, dennoch ist die Bewertung von Krankheitserfahrungen immer auch von Subjektivität gekennzeichnet. Die fachliche Richtigkeit unserer Beiträge ist durch die sehr engagierte Mitarbeit von Dr. med. Nico Niedermeier gewährleistet – was die Anwendbarkeit unserer Erfahrungsergebnisse betrifft, so hoffen wir, damit vielen Lesern sinnvolle Hilfestellungen geben zu können.

Wir wünschen allen Depressiven einen möglichst kurzen Krankheitsverlauf und eine Entwicklung hin zu einem neuen, selbstbestimmten Leben.

Juni 2007

Kirsten Hass
Rita Wagner
Annekäthi van den Broek
Françoise Margue
Thomas Müller-Rörich

Danksagung

Unser Buch wäre nicht möglich gewesen ohne die vielen mutigen Menschen, die ihre seelischen Nöte, ihre Hoffnungslosigkeit und ihre Hoffnungen, ihre intimsten Gedanken und Gefühle im Forum KND niedergeschrieben und so eine Verständigungsbasis voller Menschlichkeit geschaffen haben, wie man sie nur selten findet. Ihnen gilt unser besonderer Dank, denn der Schritt heraus aus der Tabuisierung dieser Krankheit wird allen Nutzen bringen – sowohl den Kranken und Angehörigen als auch den Behandlern und allen anderen Menschen, die mit Depressionen in Berührung kommen.

Aber auch ohne die Unterstützung der Fachleute rund um das »Kompetenznetz Depression« wäre dieses Buch kaum zustande gekommen: Dr. med. Nico Niedermeier, der das Forum ins Leben rief und mit viel Engagement betreut, gab als wissenschaftlicher Berater durch seine Sichtweise und Kritik dem Buch jene objektive Note, auf die gerade bei diesem Projekt, das ganz auf Krankheitserfahrungen aufbaut, immer wieder besonders zu achten war. Auch Prof. Dr. Ulrich Hegerl, dem Urheber des Kompetenznetzes und Dipl.-Psych. Tim Pfeiffer-Gerschel verdanken wir wertvolle Anregungen.

Einen herzlichen Dank auch an Dr. Yvonne Kleinke für ihre wertvolle Hilfe in Rechtsfragen und an unsere Lektorin Dr. Svenja Wahl, die immer ein offenes Ohr für unsere Wünsche und Probleme hatte.

Inhaltsverzeichnis

Wie äußert sich eine Depression?

1

Das Erscheinungsbild der Depression ist so vielfältig, dass es schwer fällt, sie überhaupt als *eine* abgrenzbare Erkrankung mit bestimmten Symptomen zu verstehen. Im Grunde genommen findet sich kaum ein Bereich der seelischen Befindlichkeit, der nicht von ihr betroffen sein kann, deshalb nannte sie jemand einmal die Krankheit der »Losigkeiten«, denn die Depression macht gefühllos, hoffnungslos, schlaflos, antriebslos, hilflos ... Selbst im Körperlichen sind die Anzahl und die Zusammensetzung der Beschwerden so vielfältig, dass sich manchmal einfach kein klares Bild ergeben will. Hinzu kommt, dass – anders als bei den meisten anderen Erkrankungen – keine Laborwerte als Indikator dienen können, um eine Depression zu diagnostizieren.

Deshalb ist die Depression in vielen Fällen eine unklare und nur schwierig zu definierende Erkrankung, die Patienten wie Behandler gleichermaßen verwirrt. Das darf aber nicht darüber hinwegtäuschen, dass das Phänomen »Depression« zu den leidvollsten Erkrankungen gehört, denen ein Mensch ausgesetzt sein kann. Es gibt Menschen, die ihr Leben lang von ihr gepeinigt werden, ohne dass jemals die richtige Diagnose gestellt wird, andere suchen jahrelang verzweifelt nach Hilfe, ohne sie zu bekommen und das, obwohl Hilfe möglich ist.

1.1 Was ist eigentlich los mit mir? (Eine Depression entwickelt sich)

Eine Depression kann sowohl schleichend als auch plötzlich beginnen. Im Fall eines plötzlichen Beginns schildern die Betroffenen, ihre Stimmung habe sich von einem auf den anderen Moment verdüstert, als habe jemand einen Schalter in ihnen umgelegt. Häufiger entsteht eine Depression aber unmerklich und in einer für die Betroffenen kaum nachvollziehbaren Weise. Über einen Zeitraum von Monaten oder sogar Jahren hinweg entwickeln sich die unterschiedlichsten Störungen an Leib und Seele. Die Lebensqualität nimmt dabei mehr oder weniger schnell ab, kann sich aber durchaus auch zeitweise wieder vollkommen normalisieren, sodass die Betroffenen nur an eine vorübergehende Unpässlichkeit glauben und sich keine weiteren Gedanken machen. Die unterschiedlichen Beschwerden, die sich einstellen und die oft auch wieder für eine Zeit verschwinden, werden nicht als zusammenhängendes Phänomen wahrgenommen, dem man gezielt auf den Grund kommen will, so wie das bei anderen Krankheiten normalerweise der Fall ist. Vielmehr herrscht häufig das Gefühl vor, *man selbst* würde sich zum Nachteil verändern. Die Betroffenen können nicht mehr klar zwischen »gesund« und »krank« unterscheiden. Die Erkrankung erfasst zumeist den *gesamten* Menschen und nicht, wie bei den meisten anderen Krankheiten üblich, klar abgrenzbare Teilbereiche.

Als Folge dieser Veränderungen stellen sich in vielen Bereichen des Lebens Probleme ein, was die Lage weiter verschlimmert. Beziehungen werden mehr und mehr als schwierig und problematisch erlebt, im Beruf fehlt der Schwung und die Arbeit bleibt liegen. Was früher Freude bereitete, wird uninteressant.

Im körperlichen Bereich kommt es häufig zu Schmerzzuständen, Schlafstörungen (sehr häufig) und anderen Beschwerden, eine allgemeine Kraft- und Antriebslosigkeit stellt sich ein. Trotzdem wird dieser belastende Zustand in den meisten Fällen nicht als Krankheit erlebt, sondern das Denken und Fühlen des depressiv gewordenen Menschen kreist um eigene Schuld und um persönliches Versagen. Den besorgten Fragen von Angehörigen begegnet er oft ausweichend und abweisend. Nicht selten besteht eine Neigung zu übermäßiger Reizbarkeit bis hin zur Aggressivität. Die Nerven scheinen blank zu liegen. Misserfolge werden nicht mehr so verkraftet wie früher, sondern lösen schwarzseherische Äußerungen aus – wie z. B. »Bei mir geht ja sowieso immer alles schief« – und werden unverhältnismäßig schwer genommen. Schon Kleinigkeiten können unangemessene Reaktionen und tiefe Niedergeschlagenheit auslösen.

In diesem Kapitel soll es darum gehen, wie eine sich entwickelnde Depression das Leben der Betroffenen verändert, wie ihr Fühlen und ihr Denken, ihre Leistungs- und Beziehungsfähigkeit gleichermaßen betroffen sind. Allerdings ist eine klare Abgrenzung zwischen Entstehungs- und eigentlicher Krankheitsphase nicht möglich. Der Übergang kann schnell erfolgen, sodass eine Entstehungsphase u. U. überhaupt nicht auszumachen ist oder er kann sich über Monate oder gar Jahre hinstrecken.

Jördis	(…) Was den Beginn einer depressiven Episode angeht, so gibt es wohl vor allem zwei Möglichkeiten: Entweder sie beginnt ganz plötzlich, von heute auf morgen (so berichten es manche Betroffene), oder eben – wie ich es auch kenne – eher schleichend. Als ich damit zum ersten Mal zu tun hatte, bahnte sich die Depression über Monate hinweg an, aber das weiß ich auch erst jetzt im Rückblick. Damals war ich völlig ahnungslos: Es fühlte sich nur an, als würde ich einfach immer weiter »abrutschen«, ohne dass ich etwas daran hätte verändern können. (…)
	Heute kann ich sagen: Bei mir beginnt es wohl vor allem mit einer intensiven Grübelneigung, die immer stärker wird. Gedanken, Sorgen und Probleme, die sich einfach nicht mehr abschütteln lassen, sich Tag und Nacht im Kreis drehen und mich zermürben, ohne dass ich zu einer Lösung finden würde. Zwar mündet nicht jede Grübelphase in eine Depression, aber das ist so das erste Anzeichen, das mich inzwischen alarmiert. Es ist allerdings sehr schwer, für sich selbst einzuschätzen, wann man wirklich handeln muss: Man weiß nie so recht, wie sich solche Zustände entwickeln – entweder sie vergehen nach einiger Zeit von selbst wieder, oder aber sie setzen sich fest. Es wäre schon wichtig, rechtzeitig zu reagieren, aber das gelingt mir nicht immer. (…)

Was die Posterin hier beschreibt, ist für die Entwicklung vieler Depressionen typisch. Besonders die Aussage »Es fühlte sich nur an, als würde ich einfach immer weiter ‚abrutschen', ohne dass ich etwas daran hätte verändern können.« trifft auf die Situation in der Entwicklungsphase der Krankheit in vielen Fällen zu. Bei Ersterkrankungen ist es den Betroffenen sehr häufig unmöglich, hinter dieser diffusen Zustandsveränderung ein krankhaftes Geschehen zu erkennen. Die Verschlechterung der Befindlichkeit geschieht in diesen Fällen meist so schleichend, dass selbst bei wiederholter Erkrankung die bereits mit der Krankheit gemachten Erfahrungen nicht immer ausreichen, um einen erneuten Krankheitsschub zu erkennen. Viel zu oft wird deshalb ein Behandlungsbeginn zu lange hinausgezögert.

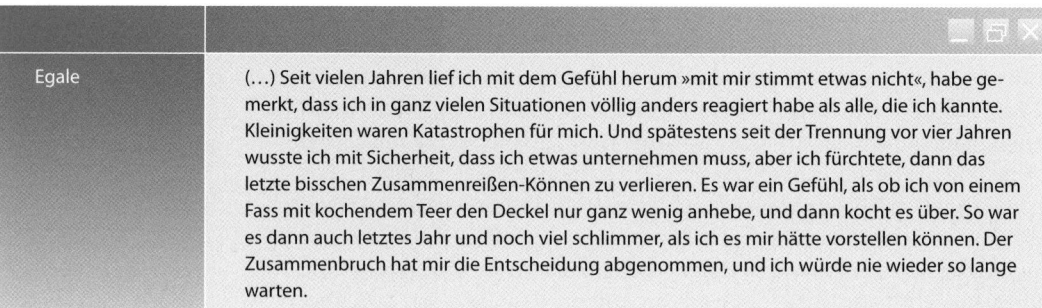

Egale

(…) Seit vielen Jahren lief ich mit dem Gefühl herum »mit mir stimmt etwas nicht«, habe gemerkt, dass ich in ganz vielen Situationen völlig anders reagiert habe als alle, die ich kannte. Kleinigkeiten waren Katastrophen für mich. Und spätestens seit der Trennung vor vier Jahren wusste ich mit Sicherheit, dass ich etwas unternehmen muss, aber ich fürchtete, dann das letzte bisschen Zusammenreißen-Können zu verlieren. Es war ein Gefühl, als ob ich von einem Fass mit kochendem Teer den Deckel nur ganz wenig anhebe, und dann kocht es über. So war es dann auch letztes Jahr und noch viel schlimmer, als ich es mir hätte vorstellen können. Der Zusammenbruch hat mir die Entscheidung abgenommen, und ich würde nie wieder so lange warten.

Auch diese Betroffene musste die Erfahrung machen, dass Zusammenreißen nichts an der Erkrankung ändert und nicht hilfreich ist, sondern im Gegenteil zu einer Zuspitzung der Situation führen kann, die in einen Zusammenbruch mündet. Ein frühzeitiger Behandlungsbeginn hätte den Krankheitsverlauf sehr wahrscheinlich abmildern können.

Julina

(…) Gerade habe ich das Gefühl, ich gehe morgen einfach nicht mehr zur Arbeit, bleibe im Bett liegen, rede nie wieder mit jemandem und setze mich mit nix mehr auseinander. Das würde natürlich alles nur noch schlimmer machen.

Ich habe einfach das Gefühl, mit der Welt nicht klar zu kommen. Ich gehöre hier nicht her. Alles überfordert mich.

Meine Arbeit macht mich fertig. Das Gefühl, mein Privatleben und meine Freunde werden weniger, habe ich seit über drei Jahren. Ich habe Angst zu vereinsamen, den Anschluss zu verlieren. Mittlerweile schlafe ich schon deutlich weniger, weil ich nicht mehr verzichten will. Das stresst mich, mein Job erzeugt gerade ein Gefühl von Übelkeit. Und das, obwohl er vergleichsweise gut ist. Leichte Büroarbeit, kein Mobbing, ein paar nette Kollegen, gutes Geld. Aber das ist nicht meine Welt. Ich komme mir wie ein Fremdkörper dort vor. Ich mache sinnlose Tätigkeiten.

Mein ach so wichtiges Privatleben ist aber auch eine Katastrophe. Aber auch wahrscheinlich wieder nur in meiner Wahrnehmung. Ich habe Angst, meine Freunde zu verlieren. Wenn ich mit Freunden oder Bekannten unterwegs bin, habe ich manchmal das Gefühl, alle können sich miteinander unterhalten, nur ich nicht oder nur mit mir nicht. Wenn dieses Gefühl auftritt, steigere ich mich manchmal so in dieses Gefühl rein, dass ich total blockiert werde, mich tatsächlich nicht mehr unterhalten kann und quasi fliehe, nach Hause gehe.

Überhaupt fühle ich mich permanent angespannt und blockiert. Ich bin nicht ich selbst. Die einzigen Momente, in denen ich mich entspannt und wie ich selbst fühlen kann, sind unter Leuten, die mir sehr nahe stehen, die ich aber auf Grund eines Umzugs nicht habe. Nähe ist sowieso schwer und geht nur mit Alkohol. Deshalb trinke ich grundsätzlich, wenn ich irgendwo hin gehe. Das erscheint als die einzige Chance, Spaß haben zu können und mit anderen klar zu kommen. Das ist irgendwie bitter.

Und gerade jetzt habe ich das Gefühl, nicht mehr zur Arbeit gehen zu können, mit meinen Mitmenschen nicht klar zu kommen, und ich habe Angst, dass noch irgendwas Blödes passiert und ich nervlich zusammenbreche.

Ich weiß nicht, was ich dagegen tun soll! Ich will, dass damit Schluss ist! Mittlerweile habe ich so etwas (in sehr unregelmäßigen Abständen) seit bestimmt 15 Jahren. Das kann doch nicht ewig so weitergehen! Außerdem habe ich das Gefühl, gerade mit meiner verkrampften und pessimistischen Art einen wundervollen Mensch vergrault zu haben.

1.1 · Was ist eigentlich los mit mir? (Eine Depression entwickelt sich)

5

1

Es ist eine bedenkliche Bilanz, wenn man sich vorstellt, dass jemand seit 15 Jahren auf allen Ebenen des Lebens, sowohl beruflich als auch privat, mit Überforderungsgefühlen, Einsamkeit und Selbstzweifeln kämpft und dass niemand da ist, der sagt: »Du bist krank!« Genau das macht die Tragik dieser Krankheit aus.

Daphne	Seit gestern sitze ich nur noch heulend rum. Ich weiß nicht einmal so recht, warum. Die Tränen laufen und laufen und eigentlich dürften schon gar keine mehr da sein …
	Es ist nicht das erste Mal, dass ich mich so weit unten fühle, aber sonst hab ich nicht geweint ohne Ende. Ich fing immer an über mein Leben und meinen Platz in der Welt nachzudenken, meist solange, bis ich zu dem Entschluss kam, mich von allen abzunabeln und völlig von vorn anzufangen.
	Das ist genau der Punkt, vor dem ich Angst habe. Mein Freund ist ein toller Mann und ich will ihn nicht verlieren, obwohl ich bereits auf dem besten Weg dahin bin. (…)
	Wie auch – ich versteh es selbst nicht. An dem einen Tag ist die Welt bunt und ich könnte Bäume ausreißen, und am nächsten fall ich in ein Loch, das die Größe eines Kraters hat … Ich meine, stolpern wäre okay. Man steht wieder auf und geht weiter. Aber dieser Krater – man sieht nicht einmal den oberen Rand, so tief ist er … Und man sieht trotzdem, wie so langsam alles wieder verschwindet, was man sich mühevoll erarbeitet hat. Es ist zum Verzweifeln.
	Warum ausgerechnet ich?

Diese Posterin schildert sehr eindrücklich in ihrem Bild des Kraters, wie umfassend negativ sich eine Depression anfühlt und wie unverständlich das ist, was man da erlebt. An einem Tag scheint alles in bester Ordnung zu sein und am nächsten zerbricht die ganze Welt. Die Lage verkompliziert sich in diesem Beispiel noch dadurch, dass der Partner ebenso wenig wie die Betroffene selbst verstehen kann, was eigentlich vorgeht. Die durch die Krankheit veränderten Gefühle wirken sich direkt auf die Beziehungsfähigkeit der erkrankten Person aus und wirken so daran mit, dass sich Stück für Stück alle Lebensbereiche verkomplizieren und stabile Grundlagen verloren gehen. Die Depression schafft dadurch selbst wiederum Verhältnisse, die die Krankheit begünstigen und erhalten. Im Verlauf dieses Buches wird deutlich werden, dass es ganz besonders dieser Aspekt ist, der die Depression in vielen Fällen zu einer besonders hartnäckigen Erkrankung macht.

Der Posterin wurde geantwortet:

Alte Eiche	Das, was du schilderst, können Symptome einer Depression sein. Hast du Dir vermutlich schon gedacht, sonst wärst du ja nicht hier gelandet. Bist du denn in Therapie?

Calderon	Keine Therapie, ich sträube mich noch innerlich erfolgreich gegen alles, was Arzt heißt. Ich glaube, so weit unten bin ich dann doch noch nicht. Nur sind diese ständigen Stimmungsschwankungen ganz schön nervig.
	Ich könnte wetten, in drei Wochen spätestens ist wieder alles in Ordnung, bis ich dann wieder anfange, über mich, die Welt und alle, die mich umgeben, nachzudenken. Es nervt mich einfach nur. Zumal ich mich, wie gesagt, in eben dieser Situation von allen abnabele…

1

Warum sich die Posterin so gegen einen Arztbesuch wehrt und offensichtlich meint, alles selbst in den Griff zu bekommen, ist nicht ohne weiteres nachvollziehbar. Sie bringt ihre Verzweiflung zum Ausdruck und auch ihre Angst vor Wiederholung dieser Zustände, beharrt aber darauf, dass es so schlimm doch nicht sei, um zum Arzt zu gehen. Diese Behandlungsverweigerung ist sehr häufig zu beobachten (▸ Abschn. 2.1).

Espra	Bin gestern auf dieses Forum gestoßen. Beim Lesen ist mir aufgegangen, dass es nicht mir allein so schlecht geht, sondern vielen. Das hat schon mal sehr geholfen.
	Ich lebe mit meinem Partner seit vielen Jahren zusammen, davon seit geraumer Zeit unter einem Dach. Wir hatten eine wunderbare, glückliche, harmonische Beziehung. Bis vor einigen Monaten. Um es kurz zu machen, mein Partner hat/hatte ein Burnout-Syndrom und verfiel dann in Depressionen mit Suizidgefahr. Bis ich das alles raffte und wir ihn zu einer Therapie bewegen konnten, vergingen einige Monate. Seit Januar scheint er jetzt in guten Händen zu sein, bei einer Psychologin. Des Weiteren wird er von einem Psychiater mit Medikamenten versorgt.
	Für mich war und ist es z. T. unfassbar, wie brutal verbale Attacken ausgeführt werden. Welche Lieblosigkeit seinerseits oft herrscht. Es gibt Zeiten, da ist er nicht in der Lage, mich in irgendeiner Weise zu trösten oder in den Arm zu nehmen. In ihm herrscht, je nach Tagesform, eine Gefühlskälte, die nicht nachvollziehbar ist. Ich soll immer an seine Worte glauben, aber es folgen keine Taten. Oder Taten, die seine Worte Lügen strafen. Ich weiß nicht, wie ich damit zurechtkommen soll. Mir ist auch nicht klar, wann ich wie reagieren soll. Wünsche äußern? Kritik nicht üben? Unterstützen oder sich zurückziehen? Ich liebe meinen Mann und auch er will an dieser Beziehung festhalten, aber wenn der Druck für ihn zu doll ist, würde er am Liebsten ausziehen. (…)
	Nun habe ich hier viel gelesen, dass es anderen auch so geht. Das hat mich darin bestärkt, dass das, was er zu mir sagt, doch stimmt. Dass er mich nicht verletzen will. Dass er mich lieb hat. Aber eigentlich führen wir nur eine halbe Beziehung. (…)
	Wie lernt man, immer Geduld und Verständnis aufzubringen? Wie lebt man weiter, ohne sich selber völlig aufzugeben? Meine Kinder sind der Meinung, dass ich mich schon sehr verändert habe.

Auf der Beziehungsebene kann die sich entwickelnde Depression für eine tiefe Verstörung zwischen den Partnern sorgen. Aggressionen, Gefühllosigkeit und emotionale Gehemmtheit rauben der Partnerschaft die Grundlage und treiben auch den gesunden Partner nicht selten in die Verzweiflung. Das bleibt dem Kranken nicht verborgen – er entwickelt Schuldgefühle und seine Krise vertieft sich weiter. Im emotionalen Bereich wird es für den gesunden Partner zunehmend schwierig, voneinander zu trennen, was zur Persönlichkeit seines Partners gehört und was der Krankheit zuzurechnen ist (▸ Kap. 3).

Blumenbeet	Ich bin mit etwas über 20 noch recht jung und im Angestelltenverhältnis, zurzeit krankgeschrieben.
	Zu meiner Krankheit:
	Es fing so an, dass ich dachte, ich könnte nicht mehr richtig sehen, alles schien unwirklich … Dann war ich körperlich so am Ende, dass ich noch nicht einmal mehr Auto fahren konnte, total matt, müde und antriebslos. Zur Arbeit quälte ich mich nur noch, der innere Druck war ziemlich groß, oft Übelkeit, Völlegefühl, Gefühl des Krankseins. (…)
	Hat jemand ähnliche Symptome? Ich weiß leider nicht, ob es ein Burn-Out-Syndrom ist oder eine Depression?!

Diese Posterin berichtet u. a. von Veränderungen ihrer Sehfähigkeit, jedoch würde ein Augenarzt sehr wahrscheinlich feststellen können, dass mit den Augen alles in Ordnung ist. Trotzdem ist auf subjektiver Ebene diese Veränderung klar feststellbar und nicht selten in einer sehr beunruhigenden Art und Weise. Dieses manchmal »Glasglockengefühl« genannte Phänomen vermittelt den Eindruck, man wäre nicht mehr klar mit dem Bewusstsein in der Welt, sondern von ihr getrennt wie durch eine Milchglasscheibe. Es ist ein Beispiel dafür, dass eine sich entwickelnde Depression Beschwerden hervorruft, die von Ärzten oft nicht ausreichend beachtet werden, weil diese so nicht in deren gewohnten Diagnosen vorkommen. Deshalb wird ein Patient mit derartigen Beschwerden häufig nicht wirklich ernst genommen, sondern unverrichteter Dinge nach Hause geschickt.

In den nächsten Kapiteln soll es um die einzelnen Aspekte und die verschiedenen Ausprägungen einer Depression gehen.

1.2 Depressive Kernsymptome

Von »Kernsymptomen« spricht man deshalb, weil sie bei den meisten Depressionen im Vordergrund stehen. Das heißt nicht unbedingt, dass *alle* Kernsymptome gleichzeitig auftreten müssen. Liegen aber mehrere dieser Symptome über einen längeren Zeitraum vor, spricht dieser Umstand für die Diagnose »Depression«. Es hängt auch sehr von der Schwere der Depression ab, wie ausgeprägt die einzelnen Symptome auftreten und nicht zuletzt auch von der Persönlichkeit des erkrankten Menschen, wie er diese empfindet. Leichte Depressionen werden als eine allgemeine Verdüsterung, Nachlassen von Freude und Lust und der Leistungsfähigkeit erlebt. Häufig hört man dann einen Satz wie »Ich weiß auch nicht, was mit mir los ist«. Schwere Depressionen sind dagegen so leidvoll, dass der Handlungsbedarf bisweilen schneller erkannt wird. Aber selbst dann kann es sein, dass der Kranke eine Behandlung verweigert oder seinen Zustand leugnet. Man kann sagen, dass jede Depression auch individuell verläuft und deswegen können die Beschreibungen in den folgenden und dem vorangegangenen Abschnitt nur eine Annäherung sein.

1.2.1 Deprimierte Stimmung

Die deprimierte Stimmung äußert sich in einem niedergedrückten Lebensgefühl und gab der Krankheit ihren Namen (deprimere = niederdrücken). Man fühlt sich schlecht, obwohl die äußeren Lebensumstände vielleicht gar keinen Anlass dazu geben. Im Unterschied zu Emotionen wie Zorn und Ärger, die als Reaktion auf einen Umweltreiz auftreten und die deshalb auch nachvollziehbar sind, ist die deprimierte Stimmung ein Dauerzustand von wenigstens zwei Wochen, der sich von innen her einstellt und dem nicht unbedingt ein äußerer Anlass vorausgehen muss. Alles wird düster eingefärbt wahrgenommen, selbst sinnliche Wahrnehmungen können sich verdunkeln – Farben verlieren ihre Strahlkraft, Lachen wird vielleicht als

1

unangenehm oder verhöhnend wahrgenommen. Ein düsterer Schatten fällt auf alles und macht das Leben beschwerlich und unattraktiv. Die Gefühlswelt verflacht und Emotionen sind nicht mehr klar voneinander abgrenzbar – sie werden diffus.

Harmony	Ich bin heute auf diese Seite gestoßen und habe mich gleich angemeldet, da ich zuvor nie die Möglichkeit hatte, Erfahrungen mit anderen Betroffenen auszutauschen. Ich bin 19 Jahre alt und leide schon, seit ich denken kann, an Depressionen. Sie sind bei mir praktisch Dauerzustand. Ich war nie ein fröhliches, ausgelassenes Kind und auch meine Jugend war alles andere als unbeschwert. Ich bin da irgendwie rein gewachsen und deshalb brauchte es sehr lange, bis ich überhaupt feststellte, dass ich krank bin. (…)

Die Posterin beschreibt ihr eigenes Gefühlsleben als andauernd belastet, niedergedrückt – nicht fröhlich oder ausgelassen. Das ist mit »deprimierte Stimmung« gemeint.

Charis	(…) Mir geht's schlecht. Seit einigen Wochen hab ich »schlechte Laune«, wie es mein Umfeld nennt. Ich hab keine Lust auf irgendetwas, gestern z. B. wollte ich mit Freunden tanzen gehen, was ich sonst so gerne tue, um halb zwölf hab ich dann abgesagt und bin ins Bett gegangen. Ich habe vor schlechten Gedanken ständig Kopfschmerzen und würde deswegen am liebsten die ganze Zeit nur schlafen. Aber ich kann nicht schlafen. Ich schlafe über den Tag verteilt immer wieder ein bis zwei Stunden, wache dann auf, habe Kopfschmerzen, schlucke zwei Aspirin und hänge dann rum. (…)

Natürlich hat jeder einmal Phasen der Niedergeschlagenheit und Zeiten, in denen man zu den Dingen, die früher Spaß machten, keine Lust mehr hat. Dauert das aber, wie in diesem Beispiel, über Wochen an und kommen Symptome wie Schlaflosigkeit oder negative Gedanken hinzu, dann sollte das ernst genommen werden.

1.2.2   Freud-, Interesse- und Gefühllosigkeit

Ein weiteres Kernsymptom ist die Freud- und Interesselosigkeit sowie die Gefühllosigkeit. Es bezeichnet den Verlust der Fähigkeit, sich freuen und begeistern zu können, Interesse zu haben und sich dem Leben positiv verbunden zu fühlen. Schwankungen in der Intensität von Freude und Begeisterung sind allerdings etwas ganz Normales. Das ist in jedem Lebensbereich so – niemand wird immer mit der gleichen Intensität sein Hobby betreiben, seinen Beruf ausfüllen oder seine Familie lieben können. Vielmehr sorgen gerade diese Schwankungen dafür, dass wir die Verbundenheit mit unserer persönlichen Welt und die Wichtigkeit unserer Beziehungen spüren können, was uns kaum gelingen könnte, wenn unsere Gefühle immer die gleichen wären.

Der Verlust dieser Verbundenheit in der Depression stellt sich aber als etwas ganz anderes dar, denn er betrifft nicht nur den einen oder anderen

Bereich, sondern zieht sich fast immer durch alle Lebensbereiche. Während man schwankende und wechselnde Gefühle als ganz normale Reaktion auf sich verändernde Umstände oder einfach als seelische Dynamik ansehen kann, ist die Freudlosigkeit in der Depression ein lähmender und fast alles umfassender Prozess, der sich als radikaler Wandel der gesamten Beziehung eines Menschen zu allen Aspekten seines Lebens darstellt. Es ist, als würde die *ganze* Welt ihre Attraktivität verlieren, als würde sie sich dem Kranken ganz verschließen und ihn ausschließen und als würden alle Fäden zerschnitten, die einen Menschen in positiver Weise mit der Außenwelt verbinden.

Hinzu kommt häufig noch, dass sich das einstmals lustvolle, liebevolle und freudig-aktive Verhältnis zu Familie, Hobby, Beruf und sämtlichen sonstigen Beziehungen sogar ins Gegenteil verkehren und zu einer quälenden Belastung werden kann. Es stellt sich langsam eine weitgehende Unfähigkeit zu positiven Gefühlen ein, nur negative Empfindungen bleiben erhalten. Selbst die enge Beziehung einer Mutter zu ihrem Kind bleibt davon manchmal nicht verschont.

Die Empfindungen des Kranken sind insgesamt in der Weise betroffen, dass es zu einer Erstarrung des Gefühlslebens kommt (Affekthemmung). Stück für Stück gehen emotionale Verbindungen verloren und kein Bereich bleibt davon ausgespart. Zwischenmenschliche Beziehungen sind davon ebenso betroffen wie die Freude an Hobbys, Musik oder der Natur.

In schweren Fällen kann sich sogar eine völlige Gefühllosigkeit einstellen. Die Betroffenen erleben dies wie ein inneres Absterben und berichten, sie würden sich wie tot fühlen. Häufig können die Betroffenen nicht einmal mehr weinen und erstarren innerlich. Nach außen hin wird dies dadurch deutlich, dass die Mimik ausdruckslos oder wie versteinert wirkt. Alle Lebendigkeit scheint aus dem Kranken gewichen zu sein.

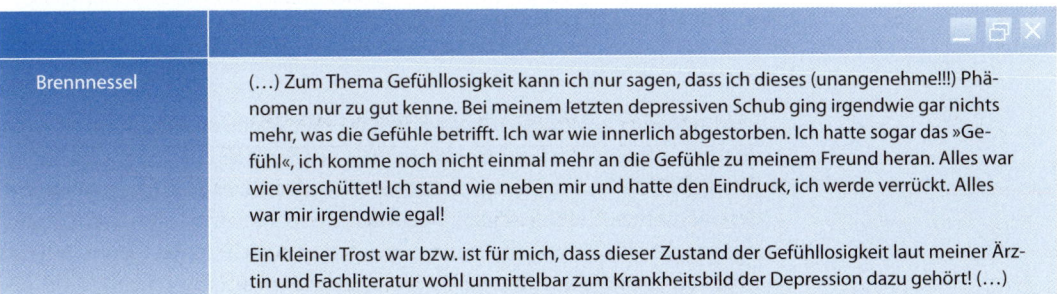

Brennnessel	(…) Zum Thema Gefühllosigkeit kann ich nur sagen, dass ich dieses (unangenehme!!!) Phänomen nur zu gut kenne. Bei meinem letzten depressiven Schub ging irgendwie gar nichts mehr, was die Gefühle betrifft. Ich war wie innerlich abgestorben. Ich hatte sogar das »Gefühl«, ich komme noch nicht einmal mehr an die Gefühle zu meinem Freund heran. Alles war wie verschüttet! Ich stand wie neben mir und hatte den Eindruck, ich werde verrückt. Alles war mir irgendwie egal!
	Ein kleiner Trost war bzw. ist für mich, dass dieser Zustand der Gefühllosigkeit laut meiner Ärztin und Fachliteratur wohl unmittelbar zum Krankheitsbild der Depression dazu gehört! (…)

Nichts mehr fühlen zu können bedeutet, vom Leben abgeschnitten zu sein. Alles, was wir als »lebendig« bezeichnen, alles was Sinn und Halt gibt, vermittelt sich uns über das Gefühl, und im Grunde können wir uns gar nicht vorstellen, was es bedeutet, ohne Gefühl zu sein. Wer es aber erlebt hat, macht eine neue Erfahrung: Alles um uns herum nehmen wir auch mit dem Gefühl wahr, und sei es nur die Kaffeetasse, aus der wir morgens unseren Kaffee trinken. Unsere Beziehung zur Außenwelt, auch zu den uns umgebenden Gegenständen, ist auch eine emotionale Beziehung, selbst wenn wir dies nicht immer wahrnehmen. Bricht die Gefühlsebene zusammen, dann bricht auch unser Verhältnis zur Umwelt zusammen. Zwar sind wir dann noch in der Lage, Dinge, Menschen und den Sonnenuntergang zu identifizieren und zu benennen, aber der Sinn, die Bedeutsamkeit gehen verloren. Es ist eine leblose Welt, in welcher der depressive Mensch leben muss.

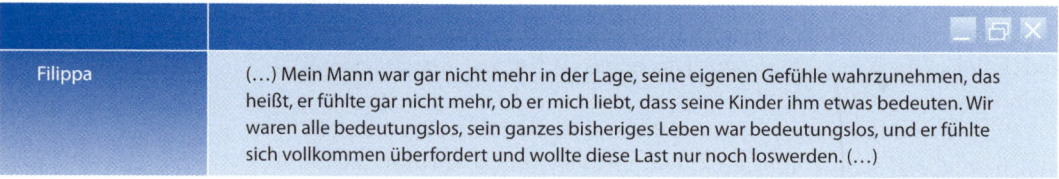

| Filippa | (...) Mein Mann war gar nicht mehr in der Lage, seine eigenen Gefühle wahrzunehmen, das heißt, er fühlte gar nicht mehr, ob er mich liebt, dass seine Kinder ihm etwas bedeuten. Wir waren alle bedeutungslos, sein ganzes bisheriges Leben war bedeutungslos, und er fühlte sich vollkommen überfordert und wollte diese Last nur noch loswerden. (...) |

Ohne Gefühl ist eine Beziehung auf Gegenseitigkeit nicht möglich, sie hat keine Grundlage mehr. Auch wenn der Partner noch so viel Verständnis aufbringt, so wird er doch in das Krankheitsgeschehen mit hineingezogen und durchlebt Zweifel, Ängste, Trauer und Verwirrung wie der kranke Partner selbst. Auch die Kinder sind in gleicher Weise betroffen. Deshalb bedeutet ein depressives Familienmitglied auch eine Krise für die ganze Familie und das kann die Situation des Kranken weiter verkomplizieren. Dieser Aspekt der Krankheit ist sehr wichtig, wir widmen ihm in diesem Buch deshalb ein eigenes Kapitel (▶ Kap. 3). Alle Beteiligten sollten sich vor Augen halten, dass der Verlust von Gefühlen vorübergehend ist, denn mit Abklingen der Depression werden sie nach und nach zurückkehren.

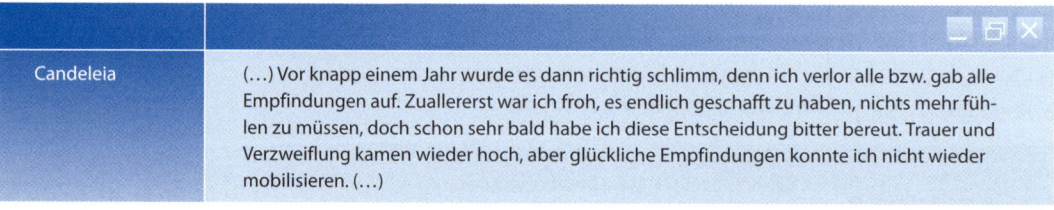

| Candeleia | (...) Vor knapp einem Jahr wurde es dann richtig schlimm, denn ich verlor alle bzw. gab alle Empfindungen auf. Zuallererst war ich froh, es endlich geschafft zu haben, nichts mehr fühlen zu müssen, doch schon sehr bald habe ich diese Entscheidung bitter bereut. Trauer und Verzweiflung kamen wieder hoch, aber glückliche Empfindungen konnte ich nicht wieder mobilisieren. (...) |

Es klingt wie ein Widerspruch wenn man sagt, man sei gefühllos und würde unter diesem Zustand leiden, denn zu leiden sehen wir als Gefühl an, das negativ besetzt ist. Deshalb wurde auch der paradox klingende Begriff der »gefühlten Gefühllosigkeit« geprägt. Er soll ausdrücken, dass Gefühle nicht mehr als klar wahrnehmbare, seelische Ereignisse erlebt werden (jetzt freue ich mich, jetzt fühle ich Ärger etc.), dass aber dieser Mangel an Gefühl als schmerzlicher Verlust erlebbar bleibt.

In der Depression scheint das Gefühlsleben in zwei Teile zu zerfallen. Der eine Teil, der positive, umfasst alle diejenigen Gefühle, die ein Empfinden von Weite, Zufriedenheit, Verbundenheit und Glück schenken. Positive Dinge, die man für sich erstrebt, nach denen man sich sehnt und die ja gerade unentbehrlich dafür sind, dem Leben einen positiven Sinn zu geben. Und der andere macht uns eng, klein, unglücklich, er wirft uns auf uns selbst zurück. Dieser Teil bleibt in der Depression bestehen, während die Fähigkeit zu positiven Gefühlen weitgehend verloren geht.

January	Zurzeit geht es mir stimmungsmäßig relativ gut, da Ängste und tiefe Traurigkeit so gut wie verschwunden sind. Ich müsste eigentlich froh sein. Aber: Ich habe kein Gefühl mehr im »Herzen«, weder Traurigkeit noch Fröhlichkeit noch Lust noch Wut. Ich kann auch durch Entspannungstechniken (Herz-Meditation, Autogenes Training, positives Denken) die Gefühle nicht provozieren. Um die Leere in mir zu überwinden, esse ich viel Süßes. Das hilft aber natürlich auch nicht. Auch mein Mann findet es schon merkwürdig, dass ich nicht mehr so »schmusebedürftig« bin wie früher, es ist mir alles völlig egal.
	Mein Neurologe meint, dies sei ein typisches Symptom der Depression (»Gefühl der Gefühllosigkeit«) und keine Nebenwirkung des Antidepressivums.

Es scheint nicht möglich zu sein, positive Gefühle bewusst zu provozieren. Trotzdem ist es richtig, diese Bemühungen nicht einzustellen, denn auf Dauer gesehen hilft es der therapeutischen Erfahrung nach eben doch, sich um ihre Aktivierung zu bemühen. Allerdings sollte man sich dabei nicht unter Druck setzen, sondern stets daran denken, dass sich Gefühle nicht erzwingen lassen.

Das Fehlen von schönen Gefühlen lässt eine unangenehme Leere entstehen. Diese Posterin will sie mit Süßigkeiten abmildern, viele andere betäuben sich mit Alkohol. Was an der Aussage dieser Frau auffällt, ist, dass sie das Fehlen ihrer Gefühle im Herzen lokalisiert. Ein Mensch, der keine Gefühle mehr in seinem Herzen tragen kann, fühlt sich wie eine leere Hülle. Manche sagen sogar, sie würden sich nur noch wie ein Zombie fühlen. Dieses Gefühl völliger Leblosigkeit ist ein Merkmal schwerer Depressionen.

Weil positive Gefühle auch die Impulse zu unserem Handeln abgeben, ist es nicht weiter verwunderlich, dass depressive Menschen häufig so antriebslos und gleichgültig gegen alles wirken und dass sie oft keine Initiative mehr ergreifen. Auch der Wunsch nach Sinnlichkeit kann ganz abhanden kommen – häufig verbunden mit Problemen in der Partnerschaft.

Kaktusblume	(…) Es geht mal wieder um meinen Partner und das, was mich sehr bedrückt, und ich denke, ihn auch.
	Leider habe ich momentan eigentlich schon wieder die Phase, wo mir alles zu viel ist, wenn er mir zu nahe kommt. Ich habe einfach keine Lust auf das, was eigentlich das Schönste in einer Beziehung sein kann und auch mal war. Ich bin den ganzen Tag so sehr mit mir selber beschäftigt, dass ich jeden Abend Angst habe, er will wieder etwas von mir. Einerseits macht es mich sehr traurig, wenn er so von mir abgestoßen wird, und andererseits macht es mich auch wütend auf mich selber. Es ist ein ewiges Hin und Her.
	Gestern z. B. habe ich mich darauf eingelassen, und er hat natürlich bemerkt, dass es bei mir nicht so war, wie bei ihm. Dennoch ging es mir danach gut, weil er wenigstens das hatte, was ich ihm von Herzen gönne. Und doch muss das nun wieder eine Weile reichen, weil ich einfach nicht kann.
	Ihr müsst wissen, dass es nichts mit ihm zu tun hat, und ich es ihm auch schon tausende Male gesagt habe, und doch quält mich das schlechte Gewissen und die Frage, wie lange das noch gut geht. (…)

Bei manchen depressiv Erkrankten steigert sich diese Ablehnung körperlicher Berührung bis zur Angst, angefasst zu werden. Gleichzeitig wird

1

dieser Widerwillen, sich berühren zu lassen, als persönliches Versagen wahrgenommen und erzeugt dann, wie bei dieser Frau, Schuldgefühle. Wenn es mit der Sexualität nicht mehr klappt, reagieren viele Partner mit Enttäuschung, die sich zu einer schwer zu überwindenden Beziehungskrise auswachsen kann. Sie verstehen nicht – und das ist auch schwer zu verstehen – dass der/die PartnerIn unfähig geworden ist, Lust zu empfinden, denn Libidoverlust oder -einschränkung ist ein sehr häufiges Symptom einer Depression. Die Forderung des Partners, auch wenn sie vielleicht unausgesprochen bleibt, kann einen permanenten seelischen Druck erzeugen und vertieft das Gefühl, unfähig und überflüssig zu sein. Oft wird es aber auch so sein, dass der Kranke selbst sich diesen Druck macht, weil er es nicht ertragen kann, ungenügend zu sein.

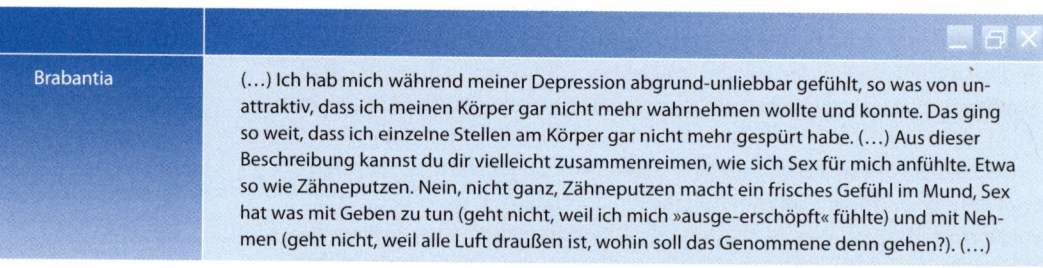

| Brabantia | (…) Ich hab mich während meiner Depression abgrund-unliebbar gefühlt, so was von unattraktiv, dass ich meinen Körper gar nicht mehr wahrnehmen wollte und konnte. Das ging so weit, dass ich einzelne Stellen am Körper gar nicht mehr gespürt habe. (…) Aus dieser Beschreibung kannst du dir vielleicht zusammenreimen, wie sich Sex für mich anfühlte. Etwa so wie Zähneputzen. Nein, nicht ganz, Zähneputzen macht ein frisches Gefühl im Mund, Sex hat was mit Geben zu tun (geht nicht, weil ich mich »ausge-erschöpft« fühlte) und mit Nehmen (geht nicht, weil alle Luft draußen ist, wohin soll das Genommene denn gehen?). (…) |

Ein schwer depressiver Mensch kann auch so gut wie keine positiven Empfindungen mehr für sich selbst hegen. Einfach alles an sich findet er abstoßend und wertlos und kaum ein Argument wird ihn vom Gegenteil überzeugen können. Er kann deshalb auch nicht glauben, dass man ihn liebt oder in irgendeiner Form attraktiv findet. Das kann sich auch im Körperlichen ausdrücken wie bei dieser Frau, die Teile ihres Körpers nicht mehr spüren konnte. Manche Depressive nehmen ihren gesamten Körper als Fremdkörper wahr und nicht als etwas, das zu ihnen gehört.

| Tränendes Herz | (…) Hier, jetzt und heute kann ich sagen, dass es mir wieder richtig gut geht:
▪ Ich fühle mich fit, voller Energie und Tatendrang.
▪ Ich fühle mich psychisch recht stabil.
▪ Ich habe wieder Vertrauen in die eigenen Fähigkeiten.
▪ Ich kann wieder voll Zuversicht in die Zukunft schauen, Dinge planen etc.
▪ Ich kann wieder ganzheitlich und in Zusammenhängen denken, meine Konzentrationsfähigkeit ist fast auf dem Level, auf dem sie vorher war.
▪ Ich sehe nicht mehr das Examen als unüberwindlich erscheinenden Berg vor mir, sondern als Herausforderung, die ich wohl meistern werde.
▪ Ich kann einzelne auch heute noch auftretende Symptome/Aspekte ertragen/aussitzen und verfalle nicht in Enttäuschung und Panik, wenn sie auftreten.

Lediglich die Gefühlsebene hinkt in der Besserung noch hinterher – richtig weinen/traurig sein/aus der Haut fahren geht immer noch nicht – vielleicht auch eine Nebenwirkung des Antidepressivums? (…) |

Diese Erfahrung machen viele Depressive. Auch wenn das Schlimmste überstanden ist und sich in den meisten Bereichen eine Besserung eingestellt hat oder sich diese ganz normalisiert haben, stellt sich der volle Umfang des Gefühlslebens oft erst nach einem längeren Zeitraum wieder ein (▶ Abschn. 5.2.1).

1.2.3 Kraft- und Antriebslosigkeit

Gehemmt-depressives Syndrom

Das dritte Kernsymptom ist eine Kraft- und Antriebslosigkeit, die sich wie ein Bleimantel auf den Kranken legt. Schon das morgendliche Aufstehen kann zur Tortur werden. Jede Bewegung, jede Anforderung trifft auf einen inneren Widerstand und kann zu einer unverhältnismäßigen Anstrengung werden. Dieses Phänomen geht weit über das hinaus, was jedermann als Lustlosigkeit von sich kennt und kann mit dieser nicht verglichen werden. Am ehesten trifft noch der Vergleich mit dem kraftlosen Gefühl bei einem ausgewachsenen grippalen Infekt zu – allerdings mit dem wichtigen Unterschied, dass Letzterer auch ein Bedürfnis zu ruhen mit sich bringt.

Die depressive Antriebslosigkeit äußert sich dagegen als Hemmung, etwas tun zu können. Viele Menschen kennen Hemmungen von sich auf bestimmten, abgegrenzten Gebieten, z. B. die Hemmung, eine öffentliche Rede zu halten. Von daher kennt man auch die frustrierende Wirkung der Hemmung, etwas tun zu wollen und es doch nicht zu können, so sehr man es möchte. Die depressive Antriebshemmung besteht nun aber auf allen Gebieten des Handelns und kann dem Betroffenen selbst bei Kleinigkeiten, wie z. B. dem Zähneputzen, eine übermäßige Kraftanstrengung abnötigen.

Das Sprechen ist oft in der Weise mit betroffen, dass es verlangsamt und schwerfällig wirkt. Es kann lange dauern, bis der Kranke eine Frage beantwortet. Er scheint sich sehr besinnen zu müssen, wie er formuliert, und es erfordert eine sichtliche Anstrengung von ihm. An der äußeren Erscheinung fällt möglicherweise auf, dass der Gang langsam und unsicher wirkt. Außerdem klagen die Kranken häufig über ständige Müdigkeit und Mattigkeit, manche schlafen übermäßig viel, ohne sich dadurch aber dauerhaft erholt zu fühlen.

AnnaH	Wenn mich nichts mehr bewegt, warum soll ich mich dann bewegen?

Galette	(…) Schließlich ging es mir dann so schlecht, dass ich nicht mal mehr zu meiner Therapeutin und dem Psychiater gehen konnte. Ich zog mich völlig zurück, hatte keine Kraft mehr und jeden Abend, wenn ich ins Bett ging, hoffte ich, dass ich am nächsten Tag aufwache und alles ist vorbei … (…)

Doga	(…) Mir ist es schon zu anstrengend, eine Flasche Wasser aus der Küche zu holen, wenn ich Durst habe. Da sitze ich dann eine halbe Stunde lang, bin furchtbar durstig und kann einfach nicht aufstehen. (…)

1

Die Antriebslosigkeit kann, wie in diesem Beispiel, so ausgeprägt sein, dass selbst ein Arztbesuch eine besondere Anstrengung darstellt, vor der der Kranke zurückschreckt und die er nicht bewältigen kann. Das ist besonders bei alleine lebenden Betroffenen ein großes Problem, und es kommt durchaus vor, dass jemand depressiv erkrankt in seiner Wohnung vor sich hin leidet und aus Kraftlosigkeit keinen Arzt aufsuchen kann.

Nachbarn oder Freunde erleben das aus ihrer Sicht als Abschottung und wenden sich vielleicht Schulter zuckend ab. Darum sollte es immer Anlass zur Wachsamkeit sein, wenn man an jemandem, den man kennt, eine Entwicklung hin zu zunehmender Isolation und Vereinsamung beobachtet, vor allem dann, wenn diese unerklärlich scheint.

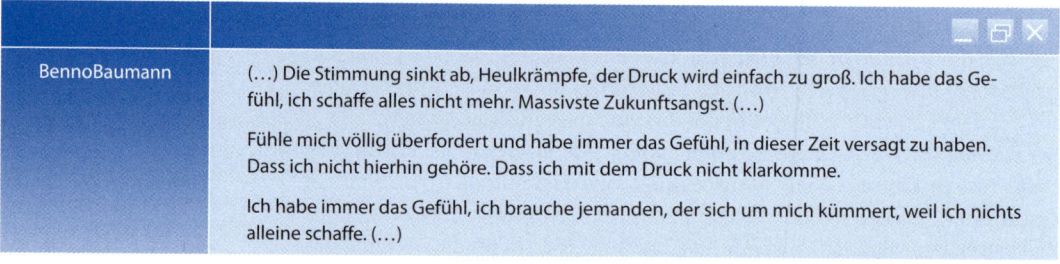

BennoBaumann

(…) Die Stimmung sinkt ab, Heulkrämpfe, der Druck wird einfach zu groß. Ich habe das Gefühl, ich schaffe alles nicht mehr. Massivste Zukunftsangst. (…)

Fühle mich völlig überfordert und habe immer das Gefühl, in dieser Zeit versagt zu haben. Dass ich nicht hierhin gehöre. Dass ich mit dem Druck nicht klarkomme.

Ich habe immer das Gefühl, ich brauche jemanden, der sich um mich kümmert, weil ich nichts alleine schaffe. (…)

Als Folge dieser allgemein gehemmten Antriebskräfte stellt sich in vielen Lebenssituationen ein andauerndes Überforderungsgefühl ein. Typisch dabei ist, dass zwar das Gefühl der Überforderung schon bei geringstem Anlass auftreten und den Betroffenen wie eine quälende Lähmung befallen kann, dass aber für die Außenwelt nicht ohne weiteres erkennbar wird, was der Auslöser für diese Komplikation sein könnte. Vielmehr können sich diejenigen, die diese Entwicklung miterleben, häufig des Eindrucks nicht erwehren, es handele sich um eine Form der schlechten Laune und Gereiztheit, um Unwilligkeit oder eine Art Frustration, die doch auf eine konkrete Ursache zurückgehen muss, wie z. B. Ärger mit dem Chef. Das trifft meistens aber nicht zu, denn diese Blockade ist ein innerer Vorgang, der sich losgelöst vom äußeren Leben vollzieht.

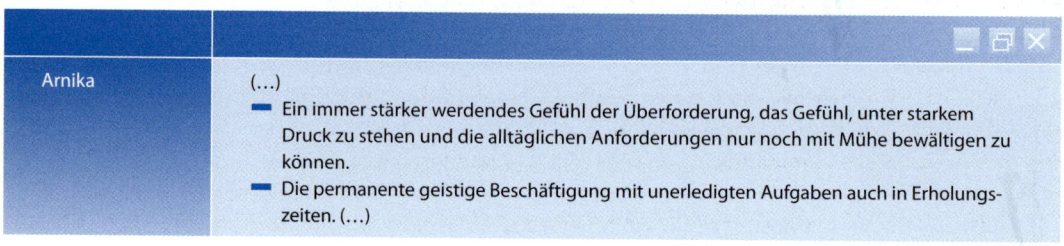

Arnika

(…)
- Ein immer stärker werdendes Gefühl der Überforderung, das Gefühl, unter starkem Druck zu stehen und die alltäglichen Anforderungen nur noch mit Mühe bewältigen zu können.
- Die permanente geistige Beschäftigung mit unerledigten Aufgaben auch in Erholungszeiten. (…)

Wie jeder weiß, sind unerledigte Aufgaben eine Quelle von Druckgefühlen, die erst dann weichen, wenn man sich aufgerafft hat und das Unerledigte abarbeitet. Für den Depressiven ist das oft kaum möglich, und er sieht sich deshalb häufig einem ständig wachsenden Berg gegenüber, der ihn permanent beschäftigt und der seine Minderwertigkeitsgefühle speist. Je mehr er sich anstrengt, um seine Aufgaben zu erledigen, umso schlechter kann es ihm gehen. Wenn er aber die Hände in den Schoß legen würde, ginge es ihm auch nicht gut, denn dann schlägt sein schlechtes Gewissen und er fürchtet nicht ohne Berechtigung die Kritik derer, die seine Leistung erwarten. So kann dieses Problem zu einer ständigen Gratwanderung aus immer neuen Versuchen werden, doch zu funktionieren und dem Impuls, sich einfach fallen zu lassen. Die Folge kann sein, dass sich die Depression weiter vertieft und dass sich die Kranken fühlen wie Sysiphos aus den griechischen Sagen, der dazu verdammt ist, einen schweren Stein immer und immer wieder einen Berg hinaufzurollen, nur um dann zu erleben, dass er wieder hinabrollt. Erholung wird dadurch verhindert, dass das Unerledigte als Druckgefühl und schlechtes Gewissen präsent bleibt.

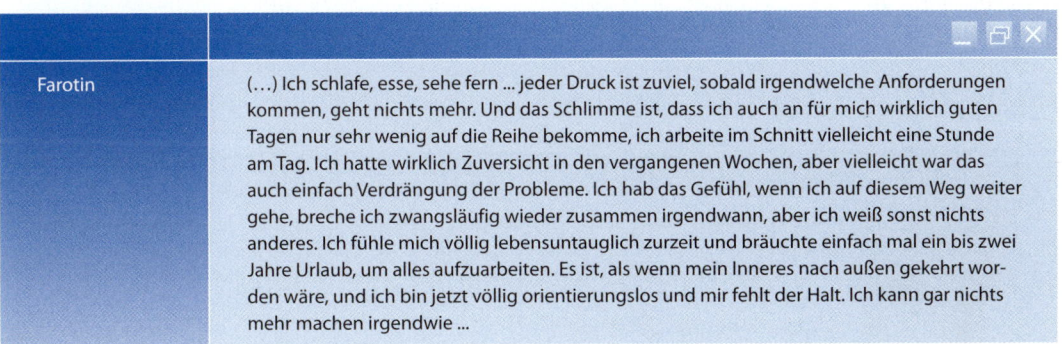

| Farotin | (…) Ich schlafe, esse, sehe fern … jeder Druck ist zuviel, sobald irgendwelche Anforderungen kommen, geht nichts mehr. Und das Schlimme ist, dass ich auch an für mich wirklich guten Tagen nur sehr wenig auf die Reihe bekomme, ich arbeite im Schnitt vielleicht eine Stunde am Tag. Ich hatte wirklich Zuversicht in den vergangenen Wochen, aber vielleicht war das auch einfach Verdrängung der Probleme. Ich hab das Gefühl, wenn ich auf diesem Weg weiter gehe, breche ich zwangsläufig wieder zusammen irgendwann, aber ich weiß sonst nichts anderes. Ich fühle mich völlig lebensuntauglich zurzeit und bräuchte einfach mal ein bis zwei Jahre Urlaub, um alles aufzuarbeiten. Es ist, als wenn mein Inneres nach außen gekehrt worden wäre, und ich bin jetzt völlig orientierungslos und mir fehlt der Halt. Ich kann gar nichts mehr machen irgendwie … |

Agitiert-depressives Syndrom

Bei dieser Ausprägung der Depression erleben die Erkrankten im Gegensatz zur gehemmten Depression eine innere Unruhe und Getriebenheit, die es schwer macht, sinnvoll und zielgerichtet zu handeln, sondern die stattdessen Aufgeregtheit, Rastlosigkeit und Schreckhaftigkeit erzeugt. Die Mimik drückt Erregung und Unruhe aus, die Gestik ist fahrig und zitterig, die Motorik wirkt häufig unkoordiniert. Den Kranken hält oft nichts auf seinem Stuhl, immer wieder muss er aufstehen und herumlaufen, manchmal und in schwerer Ausprägung händeringend und klagend oder um Hilfe oder Erlösung bittend. Er steht unter einem unerklärlichen Strom, der sich nicht abschalten lässt und er findet keine Ruhe. In manchen Fällen ist er innerlich agitiert, jedoch nach außen gehemmt, sodass er seine Unruhe nicht einmal zum Ausdruck bringen kann (gehemmt-agitiert).

Es besteht oft eine Übersensibilität der sinnlichen Wahrnehmung. Laute Geräusche oder grelles Licht werden dann als unerträglich empfunden und können panische Schreckreaktionen auslösen. Kindergeschrei oder auch nur ein lautes Gespräch zerren an den Nerven des Kranken und können kaum ertragen werden. Manchmal kommt es zu heftigen Weinkrämpfen, in denen sich die unerträgliche Spannung entlädt und die so für eine kurze Zeit Erleichterung schaffen.

1

Dressurreiter	
	Innere Unruhe und Anspannung, immer wieder ein Thema – bei mir geht es mittlerweile bis zur Erschöpfung und es ist kein Ende in Sicht.

Muskelentspannung nach Jacobsen funktioniert momentan gar nicht, ich spanne die Muskeln so sehr an, dass es fast zum Krampf kommt, ohne es zu wollen. Kenne und liebe diese Technik seit Jahrzehnten. Jetzt ist sie erfolglos.

Sport: wöchentlich dreimal reiten. Ich bin so angespannt, dass selbst das Pferd nervös wird und mich letztens auch abwarf (was ich irgendwie verstehe). Selbst wenn ich das Gefühl habe, einigermaßen entspannt zu sein – es stimmt nicht.

Oft arbeite ich bis spät abends, renne den ganzen Tag herum, dekoriere, entwerfe Ideen und bin dann abends auch total zufrieden und müde ... und völlig ruhelos.

Mittlerweile geht mir die Kraft aus und noch immer stellt sich keine Ruhe ein. Ich mag meine Freunde nicht mehr sehen, keine Verabredungen, weil ich nicht zuhören kann, weil ich so unruhig bin. Ich schlafe erschöpft und todmüde innerhalb von wenigen Minuten ein, bis ich nach drei oder vier Stunden aufwache und das Ganze geht schon wieder los.

Zum Lesen fehlt mir jede Konzentration, fast keinen Film sehe ich bis zum Ende, ich kann einfach nicht still sitzen, zerkratze mir die Haut vor Unruhe – ich will raus aus diesem Hamsterrad! |

Annerose P.	
	Ich kenne diese innere Unruhe, werde auch phasenweise davon befallen. Bei mir ist es so, dass ich dann jeden Morgen gegen fünf Uhr aufwache und direkt unter Strom stehe. Warum soll ich um fünf Uhr aufstehen? Ich versuche dann, zur Ruhe zu kommen, was mir nicht gelingt, versuche mich mit verschiedenen Übungen zu entspannen. Wenn ich dann aufstehe, ist mir total schlecht bis zum Würgen.

In dieser Zeit fühle ich mich auch total ausgelaugt und müde. |

Innerlich angespannt bis zum Zerreißen, aber trotzdem müde und unfähig, etwas Sinnvolles zu tun – das gehemmt-agitierte Syndrom wird deshalb häufig als besonders quälend erlebt.

Arsys	
	Ich habe jetzt seit mehreren Jahren heftige Schlafstörungen und die inneren Spannungen haben auch immer mehr zugenommen, da musste was passieren.

Ich denke, es wird noch eine lange Zeit brauchen, um mich trotz der Aktivitäten wieder herunterzufahren und schlafen zu können.

Ich kenne es auch nur zu gut, wenn man morgens früh wach wird und sich nur noch herumwälzt. Die Unruhe wird ständig schlimmer, dazu kommen die negativen Gedanken. (...)

Wenn ich aus dem Bett steige, bin ich schon schlecht drauf. Deswegen geht es jeden Morgen sofort nach dem Frühstück raus an die frische Luft.

Ich glaube, ohne dieses »Sportprogramm« würde es mich irgendwann innerlich zerreißen oder ich müsste mich ständig betäuben.

Es ist zwar lästig, wenn dieser Druck da ist, bei jedem Wetter raus zu müssen, aber es ist viel besser, als nur die chemische Keule zu schwingen. |

Um die innere Anspannung irgendwie abzubauen, hilft Bewegung oft noch am Besten. Die Kranken sehnen sich nach gesundem Schlaf und bekommen ihn nicht. Sie gehen schon am Abend mit der Erwartung ins Bett, wieder aus dem Schlaf gerissen zu werden und viel zu früh aufzuwachen. Unruhig wälzen sie sich im Bett umher und werden von schlechten Gedanken geplagt, sodass sie schließlich doch aufstehen, obwohl sie sich hundeelend fühlen.

Wie belastend und leidvoll dieser Zustand sein kann, wird leider von vielen Behandlern unterschätzt. Die Unruhe, die hier beschrieben wird, ist nicht zu vergleichen mit einer Beunruhigung wie sie z. B. auftritt, wenn man Sorgen hat oder mit irgendetwas anderem, was man als Unruhe von sich kennt. Keiner, der es nicht erlebt hat, kann sich ein richtiges Bild davon machen, was es heißt, wochen- oder gar monatelang keinen erholsamen Schlaf zu finden und sich deshalb nach einem elenden Tag voller innerer Anspannung nicht einmal aufs Bett freuen zu können.

| Jana S. | (…) Diese extreme Unruhe kenne ich aus meiner schweren Episode auch und habe ab und an noch derartige Einbrüche. Und da hat dann auch nichts geholfen, was sonst greift, inklusive Progressive Muskelrelaxation und andere Techniken. Habe dann abends doch zwei mg [Diazepam] (Medikamentenwirkstoffe sind in eckigen Klammern gesetzt) genommen, um aus dem Hamsterrad auszusteigen; danach konnte ich mich wieder runterfahren. Ich nehme noch ein Antidepressivum; [Diazepam] (oder einen anderen Tranquilizer) würde ich auf Dauer nie schlucken, aber gezielte Einzelgaben in solchen Fällen nehmen mir immer die Spitze bei Angst- und Unruhezuständen, sodass ich danach an mir weiterarbeiten kann. |
| | Dein Zustand klingt so, als müsstest du wirklich dringend zusehen, dieses Überdrehtsein (der Vergleich mit einem Hamsterrad gefällt mir, er sagt alles!) zu durchbrechen. Warum nicht mit einem Medikament, wenn du schon anderes versucht hast und es nicht greift? |

Bei schweren Unruhezuständen sollte zusammen mit dem Arzt überlegt werden, ob ein beruhigendes Medikament nicht angezeigt ist. Wenn diese Zustände zu lange anhalten oder sehr quälend sind, sollte man diese Hilfsmittel annehmen.

1.3 Weitere psychische Symptome

1.3.1 Angst und Panikzustände

In einer Depression können Angstzustände ohne erkennbaren Anlass auftreten. Anders als Angst mit einem nachvollziehbaren Auslöser, wie jeder Mensch sie kennt, erlebt ein depressiv erkrankter Mensch häufig Ängste, von denen er nicht weiß, warum er sie hat und warum sie plötzlich auftreten – oft ohne jede Vorwarnung und nicht selten sehr heftig. Diese Angst kann ihn wie ein wildes Tier überfallen (Panikattacke) und ist oft von körperlichen Reaktionen wie Herzrasen oder Atemnot begleitet (▶ Abschn.1.4.2).

Auch für die Angehörigen ist es schwer, mitzuerleben, wie selbst ehemals sehr selbstsichere und entscheidungsfreudige Menschen ängstlich

1

und mutlos werden. Diese Verunsicherung kann sich auf die ganze Familie übertragen. Der Kranke spürt das meistens deutlich und das kann für ihn Anlass zu neuer Angst und Sorge werden.

Elita	(…) Ich habe seit einiger Zeit Depressionen, seit wann genau kann ich nicht sagen, aber vor einigen Wochen habe ich noch extreme Angstzustände gekriegt.
	Ich konnte nachts kein Auge mehr zumachen und habe regelrechte Anfälle gekriegt (Heulen, Schreien, Zittern) (…)
	Ich nehme jetzt starke Mittel gegen die Angstattacken um zu schlafen, aber ich kann meinen Alltag nicht bewältigen.
	Ich fühle mich in meinem eigenen Kopf eingesperrt; empfinde gar keine Freude mehr und habe ständig Angst, wovor weiß ich nicht, einfach in jeder Situation. Ich kriege den ganzen Tag nichts mehr hin, sitze nur da und bekomme gelegentlich Heulanfälle. (…)

Panikattacken, wie sie diese Posterin beschreibt, sind sehr belastend und gehören mit zu den Symptomen, die als besonders schwer erträglich erlebt werden. Regelmäßig auftretende Panikzustände unbehandelt aushalten zu wollen, ist wegen des hohen Leidensdrucks nicht sinnvoll, zumal sie wirkungsvoll therapiert werden können.

Destina	Bei mir wurde so nach vier Wochen circa die Angst besser – diese so grausamen Angstgefühle, die sogar mitten in der Nacht im Bett kamen und mich am Ende ganz starr werden ließen (ich drehte mich nicht mal mehr um im Bett und versuchte fast im Sitzen zu schlafen) kamen nicht mehr so massiv und ich war plötzlich körperlich wieder kräftiger. (…)

Alexia	Panikattacken habe ich auch immer mal wieder, vor allem beim Einkaufen und wenn ich allein Auto fahre. Das geht (bewusst) seit etwa einem dreiviertel Jahr so. Vorher weiß ich zwar zwei bis drei Situationen, aber da dachte ich, das ist wohl nur »Spinnerei«. Richtig heftig hatte ich das vor etwa vier Wochen mal. Auf der Autobahn, ich dachte, ich muss anhalten. Aber wenn ich das gemacht hätte, wäre ich an dem Abend nicht mehr weiter gefahren, und ich hatte noch 30 km, also bin ich mit 80 km/h weitergefahren. Dann beim Einkaufen, das ist so eine Sache. Ich war jetzt schon vier Wochen in keinem Geschäft mehr, ich weiß auch nicht, wie ich Weihnachtseinkäufe machen soll. Bevor ich in ein Geschäft gehe, bekomme ich starkes Herzrasen, und wenn ich dann drin bin, geht's meistens etwas besser. Aber wehe, ich stehe an der Kasse und da stehen ein paar Leute vor mir … wieder das Gleiche. Ich drehe dann meistens noch eine Runde und warte, bis weniger Leute anstehen. Das Beste ist, wenn ich jemanden treffe, den ich kenne, dann geht's ohne Probleme (Ablenkung wahrscheinlich). Und wenn wir irgendwo essen gehen. Das ging überhaupt nicht (gestern auch das erste Mal seit Wochen wieder in einer Pizzeria – ohne Panik!! Ich war so froh!) Aber man hat den Gedanken halt immer im Hinterkopf und das blockiert immer wieder! (…)

Manche Angstauslöser sind kaum nachvollziehbar, so wie hier die Schlange vor der Kasse. Und der Kranke weiß oft selbst nicht, wann und in welcher Situation die Angst kommt. Sie kann mitten auf der Autobahn plötzlich einsetzen. Wie diese Posterin in ihrem letzten Satz andeutet, hält die Erwartung einer Angstattacke eine angstvolle innere Spannung aufrecht. Man spricht dann von der »Angst vor der Angst«.

Away	Ich denke, in mir steckt die Angst vor der Angst, sodass ich nur noch einen wallnussgroßen Lebensraum habe, in dem ich mich frei bewegen kann.

So belastend Angstzustände auch sind – alle Beteiligten sollten sich immer wieder vor Augen halten, dass dieser Zustand vorübergehend ist und dass mit Abklingen der Depression diese Symptome ebenfalls abklingen werden.

Neben spontan auftretenden, panikartigen Attacken gibt es auch Ängste beim depressiven Menschen, die er vernünftig begründen kann. Angst, arbeitslos zu werden oder dass man ihn verlässt, Angst vor der Zukunft, um einige Beispiele zu nennen. Aber meistens sind diese Befürchtungen in diesem Ausmaß nicht angemessen und nur scheinbar begründet. Trotzdem fühlt sich der depressiv Erkrankte von diesen Gefahren bedroht und grübelt häufig darüber nach, wie er seiner angeblich ausweglosen Situation entkommen könnte.

Typische Aussagen klingen etwa so:

- Ich habe Angst zu vereinsamen, den Anschluss zu verlieren.
- Ich habe Angst, meine Freunde zu verlieren.
- Manchmal habe ich Angst. Vor was, weiß ich nicht.
- Ich zittere, habe Angst, was zu unternehmen.
- Ich habe Angst vor allem, telefonieren, Parkplatz suchen, mit EC-Karte bezahlen
- Ich habe Angst vor Krankheiten, vor Verlust, vor allem Neuem, vor Trennungen, vor Anforderungen ...
- Ich habe Angst, verrückt zu werden.

Delfine	(…) Ich handle mir durch mein Verhalten nur Ärger ein, denn ich mache mir einfach alles kaputt, z. B. meine Ausbildung. Ich weiß nicht, was ich tun soll!
	Das Schlimmste ist, dass keiner mein Verhalten versteht, selbst die Menschen, die wissen, dass ich depressiv bin. Sie erwarten, dass ich mich verhalte wie immer und mich zusammenreiße, aber das kann ich nicht! Ich würde es ja gern!
	Meine Ausbildung und mein Privatleben habe ich innerhalb kürzester Zeit kaputt gemacht, aber nun weiß ich nicht einmal mehr, wie ich morgens aus dem Bett kommen soll. Und wie ich das erklären kann.
	Den ganzen Tag lang bin ich eigentlich extrem unruhig, aber ich sitze trotzdem stundenlang nur an ein und demselben Fleck. Ich kann nicht mehr.

Vorsichtig bewerten sollte man die Befürchtung der Posterin, dass sowohl Privatleben als auch Ausbildung nun »kaputt« seien. Das wird ganz zweifellos so empfunden und darf deshalb nicht belächelt werden, aber dennoch ist dies in den meisten Fällen ebenfalls eine Form der Angst. Befürchtungen wie

1

diese werden zwar als real erlebt, sind aber meist nicht angemessen, sondern werden unrealistisch überzogen empfunden. Es ist gut, dem Kranken immer wieder zu sagen, dass alles ein gutes Ende finden wird und das stimmt auch in sehr vielen Fällen. Es ist oft erstaunlich, zu sehen, wie nach einer schweren Depression trotz aller Verzweiflung und Hoffnungslosigkeit die abgeschnittenen Lebensfäden wieder aufgenommen werden und der Kranke dort anknüpft, wo er unterbrochen wurde, auch wenn es oft sehr mühsam ist und lange dauern kann. Aus diesem Grund ist es wichtig, darauf zu achten, dass nicht aus Angst und Verzweiflung heraus vorschnelle Entscheidungen gefällt werden, die sich später nicht mehr revidieren lassen, wie z. B. die Kündigung des Arbeitsplatzes oder die Trennung vom Lebenspartner.

Fontane	(…) Genau das ist ein Hauptsymptom, wenn nicht genau DAS Symptom meiner Depression: Krankheitsängste bzw. Hypochondrie. Mir geht es genau so: ich habe irgendwas an meinem Körper (meist neurologische Erscheinungen z. B. Muskelschmerzen, Kribbel- und Taubheitsgefühle, nachts eingeschlafene Hand, Schwächegefühl oder anderes, was alles bei einer Depression vorkommen kann) und dann denke ich mich gleich in die schlimmsten Krankheiten rein. Auch ich habe immer im Internet die fürchterlichsten Krankheiten durchgelesen und mich in Gedanken schon schwerst pflegebedürftig im Bett dahinvegetieren sehen. Es gibt kaum eine neurologische Krankheit, die ich noch nicht gefürchtet habe! Und dann wurde ich von den Ärzten auf den Kopf gestellt und nichts wurde gefunden. Außerdem war das dann immer mit langen Wartezeiten bis zur Diagnosestellung verbunden, in denen ich schier verrückt wurde. Die Diagnose der Ärzte war dann immer: das ist nur die Depression, die das verursacht. Sie kann vegetative Beschwerden aller Art sowie Kribbel-Taubheitsgefühle, Missempfindungen, Druckschmerzempfindlichkeit, wandernde Schmerzen, Muskelkrämpfe und Verspannungen, Schwäche und sogar Lähmungserscheinungen erzeugen. Gegen die Krankheitsangst konnte mir bisher kaum jemand helfen. Ich habe mal eine Zeit lang [Venlafaxin] genommen (was sehr gut ist), aber ich hab es nicht vertragen und musste es absetzen. Es hat aber gegen die Ängste sehr gut gewirkt.

Angst vor Krankheiten und allen möglichen Unglücken kann ein Leben so einschneidend beeinflussen, dass es schließlich nach dem Diktat der Angst aufgebaut wird. Der Kranke beginnt, angstbesetzte Situationen zu vermeiden und blendet auf diese Weise einen Teil seines Lebens aus. Krankhafte Angst muss nicht Depression sein, denn sie tritt auch ohne die übrigen depressiven Symptome auf (Angststörung), aber sie verstärkt bei längerem Fortbestehen das Risiko einer Depression erheblich. Angst ist ein sehr vielschichtiges und komplexes Thema und sie kann viele Ursachen haben.

Ellipse	Es gibt eine ganze Reihe von Ängsten, die dann schneller vergehen, wenn man sich hineinsteigert – das bedarf aber professioneller Unterstützung und Begleitung und trifft nicht auf alle Ängste zu. Ängste sind sehr verbreitet und es gibt viele, viele Kombinationen, in denen sie auftreten können. Deshalb rate ich, eine sorgfältige Diagnostik machen zu lassen und sich mit einem Psychotherapeuten oder guten Arzt in Verbindung zu setzen. Es gibt viele Ansätze, wichtig ist aber, dass man den richtigen und passenden auswählt, da nicht alles, was gleich aussieht, auch gleich behandelt wird.

1.3.2 Hoffnungslosigkeit

Eine Depression ist keinesfalls eine unheilbare Krankheit. Sie ist im Gegenteil mit den heutigen Medikamenten und gegebenenfalls einer Therapie gut zu behandeln. Den Betroffenen ist das allerdings kaum zu vermitteln, sie selbst betrachten ihre Lage häufig als aussichtslos und hoffnungslos. Alles gute Zureden und Ermutigungen nehmen sie oft nur mit Widerstand auf. Der Kranke beharrt manchmal sogar darauf, dass es bei ihm nicht besser werden kann und dass ausgerechnet seine Depression so schwer sei, dass man sie nicht heilen könne.

Es ist ganz besonders die Hoffnungslosigkeit, die einer Heilung oft unbarmherzig im Wege steht. Wenn man sagt »Die Hoffnung stirbt zuletzt«, dann gilt das so nicht für eine Depression. Jeder Kranke, selbst schwer krebskranke Menschen, können Hoffnung haben, dem schwer depressiven Menschen ist sie meistens verwehrt. So findet er keine positiven Aspekte für sein zukünftiges Leben und gibt sich häufig selbst schnell auf, obwohl das nicht gerechtfertigt ist.

Eichendorff	Was kann ich gegen diese Hoffnungslosigkeit machen? Es kostet so viel Kraft! Ich verliere oft den Mut weiter zu kämpfen und dann gerate ich in Panik! (…)

Der Posterin wurde geantwortet:

Joleen	Die Hoffnungslosigkeit ist schwer auszuhalten. Sie kann eben auch ein Symptom der Depression sein. Dabei ist diese Hoffnungslosigkeit keine echte, sondern eine angenommene. Die Depression gaukelt einem auf regelrecht dramatische Weise vor, dass alles hoffnungslos ist. Dabei gibt es für die meisten Probleme einen Weg, aber man findet ihn leider nicht immer gleich.
	Vielleicht hilft es dir, wenn du dir unter dem Druck der scheinbaren Hoffnungslosigkeit bewusst sagst, dass es die Depression ist, die dir vormachen will, deine Krankheit sei aussichtslos. Du kämpfst für deine Genesung, und du wirst es bestimmt schaffen! (…)

Azzura	Die schier unerträgliche Spirale der Hoffnungslosigkeit. Ich hasse mich wirklich, weil ich so bin: Jammernd, ohne Energie, undiszipliniert, immer übel gelaunt und laufe mit einem verbissenen Gesicht herum. (…)

Wenn man selbst einmal miterlebt hat, wie schwer es ist, über Monate oder gar Jahre hinweg in einem so schlechten Zustand zu sein, dann scheint die Hoffnungslosigkeit sogar eine logische Konsequenz davon zu sein, dass man sich in seinem Elend immer nur im Kreis zu drehen scheint. Aber früher oder später finden die allermeisten Kranken eben doch heraus aus diesen vielen Teufelskreisen, die die Depression bereithält.

1

1.3.3   Trauer, Tränen und Tränenlosigkeit

Viele Menschen erleben in ihrer Depression intensive Gefühle von Trauer, oft ohne zu wissen, worüber sie eigentlich traurig sind – sie trauern grundlos. Da ist einfach ein Gefühl von Traurigkeit, das sich auch oft in Tränen oder sogar heftigen Weinkrämpfen entlädt. Oft ist es aber auch so, dass die entlastenden Tränen einfach nicht fließen wollen und der ganze Schmerz nur innerlich erlebt werden kann. Die Kranken sind wie erstarrt und versteinert (▶ Abschn. 1.2.2).

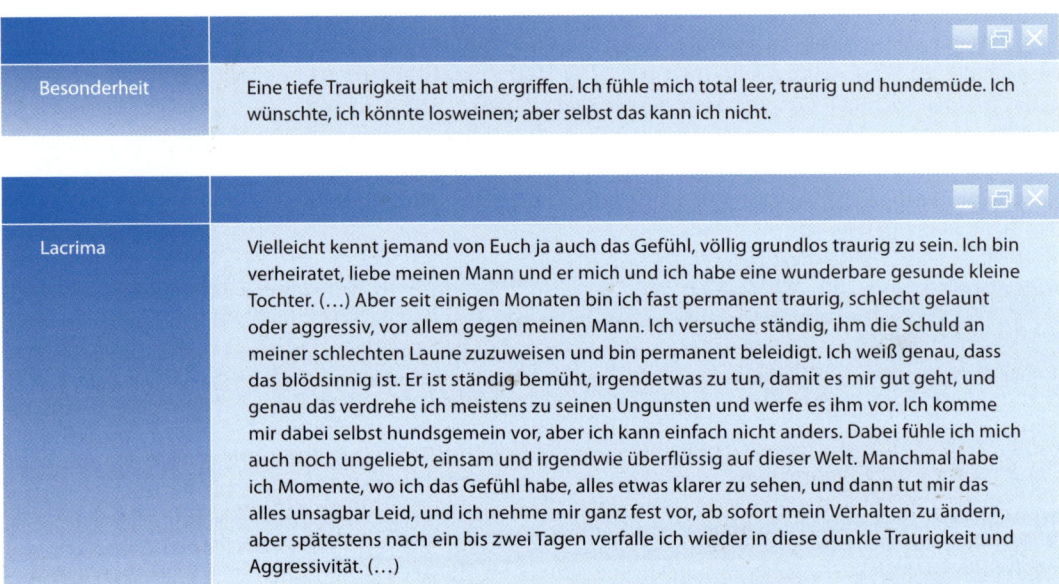

Besonderheit	Eine tiefe Traurigkeit hat mich ergriffen. Ich fühle mich total leer, traurig und hundemüde. Ich wünschte, ich könnte losweinen; aber selbst das kann ich nicht.

Lacrima	Vielleicht kennt jemand von Euch ja auch das Gefühl, völlig grundlos traurig zu sein. Ich bin verheiratet, liebe meinen Mann und er mich und ich habe eine wunderbare gesunde kleine Tochter. (…) Aber seit einigen Monaten bin ich fast permanent traurig, schlecht gelaunt oder aggressiv, vor allem gegen meinen Mann. Ich versuche ständig, ihm die Schuld an meiner schlechten Laune zuzuweisen und bin permanent beleidigt. Ich weiß genau, dass das blödsinnig ist. Er ist ständig bemüht, irgendetwas zu tun, damit es mir gut geht, und genau das verdrehe ich meistens zu seinen Ungunsten und werfe es ihm vor. Ich komme mir dabei selbst hundsgemein vor, aber ich kann einfach nicht anders. Dabei fühle ich mich auch noch ungeliebt, einsam und irgendwie überflüssig auf dieser Welt. Manchmal habe ich Momente, wo ich das Gefühl habe, alles etwas klarer zu sehen, und dann tut mir das alles unsagbar Leid, und ich nehme mir ganz fest vor, ab sofort mein Verhalten zu ändern, aber spätestens nach ein bis zwei Tagen verfalle ich wieder in diese dunkle Traurigkeit und Aggressivität. (…)

Diese Mischung aus Gefühlen von Traurigkeit einerseits, andererseits aggressiv und übellaunig, dann wieder Schuldgefühle über die eigene Gemeinheit, wirkt fast schon paradox. Aber genau solche widersprüchlichen und stark wechselnden Gefühlslagen werden in der Depression häufig erlebt und meistens kann nicht einmal nachvollzogen werden, wodurch diese Gefühle ausgelöst werden, sondern sie ereignen sich mit ihrer eigenen undurchschaubaren Dynamik.

1.3.4   Gestörtes Selbstwertgefühl

Ein depressiver Mensch sieht nicht nur die Welt in grauen Farben. Auch sich selbst kann er oft nicht mehr positiv erleben, auch sich selbst gegenüber ist er entfremdet und häufig ohne Wertschätzung. Er fühlt sich unwert, schätzt sich und seine Fähigkeiten gering ein und jeder kleine Fehler, den er macht, nimmt er als Beleg für seine Unfähigkeit, während alles, was ihm gelingt, in seinen Augen nur seine Pflicht ist. Dass ihn andere angeblich nicht wertschätzen können, führt er darauf zurück, dass er ja wirklich nicht liebenswert ist, und deshalb nimmt er negative und abwertende Signale deutlicher wahr als solche, die ihm das Gegenteil sagen könnten. So erhärtet er selbst sein Urteil über sich und arbeitet daran mit, sein Selbstwertgefühl weiter zu schwächen.

Das herabgesetzte Selbstwertgefühl ist ein sicheres Kennzeichen fast aller Depressionen (aber nicht nur von Depressionen) und es kann sich bis zum Selbsthass steigern. Man könnte es als den Mittelpunkt des depressiven Leidens bezeichnen, denn es stellt den Menschen in seinem eigenen Innersten in Frage und es erzeugt jene besonders schwer zu ertragende »Nichtwertigkeit«, auf deren Hintergrund die anderen Symptome so schwer erträglich werden. Die Gedanken kreisen ständig um die eigenen Fehler, Unzulänglichkeiten und Misserfolge, während gute Eigenschaften und Erfolge nicht gesehen werden. Selbst das, auf was man einmal stolz war, ist nun nichts mehr wert und wird in schwarz malender Weise entwertet. Diese Überzeugung, nichts wert zu sein, löst schließlich auch Lebensüberdrüssigkeit aus. »Es wäre für alle besser, wenn es mich nicht mehr geben würde«.

Elodie	(…) Ich quäle mich seit sieben Monaten mit Depressionen herum. Ich lebe in einem traurigen, deprimierten Dauerzustand, ich habe massive Zukunftsängste, Schlafstörungen, Magenschmerzen, Dauergrübeln und Konzentrationsprobleme. Mein Selbstwertgefühl/Selbstvertrauen ist auf dem Nullpunkt. Ich bin etwas über 40 und Vater eines Sohnes und bin beruflich im … tätig. Einerseits ist meine schwierige berufliche Situation (u. a. Probleme mit dem Chef) ein Auslöser für meine Depression gewesen, andererseits wird meine Fähigkeit, meinen Job auszuführen, durch die oben genannten Beschwerden immer weiter herabgesetzt. Dies ist ein Teufelskreis, aus dem ich keinen Ausweg weiß. Ich weiß wirklich nicht, wie lange ich das so noch aushalte.
	Nach langem Zögern bin ich mit dem Problem zu meinem Hausarzt, der mich zu einem Neurologen/Psychiater überwiesen hat. (…)

Der Verlust eines gesunden Selbstwertgefühls ist keine Bagatelle, denn wer sich selbst nicht wertschätzen kann, ist überdurchschnittlich gefährdet, an einer Depression zu erkranken.

Danielle	Wie vielleicht einige von euch wissen, suche ich eine Aufgabe, einen Job, um aus dem Hartz-IV-Sumpf herauszukommen und wieder ein Selbstwertgefühl und eine Befriedigung zu erlangen. Ich brauche das wirklich, um den Teufelskreis zu durchbrechen.
	Nur mit deutlich über 40 und mehrjähriger Auszeit aufgrund von Depressionen usw. ist es in unserem System nicht so einfach.

Auch hier zeigt sich einer der vielen Teufelskreise depressiver Erkrankungen. Möglicherweise beginnen sie sogar mit einem gestörten Selbstwertgefühl, aber jedenfalls können sie Umstände schaffen, die für das Selbstwertgefühl alles andere als zuträglich sind. Ein Mensch mit einem angeschlagenen Selbstwertgefühl wird weniger Chancen haben, wieder Fuß zu fassen und findet sich so in einem Teufelskreis wieder.

1

Ein geringes Selbstwertgefühl kann einerseits Ursache (▶ Abschn. 6.1) einer Depression sein, andererseits ist es aber auch ein sehr häufiges Symptom, das sich als Folge davon einstellt, dass sich der depressive Mensch arm fühlt – arm an Fähigkeiten und Möglichkeiten, arm an Gefühlen und Beziehungen.

1.3.5 Depersonalisation und Derealisation

Besonders bei leichten Depressionen mit Angstsymptomatik können Gefühle von Depersonalisation und Derealisation auftreten. Mit Depersonalisation ist der Verlust des Ich-Gefühls gemeint. Eine Art von Selbstfremdheit stellt sich ein, so als wäre man nicht mehr derjenige, als der man sich kennt. Weil an dieser Stelle die Depression das Zentrum unseres Daseins berührt, unser Ich, wird dieses sehr unangenehme Erlebnis in sehr schweren Fällen als ein Zustand des Totseins wahrgenommen und die Betroffenen bekommen Angst verrückt zu werden. Derealisation bezeichnet einen ähnlichen Zustand mit dem Unterschied, dass sich der Verlust der Wahrnehmungsfähigkeit nicht so eindeutig auf die eigene Person bezieht, sondern auf die Umwelt. Bei der Derealisation ist der Bezug zur Umwelt eher undeutlich und verwaschen, wie geträumt.

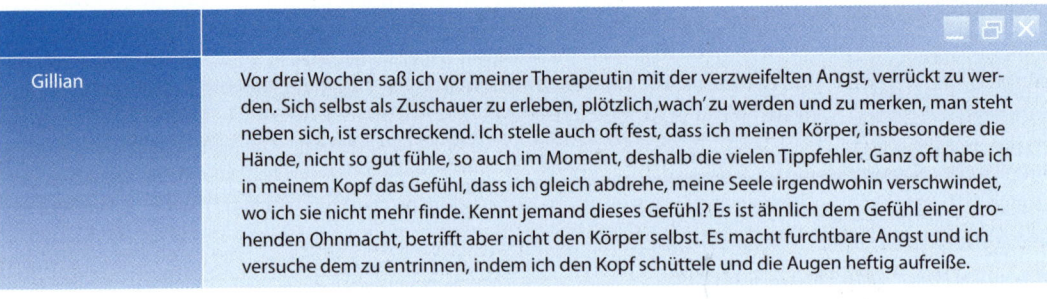

Gillian — Vor drei Wochen saß ich vor meiner Therapeutin mit der verzweifelten Angst, verrückt zu werden. Sich selbst als Zuschauer zu erleben, plötzlich ‚wach' zu werden und zu merken, man steht neben sich, ist erschreckend. Ich stelle auch oft fest, dass ich meinen Körper, insbesondere die Hände, nicht so gut fühle, so auch im Moment, deshalb die vielen Tippfehler. Ganz oft habe ich in meinem Kopf das Gefühl, dass ich gleich abdrehe, meine Seele irgendwohin verschwindet, wo ich sie nicht mehr finde. Kennt jemand dieses Gefühl? Es ist ähnlich dem Gefühl einer drohenden Ohnmacht, betrifft aber nicht den Körper selbst. Es macht furchtbare Angst und ich versuche dem zu entrinnen, indem ich den Kopf schüttele und die Augen heftig aufreiße.

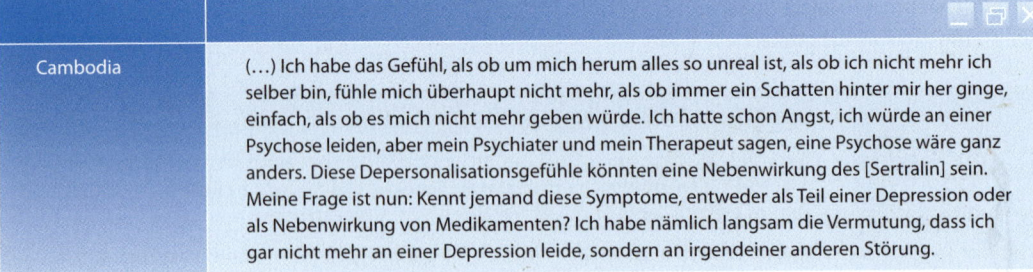

Cambodia — (…) Ich habe das Gefühl, als ob um mich herum alles so unreal ist, als ob ich nicht mehr ich selber bin, fühle mich überhaupt nicht mehr, als ob immer ein Schatten hinter mir her ginge, einfach, als ob es mich nicht mehr geben würde. Ich hatte schon Angst, ich würde an einer Psychose leiden, aber mein Psychiater und mein Therapeut sagen, eine Psychose wäre ganz anders. Diese Depersonalisationsgefühle könnten eine Nebenwirkung des [Sertralin] sein. Meine Frage ist nun: Kennt jemand diese Symptome, entweder als Teil einer Depression oder als Nebenwirkung von Medikamenten? Ich habe nämlich langsam die Vermutung, dass ich gar nicht mehr an einer Depression leide, sondern an irgendeiner anderen Störung.

Die Befürchtung, eigentlich gar keine Depression zu haben, sondern etwas anderes, taucht bei so ungewöhnlichen Erfahrungen leicht auf. Nicht zuletzt kommt das daher, weil die Vorstellungen darüber, was eine Depression ist, unvollständig oder schlicht falsch sind. Die Vermutung des Behandlers, das Problem könne von der Einnahme des Medikaments kommen, muss nicht falsch sein, aber sie bedeutet nicht, dass Depersonalisation immer eine Folge von Medikamenten ist. Vielmehr gehört auch sie in das große

Repertoire an Störungen, die die Depression verursachen kann. Beides, Depersonalisation und Derealisation, sind vorübergehende Erscheinungen, die spätestens mit dem Abklingen der Depression verschwinden.

1.4 Körperliche Symptome

Neben den beschriebenen seelischen Symptomen verursacht die Depression auch viele körperliche Beschwerden unterschiedlichster Art. Manchmal finden sich auch ausschließlich körperliche Symptome, ohne dass zwangsläufig auffällige seelische Veränderungen dabei erlebt werden. Man spricht dann von einer larvierten (d. h. verborgenen) Depression.

Die körperlichen Symptome einer Depression können zunächst erheblich deutlicher ins Bewusstsein des Kranken treten, seine seelischen Beschwerden werden dagegen u. U. als so diffus wahrgenommen, dass er sie nicht beschreiben kann, wohl aber seine körperlichen Beschwerden. Den Arzt kann das eventuell dazu verleiten, die zugrunde liegende depressive Erkrankung zu übersehen und aufwändige Untersuchungen anzustellen, um den geschilderten Schmerzen, Druckgefühlen, Erschöpfungszuständen oder anderen Beschwerden auf die Spur zu kommen.

Die körperlichen Erscheinungen der Depression werden zum einen direkt von ihr verursacht – wir beschreiben die möglichen Beschwerden im Laufe dieses Kapitels. Zum anderen besteht aber auch eine erhöhte Wahrnehmung körperlicher Beschwerden. Schmerzen z. B., die unter anderen Umständen als erträglich wahrgenommen werden, bekommen in der Depression einen quälenden Charakter – die Depression wirkt wie ein Vergrößerungsglas, das bestehende Beschwerden oft unerträglich macht. Ganz zu Unrecht wird der Kranke manchmal wegen dieser erhöhten Sensibilität als Simulant angesehen oder man wirft ihm vor, sich gehen zu lassen. Diese Überempfindlichkeit gegenüber dem eigenen Körper ist von der körperlichen Symptomatik, die eine Depression selbst hervorbringt, praktisch nicht zu unterscheiden, sondern kann sich im Empfinden des Kranken zu einer einzigen Missempfindung seines Körpers addieren, den er als ebenso krank erlebt wie sich selbst, und den er in ausgeprägten Fällen sogar als seinen Feind erleben kann.

1.4.1 Schlafstörungen

Schlafstörungen sind sehr häufig. Dabei kommen sowohl Schlaflosigkeit als auch ein abnormes Schlafbedürfnis vor. Der Schlaf wird häufig unterbrochen. Manche Betroffene wachen in aller Frühe auf, meist wie aufgeschreckt und mit Angstgefühlen. Bei anderen Betroffenen ist vor allem das abendliche Einschlafen gestört. Der Kranke findet nicht in den Schlaf und wälzt sich, oft grübelnd und von schlechten Gedanken am Einschlafen gehindert, im Bett umher.

Die Schlaflosigkeit gehört mit zu den ersten Symptomen einer Depression, denn der gestörte Hirnstoffwechsel bringt die natürlichen Schlaf- und Wachrhythmen durcheinander. Aber auch lähmende Müdigkeit tritt häufig auf. Schlafstörungen können aber auch durch Medikamente ausgelöst werden (▶ Abschn. 2.4).

Huflattich	(…) Mir geht es durch den Schlafmangel extrem schlecht, ich habe Kreislaufprobleme, denke an Selbstmord und weiß nicht, wie ich die nächsten Tage überstehen soll! Muss ich wirklich in die Klapsmühle deshalb, wo ich mit Sicherheit auch kein Auge zutun werde, es sei denn, man versetzt mich in Narkose? (…) Eins ist sicher: Für mich ist das Problem keine Bagatelle. Es bringt mich um und ist dabei, meine Familie zu zerstören!

Fry	Ich habe eine Major Depression und nehme derzeit [Venlafaxin]. Trotz der Menge komme ich nachts einfach nicht zur Ruhe. Ich schlafe ca. zwei bis drei Stunden ein, und dann bin ich wieder hellwach, versuche wieder einzuschlafen, jedoch ohne Erfolg. Ich habe schon einige »ältere« Antidepressiva wie [Trimipramin] probiert, jedoch ohne Erfolg. Auch [Zolpidem] schafft mich leider nicht. Auch die begleitende Psychotherapie lässt mich nachts nicht zur Ruhe kommen. Meistens bin ich tagsüber auch nicht müde, renne wie ein Stehaufmännchen nervös hin und her, bin aber trotzdem ausgepowert. Nur selten werde ich mal tagsüber müde. (…)

Charlin	(…) Außerdem könnte ich so gut wie immer schlafen – leider (oder glücklicherweise?) geht das natürlich nicht immer. Aber manchmal weiß ich einfach nicht mehr, wie ich den Tag überstehen soll – ich stehe morgens auf und könnte mich nach ca. einer Std. schon wieder hinlegen.

1.4.2 Atemnot, Beklemmungen und Herzbeschwerden

Diese Symptome lassen sich als die körperliche Seite der weiter oben besprochenen Angst- und Panikattacken verstehen (▶ Abschn. 1.3.1) und gehören zu den häufig auftretenden körperlichen Auswirkungen einer Depression.

White	Eine Zeit lang hatte ich sogar Herzbeschwerden und das Gefühl, als wenn ein Stein auf meiner Brust liegt.

Sabine L.	Was mich am meisten belastet, sind körperliche Symptome. Mir geht's vom Magen her schlecht, Herzstolpern, Atemnot, Darmprobleme, Haarausfall usw. Dadurch verstärkt sich natürlich die Angst, dass es noch was Körperliches (Herzschwäche) sein könnte.

Wieland	(…) Den Ring, den du beschreibst, kenne ich auch. Den habe ich leider oft körperlich im Brustbereich, meistens verbunden mit starken Schmerzen. Manchmal ist er so stark, dass ich Atemnot bekomme. (…)

1.4.3   Störungen des Magen- und Darmtrakts

Störungen des Magen- und Darmtrakts, wie Übelkeit, Brechreiz, Verstopfung und Durchfall, kommen ebenfalls häufig vor. Manche Betroffene klagen über Druckschmerzen im Bauchbereich, die manchmal über die gesamte Bauchregion zu wandern scheinen oder sich als ringförmige Schmerzempfindung äußern.

Regensonne	Bei mir hat alles im August letzten Jahres angefangen. Ich ging abends ins Bett wurde in der Nacht von einer schrecklichen Übelkeit geweckt. Und ab diesem Zeitpunkt war alles anders. Ich habe den Tag nur noch dazu verwendet, mir darüber Gedanken zu machen, ob mir in der nächsten Nacht auch wieder übel wird. Das hat dazu geführt, dass ich auch keine Nacht mehr wirklich schlafe. Im Laufe der Monate hab ich mich irgendwie daran gewöhnt, mit zwei bis drei Stunden Schlaf die Nacht auszukommen. Was ebenfalls geblieben ist, ist die mich ständig begleitende Angst vor Übelkeit, Durchfällen, Erbrechen ... alle Dinge haben sich natürlich auch prompt eingestellt.

1.4.4   Appetitlosigkeit

Appetitlosigkeit kommt bei Depressionen häufig vor. Der Hals ist wie zugeschnürt, man bekommt keinen Bissen herunter. Bei einer sehr ausgeprägten Depression kann es zu einer erheblichen Gewichtsabnahme kommen, die so besorgniserregend sein kann, dass viele an eine schwere körperliche Erkrankung denken.

Kristallglas	(…) Nun ja, es hat wirklich schlagartig begonnen. Ich fühlte mich auf einmal todkrank, müde, total leer im Kopf, Übelkeit, kein Appetit, tiefer Schmerz in mir und ich konnte nicht weinen. War total blass und konnte mich nicht richtig konzentrieren ...
	Hatte gleich wieder so komische Gedanken, schwer krank zu sein und dachte an Krebs. Aber es kam mir auch alles sehr bekannt vor, ich erspare mir den Gang zu diversen Ärzten, die mir dann sagen, ich bin körperlich gesund und ich mich danach nur als Simulantin fühle. (…)

Nebraska	Es ist zum Wahnsinnigwerden ...
	Ich sitze da und zittere am ganzen Körper, weil ich zu wenig Nahrung zu mir genommen habe, folglich also an einer chronischen Mangelversorgung leide, mein Magen verzehrt meinen Körper. Ich war entsetzt, als ich vorher in den Spiegel blickte, und in meinem Kühlschrank verrotten die Lebensmittel.

1.4.5   Schwindel

Schwindel kommt ebenfalls häufig vor. Er tritt in verschiedenen Ausprägungen auf und kann sich anfühlen wie Schwankschwindel, wie Benom-

1

menheit oder so, als würde einem der Boden unter den Füßen weggezogen werden. Die Sehwahrnehmung kann so verändert sein, dass der Eindruck entsteht, das Gesichtsfeld sei schwankend und unklar.

Schlesinger	(…) Die von Dir beschriebenen Schwindelattacken kenne ich auch … mal mehr, mal weniger schlimm. Außerdem habe ich Zeiten, wo diese nicht auftreten. Es ist manchmal so schlimm (gewesen), dass ich mich bloß irgendwo hinsetzen wollte oder mich festhalten musste, um Linderung zu erfahren. Geholfen haben mir [Citalopram] (auch in Bezug auf die Depression) und ganz bewusste Atemübungen spontan beim Auftreten der Schwindel-/Angstattacken. Bei mir kam auch immer dieses Angstgefühl, Schweißausbrüche, Herzrasen dazu und mein Neurologe meinte damals, nach Untersuchungen, die alle in Ordnung waren, das wären wohl Panik-/Angstattacken und der Schwindel resultiere daraus. Seitdem nehme ich [Citalopram] und es geht mir wesentlich besser damit. (…)

Mohikaner	(…) Sobald bei mir Schwindel, Herzrasen und/oder Übelkeit auftreten, gerät mein Körper in Panik. Das ist ein Zustand, vor dem ich mich fürchte wie der Teufel vor dem Weihwasser. (…)

1.4.6   Schmerzen und Verkrampfungen

Schmerzen, auch heftige, können u. a. zu Beginn oder schon im Vorfeld einer Depression auftreten, wenn noch gar nicht an eine Depression gedacht wird. Relativ typisch sind dabei Rückenschmerzen. Nicht selten werden dann sogar mehrerer Ärzte aufgesucht, ohne dass sich ein konkreter Befund ergibt.

Muskelverkrampfungen können nicht nur am Rücken, sondern auch im Gesicht auftreten. Eine schmerzende und verhärtete Kiefermuskulatur kommt ebenso vor wie Verkrampfungen der Speiseröhre, die dazu führen können, dass der Bissen nicht nur sprichwörtlich im Halse stecken bleibt. Spannungskopfschmerzen und Migräne sind ebenfalls häufig.

Manche Betroffene berichten auch über Gelenkschmerzen, für die der Arzt keine Ursache außerhalb der Depression finden kann.

Mehr zu Schmerz und Depression in ▶ Abschn. 2.3.

Leitz	Mein Kopf scheint heute zu zerspringen. Sagt mal, ich leide unter chronischen Kopfschmerzen, kann das mit meinen Depressionen zusammenhängen? Dann ist noch die Frage, sind die Depressionen Auslöser für Kopfweh oder der Schmerz Auslöser für die Depressionen?

Thorus	Also, ich habe auch lange Zeit unter chronischen Kopfschmerzen gelitten, seit ich Antidepressiva nehme, sind die aber so gut wie weg. Deshalb nehme ich an, dass die Depressionen zum großen Teil auch dafür verantwortlich sind. Ich kann natürlich nur für mich sprechen …

Pansenrapper	Ein Problem, das bei uns Depressiven noch dazukommt ist, dass unsere Schmerzschwelle niedriger liegt als bei Gesunden. Das ist auch wissenschaftlich belegt. D.h. Kopfweh, das einen nicht Depressiven nicht groß stört, empfinden wir schon als stark beeinträchtigend. Und dann beeinflussen sich Kopfschmerzen und Depressionen auch noch gegenseitig, wie L. es beschrieben hat.

Morton	Ich habe seit 19 Jahren Migräne, seit zwei Jahren chronischen Spannungskopfschmerz. Mit Einnahme der Antidepressiva ist die Intensität nicht mehr so stark. Ich war in einer Schmerzklinik und dort wurden chronische Schmerzen mit Antidepressiva behandelt, der Grund ist der niedrige Serotoninspiegel.

1.4.7 Sexualität

Sexualität ist für viele Depressive ein schwieriges Thema geworden. Die Libido lässt meistens deutlich nach, es entstehen aber auch körperliche Beeinträchtigungen wie Erektionsstörungen und Schleimhauttrockenheit, sodass es zu Schmerzen beim Geschlechtsverkehr kommen kann. Aber es ist auch einfach das gestörte Gefühlsleben, das eine genussvolle Sexualität oft nicht zulässt und einen Orgasmus häufig verhindert. Diese Probleme können wiederum als Unzulänglichkeit erlebt werden und es entsteht die Angst, dem Partner nicht mehr zu genügen.

Weniger häufig kann es auch zu einer gesteigerten Libido kommen. Diese besteht aber nur scheinbar, denn dahinter steckt meistens das Bedürfnis, die aufkommende Gefühllosigkeit zu überwinden und intensive Gefühle zu erleben, sich selbst wieder zu spüren.

Weitere Probleme in der Sexualität entstehen durch die Einnahme von Medikamenten, die häufig dämpfend auf die Libido wirken (▶ Abschn. 2.4.2).

Moschus	Mein (depressiver) Partner hat nämlich große Probleme hinsichtlich seiner Erektionsfähigkeit, was ihn sehr fertig macht. Er war auch schon bei einem Urologen. Danach liegen bei ihm keine organischen Ursachen vor, und die Hilfe des Arztes besteht aus Viagra und ähnlichen Potenzpillen. (…)

Nintschi	(…) Am Anfang der Depression war ich dermaßen verunsichert, dass ich mich schon nicht mehr getraut habe, mit ihr zu schlafen zu wollen, weil sie mir des Öfteren einen Korb gegeben hat. Das führte wiederum dazu, dass sie das Gefühl hatte, nicht mehr attraktiv zu sein. Ein Teufelskreis, der nur durch Gespräche durchbrochen werden konnte. Allerdings außerhalb der depressiven Phase. Das schweigende Hinnehmen der Situation ist für beide Seiten nicht gut. Wichtig ist, dass sie weiß, dass es für mich in Ordnung ist, wenn sie keinen Sex haben möchte, sie es nicht »mir zu Liebe« tun muss und sich somit nicht unter Druck gesetzt fühlt.

1.4.8 Weitere körperliche Symptome

Zuletzt gibt es im körperlichen Bereich sehr häufig noch eine Vielzahl von Missempfindungen wie Kribbeln oder Taubheitsgefühle in den Extremitäten, quälende Druckgefühle an Kopf und Hals wie z. B. das Empfinden, eine eng anliegende Kappe auf dem Kopf zu tragen. Diese ungewöhnlichen Körpergefühle tragen nicht unerheblich dazu bei, das Gefühl von Verunsicherung und Angst weiter zu vertiefen.

Ohrgeräusche (Tinnitus) sind ebenfalls kein seltenes Symptom. Manche Fachleute sind der Meinung, dass Depressionen zu den häufigsten Ursachen für Tinnitus gehören.

Nicht selten wird auch ein Austrocknen der Schleimhäute und Mundtrockenheit beobachtet, die Tränensekretion kann beeinträchtigt sein.

Mehr zu körperlichen Symptomen in ▶ Abschn. 6.5.

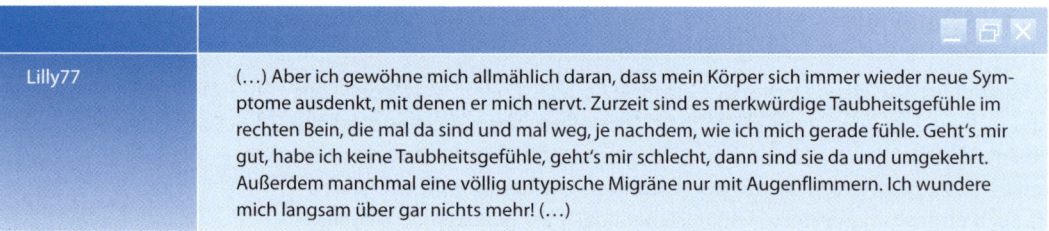

| Lilly77 | (…) Aber ich gewöhne mich allmählich daran, dass mein Körper sich immer wieder neue Symptome ausdenkt, mit denen er mich nervt. Zurzeit sind es merkwürdige Taubheitsgefühle im rechten Bein, die mal da sind und mal weg, je nachdem, wie ich mich gerade fühle. Geht's mir gut, habe ich keine Taubheitsgefühle, geht's mir schlecht, dann sind sie da und umgekehrt. Außerdem manchmal eine völlig untypische Migräne nur mit Augenflimmern. Ich wundere mich langsam über gar nichts mehr! (…) |

1.5 Denkinhalte des Depressiven und Denkblockaden

Depressive Menschen grübeln häufig über Inhalte wie z. B. Fehler oder Wertlosigkeit nach. Diese Gedanken bedrängen sie und sie können sich nur schwer gegen sie wehren.

Oft werden diese Gedanken durch Erlebnisse angeregt oder durch Begegnungen mit anderen Menschen, die vielleicht etwas Kritisches zu ihnen gesagt haben – etwas, das verletzend war. Sie sind dünnhäutiger gegen Verletzungen solcher Art und sehen sie oft auch dann, wenn sie gar nicht so gemeint waren oder sogar überhaupt nicht vorhanden sind. Angstvoll fragen sie sich dann, warum denn die anderen sie so merkwürdig anschauen, warum die Kassiererin so unfreundlich ist, was sie denn nun wieder falsch gemacht haben könnten. Der Gedanke, dass es nichts mit ihnen zu tun haben muss, kommt ihnen meistens nicht so schnell.

So passiert es ihnen häufig, die schlechte Laune eines Mitmenschen als ihre Schuld anzusehen, die Müdigkeit des Partners als Ablehnung und die Gereiztheit ihres Chefs als Zeichen einer persönlichen Verfehlung. Sie tragen sozusagen eine Negativbrille, mit der sie »zielsicher« all diejenigen Signale aus ihrer Wahrnehmung herausfiltern, die schlecht für sie sind und die einen neuen Anlass für negative Gefühle bieten. Lob und Anerkennung nehmen sie nicht gerne und selbstverständlich an, sondern werten diese innerlich ab.

Man kann häufig feststellen, dass ein depressiv erkrankter Mensch auch schon vor seiner Erkrankung die Neigung hatte, sich in Gedanken schlecht zu machen und sein Licht unter den Scheffel zu stellen. Auf diese Weise hat er selbst daran mitgewirkt, sich in die Depression hineinzumanövrieren, freilich ohne zu ahnen, was er sich mit diesem Negativdenken antut. In ► Abschn. 6.1 soll näher darauf eingegangen werden.

1.5.1 Schuld und Wertlosigkeit

Wintertag	(…) Mir geht es oft schlecht, weil ich meinen eigenen Ansprüchen nicht genüge. Dabei sind die aber, objektiv gesehen, falls das geht, nicht zu hoch. Ich finde eine saubere Wohnung zu haben keinen »zu hohen« Anspruch. Ich schaffe es aber eben oft nicht, meine Wohnung sauber zu machen. Und lese stattdessen, lenke mich ab. Um mich dann auch noch so richtig schlecht fühlen zu können, weil ich es wieder nicht geschafft habe. Anspruch runterschrauben? Eine Möglichkeit. Oder eben einfach mal anfangen. Und schon fühlt es sich besser an. Ich muss mich dann nicht mehr selbst verachten, denn ich hab tatsächlich was geschafft. (…)

Die bereits beschriebene Kraftlosigkeit ► Abschn. 1.2.3 verhindert häufig, dass anstehende Aufgaben noch so erfüllt werden können, wie früher. Dem Betroffenen fällt es aber in der Regel sehr schwer, einfach »loszulassen« und sich zu sagen »Ich bin jetzt krank, dann wird eben nicht geputzt oder ich hole mir Hilfe«, sondern ihn quält seine krankheitsbedingte Unfähigkeit. Er denkt sich leicht in schuldhafte Denkmuster hinein, in denen es sich darum dreht, dass man *selbst* unfähig ist und nicht nur *krankheitsbedingt* unfähig. Wie diese Posterin verachtet er sich häufig sogar selbst dafür, krank zu sein.

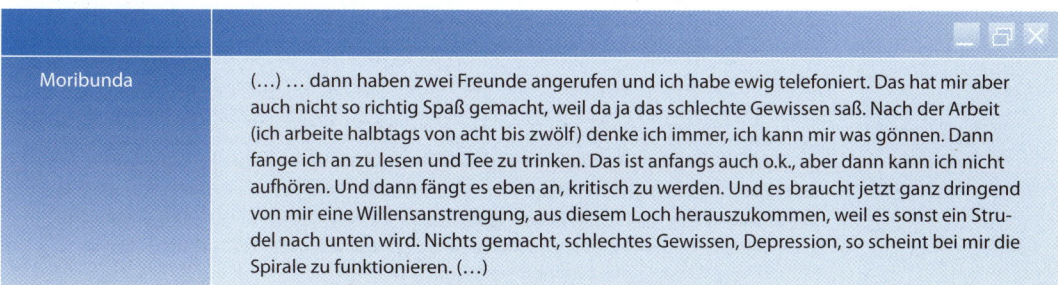

Moribunda	(…) … dann haben zwei Freunde angerufen und ich habe ewig telefoniert. Das hat mir aber auch nicht so richtig Spaß gemacht, weil da ja das schlechte Gewissen saß. Nach der Arbeit (ich arbeite halbtags von acht bis zwölf) denke ich immer, ich kann mir was gönnen. Dann fange ich an zu lesen und Tee zu trinken. Das ist anfangs auch o.k., aber dann kann ich nicht aufhören. Und dann fängt es eben an, kritisch zu werden. Und es braucht jetzt ganz dringend von mir eine Willensanstrengung, aus diesem Loch herauszukommen, weil es sonst ein Strudel nach unten wird. Nichts gemacht, schlechtes Gewissen, Depression, so scheint bei mir die Spirale zu funktionieren. (…)

Vielen depressiven Menschen ist ihr Funktionieren ein ganz besonders großes Anliegen. Wenn sie das Gefühl haben, einigermaßen zu funktionieren und das zu tun, was von ihnen erwartet wird, geht es ihnen besser. Dass der Preis für das Funktionieren eine gewaltige Kraftanstrengung sein kann, die sie womöglich überfordert, wird leicht übersehen.

1

| Manon | (…) Ich denke, dass ich schon seit meiner Pubertät depressiv bin. Schon immer das Gefühl, anders als alle anderen zu sein. Scheidung meiner Eltern, Tod meines großen Bruders, destruktive Beziehungen, in denen ich mich selbst nicht leben konnte.

Ich war schon immer verschlossen, hatte keinen Zugang zu mir selbst, dann konnte ich meine Vielfalt an Gedanken und Gefühlen nicht in Worte fassen. Das ist bis heute so geblieben. Ich will niemanden belästigen, ich will mich niemandem zumuten. Ich bin verzweifelt.

Im Moment bin ich nur froh, eine Plattform, Menschen gefunden zu haben, die für wirre Gedanken Verständnis haben.

Ich fühle mich dumm und klein, nichts wert. Manchmal ist es besser, mal schlechter.

Dabei bin ich wahrlich nicht dumm, aber ich fühle mich immer weniger wert als alle anderen, fühle mich grundsätzlich unterlegen.

Schon wieder kommt in mir das Gefühl auf, euch mein Geschreibsel nicht zumuten zu können. Aber egal, ich brauche ein Ventil, um diesen enormen Druck, der auf mir lastet, abzulassen.

Liebe Leute, am liebsten würde ich euch meine Lebensgeschichte erzählen, damit Wirres nachvollziehbar wird, aber ich kann nicht. Selbst das Schreiben dieses Postings erfordert meine höchste Konzentration. (…) |

Eine Selbstabwertung, wie sie hier beschrieben wird, hat häufig einen lebensgeschichtlichen Hintergrund. Mehr dazu in ► Abschn. 6.1.

| Kyoto | Ich bin seit meiner traumatischen Jugend depressiv, nabelte mich bald vom Elternhaus ab, wo nur Kälte herrschte und ich abgelehnt wurde. Leider flammte alles wieder in Beziehungen auf: Angst vor Verlusten, der Glaube, nur dann geliebt zu werden, wenn ich auch wirklich alles gut und richtig mache usw. Auch im Beruf war ich kein Meister in Konfliktsituationen und wurde mehrmals Mobbingopfer (und das bei überdurchschnittlichen Leistungen). Nach drei Suizidversuchen und zwei Therapien habe ich mittlerweile meine Situation meiner Meinung nach gut im Griff und arbeite auch täglich an mir. Ich akzeptiere das Gefühl, in der falschen Welt zu leben und von nur wenigen verstanden zu werden und lebe auch mit meiner inneren Traurigkeit und Empfindsamkeit und sehe sie als Teil, der zu mir gehört. Dennoch:

Ich bin allein erziehende Mutter mit Vollzeitjob und mein Tagespensum verläuft immer irgendwie am Limit meiner Kräfte. Ich lache gern und viel (nach außen) und gelte als quirlig und keiner vermutet, was wirklich hinter der Schale steckt. Mittlerweile vertrete ich auch meine Meinung und gehe Konflikten nicht mehr aus dem Weg. Aber: meine Kinder scheinen feine Antennen zu haben. Die Schwangerschaft verlief sehr traurig, da der Kindesvater sich abwendete und ich vier Monate im Krankenhaus brütete. Ich weiß nicht, ob sich schon im Mutterleib etwas auf die Kinder übertragen hat (Zwillinge).

Jedenfalls beobachte ich bei beiden Kindern einen Mangel an Selbstwertgefühl und Mut in Konfliktsituationen. Meine Tochter sagte mir heute, sie wolle nicht mehr leben, alles in ihr ist immer traurig und sie weint nachts oft. Ich bohrte ein wenig nach dem WARUM und sie meinte, sie sei hässlich (sie ist fast neun), und die Kinder in der Schule hätten sie wegen ihres Haarschnittes ausgelacht. Beide Kinder geben keine frechen Kommentare zurück, wenn andere gemein sind (Kinder können nun mal grausam sein …), ich spiele das Rollenspiel zwar immer mit ihnen durch, was ich an ihrer Stelle sagen würde, aber es ist, als ob sie mich besser kennen. Sie scheinen zu wissen, dass auch ich oft schlucke und die frechen Kommentare auch mir erst hinterher einfallen. |

> Mein Sohn wurde in der Vorschule auf dem Schulweg oft von größeren Jungs vermöbelt und geht seitdem kaum noch alleine aus dem Haus. Sind auf dem Weg zum Bäcker auf der anderen Straßenseite größere Kinder, dreht er um. Durch seine ängstliche Körperhaltung zieht er die Opferrolle förmlich auf sich.
>
> Beide Kinder wirken oft sehr traurig und meinten, ich sehe oft traurig aus (dabei versuche ich, das zu verbergen, bzw. sage ihnen mittlerweile auch mal, dass ich nicht gut drauf bin und ein wenig Ruhe haben möchte – ich will sie nicht anlügen).
>
> Ich habe Angst, dass meine Kinder depressive Züge annehmen und ich bin schuld daran. Ich mache mir schwere Vorwürfe, ich liebe sie über alles und habe manchmal Angst, ich könne ihnen nicht die gute Mutter sein, und vielleicht wären sie woanders besser aufgehoben. Dabei möchte ich sie um nichts in der Welt hergeben.

Dieses Posting zeigt deutlich, dass depressive Menschen oft besonders feinfühlig sind und daher Stimmungen und Probleme ihrer Angehörigen bemerken, die anderen vielleicht entgehen würden. Sie befürchten, dass sie für die Probleme ihrer Kinder verantwortlich sind, weil sie Trübsinn und depressive Stimmungen in ihr Leben bringen. Sicherlich wird es an Kindern nicht spurlos vorübergehen, wenn ein Elternteil depressiv ist (▶ Abschn. 6.1). Man muss aber bedenken, dass Kinder ohnehin von ihren Eltern stark geprägt werden und dass dies ein unausweichlicher und schicksalhafter Zusammenhang ist. Kinder können durch vielerlei Umstände belastet werden – durch zu wenig Liebe oder durch Rohheit z. B. – aber kaum jemand fühlt sich wegen seiner Unzulänglichkeiten als Elternteil so schuldig wie ein depressiv Erkrankter. Er erlebt tagtäglich, dass er seiner Depression in einem hohen Maße ausgeliefert ist, dass er sie in seiner Mimik, seiner Stimme und auf viele andere Arten ausdrückt, ohne es verhindern zu können, aber dennoch fühlt er sich schuldig. Es ist die depressive Art zu fühlen und zu bewerten, die Schuldgefühle gegenüber den Angehörigen hervorbringt und nicht eine tatsächliche Schuld, denn Depressionen lassen sich nun einmal nicht einfach abstellen.

Werden übergroße Anstrengungen unternommen, um eine Maskerade aufrechtzuerhalten, so ist dies eher kontraproduktiv sowohl für den Erkrankten als auch für die Angehörigen. Gerade Kinder bemerken die Kaschierung sehr gut, wie die Posterin im obigen Beispiel auch berichtet, und sie erleben es sicher als alarmierend, wenn ein Problem, das sie wahrnehmen können, nun auch noch vor ihnen verborgen wird. Besser ist es, wenn offen mit dem Problem Depression umgegangen wird und den Kindern auf eine ihrem Alter entsprechende Weise gesagt wird, dass es sich um eine Krankheit handelt und wie sie sich auswirk (▶ Kap. 3).

1.5.2 Entschlussunfähigkeit

Depressiven Menschen fällt es häufig sehr schwer, sich zu etwas zu entschließen. Oft haben sie Angst, sie könnten etwas falsch machen und grübeln lange darüber nach, wie sie es richtig machen könnten, ohne aber zu einem rechten Entschluss zu kommen. Meistens steckt dahinter die innere Hemmung, die Antriebslosigkeit, die sich hier im Denken zeigt. Darum

1

fehlt ein Motiv, sich zu etwas zu entschließen. Oft empfinden sie, dass alles egal, belanglos und unbedeutend ist. Wie also zu einem Entschluss finden?

SueEllen	(…) Mir fällt es morgens schon schwer, mich zu entscheiden, ob ich mich nun duschen und anziehen soll oder nicht. Häufig entscheide ich mich für nichts, setze mich dann an den Computer, spiele, surfe im Internet und jetzt habe ich ja das Forum. Da kann es dann schon mal passieren, dass ich um drei Uhr am Nachmittag immer noch im Schlafanzug am PC sitze. Dann habe ich wieder ein schlechtes Gewissen, ich nehme mir fest vor, morgen wird alles anders und am nächsten Morgen geht dann die gleiche Leier los. Ich kann mich nicht aufraffen und denke dann, es ist ja sowieso alles egal. Das ist das Schlimmste, alles ist mir egal. Heute Morgen hab ich die Bügelwäsche aus dem Keller geholt, sie liegt noch im Schlafzimmer, wie ich sie abgelegt habe. Ist doch egal, oder?

HarryHirsch	(…) Wenn ich mich doch wenigstens dazu entschließen könnte. Ja, das Schlimmste ist immer, Entscheidungen zu treffen, das hasse ich am meisten. (…)

1.5.3 Konzentrations- und Gedächtnisstörungen, Denkblockaden

Die Konzentrationsfähigkeit und die Gedächtnisleistung sind in vielen Fällen mehr oder weniger stark eingeschränkt. Lesen, Schreiben, Rechnen fallen ungewohnt schwer und bei starker Ausprägung kann es sogar unmöglich werden, auch nur die Zeitung zu lesen.

Je nach Schwere der Depression reicht die Konzentration auch für zusammenhängende und längere Gespräche nicht mehr aus. Dann entstehen längere Sprechpausen, dem Kranken fehlen die Worte. Er kann sich auch nur schwer erinnern, was er gerade gesagt hat, das Kurzzeitgedächtnis ist schlechter geworden. Diese Denkhemmung kann in schweren Fällen so ausgeprägt sein, dass die Betroffenen Angst haben, zu verdummen (Pseudodemenz). Sie verzweifeln daran, dass sie auch zum Denken nicht mehr fähig sind und empfinden eine ausgeprägte Hohlheit oder Leere im Kopf. Es wäre aber falsch anzunehmen, dass es sich dabei um geistige Verwirrung handelt, denn die Gedankengänge sind lediglich verlangsamt. Die depressive Pseudodemenz ist nicht bleibend, sondern bildet sich mit dem Abklingen der Depression wieder vollständig zurück.

Rhus	Im Moment habe ich eigentlich für nichts einen Gedanken, kann mich nicht konzentrieren, könnte nur noch schlafen, beim Lesen muss ich sehr oft doppelt oder dreifach lesen (meine Augen lesen Zeile für Zeile, aber im Kopf kommt nichts an). Das alles macht mir Angst. Schon seit langem meide ich Menschenmengen oder anstrengende Gespräche, weil mich das im Moment einfach überfordert. Ich will das alles nicht, aber es hält mich gefangen. Und bis jetzt ist noch keine Besserung in Sicht. Die Arbeit türmt sich schon.

| Melike | Ich weiß ja nicht, ob es einigen von euch ähnlich geht, aber ich hoffe, ihr könnt mir irgendwelche Tipps geben. |
| | Ich studiere ein nicht ganz einfaches und auch sehr aufwändiges Fach. Als ich meine schwerste Phase der Depression hatte, konnte ich kaum was für die Uni machen. Jetzt geht es mir schon etwas besser, aber was geblieben ist, ist die Unfähigkeit, mich auf längere Sachen, wie »ein Paper lesen« oder »Klausur schreiben«, zu konzentrieren. Ich könnte echt wahnsinnig werden, denn ich müsste mich eigentlich ein paar Mal pro Woche so ca. vier Stunden am Stück an den Schreibtisch setzen und was tun. Geht aber nicht! Die Konzentration ist gleich null. Sicher weiß ich, dass mir ständig viele andere Sachen im Kopf herum gehen und dass es da ganz natürlich ist, dass ich mich nicht richtig konzentrieren kann, aber ich kann es mir eben nicht leisten! Kann ich was dagegen tun? |

Auch nachdem das Schlimmste überstanden ist, kann es noch eine Weile dauern, bis alle geistigen Fähigkeiten so zur Verfügung stehen, wie man es von sich kennt.

| Linnea | Ich denke auch manchmal, mein Kopf muss einen Schlag haben – ich schaffe nicht mehr, mehr als ein paar Zeilen etwas komplizierteren Text zu lesen, geschweige denn zu verstehen! (…) Ich habe da schon so viele Ratschläge gehört, angefangen von »in kleinen Dosen anfangen und langsam steigern« über »entspannte Atmosphäre in einem festgesetzten Zeitrahmen schaffen« bis hin zu »Ach was, das bildest du dir nur ein!« – aber geholfen hat bisher nichts. (…) |

Die Blockade des Denkens kann hartnäckig sein, und Willensanstrengungen (es sei denn im therapeutischen Rahmen z. B. bei der kognitiven Therapie) bewirken häufig nicht viel, sondern machen die Verzweiflung unter Umständen eher noch größer. Man sollte sich vor Augen halten, dass das Gehirn nicht mehr im gewohnten Tempo arbeiten kann, weil die Reizübermittlung zwischen den Nervenbahnen gestört ist und dagegen kann man mit Anstrengung nicht viel ausrichten.

Dazu verurteilt zu sein, auf praktisch keinem Gebiet mehr zu funktionieren, ist eine bittere Erfahrung. Viele können das nicht hinnehmen, sondern drängen sich selbst zu immer neuen, meist vergeblichen Versuchen. Das macht jedoch nichts besser, sondern führt häufig sogar dazu, dass sich die Depression weiter vertieft.

1.5.4 Wahnhaftes Denken

Besonders bei schweren Depressionen kann es zu wahnhaften Befürchtungen kommen wie z. B. der, zu verarmen (Verarmungswahn). Andere wahnhafte Vorstellungen drehen sich beispielsweise um Unreinheit. Das kann so weit gehen, dass die Betroffenen Angst haben, sie könnten andere durch Berührung mit ihrer Wertlosigkeit und ihrer »unreinen Ausstrahlung« anstecken.

1

Aus dem Internetauftritt der Uni Zürich:

> Wahn, zu verarmen, am Unglück der Welt Schuld zu sein, innerlich abzusterben, verfolgt zu werden, zum Untergang verurteilt zu sein, sich unrettbar versündigt zu haben usw.
> Sinnestäuschungen wie vorwurfsvolle Stimmen, die einem Sünde, Versagen und Wertlosigkeit vorwerfen. Das körperliche Empfinden, innerlich tot zu sein, Puls und Atem nicht mehr zu spüren. Das Riechen von Verwesung aus dem vermeintlich leblosen eigenen Körper.

Selten	Durch ein Gewerbe, das ich bis vor kurzem betrieben habe, sind mir einige Schulden entstanden – ca. 8.000 Euro, die ich nur zum Teil oder mit Hilfe meiner Mutter etc. zurückzahlen werde. Die ständigen Mahnungen und Schreiben vom Gerichtsvollzieher machen mich krank.
	Manchmal habe ich Panikattacken, dass ich in der Gosse landen werde, alles verliere.

Roulette	In schweren depressiven Phasen leide ich am Versündigungswahn. Ich bin dann der festen Überzeugung, ich hätte mich (aus welchen Gründen auch immer) an meinen Kindern/Familie versündigt. Das ist dann so schlimm, dass mir die kleinsten Dinge einfallen, die ich jemals gesagt oder getan habe und bin der Meinung, ich werde dafür bestraft. Typisches Denken: »Ich werde am Ende meiner Tage vor Gott nicht bestehen können, weil meine Schuld anderen gegenüber so schwerwiegend ist, dass es dafür keine Vergebung geben wird«.
	Das Merkwürdige an der ganzen Sache ist, dass ich, während ich am »Wahn« leide, genau weiß, dass ich unter »normalen« Umständen so nicht denken würde. Mir ist also auf der einen Seite klar, dass dieser Zustand zur Krankheit gehört, aber auf der anderen Seite kann ich diese Gedanken nicht kontrollieren. Sie kommen von allein.
	Bei uns zu Hause spielte die Religion nie eine sehr große Rolle, also ich kann jetzt nicht sagen, dass ich dementsprechend erzogen wurde und dass daher diese »Wahnvorstellungen« kommen. (…)

Solche Wahnerlebnisse gibt es bei Depressionen mit einer psychotischen Ausprägung. Sie bilden sich aber mit der Ausheilung der Depression wieder zurück und sind nicht mit einer Psychose zu verwechseln.

1.6 Depression und Suizid

1.6.1 Zahl der Suizide in Deutschland

In der Bundesrepublik Deutschland sterben jährlich ca. 10.000 Menschen durch Suizid. Dabei beträgt die Zahl der betroffenen Männer mehr als das Doppelte der Zahl der betroffenen Frauen. Bei sehr jungen Menschen bis zu einem Alter von 20 Jahren stellt die Selbsttötung die dritthäufigste Todesart dar.

Rein statistisch gesehen sterben in Deutschland pro Tag mehr als 30 Menschen durch Suizid, dagegen 19 Personen durch Verkehrsunfälle.

International gesehen wird die Zahl der Suizidversuche auf das Zehn- bis Fünfzehnfache der Suizide geschätzt, die für Deutschland relevante Zahl der Selbsttötungsversuche wird aus datenschutzrechtlichen Gründen nicht mehr statistisch erfasst. Die Dunkelziffer ist hoch (Landesarbeitsgemeinschaft der Arbeitskreise Leben in Baden-Württemberg, 2004).

Die erschreckend hohe Zahl an Suiziden und Suizidversuchen wegen schwerster Depressionen spricht eine deutliche Sprache: Depressionen sind keine harmlose »Verstimmung«, keine Übellaunigkeit über einige Tage oder Wochen hinweg, sondern eine sehr ernstzunehmende Erkrankung mit einer signifikant hohen Sterblichkeitsrate.

Etliche Betroffene sehen auch einen engen Zusammenhang gegeben zwischen der Krankheit und den diesbezüglichen, leider häufig ablehnenden Reaktionen innerhalb der Gesellschaft:

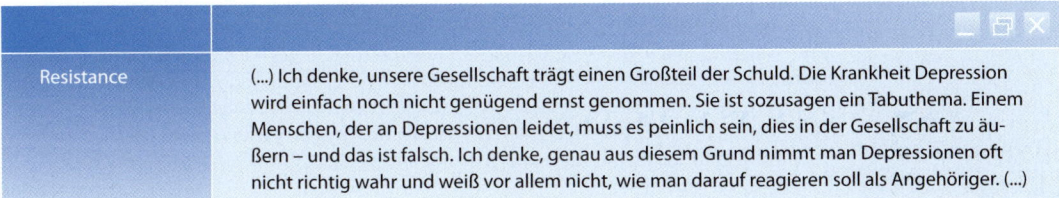

| Resistance | (...) Ich denke, unsere Gesellschaft trägt einen Großteil der Schuld. Die Krankheit Depression wird einfach noch nicht genügend ernst genommen. Sie ist sozusagen ein Tabuthema. Einem Menschen, der an Depressionen leidet, muss es peinlich sein, dies in der Gesellschaft zu äußern – und das ist falsch. Ich denke, genau aus diesem Grund nimmt man Depressionen oft nicht richtig wahr und weiß vor allem nicht, wie man darauf reagieren soll als Angehöriger. (...) |

1.6.2 Die Sicht des Kranken

Um Suizidgedanken zu entwickeln, bedarf es keiner schweren Depression, denn auch leichtere Depressionen können bereits zur Entwicklung von Suizidalität führen.

Von den Patienten, die mit schweren Depressionen zu kämpfen haben, kennt nahezu jeder Betroffene Suizidgedanken und -vorstellungen. Diese sind Ausdruck des ungeheuren Ausmaßes der subjektiven Belastung. Die bedrückenden Lebensumstände, Krankheitssymptome und deren negative Auswirkungen auf das Zusammenleben mit anderen Menschen, auf Familie und Beruf überfordern manche Betroffene maßlos. Sie können trotz intensivsten Kämpfens keinen Ausweg mehr sehen aus dieser Situation, obwohl sie andererseits nahezu zwanghaft ständig am Grübeln sind, um eben doch noch einen solchen Ausweg zu finden. Positive Empfindungen wie Liebe, Freude, Optimismus, Neugierde, Hoffnung etc. sind kaum noch fühlbar. Die negativen Empfindungen und/oder die totale innere Leere halten den Betroffenen jetzt leider fest im Griff. Die Krankheit hat ihn völlig umschlossen, er ist nun regelrecht in ihr »versunken«.

Die jetzt erreichte Krankheitsphase kann zur Folge haben, dass der Betroffene z. B. ganze Tage, Wochen und sogar Monate nur noch im Bett verbringt und normale Bedürfnisse, wie diejenigen nach geregelter Nahrungszufuhr, Körperhygiene, zwischenmenschlichem Kontakt, Sexualität etc., nicht mehr wahrnehmen kann. Sein Tagesinhalt besteht darin, die Krankheit nur noch irgendwie zu ertragen. Das Arbeiten an der Depression erscheint mitunter als völlig sinn- und aussichtslos, wie man in den folgenden Erfahrungsberichten spüren kann:

Arniata	(…) Warum hasse ich mich so? Was ist los mit mir? Warum kann ich nicht mit mir zufrieden sein? Warum kann ich nicht lernen und mir ins Hirn brennen, positiv zu denken? Warum immer dieser Absturz ins Negative, Destruktive? Warum immer der Gedanke an den letzten Schritt? Als ob das der einfachste Ausweg wäre … Ich fühle mich so schäbig und schuldig, weil ich ständig an Selbstmord denke. Ich fühle mich schlecht, weil ich nicht in der Lage bin, einen anderen gedanklichen Ausweg zu finden. Weil das irgendwie doch der einfachere Weg zu sein scheint, und weil ich mir dabei so leid tue und viel weine. Und ich hasse mich dafür, dass ich so hoffnungslos und ideenlos, also unkreativ … bin, weil ich keine Wege finde, aus meiner Situation zu entfliehen.
	Manchmal habe ich Ideen und Ansätze, die Dinge ins Positive zu drehen, schaffe es aber dann doch wieder, den destruktiven Teil in mir zum Vorschein zu holen. Manchmal fühle ich mich, als würde ich es mit Absicht machen. Als Rache gegen alle: Ihr seid schuld, seht, was ihr aus mir gemacht habt. Ein anderes Mal fühlt es sich so an: Seht doch, wie sehr ich Hilfe brauche, ich sehe keinen anderen Ausweg mehr, als mich umzubringen. Wenn mir das bewusst wird, hasse ich mich noch mehr und ich versuche, irgendwie aus diesem Teufelkreis der Selbsthass- und destruktiven Gedanken auszubrechen. Es gelingt mir immer seltener. Ich versuche, mich nicht am »Außen« zu orientieren, versuche, mir alle möglichen Gedankens- und Verhaltensmuster bewusst zu machen, die mich und mein negatives Ich ausmachen. Es ändert aber nichts an der Tatsache, dass ich eben ich bin und dieses Leben weiter und zu Ende leben muss, und dass ich damit leben muss, dass ich so bin, wie ich bin. Und das finde ich schrecklich.
	(…) Habt ihr auch diese eine »zerstörende Lösung« schneller zur Hand als eine vielleicht komplizierte, die schwieriger zu bewältigen wäre? Woran liegt das bloß?
	Welchen Sinn machen diese ständigen Selbstmordgedanken, warum hat man sie und wie kommt es, dass man so viel darüber nachdenkt, wo man sich doch eigentlich sicher ist, dass man es gar nicht vorhat?
	Ist es Rache, eine riesige Wanne voll Selbstmitleid oder einfach nur innere Resignation?

Megalith	(…) Ich kann nicht mehr. (…) Seit einiger Zeit habe ich wieder akute Suizidgedanken, die immer schlimmer werden.
	Da meine Psychologin keine Verantwortung mehr für mich übernehmen konnte, legte sie mir nahe, mich in die Psychiatrie einweisen zu lassen. Nach langem Hin und Her habe ich mich dann in eine Klinik begeben. Dort kam ich auf die Akutstation. Seit ca. fünf Wochen bin ich wieder zuhause, doch mir geht es täglich schlechter.
	Ich halte das alles nicht mehr aus, … Ich möchte endlich, dass es aufhört.
	Ich empfinde mein Leben nur noch als Qual, ich schleppe mich von einem Tag zum nächsten, aber ich weiß nicht, wie lange ich das noch schaffe.
	Ich habe keine Kraft mehr. Mein Leben ist einfach nur noch sinnlos, …

Auch in den folgenden Postings kommen ähnlich belastende Gedanken und Empfindungen zum Ausdruck:

Oestersund	(…) Ich mag so nicht mehr (…), und ich möchte gerne aufgeben (…). Ich möchte das nicht mehr aushalten müssen. (…)

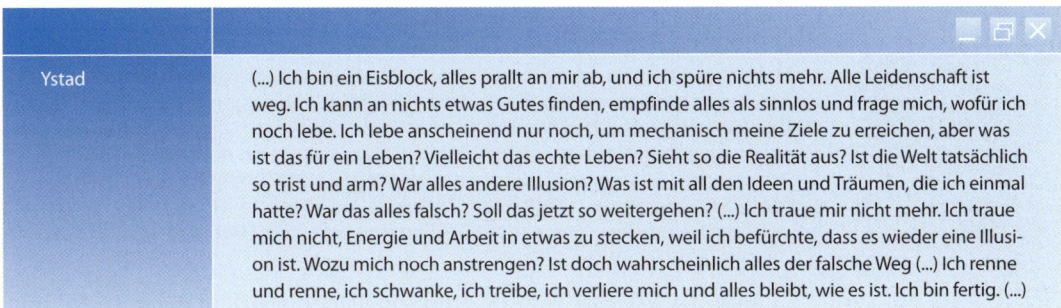

Ystad	(...) Ich bin ein Eisblock, alles prallt an mir ab, und ich spüre nichts mehr. Alle Leidenschaft ist weg. Ich kann an nichts etwas Gutes finden, empfinde alles als sinnlos und frage mich, wofür ich noch lebe. Ich lebe anscheinend nur noch, um mechanisch meine Ziele zu erreichen, aber was ist das für ein Leben? Vielleicht das echte Leben? Sieht so die Realität aus? Ist die Welt tatsächlich so trist und arm? War alles andere Illusion? Was ist mit all den Ideen und Träumen, die ich einmal hatte? War das alles falsch? Soll das jetzt so weitergehen? (...) Ich traue mir nicht mehr. Ich traue mich nicht, Energie und Arbeit in etwas zu stecken, weil ich befürchte, dass es wieder eine Illusion ist. Wozu mich noch anstrengen? Ist doch wahrscheinlich alles der falsche Weg (...) Ich renne und renne, ich schwanke, ich treibe, ich verliere mich und alles bleibt, wie es ist. Ich bin fertig. (...)

Für Menschen, denen es akut psychisch so schlecht geht, kann sich schlimmstenfalls jede noch so kleine Anforderung, jedes noch so unbedeutende Ereignis, jede noch so unwichtige Äußerung einer anderen Person etc. binnen kürzester Zeit zu einer lebensbedrohlichen Krise ausweiten. Das Leben kann in dieser Krankheitsphase als eine schier endlose Aneinanderreihung schwierigster, heftigster Krisen erlebt werden. Man kämpft um das nackte Überleben.

Die Gesamtheit der Problematik wird zunehmend in einem Licht völliger Aussichts- und Perspektivlosigkeit bewertet. Die Vorstellung, jemals wieder einen Weg aus ihr herauszufinden, empfindet mancher Betroffene als völlig abwegig und irrational, die Annahme, die Lage sei definitiv vollkommen hoffnungslos, demgegenüber jedoch als logisch und in sich schlüssig. Urteilskraft und -fähigkeit sind eingeschränkt.

Wenn die depressive Sicht auf die Probleme scheinbar keine Hilfsmöglichkeiten mehr als immerhin noch denkbar zulässt, kann der Kranke an jenen Punkt gelangen, an welchem er sich sagt: Lieber tot sein, als *dieses* Elend noch länger ertragen zu müssen. Die bedrückenden Lebensumstände scheinen unveränderbar zu sein. Der Gedanke an den Suizid wird daher von den Kranken häufig nicht mehr als etwas Beängstigendes, Erschreckendes empfunden, sondern als eine letzte Tür heraus aus einem Leiden, das keine anderen Türen mehr bereitzuhalten scheint.

Folgende Warnzeichen können ebenfalls Hinweise auf ein sog. »präsuizidales Syndrom« (akute Suizidgefährdung) sein:
- Aggressionshemmung und Aggression gegen sich selbst,
- Ankündigung des Suizids,
- konkrete Suizidphantasien,
- vorangehender Suizidversuch,
- Ordnen und/oder Weggeben von persönlichen Dingen etc.

Nimmt man an sich selbst oder anderen derartige Symptome wahr, ist es angezeigt, umgehend entsprechende Fachhilfe in Anspruch zu nehmen bzw. anzuregen. Sollten Angehörige unsicher sein hinsichtlich des geeigneten Vorgehens, können sie sich ebenfalls beraten lassen.

Des Öfteren stellen Betroffene fest, dass die Suizidgedanken sogar etwas sehr Tröstliches beinhalten können. Die Kranken glauben, sich für den Fall, dem Druck einfach nicht mehr standhalten zu können, noch eine letzte »gute Tat« erweisen zu können, auch wenn diese Handlung eben das Ende ihres Lebens bedeutet.

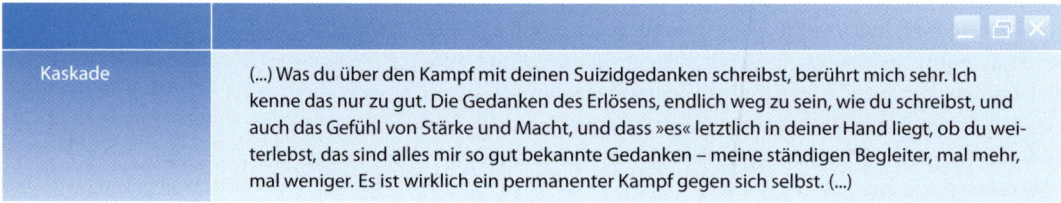

Que Pasa	(...) Ich habe jahrelang fast jeden Tag (oder zumindest sehr oft) an Suizid gedacht. Diese Gedanken waren aber eher eine Art Hilfe und Stütze für mich. Es beruhigte mich irgendwie, noch diese Option zu haben (...). Natürlich ging es mir in solchen Momenten schon ziemlich elend, sonst wäre ich nicht auf solche Gedanken gekommen. Aber gerade das ist ja das Seltsame, dass einem solche Gedanken auch durchaus helfen können, solche Tiefpunkte zu überstehen. (...) Glücklicherweise geht es mit seit einiger Zeit besser, und ich muss mich nicht mehr (so oft) in Suizidgedanken flüchten. Aber nochmals: Für mich war/ist es eher Flucht und Trost. (...)

Auch das folgende Posting vermittelt einen Einblick in die Intensität und den Widerstreit der Gedanken und Empfindungen:

Kaskade	(...) Was du über den Kampf mit deinen Suizidgedanken schreibst, berührt mich sehr. Ich kenne das nur zu gut. Die Gedanken des Erlösens, endlich weg zu sein, wie du schreibst, und auch das Gefühl von Stärke und Macht, und dass »es« letztlich in deiner Hand liegt, ob du weiterlebst, das sind alles mir so gut bekannte Gedanken – meine ständigen Begleiter, mal mehr, mal weniger. Es ist wirklich ein permanenter Kampf gegen sich selbst. (...)

Für die Angehörigen ist diese Stufe der Krankheit ihres geliebten Verwandten, Partners oder Freundes ebenfalls eine Zeit schwersten Leidens. Die Ängste, der Kranke könnte sich tatsächlich das Leben nehmen, sind kaum zu ertragen und können durchaus die gesamte Familie an die Grenzen der Belastbarkeit bringen:

Kordonett	(...) Wir sind seit etlichen Jahren verheiratet und haben mehrere Kinder. (...) Meine Frau leidet schon seit vielen Jahren an schweren Depressionen und hat ständig Suizidgedanken. Sie war auch schon des Öfteren in Behandlung in unterschiedlichen Kliniken und Stationen. Zurzeit ist sie ebenfalls wieder in Behandlung auf einer Akutstation. (...) Meine Familie und ich sind zurzeit völlig fertig. Die Kinder weinen sehr viel und haben Angst, dass sie ihre Mutter das nächste Mal ganz verlieren könnten. (...)

Viele Angehörige bemühen sich intensiv um den Erkrankten, geben Tipps und Ratschläge, versuchen ihm beizustehen, so gut sie können, fühlen sich dem Geschehen gegenüber aber häufig selbst vollkommen hilflos. Diese Problematik wird als äußerst belastend und deprimierend erlebt (▶ Abschn. 3.3.7).

1.6.3 Wo können Menschen ihre suizidalen Gedanken thematisieren?

Im Forum werden die Themen »Suizidgedanken und -vorstellungen« immer wieder von verschiedenen Teilnehmern angesprochen. Viele Betroffene leiden darunter, dass sie nicht wissen, mit welchen Personen sie über die quälenden Suizidgedanken sprechen könnten, ohne diejenigen enorm zu belasten.

Der innere Druck, welcher sich aufgrund dieser schwierigen, ungeklärten Zusatzproblematik aufbauen kann, wird in dem folgenden Posting in einer sehr berührenden Weise aufgezeigt:

Miramar	**Wohin geht man mit seinen »negativen« Gedanken?**
	(...) Es kostet mich schon einiges an Überwindung, diese Frage hier zu stellen. Es bewahrheitet sich jedoch immer wieder, dass man gezwungenermaßen aktiv wird, wenn der Leidensdruck einfach zu groß wird.
	Oft wurde hier schon (...) beschrieben, wie schlimm es ist, wenn man seine Angehörigen mit herunterzieht; dass man sie mit bestimmten Äußerungen unendlichem Druck und nicht zu verarbeitenden Belastungen aussetzt; dass es weiterhin nicht richtig ist, über ein selbstbestimmtes Ende hier im Forum zu schreiben (was ich natürlich verstehe und auch für richtig halte). Aber wohin mit den Gedanken, den Gefühlen, Wünschen und Sehnsüchten? (...)
	Soll man zu einem Therapeuten gehen, um ihm in 50 Min. sein wahres Ich, sein Innerstes nahe zu bringen? Wie kann die Arbeit eines Therapeuten zum Ziel gelangen, wenn er an wichtigen Stellen sagen muss, »es tut mir leid, aber wir müssen für heute zum Ende kommen«? Soll man zu einem Arzt gehen, dessen Sprechzimmer voller Menschen ist und dem pro Patient ca. 15 Minuten zur Verfügung stehen, wenn man Glück hat? (...)
	Wo soll/kann/darf man hingehen mit seinen Gedanken? Ein öffentliches Forum kann dafür auch nicht der rechte Platz sein. Was tun, wenn das soziale Umfeld selbst mehr als genug eigene Probleme hat und sich eigentlich auf den Hilfesuchenden stützt und verlässt?
	Wie helft ihr euch über solche schweren Momente/Zeiten? Vor allem auch dann, wenn sie über Jahre andauern?

Viele Menschen mit Depressionen suchen also verständnisvolle, empathische Gesprächspartner. Jedoch wird von Seiten der Moderatoren des »Kompetenznetzes Depression« auch immer wieder darauf hingewiesen, dass das Forum für den Austausch über suizidale Gedanken leider ungeeignet ist, da es keine konkrete Krisenintervention leisten kann. Sie bitten die Nutzer aus diesem Grund darum, sich im akuten Krisenfall unbedingt an die jeweiligen lokalen Hilfsangebote wie z. B. Ärzte, Therapeuten, Kliniken, einen telefonischen Krisendienst oder auch an die Telefonseelsorge zu wenden. Entsprechende Telefonnummern sind deshalb auch auf der Startseite des »Kompetenznetzes Depression« angegeben.

Jeder Suizidgefährdete sollte umgehend Therapieangebote erhalten. Im Idealfall willigt der Patient während einer Krise in eine sofortige Behandlung ein. Oft ist es jedoch auch erforderlich, den Kranken dazu zu motivieren, eine psychiatrische oder psychologische Behandlung und Untersuchung in Anspruch zu nehmen.

In einer therapeutischen Institution oder psychiatrischen Praxis sollte ein Behandler mit dem Patienten zumindest ein kurzes Gespräch führen – auch dann, wenn der Kranke unangemeldet und zu einem ungünstigen Zeitpunkt erscheint. Suizidgefährdete Patienten sollten auf keinen Fall abgewiesen werden oder den Eindruck erhalten, dass sie möglicherweise gerade »stören« etc.

1

Dann kann die weitere Behandlung in die Wege geleitet werden.

Viele Therapeuten und Ärzte befassen sich intensiv mit den suizidalen Gedanken ihrer Patienten und mit der Erarbeitung von Lösungswegen. Ein Mensch mit schweren Depressionen leidet nämlich *nicht* darunter, dass er das Leben schlechthin ablehnt. Er leidet vielmehr darunter, dass er die jeweiligen problematischen Umstände, unter denen er sein Leben derzeit fristen muss, nicht mehr ertragen kann. Hier können Therapie und Behandlung ansetzen.

Trondheim	(...) Ich hatte vor einigen Wochen auch Suizidgedanken und habe sie in der Therapie angesprochen. Meine Therapeutin hat sehr gut reagiert, und es ging in der Therapie voran. (...)

Mille-fleurs	(...) Ich habe mehrfach in Krisensituationen meine Gedanken und Gefühle aufgeschrieben und dann an meine Therapeutin geschickt. So erhielt sie zumindest schon mal einen kleinen Überblick, was sich die Woche über getan hatte, und ich musste nicht erst alles erzählen, denn sonst wäre die zur Verfügung stehende Therapiezeit zu rasch vorbei gewesen ...
	Das Schreiben an sich war schon befreiend für mich.
	Ich habe mir so alles »von der Seele« geschrieben, und das auch meist sofort, wenn ich gerade eine Krise hatte. (...) Dies hat mir wirklich sehr geholfen. (...)

1.6.4 Neuorientierung

Suizidgedanken als Zeichen tiefster Ratlosigkeit angesichts eines Leids, dessen Ende man nicht mehr absehen kann und dem man nichts mehr entgegenzusetzen hat, können von bedrückender Hartnäckigkeit sein. Gelingt jedoch eine Besserung der Krankheit, gehen die Suizidgedanken in der Regel zurück bzw. verschwinden ganz. Nach ihrer Genesung sagen ehemals Betroffene häufig übereinstimmend, wie froh sie darüber seien, die Suizidgedanken während ihrer akuten Krankheitsphase eben nicht in die Tat umgesetzt zu haben. Die gewonnenen Erkenntnisse und die tief greifenden Erfahrungen lassen eine veränderte Sicht auf das Geschenk des Lebens zu. Das Wort »Dankbarkeit« gewinnt auf diese Weise vielleicht eine ganz eigene, individuelle Bedeutung:

Cunnersdorf	(...) An alle lieben Menschen hier im Allgemeinen und im Besonderen an diejenigen, welche mir über die schlimmste Zeit hinweggeholfen haben – die Zeit, in der ich seelisch »tot« war, arbeitsunfähig, (...), krank an Körper und Seele, alleingelassen von Freunden und Familie ...:
	Ihr alle wart hier und habt mich nicht alleingelassen. Ihr habt mich verstanden in eurem eigenen Kummer – mehr als jede(r) andere, und ich danke euch sehr.
	Ich bin auf dem Weg zurück ins Normale, und ich kann euch nur eines sagen: Bitte gebt nicht auf! Kämpft um euer Leben und um euer Wohlergehen. Es liegt nicht an uns als Menschen, (...), wir sind nicht arbeits- und beziehungsunfähig, wir sind nicht faul, wir sind keine Loser (...). Es ist eine Krankheit.

Oakham	(…) Du schreibst: »Das Leben ist wirklich nicht fair.« Ja, das kann ich dir bestätigen, das Leben ist wirklich nicht fair, aber es ist auch nicht unfair. Das Leben IST einfach. – mit all seinen Möglichkeiten.
	Seitdem mir das bewusst ist, nehme ich mir mein Leben in all seinen Facetten täglich neu, denn wer außer mir sollte das für mich tun? Und wenn du jetzt glaubst, dass dir das nicht möglich ist, ja … dann wird das auch so sein.
	Weißt du, es waren die kleinen Schritte und darauf folgende kleine Erfolge, die es mir möglich machten, MEIN Leben zu leben. Ich habe mit drei Minuten täglich angefangen. Vielleicht ist für dich nur eine Minute möglich. Dann probiere es damit. Eine Minute, in der du bewusst das machst, was dir momentan möglich ist, z. B. vor die Tür gehen und wieder zurück. (…)

Erfahrungen zum Weiterlesen:

Taoro	(…) So oft kamen/kommen diese Suizidgedanken auf, aber aus irgendwelchen Gründen habe ich es nicht getan. Eigentlich will man ja auch nur diesen Schmerz beenden und nicht das Leben. Zu dumm, dass das Leben aber damit zu tun hat, oder? (…) Aber ZUM GLÜCK ist es so schwierig. Dies lässt uns innehalten und darüber nachdenken und abwägen. Und jedes Mal, wenn du wieder nachdenkst und abwägst, ist dies ein Zeichen, dass es doch noch irgendwo einen kleinen Funken Lebenswille gibt – auch wenn man den nicht spürt. Ich bin mir sicher, dass es so ist. Und vielleicht muss man das nutzen und versuchen herauszufinden, was man nach und nach verändern kann, damit man das Leben wieder mehr mag. Es geht nur in kleinen Schritten, ich hasse diese Tatsache selbst, aber es ist tatsächlich so. Ich … bin auch immer mal wieder unten und finde dann nichts, wofür es sich lohnt, zu leben. Es ist anstrengend und der Gedanke, alles zu beenden, scheint oft viel einfacher. Aber wenn wir ehrlich sind, ist es das überhaupt nicht …
	Bist du in Therapie oder hast du eine Begleitung? Erzählst du offen jemandem davon? Das ist wichtig! (…)

Merviller	Es gibt noch einen Gesichtspunkt zu den Suizidgedanken:
	Ich hatte für einige Zeit die Vorstellung, in einem tiefen See oder im Meer zu versinken, dort, wo mich niemand mehr finden würde. Das könnte man natürlich als Flucht interpretieren, aber als ich später mit Therapeuten in Berührung gekommen bin, habe ich begriffen, dass es eine Einladung oder eine Aufforderung aus meinem Inneren war, ins Innere der Seele zu gehen und mich um meine Probleme zu kümmern. (…)

1.7   Depression oder Trauer bzw. Verstimmung?

Sind deutliche, länger anhaltende Beeinträchtigungen einer positiv gestimmten, seelischen Verfassung immer Anzeichen einer Depression? Nein, das ist ganz sicher nicht so. Es gibt durchaus seelische Situationen, die vorübergehend das gewohnte Auf und Ab unserer Gestimmtheit nach unten hin durchbrechen und sogar ausgesprochene Krisensituationen darstellen, aber dennoch nicht als krankhaft angesehen werden dürfen, weil sie eine normale Reaktion unserer Psyche auf äußere Ereignisse darstellen. Zwar können solche Reaktionen durchaus schwer und sehr schmerzhaft sein und sie können auch den normalen Gang des Lebens für eine Zeit verändern, aber sie gehören zum Leben dazu wie eben Freud und Leid dazugehören.

1.7.1 Trauer

Trauer ist eine angemessene Reaktion auf einen Verlust oder einen Schicksalsschlag und keine Krankheit. Der Trauerprozess ist eine der intensivsten Erfahrungen, die ein Mensch emotional machen kann und ganz ähnlich wie eine Depression kann eine tiefe Trauer das Leben als solches in Frage stellen und die Frage aufwerfen, ob es nach diesem Verlust so überhaupt noch lebenswert sein kann. Es ist nicht immer unbedingt ein Todesfall, der Trauer auslöst. Auch das Ende der Berufstätigkeit, das Ende einer großen Liebe, eine Abtreibung oder die Zerstörung eines Lebenstraums, um nur einige Beispiele zu nennen, können einen Trauerprozess auslösen.

Um über dieses Erlebnis hinwegzukommen, ist eine regelrechte Trauerarbeit notwendig, bei der sich verschiedene Phasen unterscheiden lassen. Zunächst will man den erlittenen Verlust nicht wahrhaben. Er wird verdrängt und so behandelt, als träume man das nur.

Ist die Realität schließlich nicht mehr zu leugnen, stellen sich heftige Gefühle wie Wut, Angst, Schuldgefühle und schmerzhafte Sehnsucht ein. Diese Gefühle sind oft sehr widersprüchlich. So kann etwa die Wut darüber, diesen Verlust erleiden zu müssen, im Widerspruch zu dem Gefühl stehen, einem Verstorbenen nicht böse sein zu dürfen. In dieser Phase kann es zu Schlafstörungen kommen und es besteht eine erhöhte Anfälligkeit für Infektionskrankheiten. Um besser mit der Situation zurechtzukommen, greifen manche zu Alkohol oder Tabletten oder rauchen mehr als früher.

Schließlich kommt es zu einem ständigen Nachgrübeln über den eigenen Schmerz und den erlittenen Verlust und auch zu einem Rückzug aus dem gewohnten Leben. In dieser Phase beschäftigen sich die Betroffenen intensiv mit sich selbst und arbeiten an der Akzeptanz ihres Verlustes.

In der letzten Phase neigt sich der Trauernde wieder nach und nach dem Leben und anderen Menschen zu und will wieder an allem teilnehmen, Freude haben und lebendig sein. Aber nicht selten bleibt eine Furcht vor erneuten Verlusten zurück, eine Vorsicht, sich wieder zu binden oder neue Wagnisse einzugehen. Man erkennt daran die nachhaltige Erschütterung, die der Trauernde durchlitten hat, aber auch das ist ganz normal.

Trauerprozesse sind unterschiedlich lang und individuell verschieden, und sie sind notwendig, um das auslösende Ereignis zu verarbeiten. Dass dies so ist, zeigt die psychotherapeutische Praxis, denn unterdrückte Trauerprozesse können im späteren Leben zu einer Depression führen. Deshalb ist es sehr wichtig, dem Trauernden diese Zeit zu lassen, auch wenn nach den eigenen Maßstäben das Ereignis nun eigentlich verdaut sein sollte. Aber andere Menschen haben andere Maßstäbe und von außen lässt sich nie beurteilen, wie schwer ein Verlust wirklich ist. Nach einer gewissen

Zeit, nach einigen Monaten, bekommt der Trauernde deshalb die Ungeduld seiner Umwelt zu spüren, die ihn als Belastung wahrzunehmen beginnt. Man will ihn wieder in seine Funktionen einsetzen und meint, nun sei aber genug getrauert und man müsse jetzt mit sanfter Gewalt dafür sorgen, dass der Betroffene wieder am Leben teilnimmt. Das kann falsch sein, alleine schon deshalb, weil die schlimmsten Trauergefühle nicht zu Anfang, sondern eventuell erst nach Monaten auftreten. Genau so, wie das auch bei einer Depression gilt, kann dieser Druck schlecht für die Erholung und die Wiederherstellung des seelischen Gleichgewichts sein.

Man sollte Trauernde nie oberflächlich trösten wollen mit Worten wie »So schlimm ist es doch nicht, das wird schon wieder«, denn die Betroffenen wissen selbst sehr gut, wie schlimm es ist und fühlen sich durch solche Aussagen nicht ernst genommen. Es ist schwer, die richtigen Worte zu finden, aber es ist auch nicht notwendig, unbedingt darüber reden zu müssen. Anwesenheit, Zuwendung, kleine Aufmerksamkeiten, kurze Telefonate sind meist viel mehr wert als ein Reden über die Situation. Ganz falsch ist es aus den oben genannten Gründen, einem Trauernden seine Trauer ausreden zu wollen, den Verlust herunterzuspielen und so schnell wie möglich wieder ein Lächeln auf sein Gesicht zaubern zu wollen, denn ohne den Trauerprozess kann es später zu seelischen Störungen kommen.

Mit Medikamenten sollte man aus dem gleichen Grund sehr zurückhaltend sein. Eine Betreuung, ggfs. auch durch einen Therapeuten, ist meist die bessere Wahl und unterstützt den Trauerprozess.

Laser	Ich habe den Link zu diesem Forum von einer Freundin erhalten, die der Meinung ist, ich wäre depressiv und nun beim Lesen und auch nach dem Test muss ich ihr wohl Recht geben.
	Eigentlich bin ich ein sehr positiver Mensch und gerade in den letzten Jahren habe ich viele neue Dinge angefangen und tolle neue Freunde/Freundinnen gefunden (mit fast 50 schon eher die Ausnahme), ich habe Talente an mir (wieder)entdeckt und mit Begeisterung neue Hobbys probiert ...
	Der Einbruch kam im letzten Jahr, als nach acht Jahren langer Krankheit (Leukämie) mit ständigem Auf und Ab mein Vater gestorben ist und ich bei ihm die letzten Tage Sterbewache gehalten habe, abwechselnd mit meiner Mutter ...
	Wir haben ihm zum Schluss gewünscht, dass er gehen darf, da er so furchtbar gelitten hat und waren dankbar, als er ging – diese Dankbarkeit hat uns aber auch »verboten« wirklich traurig zu sein, denn schließlich war es doch unser Wunsch der in Erfüllung ging ...
	Direkt danach war viel zu erledigen, und da ich die älteste Tochter bin, außerdem diejenige, die sich aufs Reden versteht »durfte« ich die Trauerrede halten und auch sonst für die Beerdigung sorgen, Gott sei Dank war mein Mann da und hat mich unterstützt ...
	Als ich dann wieder zuhause war und eigentlich die Trauerarbeit hätte beginnen sollen, war da nur noch Leere und das Gefühl des völligen Ausgebranntseins.
	DAS WAR ABER DEFINITIV FÜR MEIN EMPFINDEN NOCH KEINE DEPRESSION
	Kurz darauf musste ich aber feststellen, dass alles, was mir vorher viel Spaß gemacht hatte, vor allem die Dinge, die in den letzten Jahren neu waren, für mich nicht mehr möglich waren. Ich konnte z. B. meine Homepage nicht mehr bearbeiten, irgendetwas sperrte sich ganz furchtbar ... Ähnlich ging es bei anderen Dingen, aber ich sagte mir, das ist normal, du bist noch ganz frisch in Trauer – also lass dir Zeit ...

1

IMMER NOCH KEIN GEDANKE AN EINE DEPRESSION

Inzwischen sind es fast neun Monate her, dass mein Vater gestorben ist und immer noch ist da nur Leere … aber was viel schlimmer ist, ich habe mich verändert:

Es fällt mir extrem schwer Entscheidungen zu treffen, selbst die banalsten.

Ich funktioniere überall dort wo ich »verpflichtet« bin, also Arbeitplatz bzw. bei freiwillig übernommenen Verpflichtungen zu fast 100%, aber sonst fast gar nicht mehr.

Ich habe ständig das Gefühl, alleine sein zu wollen, auch meine Internet-Kontakte werden vernachlässigt.

Fast alles, was ich früher gerne getan habe, fällt mir schwer und oft sitze ich stundenlang vor Knobelspielen (Sudoko o. Ä.), nur um nicht an anderes denken zu müssen.

Den Gedanken an Ausgehen oder Besuch zu bekommen empfinde ich eher als lästig denn als angenehm (obwohl ich dann, wenn ich mich durchgerungen habe, es manchmal doch positiv empfinde)

Da ist noch eine Menge mehr, was mir aufgefallen ist, und von den Fragen auf der Startseite musste ich je nach Überlegung vier bis sechs mit JA beantworten. (Gemeint ist ein Test auf der Homepage des Kompetenznetzes; *Anm. d. Autors*)

IST DAS JETZT WIRKLICH EINE DEPRESSION??

Ich habe das Gefühl, ich schaffe es nicht mehr alleine aus dem Loch raus und muss mir Hilfe suchen, vielleicht ist es auch schon eine Hilfe, mit euch darüber zu sprechen …

Aus dem Bericht der Posterin ist nicht ohne weiteres zu erkennen, ob sie trauert oder schon depressiv ist, und das ist auch schwer auseinander zu halten. Sie hat schwere Zeiten durchleben müssen, und sie musste einen schweren Verlust hinnehmen. Da kann man auch nach neun Monaten nicht erwarten, dass die alte Lebensfreude wieder da ist. Trotzdem kann nicht ausgeschlossen werden, dass die Trauer in Depression umschlägt. Sind die ganzen Umstände so schwierig wie hier, sollte man besonders beim Auftreten depressiver Symptome therapeutische Hilfe in Anspruch nehmen, um für sich zu klären, was durch den Trauerfall unterschwellig alles an möglichen Konflikten ausgelöst wurde. Etwas später schrieb die Posterin:

Laser

Ein kurzer Lagebericht:

Seit ich mir selber eingestanden habe, dass ich vielleicht tatsächlich krank bin oder zumindest die Probleme größer sind als ich dachte, geht es mir besser …

Habe heute einen Termin für Freitag bei meinem Hausarzt gemacht und habe die Hoffnung, dass ich dort auf Verständnis stoße und eine Adresse bekomme von einem guten Psychotherapeuten …

Nachdem ICH nun soweit bin, meine Situation zu akzeptieren, hatte ich gestern auch den Mut, mit meinem Mann darüber zu sprechen – er will mich unterstützen, wenn er es denn kann (…)

Kurz darauf fand die Posterin einen geeigneten Therapeuten. Durch das Akzeptieren ihres Problems fand sie Kraft und Mut sich Hilfe zu suchen und konnte sich auch ihrem Mann anvertrauen.

1.7.2 Verstimmungszustände

Verstimmungszustände sind keine Krankheit, sondern ganz normale Reaktionen auf Belastungssituationen seelischer und körperlicher Art. Zu den Letzteren zählen z. B. die Monatsblutung und Wettereinflüsse. Im seelischen Bereich können es z. B. zwischenmenschliche Probleme sein, die einem im Magen liegen. Aber es muss nicht einmal ein nachvollziehbarer Grund auf der Hand liegen, denn auch ohne einen solchen sind wir nicht immer hochgestimmt. Und wären wir es, würden wir das schon bald nicht mehr als positive Stimmung erleben, weil der Gegensatz dazu fehlt. Ein gewisses Auf und Ab ist also durchaus normal auch dann, wenn die Verstimmung über Tage anhält.

Stimmungsschwankungen nehmen zu und man kann Vermutungen darüber anstellen, woher das kommt. Die Belastungen unserer Zeit durch Hektik und Anspannung mögen ein solcher Grund sein. Aber auch die Einstellung, das Leben müsse möglichst viele Highlights für einen bereit haben, und als Folge dessen Wunschdenken und ständiges Streben nach mehr machen uns anfälliger für Enttäuschungen und Frustration. Viele Menschen leben auch über ihre Möglichkeiten und Grenzen, muten sich zu viel zu und denken zu wenig an Ausgleich durch Erholung und Urlaub. Die Anspannungen des Alltags müssen auch wieder abgebaut werden und am besten eignen sich dafür nach wie vor die altbewährten Mittel wie Spaziergänge, Fahrrad fahren, Sport ohne gesundheitsgefährdenden Ehrgeiz. Autogenes Training, Meditation und andere Entspannungstechniken helfen ebenfalls dabei, zu einem ausgeglichenen Seelenleben zu kommen. Abraten muss man davon, solche Verstimmungen mit Medikamenten gerade biegen zu wollen, denn das verschiebt das Problem nur, anstatt es aktiv durch eine andere Lebensführung zu lösen.

Um Verstimmungszustände gegen eine beginnende Depression abzugrenzen, gibt es keine allgemeingültigen Maßstäbe, die das mit Sicherheit erlauben würden. Jeder muss bei sich schauen, ob eine bedrückte Stimmung länger als gewöhnlich anhält, ohne dass sich dies aus der aktuellen Lebenssituation erklären ließe, und ob Symptome wie Schlafstörungen oder Appetitlosigkeit über eine längere Zeit (14 Tage) bestehen.

Anders sieht es mit Verstimmungszuständen aus, wenn man bereits eine Depression erlebt hat, denn besonders dann, wenn die Krankheit noch nicht lange überstanden ist, wird schnell befürchtet, sie könne zurückkehren.

| Manja | (…) Es ist so: es geht mir schon seit einiger Zeit wieder gut, ich bin ziemlich stabil, habe wieder Tatkraft und breche nicht unbedingt wegen jeder Kleinigkeit wieder ein. Ich gehe auch wieder gerne in die Arbeit. Und das schon seit drei ganzen Wochen (juchz!). Das war schon lange nicht mehr… |
| | Aber natürlich gibt es auch mal schlechte Tage. Da läuft was schief, man bekommt eine langweilige, blöde Aufgabe auf den Schreibtisch oder man ist einfach nur mal ziemlich k.o. An solchen Tagen weiß ich einfach nicht, ob das nur ein schlechter Tag ist (hat ja jeder mal), oder ob die Depression wieder kommt. Ich verfalle dann meistens in eine Art Resignation und denke, dass ich nie aus diesem Tief rauskomme. |

1

Und ein, zwei Tage später ist der ganze Spuk vorbei und mir geht's wieder hervorragend.

Auf der anderen Seite, wenn die Depression wirklich wieder im Anmarsch ist, merke ich das immer als Letzte. Ich bin dann die ganze Zeit davon überzeugt, dass ich nur ein paar miese Tage habe, dass meine Stimmung nur mal kurz am Boden ist wie bei jedem anderen auch, und bis ich merke, was eigentlich los ist, bin ich schon mittendrin in der Depression.

Wie kann man das unterscheiden? Woher weiß man, was mit einem los ist? Muss man einfach abwarten und sehen, was kommt?

Wer eine Depression durchlebt hat, dem fällt es besonders schwer, Stimmungsschwankungen von einer krankhaften Entwicklung zu unterscheiden. Die Angst vor der Depression meldet sich sofort und das ist auch nicht verwunderlich, denn im Grunde ist das nichts anderes als die Angst vor Hunden, nachdem man einmal gebissen wurde. Was die Sache kompliziert macht, ist die Erfahrung mancher Depressiver, dass eine Verstimmung durchaus auch einmal die Depression wieder ausbrechen lässt. Besonders kurz nach der Krankheitsphase besteht diese Gefahr, die man allerdings auch nicht überschätzen sollte. Es kommt dabei zu einem unmerklichen Hinübergleiten von der schlechten Stimmung in depressive Zustände, wie es diese Posterin im vorletzten Abschnitt ja auch beschreibt. Es wäre aber ganz kontraproduktiv, bei jeder Stimmungsschwankung in Panik zu geraten und das Schlimmste zu befürchten.

Eine gute Strategie ist es, sich zu beobachten und bemerken zu lernen, wodurch diese Schwankungen ausgelöst werden, um sich dann nach Möglichkeit etwas aus der Belastungssituation herauszunehmen und sich Ruhe zu gönnen. Übertriebener Ehrgeiz bei der Wiederaufnahme des gewohnten Lebens nach einer depressiven Krankheitsphase stellt ein Risiko dar. Man sollte lernen, gut auf die eigenen Grenzen zu achten und sie möglichst nicht zu überschreiten. Mit fortschreitendem Abstand von der Krankheit werden auch diese Grenzen wieder weiter auseinanderrücken.

Behandlungsmöglichkeiten der Depression

Wie wird eine Depression am besten behandelt? Dies ist eine der wichtigsten Fragen, die sich jeder Betroffene stellt. Da die Depression in den allermeisten Fällen ein multifaktorielles Geschehen ist, wird es jedem Menschen einleuchten, dass es auch mehrere Möglichkeiten zur Therapie der Depression gibt. Die Behandlungsmöglichkeiten einer Depression können im Prinzip in zwei verschiedene Kategorien eingeteilt werden: die biologisch begründeten Verfahren, unter denen die medikamentöse Behandlung, vor allem mit Antidepressiva, die wichtigste Therapiesäule darstellt, und die psychologisch begründeten Verfahren, unter denen die psychotherapeutischen Methoden am bedeutsamsten sind. Von Fall zu Fall muss entschieden werden, welche Ansätze für den Patienten am erfolgversprechendsten sind. Viele Studien kommen zu dem Schluss, dass besonders bei schwereren Depressionsverläufen eine Kombination aus Antidepressiva und Psychotherapie die höchste Erfolgsquote zu verzeichnen hat. Neben all diesen Behandlungsmöglichkeiten gehen wir in diesem Kapitel auch noch auf weitere Therapieverfahren ein, die bei manchen Patienten durchaus angezeigt sind.

2.1   Erste Schritte

2.1.1   Die Hürde, zum Arzt zu gehen

Der Schritt, sich geeignete, professionelle Hilfe zu holen, fällt den allermeisten Betroffenen sehr schwer. Ihm geht oftmals eine lange Phase des Haderns voraus. Unsicherheit und Hilflosigkeit dominieren auch jetzt fast das gesamte Denken und Fühlen des Patienten. Die Angst vor Stigmatisierung lähmt oft noch zusätzlich. Viele Menschen fürchten den Gang zum Arzt, besonders den Gang zu einem Psychiater, denn die Angst ist groß, dann für »verrückt« erklärt zu werden.

Einige Menschen setzen sich mit der Angst auseinander, vielleicht doch nicht »schwer genug« krank zu sein, um ärztliche Hilfe aufzusuchen.

| Patrick M. | (…) Was mache ich, wenn er sagt, dass ich mir das alles nur einbilde? Dass es mir ja gar nicht so schlecht geht? Denn im Moment habe ich das Gefühl, dass alles nicht so schlimm ist. Manchmal weiß ich selbst nicht so genau, was ich denken soll. Geht es mir wirklich so schlecht, oder stelle ich mich nur so an? (…) |

| Zauberkönigin | (…) Wie kann ich sicher sein, dass es wirklich Depressionen sind? Kann man sie sich auch einreden? Ich bekomme Zweifel. Ja, ich bin antriebslos, viel am Weinen aus heiterem Himmel. Überhaupt emotional sehr labil. Aber kann es nicht einfach ein »normales« Tief sein? Ich habe auch schon gedacht, dass es ja niemanden stört, wenn ich nicht mehr da bin oder so. Aber hat man diese Gedanken wirklich nur, wenn man depressiv ist? (…) |

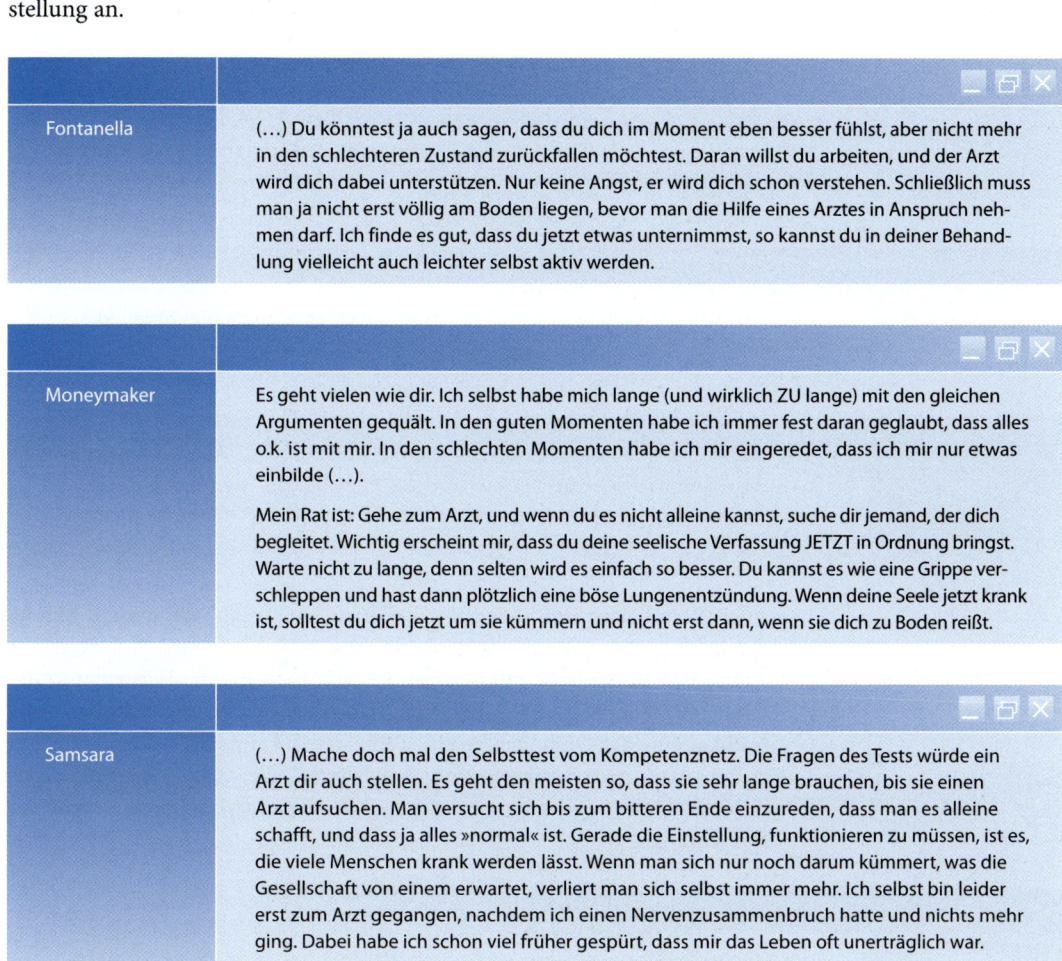

| Kamille | (…) Ich bin am Ende meiner Kraft, und der Besuch bei einem Facharzt ist eine absolute Horrorvorstellung. Ich habe vor keinem Arzt so viel Angst wie vor einem Psychiater. Den Gang dorthin packe ich nicht. |

Viele Forumsteilnehmer kennen diese Ängste aus der eigenen Krankheits-geschichte sehr gut. Sie haben sie bereits selber überwunden und haben erfahren, wie wichtig dieser Schritt ist. Indem sie für dieses Problem eigene Erlebnisse und Einsichten schildern, bieten sie hier ganz konkrete Hilfe-stellung an.

| Fontanella | (…) Du könntest ja auch sagen, dass du dich im Moment eben besser fühlst, aber nicht mehr in den schlechteren Zustand zurückfallen möchtest. Daran willst du arbeiten, und der Arzt wird dich dabei unterstützen. Nur keine Angst, er wird dich schon verstehen. Schließlich muss man ja nicht erst völlig am Boden liegen, bevor man die Hilfe eines Arztes in Anspruch neh-men darf. Ich finde es gut, dass du jetzt etwas unternimmst, so kannst du in deiner Behand-lung vielleicht auch leichter selbst aktiv werden. |

| Moneymaker | Es geht vielen wie dir. Ich selbst habe mich lange (und wirklich ZU lange) mit den gleichen Argumenten gequält. In den guten Momenten habe ich immer fest daran geglaubt, dass alles o.k. ist mit mir. In den schlechten Momenten habe ich mir eingeredet, dass ich mir nur etwas einbilde (…). |
| | Mein Rat ist: Gehe zum Arzt, und wenn du es nicht alleine kannst, suche dir jemand, der dich begleitet. Wichtig erscheint mir, dass du deine seelische Verfassung JETZT in Ordnung bringst. Warte nicht zu lange, denn selten wird es einfach so besser. Du kannst es wie eine Grippe ver-schleppen und hast dann plötzlich eine böse Lungenentzündung. Wenn deine Seele jetzt krank ist, solltest du dich jetzt um sie kümmern und nicht erst dann, wenn sie dich zu Boden reißt. |

| Samsara | (…) Mache doch mal den Selbsttest vom Kompetenznetz. Die Fragen des Tests würde ein Arzt dir auch stellen. Es geht den meisten so, dass sie sehr lange brauchen, bis sie einen Arzt aufsuchen. Man versucht sich bis zum bitteren Ende einzureden, dass man es alleine schafft, und dass ja alles »normal« ist. Gerade die Einstellung, funktionieren zu müssen, ist es, die viele Menschen krank werden lässt. Wenn man sich nur noch darum kümmert, was die Gesellschaft von einem erwartet, verliert man sich selbst immer mehr. Ich selbst bin leider erst zum Arzt gegangen, nachdem ich einen Nervenzusammenbruch hatte und nichts mehr ging. Dabei habe ich schon viel früher gespürt, dass mir das Leben oft unerträglich war. |

2.1.2 Wohin soll ich mich wenden?

Für viele Betroffene stellt sich die Frage nach der ersten Anlaufstelle. Das Gesundheitssystem ist heute unübersichtlicher denn je gestaltet. Hinzu kommt, dass das Behandlungsangebot sich ständig erweitert. Informa-

2

tionen werden für die Menschen immer leichter zugänglich, besonders durch das Internet. So kann es sein, dass ein Betroffener vor lauter »Bäumen« den »Wald« gar nicht mehr sehen kann. Wohin soll er sich wenden? An den Hausarzt (falls einer vorhanden ist)? Oder sollte er besser gleich einen Facharzt aufsuchen? Welcher Fachrichtung sollte dieser Spezialist angehören? Reicht eventuell auch der Gang zu einer Beratungsstelle oder der zu einem/r Psychologen/in? Sollte man sich eher nach psychotherapeutischer Hilfe umsehen oder eher nach ärztlicher Unterstützung? Diese und ähnliche Fragen stellen sich den meisten Betroffenen bereits, bevor sie überhaupt einen konkreten Schritt in Richtung Behandlung unternommen haben.

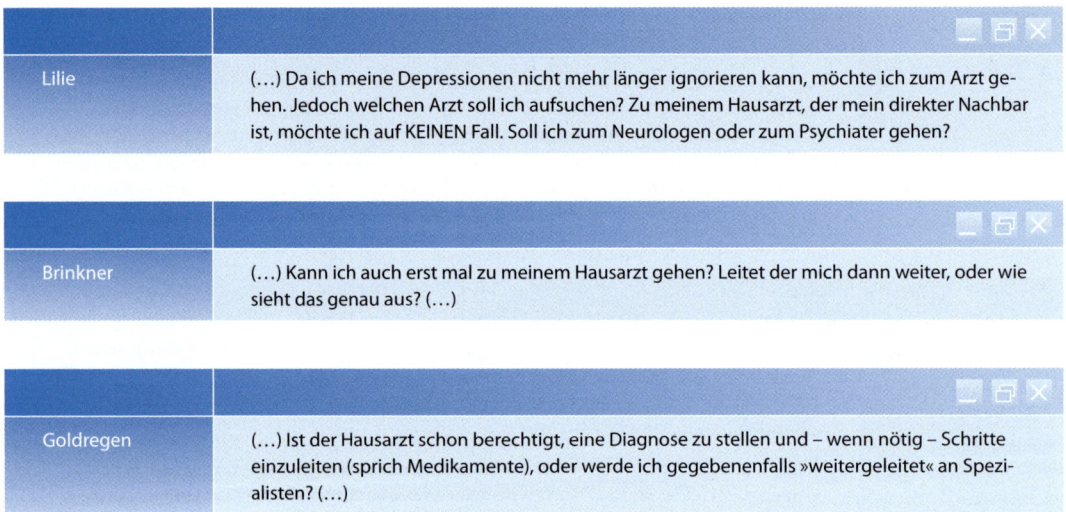

Lilie	(…) Da ich meine Depressionen nicht mehr länger ignorieren kann, möchte ich zum Arzt gehen. Jedoch welchen Arzt soll ich aufsuchen? Zu meinem Hausarzt, der mein direkter Nachbar ist, möchte ich auf KEINEN Fall. Soll ich zum Neurologen oder zum Psychiater gehen?
Brinkner	(…) Kann ich auch erst mal zu meinem Hausarzt gehen? Leitet der mich dann weiter, oder wie sieht das genau aus? (…)
Goldregen	(…) Ist der Hausarzt schon berechtigt, eine Diagnose zu stellen und – wenn nötig – Schritte einzuleiten (sprich Medikamente), oder werde ich gegebenenfalls »weitergeleitet« an Spezialisten? (…)

Auch hier helfen die konkreten Erfahrungen weiter, die andere bereits gemacht haben. Wenn man bedenkt, wie sehr bei vielen Patienten der Antrieb in Mitleidenschaft gezogen ist, wie begrenzt die Energie und die Kraft im Alltag sind, dann kann man auch ermessen, welch großen Aufwand alleine das Organisieren eines einzigen Termins bereits bedeutet. Da stellen dann ganz konkrete Vorgehensweisen, die andere Betroffene gut gegliedert, sozusagen »step by step« niederschreiben, schon eine enorme Erleichterung dar.

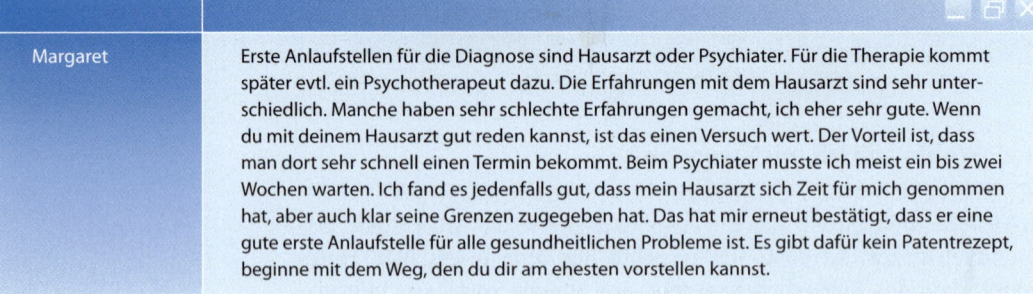

Margaret	Erste Anlaufstellen für die Diagnose sind Hausarzt oder Psychiater. Für die Therapie kommt später evtl. ein Psychotherapeut dazu. Die Erfahrungen mit dem Hausarzt sind sehr unterschiedlich. Manche haben sehr schlechte Erfahrungen gemacht, ich eher sehr gute. Wenn du mit deinem Hausarzt gut reden kannst, ist das einen Versuch wert. Der Vorteil ist, dass man dort sehr schnell einen Termin bekommt. Beim Psychiater musste ich meist ein bis zwei Wochen warten. Ich fand es jedenfalls gut, dass mein Hausarzt sich Zeit für mich genommen hat, aber auch klar seine Grenzen zugegeben hat. Das hat mir erneut bestätigt, dass er eine gute erste Anlaufstelle für alle gesundheitlichen Probleme ist. Es gibt dafür kein Patentrezept, beginne mit dem Weg, den du dir am ehesten vorstellen kannst.

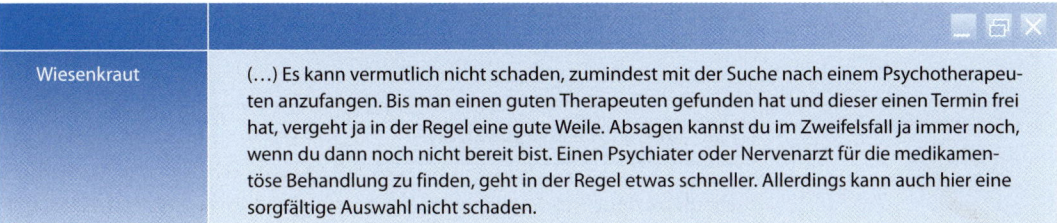

Wiesenkraut	(…) Es kann vermutlich nicht schaden, zumindest mit der Suche nach einem Psychotherapeuten anzufangen. Bis man einen guten Therapeuten gefunden hat und dieser einen Termin frei hat, vergeht ja in der Regel eine gute Weile. Absagen kannst du im Zweifelsfall ja immer noch, wenn du dann noch nicht bereit bist. Einen Psychiater oder Nervenarzt für die medikamentöse Behandlung zu finden, geht in der Regel etwas schneller. Allerdings kann auch hier eine sorgfältige Auswahl nicht schaden.

Hat sich der Kranke nun entschlossen, einen Termin bei einem Behandler zu vereinbaren, kann unter Umständen das nächste Problem auf ihn warten: Die mehr oder weniger langen Wartezeiten, die bis zum ersten Termin verstreichen können. Bei Fachärzten kann diese Wartezeit durchaus mehrere Wochen betragen. Für den Patienten, der sich so schlecht fühlt, dass er sich nun endlich zur Hilfesuche durchgerungen hat, bedeutet dies meistens eine weitere Hürde, die er nun überwinden muss. Um sich bei der Überbrückung dieser Zeitspanne unterstützen zu lassen, kann er Kontakt mit seinem Hausarzt aufnehmen, wenn er das nicht sowieso schon zu einem früheren Zeitpunkt bereits gemacht hat. Im Notfall kann er sich auch an jede psychiatrische Ambulanz eines Krankenhauses wenden. (Eine Ambulanz ist eine Abteilung eines Krankenhauses oder einer anderen medizinischen Einrichtung, in welcher Patienten »ambulant«, d. h., wie in einer normalen Arztpraxis behandelt werden. Der Patient ist hierbei nicht stationär im Krankenhaus aufgenommen.)

Hugo Habicht	Mich interessiert, ob es nur mir so geht, dass man beim Neurologen grundsätzlich vier bis sechs Wochen Wartezeit einplanen muss? Soweit kann ich häufig einfach nicht vorausplanen. Müssen nicht auch Neurologen so etwas wie eine Sprechstunde anbieten? Oder kann man einfach in eine psychiatrische Klinik gehen und sich dort, quasi ambulant, etwas verschreiben lassen? (…)

Antoinette	Die meisten Neurologen/Psychiater nehmen auch kurzfristig (oft auch am gleichen Tag) dringende Fälle an die Reihe. Die Notwendigkeit muss am Telefon einfach geschildert werden. Es gibt aber Ärzte, bei denen auch das nicht hilft. Von denen sollte man dann sowieso die Finger lassen, weil die im Notfall ja nicht zu erreichen sind. Dann sollte man einfach im Telefonbuch weitersuchen und andere anrufen.
	Die psychiatrischen Kliniken haben in der Regel immer jemanden für Notfälle da (ich war selbst schon ein paar Mal dort). Auch kann man sich dort ambulant meistens zeitnah Termine geben lassen. Ich selbst bin in einer Uniklinik ambulant in Behandlung. Da kümmert man sich am besten um mich und die haben oft auch die meiste Ahnung. (…)
	Und es ist einfach ein gutes Gefühl, wenn man weiß, wo man im Notfall jederzeit hin kann!

Lange Wartezeiten auf einen Termin können sehr entmutigend für den Patienten sein. Er sollte nicht die Kraft verlieren und versuchen, am Ball zu bleiben. Ganz besonders gilt dies im Fall der Suche nach einem Psychotherapieplatz. Freie Therapieplätze bei Psychotherapeuten sind je nach Ortsla-

2

ge ziemlich dünn gesät, sodass Wartezeiten von mehreren Monaten bis hin zu einem Jahr durchaus Realität sein können (▶ Abschn. 2.5.3.).

2.1.3   Der erste Arztbesuch

Viele Betroffene sind erleichtert, wenn sie diese erste Hürde hinter sich gebracht haben. Doch nach diesem ersten Schritt stellen sich dem Kranken neue Probleme, die er jetzt angehen muss. Man darf nicht vergessen, dass er zu diesem Zeitpunkt noch sehr unerfahren ist, was medizinische und/oder therapeutische Hilfestellungen angeht. Viele Fragen und Ängste lähmen noch immer sein gesamtes Denken und Handeln.

Sehr verbreitet ist z. B. die Angst vor Medikamenten (▶ Abschn. 2.4.3). Da sie oft bereits in dieser Phase eine schier unüberwindliche Hürde darstellt, wollen wir an dieser Stelle kurz darauf eingehen.

Papyrus	(…) Und ich frage mich, ob die Antidepressiva eigentlich nicht auch bei einer Therapie hinderlich sein können. Warum sind so viele Therapeuten dagegen? Unterdrückt man damit nicht Gefühle, die eigentlich angesprochen werden wollen?

Zirkulin	Ich habe mir nun vorgenommen, auch mal beim Hausarzt nach einer Medikation zu fragen – dagegen habe ich mich zuvor immer gewehrt, weil es auch so ging, aber momentan … Ich kann mir allerdings gar nicht so richtig vorstellen, wie diese Medikamente helfen sollen, sie können doch meine Gedanken nicht ausschalten, oder doch? Da bin ich echt unerfahren. (…)

Fast alle Betroffenen kennen diese Angst nur zu gut, haben selbst innere Kämpfe ausgetragen und sich dann doch mehrheitlich *dafür* entschieden. Der Rat, sich *für* Medikamente zu entscheiden, kann oft leichter von anderen Betroffenen angenommen werden als vom Arzt, in dem viele jemanden sehen, der selbst nicht persönlich betroffen ist.

Schlittschuh	(…) Antidepressiva verändern nicht die Persönlichkeit, sondern sie minimieren die Symptome der Depression. Ich glaube, die meisten haben Angst davor, was sicher auch an der falschen öffentlichen Meinung über Psychopharmaka liegt. Bei mir hat es auch einige Monate gebraucht, bis ich bereit war, ein Antidepressivum zu versuchen. (…)

Frolic	Also grundsätzlich bin ich der Meinung, sie helfen schon. Wenn dein Hausarzt kompetent ist, kann er dir gegebenenfalls etwas verschreiben, ich rate aber eher dazu, einen guten Neurologen zu finden. Vielleicht kann dein Therapeut dir jemanden empfehlen. Wichtig ist (für mich) dabei, dass er nicht nur einfach das erstbeste Medikament verschreibt, sondern sich intensiv mit deiner Problematik auseinandersetzt, um für dich das Richtige zu finden.

2.1.4 Die Beziehung zwischen dem Behandler und dem Patienten

Bei der Therapie von Depressionen scheint der Erfolg der Behandlung viel mehr vom Verhältnis zwischen Behandler und Patient abzuhängen, als das bei anderen Krankheiten der Fall ist, wo es doch eher vornehmlich um ganz konkrete, körperliche Symptome und Krankheitsbilder geht (▶ Abschn. 7.2). Natürlich hat auch so mancher Patient eine enorme Erwartungshaltung und hofft, der Arzt besitze eine Art »Wunderrezept«. Viele Betroffene wünschen sich, eine Liste zu erhalten mit abzuhakenden Tipps, die ihnen das Ende ihres Leidens garantieren, oder sie hoffen auf eine Verschreibung der »alles heilenden« Tablette. Dass diese Denkweise zu unrealistisch angelegt ist, liegt auf der Hand.

Trotzdem ist es von großer Bedeutung, bereits im Vorfeld über das ideale Verhältnis zwischen dem Behandler und dem Patienten nachzudenken, da ein Großteil des Therapieerfolgs in direktem Zusammenhang damit steht. Ängste, dass ein fremder Arzt oder Therapeut den Kranken ja nicht kennt und ihn deshalb auch nicht verstehen kann, dass er daher nicht offen und ehrlich beschreiben kann, wie schlecht es ihm wirklich geht und dass es sich somit doch gar nicht lohnt, Hilfe zu suchen, sind bei vielen depressiven Patienten verbreitet. Sie können ihn bereits vor Inanspruchnahme jeglicher Hilfe derart demotivieren, dass er die Suche nach kompetenter Behandlung gar nicht erst beginnt. Kann sich der Kranke aber bereits im Voraus über diese Ängste Gedanken machen und sich darüber austauschen, wird es ihm in der Regel leichter fallen, sich auf eine Behandlung auch voll und ganz einlassen zu können.

Bourgogne	(…) Sehr wichtig ist das Gefühl, Zeit zu haben. Auch wenn die Uhr tickt und 50–60 Minuten schnell vorbei sind – ich fand und finde es immer enorm wichtig, dass ein Therapeut sich die Zeit einteilen kann und das Gespräch organisieren kann. Dasselbe gilt für Ärzte.

Luxuriosa	Am allerwichtigsten ist mir die berühmte Empathie, die sollte schon rüberkommen und zwar am besten bereits beim allerersten Kontakt. Das habe ich glücklicherweise auch so erleben dürfen. Ich schätze auch heute noch immer die Tatsache, dass mein Behandler (gleichzeitig Psychiater und Psychotherapeut, für mich DIE ideale Kombination) mich IMMER ernst nimmt, auch meine momentanen Stimmungen, und auch nach der langen Zeit, die ich nun schon zu ihm gehe, gibt er mir NICHT das Gefühl, es müsse doch nun endlich reichen. Das heißt, er akzeptiert, dass ich noch immer so meine Probleme habe, und dass ich ihn wohl noch immer brauche. Er vermittelt mir aber auch, dass ich deswegen nicht unzulänglich bin.

Dieter P.	(…)
	▬ den Patienten in seiner Erkrankung ernst nehmen
	▬ den Patienten beschreiben lassen, wie er sich fühlt
	▬ keine unhaltbaren Versprechungen machen
	▬ auf die üblichen Fehler verzichten, wie Ratschläge à la »Machen Sie erst mal Ferien, denken Sie doch mal positiv«
	(…)

2

Es kommt auch häufig vor, dass der Patient keine Vorstellung davon hat, wie eine Therapie, sowohl medikamentös als auch psychotherapeutisch gesehen, in der Realität nun abläuft. Auch hier besteht Aufklärungsbedarf und es kann den Verlauf einer Therapie nur erleichtern, wenn die gängigsten Fragen bereits vorab beantwortet werden können. Wir werden in den weiteren Kapiteln genauer auf diese einzelnen Problemstellungen eingehen.

2.2   Diagnosen

2.2.1   Die Diagnose aus schulmedizinischer Sicht

Was ist eine Depression? Wie wird sie vom Behandler festgestellt? Gibt es dafür einheitliche Kriterien und bestimmte Merkmale? Diese und ähnliche Fragen stellen sich wohl die meisten Menschen, die in ihrem Leben auf die eine oder andere Weise mit dem Thema Depression konfrontiert werden.

Früher wurden Depressionen von den Fachleuten in zwei große Gruppen unterteilt: in neurotische und in endogene Depressionen. Heutzutage sind diese Begriffe im Prinzip nicht mehr üblich, wir wollen trotzdem kurz darauf eingehen, weil diese Begriffe von manchen Behandlern dennoch weiter benutzt werden.

Endogene Depressionen umfassen die Gruppe der Depressionen, die ohne klar umrissene und fassbare Gründe aus dem Umfeld des Patienten auftreten, sie entstehen sozusagen aus dem Inneren des Kranken (»endogen«) heraus. Neurotische Depressionen hingegen sind Depressionsformen, deren Entstehung sich aus der Persönlichkeitsstruktur und der Herkunftsgeschichte des Kranken ableiten lassen. Weiterhin gibt es dieser Einteilung nach auch zahlreiche Mischformen.

Heute wird auf diese Einteilung mehrheitlich verzichtet, und neuere Klassifikationen haben sich in der Medizin durchgesetzt. Dabei handelt es sich um Klassifikationssysteme, die im Prinzip für Fachleute entwickelt wurden. Hierbei werden einzelne Symptome in »Syndrome« (gleichzeitiges Vorliegen mehrerer Symptome) gegliedert, und somit erlauben diese Klassifizierungsmodelle eine klare, prägnante Beschreibung sämtlicher Krankheitsbilder.

Die geläufigsten Systeme für die Diagnose depressiver Krankheitsbilder sind:

- ICD-10 (International Classification of Diseases Nr. 10) der WHO (Weltgesundheitsorganisation)
- DSM-IV (Diagnostical and Statistical Manual Nr. IV) der Amerikanischen Psychiatrischen Gesellschaft

In Europa ist der Gebrauch der ICD-10-Klassifizierung üblich.

Da mancher Patient im Zusammenhang mit seiner Krankheit in schriftlichen Dokumenten solche Codierungen lesen wird, wollen wir beispielhaft einige davon »übersetzen«.

- F31 – bipolare affektive Störung
- F32 – depressive Episode
- F33 – rezidivierende depressive Störung
- F34 – anhaltende affektive Störung (Dysthymia)
- F06.32 – organische depressive Störung
- F43.20 – Anpassungsstörung, kurze depressive Reaktion
- F43.21 – Anpassungsstörung, lange depressive Reaktion
- F43.22 – Anpassungsstörung, Angst und Depression, gemischt

Die vollständige Liste der verschiedenen psychischen Erkrankungen findet sich im Internet unter folgender Adresse: http://www.dimdi.de/dynamic/de/klassi/diagnosen/icd10/htmlgm2007/fr-icd.htm

Die Symptome müssen über einen Zeitraum von mindestens zwei Wochen während der meisten Zeit des Tages vorhanden sein. Dann spricht man von einer **depressiven Störung** nach ICD-10 (**Major Depression** nach DSM-IV, früher »endogen«). Eine solche Episode kann ein einmaliger Vorgang sein, welcher je nach Fall über Wochen und Monate andauern kann. Des Öfteren kommt es nach Abklingen der ersten Episode jedoch zu einem erneuten Auftreten (insbesondere, wenn diese erste Episode unbehandelt geblieben ist), es tritt ein Rückfall, ein sog. »Rezidiv« ein. Man spricht dann von einer **rezidivierenden depressiven Störung**.

An dieser Stelle wollen wir auf eine besondere Erscheinungsform der Depression eingehen. Während einmalige und rezidivierende depressive Störungen unter dem Begriff **unipolare Störungen** zusammengefasst werden, können auch sog. **bipolare affektive Störungen** auftreten. Es handelt sich hierbei um einen Wechsel von depressiven und manischen Zuständen.

Eine **manische Episode** ist gekennzeichnet durch folgende Merkmale: gehobene, überdrehte Stimmung, gesteigerte Aktivität und Ruhelosigkeit, vermindertes Schlafbedürfnis, vermehrter Rededrang, gesteigerte Libido. Je nachdem können zusätzlich Wahnideen (Gedanken, die der Realität widersprechen) vorherrschen, insbesondere Größenwahn und Halluzinationen, die dazu führen, dass eine Kommunikation mit dem Erkrankten kaum noch möglich ist.

Von **Hypomanie** spricht man, wenn die Symptome einer manischen Episode insgesamt weniger ausgeprägt sind.

Innerhalb all dieser Begriffe kann weiter zwischen **leichten, mittelgradigen** und **schweren Episoden** unterschieden werden, **mit** oder **ohne zusätzliche Wahnsymptome**.

Eine **Dysthymia** (früher »neurotische Depression«) wird diagnostiziert, wenn der Zustand einer **chronischen**, depressiven Verstimmung vorherrscht. Die Schwere der Symptomatik ist geringer als bei einer depressiven Störung, aber das Risiko, in eine solche überzugehen, ist immer vorhanden. Oft fällt der Beginn dieser Erkrankung ins frühe Erwachsenenalter.

Unter einer **Zyklothymia** versteht man eine andauernde, instabile Stimmung mit häufigen Phasen leichter Depression und leicht gehobener Stimmung. Meist haben diese Schwankungen keinen direkten Bezug zu äußeren Lebensereignissen.

2

Eine besondere Stellung innerhalb der Gruppe der Depressionen nimmt die **larvierte Depression** ein. Bei diesem Krankheitsbild stehen vornehmlich körperliche Symptome im Vordergrund, wie z. B. Schmerzen jeglicher Art, Herz-, Atem-, Magen-Darm- und Unterleibsbeschwerden. Diese Depressionsart hat meist einen anderen Verlauf und wird je nach Beschwerden auch anders behandelt als die klassischen Depressionsbilder, die wir vorher beschrieben haben.

Es sei an dieser Stelle auch darauf hingewiesen, dass Depressionen häufig im Rahmen anderer Krankheiten (Schizophrenie, Angststörungen, Suchterkrankungen, Demenz, Epilepsie, Krebserkrankungen, Aids und weitere schwere Infektionskrankheiten und viele andere) auftreten. Auch kann eine Depression eine direkte Folge einer anderen körperlichen Erkrankung (z. B. Hirnerkrankungen, Schilddrüsenerkrankungen) sein. In diesem Fall spricht man von einer **organischen Depression**.

Weitere Auslöser einer Depression können auch einige Medikamente sein, wie z. B. Kortikosteroide, Antiepileptika, Neuroleptika, Bluthochdruckmittel, verschiedene zur Krebsbehandlung eingesetzte sog. Zytostatika, Medikamente zur Behandlung der Multiplen Sklerose usw. Auch Alkohol kann diese Wirkung haben.

Es gibt auch einige, ganz typische Lebenssituationen, in denen es vermehrt zu depressiven Erkrankungen kommen kann. Der Patient leidet in dem Fall unter einer **Wochenbettdepression**, einer **Altersdepression**, einer **klimakterischen Depression** usw.

Eine besondere und relativ weit verbreitete Depressionsform stellt die **saisonale Depression** oder **Winterdepression** dar. Sie tritt vorwiegend in den sonnenärmeren Herbst- und Wintermonaten auf. Zu den typischen Beschwerden treten charakteristischerweise eher eine Appetitzunahme, besonders ein gesteigertes Verlangen nach kohlehydratreichen Nahrungsmitteln wie Teigwaren und Süßigkeiten, und ein vermehrtes Schlafbedürfnis auf.

Manche Betroffene sehen sich mit Diagnosebegriffen wie **Burn-out-Syndrom**, **Erschöpfungsdepression**, **chronisches Erschöpfungssyndrom** u. Ä. konfrontiert. Hier steht das Symptom der Erschöpfung im Mittelpunkt des Erlebens (▶ Abschn. 6.3). Der Begriff »burn-out« stammt aus dem Englischen (to burn out = ausbrennen) und beschreibt vordergründig die negativen Folgen einer meist beruflichen Überbeanspruchung und -belastung. Das Beschwerdebild kann sehr komplex sein, und manchmal versteckt sich hinter einer solchen Diagnose eine handfeste Depression.

2.2.2 Der Patient und seine Diagnose

Für viele Erkrankte ist der Zeitpunkt der Diagnosestellung ein Wendepunkt in der Bewältigung der Krankheit. Sie fühlen sich endlich ernst genommen in ihrem Leiden, das nun einen konkreten Namen hat. Dies kann eine sehr große Erleichterung bedeuten, denn nun sind sie »richtig« krank und nicht mehr länger nur »faule Simulanten« oder »eingebildete Kranke«, als die sie sich selbst oft wahrnehmen und als die sie auch von ihrer Umwelt nicht selten angesehen werden.

Tiramisu	(…) Womit ich allerdings Probleme habe, sind diese dummen Bemerkungen anderer, zum Beispiel »Lass dich nicht so hängen«, »Du bist ja einfach nur bequem«. Bevor meine Ärztin bei mir eine Depression diagnostizierte, haben diese Bemerkungen nur Schuldgefühle in mir hervorgerufen, ich kam mir wie der absolute Versager vor. (…)

Die Diagnosestellung kann auch den Ausschlag geben, dass sich die Betroffenen endlich konkret nach Hilfe umsehen. Sie informieren sich über mögliche Therapien, machen sich Gedanken, wie die Hilfe gerade in ihrem Fall aussehen könnte.

Johannisbeere	Vor einigen Monaten diagnostizierte mein Hausarzt bei mir eine mittelschwere Depression. Bei Recherchen zu dieser Krankheit im Internet wurde ich schnell auf eure Seite aufmerksam und habe schon viele Beiträge gelesen. Es gab immer wieder ,Aha'-Effekte und bei meiner Selbstanalyse stellte ich fest, dass ich im Laufe meines Lebens mindestens fünf schwierige Depressionsschübe (und viele kleine bis mittlere) durch eigene Kraft überwunden hatte, ohne dass mir oder meinem Umfeld das überhaupt bewusst war. (…)

Barhocker	(…) Ich bin froh, dass es dieses Forum gibt, es stärkt ungemein. Ich bin Anfang 40, die Diagnose einer mittelschweren depressiven Episode erhielt ich erstmalig vor eineinhalb Jahren (…). Ich denke, dass ich seit vielen Jahren an Depressionen leide, bisher waren sie unerkannt.

Einzelne Menschen tun sich sehr schwer mit der Diagnose »Depression«. Dieser Begriff ist ja immer noch stark tabuisiert und so mancher fühlt sich dadurch erst einmal in eine Ecke gerückt, in der er sich aufgrund der vielen in der Öffentlichkeit verbreiteten Vorurteile nicht gerne wiederfinden möchte. Im Idealfall erkennen die Betroffenen aber jetzt den Ernst ihrer Lage, und es wird ihnen klar, dass wirkliche und effektive Hilfe nur über den Weg einer ärztlichen Analyse ihrer Beschwerden, sprich einer Diagnose, möglich ist.

Dumont	(…) Wenn ich daran denke, wie es damals bei mir anfing, genauso war es. Ich habe diese Zeichen auch nicht richtig verstanden und mich völlig gegen die Diagnose Depression gesträubt. Ich habe weiter nichts unternommen und gehofft, es geht schon wieder vorbei. Mach' es nicht so wie ich. Hätte ich frühzeitig Hilfe angenommen, ich glaube, mir wäre eine schwere Depression erspart geblieben. Gehe mal zu deinem Arzt und hol' dir Hilfe. (…)

2

Hanseatin	Vor einem Jahr wurde bei mir die Diagnose »rezidivierende depressive Störung« gestellt, und ich selbst konnte es nicht fassen. Noch weniger mein Freundeskreis. Dieser konnte sich das nun gar nicht vorstellen. Ich, die nach außen hin immer relativ gut gelaunt wirkt, die ihrem Arbeitspensum nachkommt, die einen großen Freundeskreis hat, soll des Lebens überdrüssig sein? Jeder hat doch mal ein Tief, so schlimm kann's doch nicht sein. (…) Irgendwann begann ich dann auch, mich zu fragen, ob ich eine Simulantin oder ein Hypochonder bin, die nach Aufmerksamkeit, einem Grund zum Zuhause-Bleiben sucht (hatte mich damals durchgerungen, mich krankschreiben zu lassen und zuvor eine Reha gemacht). (…) Und wenn ich erschöpft bin, eine Auszeit brauche oder pessimistisch drauf bin, gerate ich ganz oft wieder in diese Selbstzweifel. Wie heute – als ich nach einem halben Arbeitstag das Handtuch warf und heim musste, weil mich heftigstes Kopfweh plagte. Hinzu kam, dass mir mein Therapeut vor kurzem riet, mein Antidepressivum über längere Zeit zu nehmen. Da wollte ich es wieder nicht wahrhaben. Ich brauche solch ein Medikament und muss zum Psychiater!!! (…)

Eine Frage, über die sich viele Betroffene Gedanken machen, stellt sich dahingehend, ob die Diagnose als einzelne Krankheit vom Behandler gestellt wird, oder eher im Zusammenhang mit anderen begleitenden Krankheiten bzw. Störungen genannt wird. Viele Patienten leiden gleichzeitig an mehreren Krankheitsbildern, unter denen die Depression mal mehr, mal weniger in Erscheinung tritt (▶ Abschn. 2.3). Auch für diesen Teilnehmer bietet der Austausch im Forum Hilfe und Unterstützung:

Tannenzapfen	(…) Ich hatte vor einigen Wochen ein Vorgespräch mit einer Psychologin. Diese diagnostizierte bei mir eine Depression, mehr kann ich dazu noch nicht sagen. (…) Tja, das war irgendwie heftig! Da hast du schon Probleme, die erste Krankheit (= Essstörung) zu akzeptieren, da wird gleich die nächste festgestellt (…). Ich habe und hatte viele Lebensumstände, die nicht sehr einfach sind, und schlecht drauf ist ja jeder mal. Dass dies gleich eine Depression ist, wer hätte das gedacht? (…) Ich habe mich in vielen Berichten und Beschreibungen hier absolut wiedererkannt!! Das Gefühl von diffusen Ängsten, Antriebslosigkeit, ernste Probleme bzw. alltägliche wichtige Dinge zu erledigen, etc. kenne ich sehr gut! Teilweise wurde ich persönlich beschrieben! (…)

Es gibt aber auch Menschen, die eine regelrechte diagnostische Odyssee hinter sich haben und die im Laufe ihres Lebens mit allen möglichen Krankheitsbildern in Zusammenhang gebracht worden sind, bis ein Behandler endlich die Depression erkennt. Oft stellen Hausärzte eine erste Diagnose, Überweisungen zum Spezialisten finden häufig erst später oder auch gar nicht statt. Viel wertvolle Zeit kann verloren gehen und der Kranke muss unnötigerweise weiter leiden, da eine korrekte Diagnose auf sich warten lässt. Darüber verliert so mancher Patient die Hoffnung auf Besserung, und seine Kräfte schwinden immer mehr. Die beiden folgenden Beiträge beschreiben diese verhängnisvolle Entwicklung sehr deutlich:

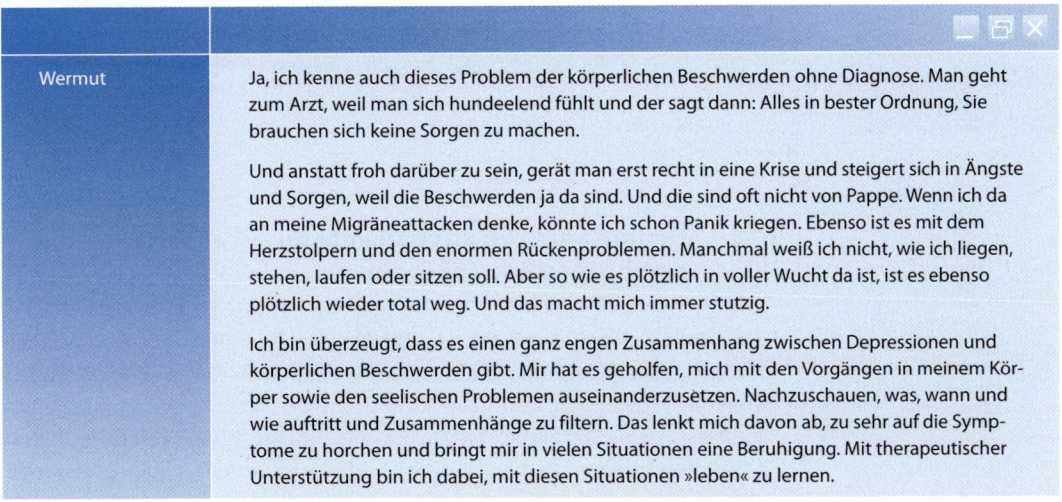

Stechlin	(…) Vor vielen Jahren hatte ich meine erste schwere Depression mit mehrmonatigem Klinikaufenthalt. Leider wurde mein Krankheitsbild damals nicht als Depression eingestuft. Ebenso wurden zwei hypomanische Phasen nicht erkannt, die ich im Gefolge meiner immer wieder auftretenden Depris hatte. Das hatte dann zur Folge, dass ich drehtürmäßig immer wieder zu Gast in der Psychiatrie war und im Zustand meiner scheinbaren »Genesung« wieder in den Alltag katapultiert wurde.
	Folge: Erneute stationäre Aufnahme wegen depressiver Rückfälle. Damals hatte ich noch das Etikett »Borderline-Störung« bzw. »neurotische Depression«. Irgendwann hatte ich dann das Glück, im Krankenhaus an eine Ärztin zu geraten, die eine bipolare Störung diagnostiziert hat. Gesprächstherapie und das oft sehr schmerzhafte »Wühlen« in meiner Kindheit und Jugend lagen da schon mehrfach hinter mir. Damals war ich dann schon so fertig – Schuldgefühle meiner Tochter gegenüber wegen meines dauernden Krankseins –, dass ich EU-Rente beantragen musste und einige Jahre lang sog. Zeitrentnerin war. Mittlerweile weiß ich, dass ich meine Krankheit als einen Teil von mir akzeptieren muss (auch wenn dies mir lange Zeit schwerfiel). (…)

Vor allem Menschen, die vorwiegend über körperliche Symptome klagen, ohne dass ein Arzt eine organische Ursache dafür findet, leiden manchmal ganz besonders, weil sie sich in Sorgen um eine unerkannte Krankheit aufreiben. Diese Patienten sind deshalb außerordentlich erleichtert, wenn ihr Zustand endlich einen Namen bekommt:

Wermut	Ja, ich kenne auch dieses Problem der körperlichen Beschwerden ohne Diagnose. Man geht zum Arzt, weil man sich hundeelend fühlt und der sagt dann: Alles in bester Ordnung, Sie brauchen sich keine Sorgen zu machen.
	Und anstatt froh darüber zu sein, gerät man erst recht in eine Krise und steigert sich in Ängste und Sorgen, weil die Beschwerden ja da sind. Und die sind oft nicht von Pappe. Wenn ich da an meine Migräneattacken denke, könnte ich schon Panik kriegen. Ebenso ist es mit dem Herzstolpern und den enormen Rückenproblemen. Manchmal weiß ich nicht, wie ich liegen, stehen, laufen oder sitzen soll. Aber so wie es plötzlich in voller Wucht da ist, ist es ebenso plötzlich wieder total weg. Und das macht mich immer stutzig.
	Ich bin überzeugt, dass es einen ganz engen Zusammenhang zwischen Depressionen und körperlichen Beschwerden gibt. Mir hat es geholfen, mich mit den Vorgängen in meinem Körper sowie den seelischen Problemen auseinanderzusetzen. Nachzuschauen, was, wann und wie auftritt und Zusammenhänge zu filtern. Das lenkt mich davon ab, zu sehr auf die Symptome zu horchen und bringt mir in vielen Situationen eine Beruhigung. Mit therapeutischer Unterstützung bin ich dabei, mit diesen Situationen »leben« zu lernen.

Ohne klare Diagnosestellung kann einem Betroffenen nur sehr eingeschränkt weitergeholfen werden. Vor allem auch im Zusammenhang mit der Kostenübernahme der behandelnden Therapien durch die Krankenkassen ist eine solche unerlässlich.

2

Siebenzwerge	Meine Diagnose habe ich letztes Jahr bekommen. Habe unter ständigem Schwindel und unendlicher Müdigkeit, aber auch unter Schlafstörungen gelitten. Erst wurde alles Allgemeinmedizinische abgecheckt, um organische Ursachen auszuschließen. Alle diese Tests und Untersuchungen waren ohne Befund. Bis ich dann selbst gesagt habe, entweder du spinnst, oder die Ärzte finden einfach nichts. Dann bin ich zu einer Psychiaterin gegangen und habe ihr mein ganzes Leid erzählt, und sie meinte, dass es sich um eine larvierte Depression handelt. Also nicht mit typischem Morgentief und Antriebslosigkeit, sondern das hat sich alles körperlich widergespiegelt. Und durch diese körperlichen Symptome ging es mir dann psychisch auch schlecht. (…) Nun mache ich seit mehreren Monaten eine Psychotherapie, die von meiner Krankenkasse bezahlt wird und so langsam geht es mir besser.

Nastassia	(…) Was du beschreibst, ist mir – und bestimmt vielen anderen, die unter Depressionen leiden – auch bekannt. Man fühlt und weiß, dass man nicht kann und denkt sich gleichzeitig, dass es nur eine Ausrede sein könnte, die man sich zurechtlegt, um nicht zu müssen. Mein Psychiater, mit dem ich dieses Problem öfter besprach, nannte dies das sog. »Lügnermotiv«. Es entsteht eben daraus, dass man nicht so richtig fassen kann, was in der Depression mit einem geschieht und man zudem auch unter dem Eindruck steht, man müsse funktionieren. Und einfach nicht funktionieren zu können, ohne irgendeinen körperlichen Befund aufweisen zu können, ist mit Unverständnis und auch Scham gekoppelt. Erst als ich stückweise aus der Depression herausfand, wurde mir wieder bewusst, welche »Durchhänger« man mit Anstrengung überwinden kann, und welche eben nicht. Depressionsbedingte Erschöpfung unterliegt nicht der Willenskraft. Lass sie einfach zu und akzeptiere sie. Es ist schwer, ich weiß, aber es ist der erste Lernauftrag, den dir die Depression gibt. (…)

2.3 Depressionen im Zusammenhang mit anderen psychischen Erkrankungen

Depressionen treten häufig im Rahmen anderer Krankheiten auf. Sie können entweder Folge oder eigenständiger Teil dieser Erkrankungen sein. So überlappen sich auch ab und zu die dementsprechenden Diagnosen. An dieser Stelle wollen wir auf die häufigsten Komorbiditäten (begleitende Krankheiten) eingehen, die zusammen mit Depressionen auftreten können.

Sehr häufig treten Depressionen im Rahmen von **Angsterkrankungen** auf. Laut ICD-10 können depressive Symptome durchaus zum Krankheitsbild von Angststörungen dazugehören. Oft ist es nicht deutlich zu unterscheiden, ob Angstsymptome vermehrt im Rahmen von Depressionen oder eher depressive Episoden innerhalb von Angsterkrankungen auftreten, wie folgendes Beispiel zeigt:

Fantasia	(…) Ich leide seit mehr als zwei Jahren an Depressionen. Es war dann so, dass ich nur noch 55 Kilo wog, und dass ich es nervlich einfach nicht mehr durchstand. Folge waren zunächst einmal schwere Panikattacken, danach bekam ich schwere Depressionen, aufgrund derer ich dann auch acht Wochen krank geschrieben war. Damals wurden die Depressionen mit Medikamenten behandelt und das ging eigentlich auch ganz gut, da ich meine innere Ruhe wieder fand.
	(…) Die Frage, ob ich nun eher an Depressionen oder eher an einer Panikstörung leide, gleicht der Frage, was war zuerst da, das Huhn oder das Ei? Im Nachhinein ist mir klar geworden, dass ich schon viel länger Depressionen hatte, nur brauchte ich diese erste richtige Panikattacke vor drei Jahren wohl, um das überhaupt zu realisieren. Der Körper und die Psyche signalisieren einem dann eben auf diese etwas unangenehme Art und Weise, dass es so halt nicht weitergehen kann. Bei mir wurde damals eine »somatisierte Depression« diagnostiziert, das heißt, die körperlichen Probleme standen bei mir wohl im Vordergrund.

Ängste jeglicher Art, die bis zu Panikattacken reichen können, sind für viele an Depressionen erkrankte Menschen ein sehr belastender Zustand, welcher nur schwer auszuhalten ist. Diese Angstgefühle können die depressive Symptomatik verstärken, und so kann ein regelrechter Teufelskreis entstehen, aus dem der Kranke auszubrechen sucht.

Sandor	(…) Ich kenne dieses Gefühl der Panikattacken, die nicht mehr aufhören. Im Moment habe ich nach einer ziemlich langen Depri-Phase zwar nur kurze Attacken – aber ich musste mich schon mehrmals durch diese wirklich langen (Wochen oder sogar Monate dauernden) Angstzustände durchkämpfen. Einmal ging es mir so schlecht, dass ich wochenlang nur im Bett gelegen habe. (…)

Im Einzelfall kann die Unterscheidung zwischen Angsterkrankung und Depressionen wichtig sein, da dann eine entsprechende Psychotherapie ganz anders aussehen kann. Stehen Ängste vor bestimmten Situationen (Höhenangst, Angst vor Spinnen, Mäusen usw.) eher im Vordergrund und sind die depressiven Symptome nur leicht oder mittelgradig ausgeprägt, wird heute vor allem eine Konfrontationstherapie im Rahmen einer Verhaltenstherapie empfohlen.

Rubinstein	(…) Nach deinen Schilderungen hört es sich so an, als ob du mehr an Panikattacken leidest als an Depressionen. Die Depressionssymptome sind eher die Folgen der Panikattacken. Insofern ist die Annahme deiner Therapeutin, dass du es ohne Medikamente schaffen kannst, nicht unüblich. Die Medikamente decken die Symptome ja nur zu (so wie Kopfschmerztabletten auch nicht die Ursachen bekämpfen, sondern nur die Symptome lindern). (…)

Depressionen kommen auch oft im Rahmen von Zwangsstörungen vor, einem Krankheitsbild, das mit einem großen Leidensdruck der Betroffenen einhergeht.

2

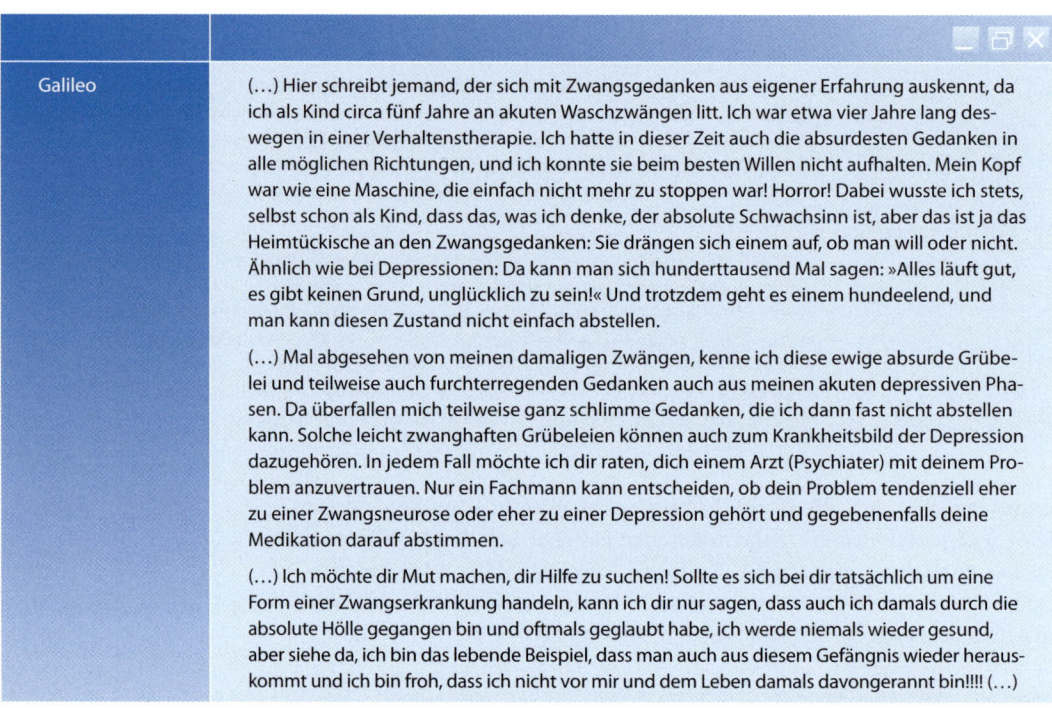

Galileo

(…) Hier schreibt jemand, der sich mit Zwangsgedanken aus eigener Erfahrung auskennt, da ich als Kind circa fünf Jahre an akuten Waschzwängen litt. Ich war etwa vier Jahre lang deswegen in einer Verhaltenstherapie. Ich hatte in dieser Zeit auch die absurdesten Gedanken in alle möglichen Richtungen, und ich konnte sie beim besten Willen nicht aufhalten. Mein Kopf war wie eine Maschine, die einfach nicht mehr zu stoppen war! Horror! Dabei wusste ich stets, selbst schon als Kind, dass das, was ich denke, der absolute Schwachsinn ist, aber das ist ja das Heimtückische an den Zwangsgedanken: Sie drängen sich einem auf, ob man will oder nicht. Ähnlich wie bei Depressionen: Da kann man sich hunderttausend Mal sagen: »Alles läuft gut, es gibt keinen Grund, unglücklich zu sein!« Und trotzdem geht es einem hundeelend, und man kann diesen Zustand nicht einfach abstellen.

(…) Mal abgesehen von meinen damaligen Zwängen, kenne ich diese ewige absurde Grübelei und teilweise auch furchterregenden Gedanken auch aus meinen akuten depressiven Phasen. Da überfallen mich teilweise ganz schlimme Gedanken, die ich dann fast nicht abstellen kann. Solche leicht zwanghaften Grübeleien können auch zum Krankheitsbild der Depression dazugehören. In jedem Fall möchte ich dir raten, dich einem Arzt (Psychiater) mit deinem Problem anzuvertrauen. Nur ein Fachmann kann entscheiden, ob dein Problem tendenziell eher zu einer Zwangsneurose oder eher zu einer Depression gehört und gegebenenfalls deine Medikation darauf abstimmen.

(…) Ich möchte dir Mut machen, dir Hilfe zu suchen! Sollte es sich bei dir tatsächlich um eine Form einer Zwangserkrankung handeln, kann ich dir nur sagen, dass auch ich damals durch die absolute Hölle gegangen bin und oftmals geglaubt habe, ich werde niemals wieder gesund, aber siehe da, ich bin das lebende Beispiel, dass man auch aus diesem Gefängnis wieder herauskommt und ich bin froh, dass ich nicht vor mir und dem Leben damals davongerannt bin!!!! (…)

Eine weitere Krankheitsgruppe, innerhalb derer es zu ausgeprägten depressiven Symptomen kommen kann, stellen die **Persönlichkeitsstörungen** dar. Von einer Persönlichkeitsstörung spricht man, wenn eine Persönlichkeit in einer Art und Weise angelegt ist, dass sich wegen bestimmter Merkmale von ihr immer wieder Konfliktsituationen im täglichen Leben ergeben.

Für manchen Kranken bringt die zusätzliche Diagnose einer Persönlichkeitsstörung eine gewisse Erleichterung mit sich. Sie kann ihm erklären, weshalb sein persönlicher Krankheitsverlauf langwieriger und mitunter komplizierter sein kann als bei anderen Patienten. Er kann durch diese Kenntnis auch leichter für ihn persönlich geeignete Strategien finden, die ihm erlauben, mit diesen oftmals belastenden Denk- und Verhaltensmustern umzugehen.

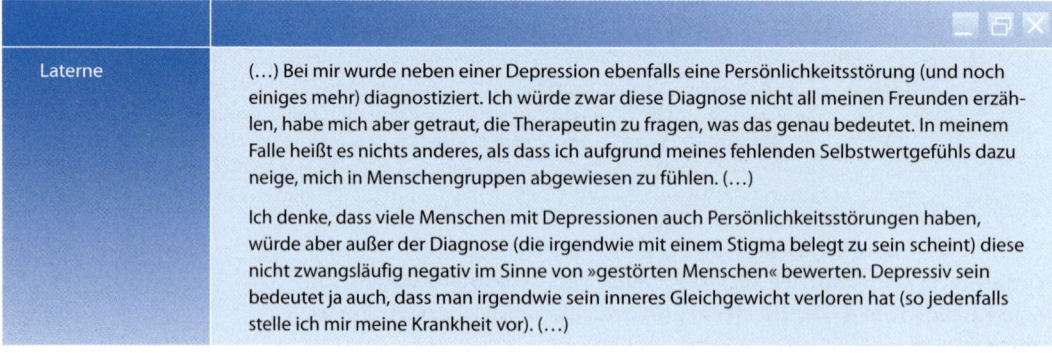

Laterne

(…) Bei mir wurde neben einer Depression ebenfalls eine Persönlichkeitsstörung (und noch einiges mehr) diagnostiziert. Ich würde zwar diese Diagnose nicht all meinen Freunden erzählen, habe mich aber getraut, die Therapeutin zu fragen, was das genau bedeutet. In meinem Falle heißt es nichts anderes, als dass ich aufgrund meines fehlenden Selbstwertgefühls dazu neige, mich in Menschengruppen abgewiesen zu fühlen. (…)

Ich denke, dass viele Menschen mit Depressionen auch Persönlichkeitsstörungen haben, würde aber außer der Diagnose (die irgendwie mit einem Stigma belegt zu sein scheint) diese nicht zwangsläufig negativ im Sinne von »gestörten Menschen« bewerten. Depressiv sein bedeutet ja auch, dass man irgendwie sein inneres Gleichgewicht verloren hat (so jedenfalls stelle ich mir meine Krankheit vor). (…)

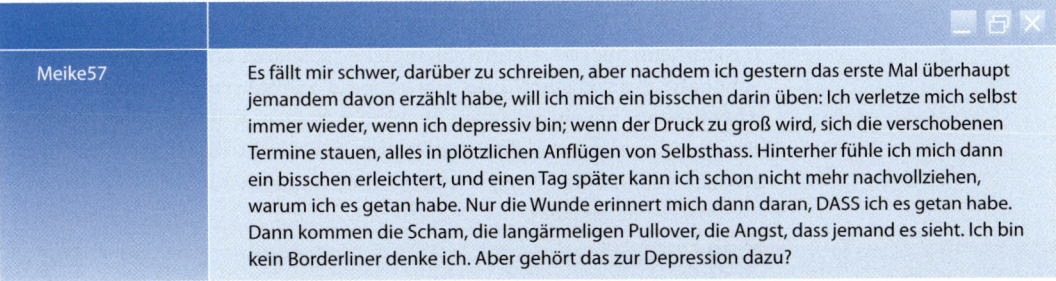

Zeppelina	(…) Ich laufe schon seit vielen Jahren herum mit dem Gefühl »mit mir stimmt etwas nicht, ich bin anders als die meisten, die ich kenne«. Ich bin permanent angeeckt, stand mit meiner Wahrnehmung und Reaktion auf Situationen allein da, hatte dadurch immer wieder Probleme im Job, in der WG und in Beziehungen erst recht, wenn ich denn mal eine hatte. Und ich war regelrecht erleichtert, als das Kind letztes Jahr in der Klinik einen Namen bekam, nämlich Persönlichkeitsstörung (dependente).
	Depressionen schleppe ich ebenfalls schon viele Jahre mit mir herum, ohne es zu wissen, und sie wurden eben letztes Jahr so schlimm, dass nichts mehr ging. Den Zusammenhang sehe ich eher so, dass die vielen Probleme in meinem Leben die Depression verursacht und verschlimmert haben. Die Depression hat sich inzwischen deutlich verbessert, hauptsächlich wohl durch die Antidepressiva, denn wenn ich diese an einem Morgen vergesse, stürze ich nachmittags ab. Die Therapie der Persönlichkeitsstörung dagegen wird lange dauern, hat man mir prophezeit. Es ist ein regelrechtes Neulernen, im Leben zurechtzukommen, mich zu akzeptieren, meinen Platz auf der Erde zu finden, Halt in mir zu finden und nicht mehr wie das kleine Kind gehalten werden zu wollen.
	Ich habe kein Problem mit dem Begriff »Persönlichkeitsstörung«, aber ich erzähle das auch nur ganz ausgewählten engsten Freunden. Ich empfinde es eben wirklich als Störung meiner Person, im Gegensatz zur Depression, die eine Störung meines Befindens ist.

Die **Borderline-Persönlichkeitsstörung** (BPS) gehört zu den sog. »emotional instabilen Persönlichkeitsstörungen«. In deren Rahmen treten meistens auch Depressionen auf, wenngleich die depressiven Episoden hier häufig anders verlaufen als bei reinen Depressionen (die depressiven Verstimmungszustände dauern in diesen Fällen z. B. oft kürzer als bei reinen depressiven Episoden). Die Betroffenen leiden unter häufig wechselnden und unvorhersehbaren Stimmungsschwankungen, sind oft impulsiv, launenhaft und gereizt.

Meike57	Es fällt mir schwer, darüber zu schreiben, aber nachdem ich gestern das erste Mal überhaupt jemandem davon erzählt habe, will ich mich ein bisschen darin üben: Ich verletze mich selbst immer wieder, wenn ich depressiv bin; wenn der Druck zu groß wird, sich die verschobenen Termine stauen, alles in plötzlichen Anflügen von Selbsthass. Hinterher fühle ich mich dann ein bisschen erleichtert, und einen Tag später kann ich schon nicht mehr nachvollziehen, warum ich es getan habe. Nur die Wunde erinnert mich dann daran, DASS ich es getan habe. Dann kommen die Scham, die langärmeligen Pullover, die Angst, dass jemand es sieht. Ich bin kein Borderliner denke ich. Aber gehört das zur Depression dazu?

Selbstverletzendes Verhalten ist ein weiteres charakteristisches Merkmal der Borderline-Persönlichkeitsstörung und hat nichts mit Depressionen zu tun. Daher irrt sich dieser Schreiber höchstwahrscheinlich mit seiner Annahme, nicht von der Borderline-Störung betroffen zu sein. Auf der anderen Seite ist es nur allzu verständlich, dass sich die Betroffenen für dieses Verhalten schämen und es vor ihrer Umwelt am liebsten verbergen wollen (Hinweis auf langärmelige Pullover in diesem Fall z. B.).

Suchterkrankungen stellen eine weitere Gruppe von Krankheiten dar, innerhalb derer es vermehrt zu depressiven Episoden kommen kann. An dieser Stelle gehen wir im Besonderen auf die **Alkoholabhängigkeit**

ein, obwohl Depressionen auch im Rahmen anderer Suchterkrankungen (Medikamentenabhängigkeit, Drogenabhängigkeit usw.) eine Rolle spielen können.

Ob bei einem Patienten eine alkoholbedingte Depression vorliegt oder der Alkoholmissbrauch eher Folge der depressiven Erkrankung ist, lässt sich in der Praxis oft nur schwer feststellen. Steht der Abusus (Missbrauch) beim Betroffenen im Vordergrund, kann es sinnvoll sein, der Entzugsbehandlung erst einmal den Vorrang vor anderen Therapiemaßnahmen einzuräumen. Viele Alkoholkranke müssen bereits zu Beginn der Therapie mit Antidepressiva behandelt werden, vor allem dann, wenn sie vermehrt Suizidgedanken haben. Entscheidend für den Erfolg der Behandlung ist, dass die Betroffenen ihre Scham überwinden und sich rechtzeitig einem Arzt anvertrauen. Nur so lässt sich der Teufelskreis von Alkohol und Depression durchbrechen.

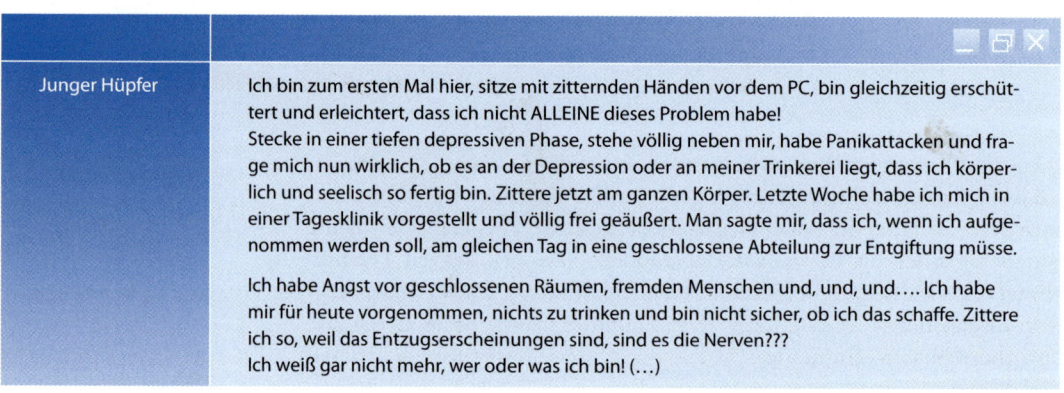

> **Junger Hüpfer**
>
> Ich bin zum ersten Mal hier, sitze mit zitternden Händen vor dem PC, bin gleichzeitig erschüttert und erleichtert, dass ich nicht ALLEINE dieses Problem habe!
> Stecke in einer tiefen depressiven Phase, stehe völlig neben mir, habe Panikattacken und frage mich nun wirklich, ob es an der Depression oder an meiner Trinkerei liegt, dass ich körperlich und seelisch so fertig bin. Zittere jetzt am ganzen Körper. Letzte Woche habe ich mich in einer Tagesklinik vorgestellt und völlig frei geäußert. Man sagte mir, dass ich, wenn ich aufgenommen werden soll, am gleichen Tag in eine geschlossene Abteilung zur Entgiftung müsse.
>
> Ich habe Angst vor geschlossenen Räumen, fremden Menschen und, und, und…. Ich habe mir für heute vorgenommen, nichts zu trinken und bin nicht sicher, ob ich das schaffe. Zittere ich so, weil das Entzugserscheinungen sind, sind es die Nerven???
> Ich weiß gar nicht mehr, wer oder was ich bin! (…)

Manche Teilnehmer des Forums haben Erfahrungen mit Depressionen im Zusammenhang mit Alkoholabhängigkeit gemacht und können durch das Schildern ihres eigenen Erlebens anderen Schreibern Unterstützung und Anteilnahme bieten sowie sie in ihrer Scham und ihren Schuldgefühlen ein wenig entlasten. Folgendes Posting beschreibt die fatale Verbindung zwischen Alkoholabhängigkeit und Depressionen sehr treffend:

> **Panthera**
>
> (…) Ja, ich kenne das Problem auch, dieser Teufelskreis Alkohol–Depressionen. Ein Problem verstärkt das andere auf fatale Art und Weise, ein verhängnisvoller Kreislauf, der immer rascher in die Tiefe führt.
> Was ist zuerst da? Darüber könnte man wohl viel diskutieren. Von mir weiß ich mittlerweile, dass ich zu Suchtverhalten neige. Stofflich oder auch nicht-stofflich. Also war ich mit Einsetzen der Depressionen ein ideales Opfer des Alkohols. Zuerst als Fluchtmöglichkeit, später entwickelte sich eine zunehmende psychische Abhängigkeit. Dies verstärkte wieder die Depressionen usw.
>
> Auslöser war eine andere Sucht, eine Beziehungssucht, mein zweites starkes Problem. Ich geriet durch die Koppelung der beiden Süchte immer tiefer in den Fall. Es wurde mir irgendwann klar, dass ich meine Probleme so lange nicht bearbeiten kann, so lange ich durch den Alkohol eine Fluchtmöglichkeit davor habe. Mir diese Fluchtmöglichkeit zu nehmen, war der

erste Schritt. Seit über einem halben Jahr trinke ich nun keinen Alkohol mehr. Ich fühle mich stärker, weil ich merke, ich überstehe die Krisen auch, wenn ich NICHTS trinke. Im Gegenteil, die massiven Schuldgefühle, die mich sonst immer noch zusätzlich fertiggemacht haben, erspare ich mir.

Ich habe auch viele Jahre gebraucht, bis ich überhaupt mal vor mir selbst eingestehen konnte, dass ich diese Suchtveranlagung habe. Und meiner Therapeutin habe ich es erst nach sage und schreibe zwei Jahren sagen können. Dies alles ist bei mir mit ganz viel Scham und Selbstverachtung verbunden. Die Therapeutin sagte mir daraufhin, ich solle erst das Alkoholproblem »lösen«, also »trocken« werden. Erst dann mache eine Therapie wieder Sinn. Vorher würde ich immer dann, wenn es kritisch für mich wird, in den Alkohol flüchten, um die ausgelösten Gefühle nicht ertragen zu müssen. Da ist schon was dran, auf jeden Fall. Mittlerweile bin ich in einer trockenen Phase, aber in meinen depressionsauslösenden Problemen stecke ich immer noch. (…)

Meine Depressionen sind deswegen keineswegs kleiner geworden oder leichter zu bewältigen. Aber es kristallisiert sich allmählich heraus, wo wirklich meine Probleme liegen, wo ich ansetzen muss. Solange ich meine Fluchtmöglichkeit hatte, konnte ich immer einen großen Bogen um sie herum machen. Und habe mich ihnen damit noch hilfloser ausgeliefert gefühlt. Jetzt kann ich meine Trauer, Wut und Schmerz nicht mehr betäuben – ich muss mich ihnen stellen, wie auch immer.

Alkohol wirkt in geringen Mengen euphorisierend und entspannend, in höheren Dosen löst er aber selbst Depressionen aus. Mancher Depressive versucht, sich selbst mit Alkohol zu »behandeln«, lässt der Alkohol sie doch kurzfristig ihre Sorgen vergessen. Zudem verspüren sie eine momentane Linderung ihrer Angstsymptome und Überforderungsgefühle, unter denen viele Depressive besonders leiden. Doch längerfristig gesehen verschlimmert der Alkoholkonsum jede Depression. Die beiden folgenden Beiträge verdeutlichen, dass die Alkoholabhängigkeit in jedem Fall behandelt werden muss, ansonsten ist die Therapierung der Depression quasi von vorneherein zum Scheitern verurteilt.

Desdemona	Es ist absolut müßig, darüber zu sinnieren, was nun zuerst da war. Zumindest kann ich WIRKLICH nur raten, bei einer Depression den Alkohol konsequent erstmal wegzulassen. Ansonsten züchtet man sich nur viele gute Gründe für die nächste Depression.

Steiff	(…) Wenn also die Fluchtmöglichkeit des Alkohols wegfällt, sind die Depressionen zunächst deswegen nicht weniger stark. Aber ich kann nicht mehr ausweichen wie bisher. Ich muss mich stellen, irgendwie, irgendwann. Und der depressionsverstärkende Faktor fällt weg, nämlich das Schuldgefühl, die Scham, wieder geflüchtet zu sein, wieder schwach gewesen zu sein, wieder etwas gemacht zu haben, wofür ich mich verachte. (…)

Eine weitere Gruppe von Krankheiten, die zusammen mit Depressionen auftreten können, sind die **Ess-Störungen.** Hierbei seien die sog. Magersucht (Anorexia nervosa) und die Ess-Brech-Sucht (Bulimia nervosa) hervorgehoben.

2

Die **Magersucht** ist ein Krankheitsbild, welches vor allem junge Mädchen im Teenageralter und junge Frauen betrifft. Die Betroffenen weigern sich beharrlich, ein Minimum des normalen Körpergewichts zu halten. Sie leiden insgesamt an einer erheblich gestörten Selbstwahrnehmung. Spätestens wenn der Gewichtsverlust bereits größere Ausmaße angenommen hat, entwickeln viele magersüchtige Patienten depressive Symptome: Sie werden antriebslos, niedergeschlagen, reizbar, können sogar das Vollbild einer ausgeprägten Depression entwickeln.

Elfenbein	(…) Ich habe auch seit meiner frühen Jugend ein Problem mit Magersucht. Als sich mein Umfeld stabilisierte und ich einen geregelten Tagesablauf und eine gut funktionierende Beziehung hatte, trat die Magersucht sehr in den Hintergrund. Denn ich denke, eine Essstörung verfolgt einen ein Leben lang, ob man's nun auslebt oder es nur in Gedanken immer mit sich herumträgt. Und jetzt, wo ich im tiefsten Loch meiner Depression feststecke, einen Nervenzusammenbruch hatte, volles Programm eben, da meldet sich auch die Magersucht wieder zurück. Ich glaube aber, dass beides dieselben Auslöser hat – nämlich, dass ich mich selbst zu wenig liebe und akzeptiere und mich nicht gut finde, wie ich bin und meine Interessen zu wenig durchsetze, wenn man das so einfach auf diese Punkte reduzieren kann. Ich hoffe, die stationäre Therapie wird weiterhelfen. Ich bin auf jeden Fall froh, zu lesen, dass es auch anderen so geht mit diesem Teufelskreis Depression–Essstörung. (…)

California	Ich habe Anorexie (zurzeit gewichtsstabil!). Bei mir war zuerst die Depression. Ohne sie hätte ich sicherlich nicht angefangen zu hungern. Eine gewisse »Anlage« zur Essstörung hatte ich wohl schon immer, aber ausgebrochen ist sie erst dann, als ich ziemlich depressiv war. Ich habe immer das Gefühl gehabt, ich bin nichts und ich kann nichts. Doch eines konnte ich, und das war hungern. (…)

Die wichtigste Therapiesäule der Magersucht besteht aus dem Erlernen eines veränderten Essverhaltens. Patienten, die an beiden Krankheitsbildern Depression und Magersucht leiden, wie in diesen Postings geschildert, bedürfen allerdings einer Therapie, die auf diese Dualität zugeschnitten ist.

Die **Bulimie** ist eine Essstörung, die durch abwechselndes exzessives und unkontrolliertes Essen und Maßnahmen zur Verhinderung einer Gewichtszunahme – in der Regel selbst ausgelöstes Erbrechen – charakterisiert ist. In fast allen Fällen wird die Gefühlswelt der Betroffenen durch das bulimische Verhalten stark beeinflusst, wobei oft nicht mehr unterschieden werden kann, welche Gefühle und Emotionen die Bulimie verursachen, sie aufrechterhalten oder erst durch sie entstehen. Sehr typisch für Betroffene ist ein niedriges Selbstwertgefühl, welches sich durch die oft jahrelange Symptomatik ständig weiter verringern kann. Das »Mit-sich-selbst-ausmachen-Müssen« von schweren, seelischen Problemen führt oft in depressive Verstimmung und – dem Gebot der Heimlichkeit folgend – noch weiter in die Bulimie hinein.

Lotusblüte	Ich leide unter phasenweiser Depression, mit Antriebslosigkeit, Stimmungstiefs, aber auch innerer Unruhe und einigen Angstattacken. (…) Ein weitaus größeres Problem ist jedoch, dass ich zudem an einer starken Bulimia nervosa leide. Manche Antidepressiva führen nun jedoch meist auch noch zur Gewichtszunahme, welche ich als Bulimikerin nicht akzeptieren kann. Andere Antidepressiva wiederum beruhigen leider nicht und führen somit zu verstärkter innerer Unruhe. (…) Ich wäre sehr dankbar, wenn ich über weitere Erfahrungen lesen könnte oder Beratung erhielte, vor allem in Bezug auf Gewichtszunahme, Müdigkeit und Angstattacken in Verbindung mit Antidepressiva.

An Bulimia nervosa Erkrankte leiden sehr häufig unter depressiven Störungen, die teilweise die Diagnosekriterien für eine schwere Depression erfüllen und behandelt werden müssen. Häufig sind die depressiven Beschwerden Folge der bulimischen Essstörung (bedingt durch soziale Isolation und Selbstwertprobleme), manchmal treten sie jedoch auch gleichzeitig oder schon vor Beginn der Bulimie auf. Fragen zu diesen Zusammenhängen sind im Forum immer wieder ein Thema, wie folgende Beiträge zeigen:

Pegasus	Auch ich habe circa 20 Jahre lang an Bulimie gelitten. Geheilt war (und bin) ich davon nicht. Auch unter einer Depression litt und leide ich, seit ich denken kann. Ich habe zwischen beiden schon immer einen Zusammenhang gesehen, insofern als ich glaube, dass sie eine gemeinsame Ursache/Wurzel haben. So war z. B. ein Essanfall, nach welchem ich danach nicht die Gelegenheit hatte, mich zu übergeben, oft der Auslöser für eine depressive Episode, weil mich dieses Völlegefühl und die Angst vor Gewichtszunahme extrem belasteten.
	Meine Depression hat sich in den letzten Jahren sehr verstärkt. Ich habe auch immer noch Essanfälle, allerdings seltener, und ich erbreche nicht mehr. (…)
	Ich frage mich aber, ob nicht dadurch, dass die Bulimie nicht mehr als Ventil zur Verfügung steht, ich meine Probleme über die Depression ausagiere. Oder ob vielleicht der Verzehr von kohlehydratreichem Essen während der Essanfälle (und etwas bleibt ja immer im Körper, auch trotz Erbrechen) lange Zeit meinen Serotoninhaushalt positiv beeinflusst hat, sodass die Depression dadurch abgemildert wurde. Wenn das so wäre, müsste eigentlich die gezielte Zufuhr von »serotonergen« Lebensmitteln einen positiven Einfluss auf meine Depression haben.

Perserin	Bei dieser Frage, wer zuerst bei mir da war, Bulimie oder Depression, geht es mir darum, mich einfach besser zu verstehen, auch wenn die Tatsachen von dieser Frage unabhängig sind. Es geht mir darum, zu lernen, mit meinen Depressionen besser umgehen zu können, Auslöser erkennen zu können und Wege zu finden, dort herauszukommen. Es stellt sich immer wieder die Frage: Was ist physiologisch bedingt, und was psychisch? (…)
	Ich will mein Leben nicht in Watte packen, nur um damit zurechtzukommen. Ich will Höhen und Tiefen, Unzulänglichkeiten und Konflikte einfach erleben, ohne psychische Probleme dadurch zu bekommen. Und trotzdem reagiere ich sensibel und unsicher, wenn ich solche Situationen durchlebe. Denn eigentlich will ich leben und mich nicht ständig von meinen psychischen Problemen vereinnahmen lassen. (…)
	Viele dieser Strategien haben mir geholfen die Bulimie loszuwerden, vielleicht hilft es ja auch bei den Depressionen.

Die Bulimie mit ihrer dazugehörigen depressiven Symptomatik lässt sich heute in der Regel gut behandeln. Voraussetzung dafür sind eine korrekte Diagnosestellung und entsprechende therapeutische Maßnahmen. Insbesondere die kognitive Verhaltenstherapie verzeichnet bei diesen Krankheitsbildern eine hohe Erfolgsquote.

Weiterhin können **Schmerzerkrankungen** im Rahmen von Depressionen auftreten. Viele Depressive leiden vermehrt an körperlichen Schmerzen, wie z. B. Kopf- und/oder Rückenschmerzen, Brust-, Bauch- und Gelenkschmerzen. Bei manchen Erkrankten können diese Schmerzsymptome so im Vordergrund stehen, dass die depressive Symptomatik völlig in den Hintergrund tritt. Es gibt aber auch schmerzkranke Menschen, die unter chronischen Schmerzzuständen leiden, welche dann zu depressiven Verstimmungen und Angstzuständen führen.

Bernstein	(…) Ich bin ganz dringend auf der Suche nach Hilfe für meine Mutter, die an schlimmen Schmerzen leidet und der sämtliche Ärzte bis jetzt versicherten, dass diese Schmerzen durch eine larvierte Depression in den Wechseljahren ausgelöst wurden und dass es sich um eine Art Phantomschmerzen handelt. Sämtliche Antidepressiva, Akupunkturversuche, Naturheilverfahren u. Ä. haben bis jetzt nichts gebracht, und dies lässt sie völlig verzweifeln. Sie bekommt zu hören, dass sie Geduld braucht und die Seele um Hilfe schreit, was ihr aber leider im Moment nichts hilft, da sie am Ende ihrer Geduld ist und diese Schmerzen schon ein halbes Jahr immer allgegenwärtig und für sie nicht auszuhalten sind. Zurzeit befindet sie sich in einer Klinik, und die Ärzte dort stehen mehr oder weniger auch vor einem Rätsel. Wer kennt diese Schmerzen in Verbindung mit Depressionen und kann meiner Mutter Tipps geben oder helfen? Es wäre schon sehr hilfreich jemanden zu finden, der Ähnliches erlebt, um nicht ganz allein mit diesen Symptomen dazustehen.

Bienenkönigin	Ich habe meine Spannungskopfschmerzen von einem Tag auf den anderen bekommen und dann auch gleich für 24 Stunden pro Tag an jedem Tag. Spannungskopfschmerzen KÖNNEN sehr langwierig sein. Im Prinzip gilt aber: Je schneller sie behandelt werden, desto besser sind die Chancen, sie wieder loszuwerden. Von daher würde ich schon dazu raten, möglichst bald mit einer Prophylaxe (vorbeugende Medikamente) zu beginnen – gerade auch deshalb, weil du sonst Gefahr läufst, noch zusätzlich einen Medikamentenkopfschmerz zu bekommen. Und das, was du schon hast, reicht ja nun wirklich, da muss man sich ja nicht noch mehr einfangen, zumal sich Spannungskopfschmerzen und Depressionen auch noch gegenseitig verstärken. Diese beiden Erkrankungen scheinen sich halt dummerweise irgendwie zu mögen.
	(…) Jetzt kamen die Spannungskopfschmerzen bei mir langsam wieder, also habe ich jetzt erneut mit der Prophylaxe begonnen. Allerdings bin ich auch wieder in einer Depression. Ist die eine Erkrankung da, dann fühlt sich die andere auch gleich eingeladen.

Wir wollen auch auf das Krankheitsbild der **somatoformen Störungen** hinweisen, ein Krankheitsbild, welches sehr vielschichtig ist und das daher in einem gesonderten Unterkapitel thematisiert wird (▶ Abschn. 6.5).

Am Ende sei angemerkt, dass es noch zahlreiche **andere psychische und organische Krankheiten** gibt, im Rahmen derer ebenfalls Depressionen auftreten können, wie z. B. Schizophrenien, Demenzen, Krebserkrankungen usw. Es führt uns an dieser Stelle aber zu weit, näher auf diese Krankheitsbilder einzugehen.

2.4 Medikamentöse Therapie

In diesem Unterkapitel sollen Fragen und Probleme thematisiert werden, mit denen sich viele depressive Patienten im Zusammenhang mit ihren verordneten Medikamenten konfrontiert sehen. Die medikamentöse Therapie funktioniert nicht immer problemlos. Der Kranke muss sich diesbezüglich nicht selten mit einer Reihe von kleineren und größeren Schwierigkeiten auseinandersetzen, und das kann seine Genesung negativ beeinflussen. Wir gehen an dieser Stelle vor allem auf die Hauptgruppe der verordneten Medikamente ein, die Antidepressiva. Am Ende beleuchten wir noch kurz einige andere Wirkstoffe, die auch relativ häufig im Rahmen von Depressionsbehandlungen verordnet werden. Als Erläuterung sei an dieser Stelle darauf hingewiesen, dass der Einfachheit halber Medikamentennamen in diesem Buch nur unter ihrer chemischen Bezeichnung gebraucht werden. Diese Substanznamen sind in den Postings jeweils zwischen [ ] gesetzt.

2.4.1 Allgemeines Wissen über Antidepressiva

Um zu verstehen, wie Antidepressiva (und andere Psychopharmaka) im menschlichen Organismus wirken können, muss man ein paar biochemische Grundsätze kennen. Antidepressiva entfalten ihre Wirkung im Gehirn selbst, welches, vereinfacht ausgedrückt, ein sehr kompliziertes System von Nervenzellen ist. Das Gehirn funktioniert durch Kommunikation zwischen diesen einzelnen Zellen, auch Neuronen genannt. Diese Kommunikation findet mittels Botenstoffen, sog. Transmitter, statt, die Informationen von Zelle zu Zelle weiterleiten. Es gibt vermutlich mehrere hundert verschiedener derartiger Transmitter im Gehirn. Für psychische Funktionen sind hauptsächlich Serotonin, Noradrenalin, Azetylcholin und Dopamin zuständig. Indem ein Medikament auf diese Botenstoffe Einfluss nimmt, entfaltet es eine bestimmte Wirkung, welche erwünscht oder unerwünscht sein kann.

Dem heutigen Wissensstand nach erklärt sich eine Depression biochemisch gesehen vor allem aus einer Fehlfunktion der Botenstoffe Noradrenalin und Serotonin. So versteht man den biochemischen Ansatz, den Antidepressiva verfolgen. Diese Medikamente versuchen nämlich, die Menge dieser Transmitter zu erhöhen, um deren angenommenen Mangel im Gehirn zu kompensieren.

Weiter wurde festgestellt, dass ein Zuviel des Botenstoffs Dopamin ebenfalls depressive Symptome hervorrufen kann. Dies ist vor allem der Fall, wenn die Depression auch durch wahnhafte Anteile gekennzeichnet ist. In diesem Fall wird eine Depression manchmal auch mit anderen Me

2

dikamenten behandelt, wie z. B. Neuroleptika, die vor allem den Dopamin-haushalt beeinflussen.

Antidepressiva sind eine heterogene Gruppe von Substanzen, die man nach verschiedenen Kriterien einteilen kann (Benkert u. Hippius 2005).

Man kann diese Medikamente **nach ihrer chemischen Struktur** eintei-len, wobei man folgende Gruppen unterscheidet:

- trizyklische Antidepressiva, charakterisiert durch 3 Ringe (»tri-zy-klisch«) in ihrer chemischen Struktur; zu dieser Gruppe gehören viele ältere Antidepressiva,
- tetrazyklische Antidepressiva, wie z. B. die Substanzen Maprotilin, Mi-anserin oder Mirtazapin,
- andere Antidepressiva, die chemisch untereinander keine Gemeinsam-keiten zeigen.

Andererseits kann man die Substanzen **nach ihrem Angriffspunkt im Gehirn** einteilen. Diese Unterscheidung ist insofern sinnvoll, da sie phar-makologisch gesehen aussagekräftiger ist. Sie erklärt, weshalb man bei bestimmten vorherrschenden Symptomen eher zu einer Substanz der einen oder einer anderen Klasse rät. Sie erklärt außerdem, weshalb vermehrt Nebenwirkungen dieser oder jener Art mehr oder weniger häufig auftreten können. Man unterscheidet demnach:

- überwiegende oder selektive Serotoninwiederaufnahmehemmer,
- überwiegende oder selektive Noradrenalinwiederaufnahmehemmer,
- kombinierte Serotonin- und Noradrenalinwiederaufnahmehemmer,
- Monoaminooxidasehemmer,
- andere Wirkmechanismen.

2.4.2 Wirkungen und Nebenwirkungen der Antidepressiva

Selektive Serotoninwiederaufnahmehemmer (SSRI)

Zu den gängigsten SSRI gehören die Substanzen Fluoxetin, Citalopram, Escitalopram, Paroxetin, Sertralin und Fluvoxamin. An dieser Stelle sei angemerkt, dass auch das Trizyklikum Clomipramin vor allem serotonerge Wirkungen entfaltet, ohne dass es jedoch der Klasse der SSRI zugeordnet werden kann.

Der große Vorteil dieser Medikamentenklasse im Vergleich zu älteren Substanzen liegt darin, dass sie kaum sog. anticholinerge Nebenwirkungen (▶ Abschn. «Zusätzliche Besonderheiten einzelner Antidepressiva») und i. Allg. auch keine bedeutende Gewichtszunahme verursachen.

SSRI wirken in aller Regel antriebssteigernd. Ihre Verträglichkeit gilt insgesamt als gut. Als Nebenwirkungen, welche in den meisten Fällen nach einigen Tagen oder Wochen wieder verschwinden bzw. zumindest deutlich nachlassen, werden vor allem folgende Symptome beschrieben: Übelkeit und Appetitverlust, vermehrtes Schwitzen, Kopfschmerzen und Schwindel, sexuelle Funktionsstörungen und Schlafstörungen, insbeson-dere Schlaflosigkeit. Als sehr seltene, aber gravierende Nebenwirkung kann es zum Auftreten eines sog. »Serotoninsyndroms« kommen, welches durch hohes Fieber und Schwitzen, schwere Muskelzuckungen und Zittern, Bewusstseinsstörungen bis hin zu Verwirrtheit gekennzeichnet ist. Dies kann sich vor allem dann ereignen, wenn hochdosierte SSRI mit anderen Medikamenten, die ebenfalls auf das Serotoninsystem einwirken, kombiniert werden, wie z. B. mit bestimmten Migränemedikamenten (sog. »Triptane«).

Weiterhin muss man bedenken, dass es durch die antriebssteigernde Wirkung der SSRI, insbesondere zu Behandlungsbeginn, vermehrt zu suizidalen Gedanken und im schlimmsten Fall auch zu derartigen Handlungen beim Patienten kommen kann. Dies ist darauf zurückzuführen, dass der Antrieb durch das Medikament bereits gesteigert ist, die stimmungsaufhellende Wirkung des Antidepressivums jedoch einen Zeitraum von bis zu 14 Tagen benötigt, um sich zu entfalten. Somit muss immer abgewogen werden, ob ein SSRI beim akut suizidalen Patienten problemlos verordnet werden kann. Es ist zu überlegen, ob der Arzt dem Kranken für kurze Zeit eventuell ein zusätzliches beruhigendes Medikament verschreibt.

Selektive Noradrenalinwiederaufnahmehemmer (NARI)

Hauptvertreter dieser Medikamentenklasse ist die Substanz Reboxetin. Reboxetin wirkt sehr spezifisch und hochselektiv auf den Neurotransmitter Noradrenalin und wird daher bevorzugt eingesetzt bei Patienten, die von ihrer Symptomatik her besonders gehemmt und apathisch sind.

Als typische Nebenwirkungen dieser Medikamentenklasse werden folgende Symptome beschrieben: gesteigerte Herzfrequenz, gegebenenfalls Blutdruckanstieg, vermehrtes Zittern, Unruhe, Kopfschmerzen und Schwitzen. Patienten, die eher unter agitierten Depressionssymptomen leiden, sollte man diese Substanzen also nicht als Medikamente der ersten Wahl verschreiben.

Die Tri- und Tetrazyklika Nortriptylin, Desipramin und Maprotilin wirken auch überwiegend noradrenalinwiederaufnahmehemmend, sind jedoch keine selektiven NARI.

Kombinierte Serotonin- und Noradrenalinwiederaufnahmehemmer (SNRI)

Zu dieser Klasse gehören die Trizyklika Amitriptylin, Doxepin, Imipramin sowie die neueren Substanzen Venlafaxin und Duloxetin. Venlafaxin nimmt eine etwas gesonderte Stellung ein, da es in niedrigeren Dosierungen vorwiegend nur serotonerg und erst in höheren Dosierungen zusätzlich noradrenerg wirkt.

Diese Präparate werden vor allem bei Patienten eingesetzt, die unter schwereren Symptomen leiden, bei denen eine gleichzeitige Aktivierung beider Transmitterkaskaden erwünscht ist.

Da diese Substanzen auf beide Botenstoffsysteme (Serotonin und Noradrenalin) einwirken, ergibt sich für diese Medikamente ein Nebenwirkungsprofil, welches sich aus allen weiter oben beschriebenen Symptomen zusammensetzen kann.

Noradrenerge und spezifisch serotonerge Antidepressiva (NaSSA)

Hauptvertreter dieser Medikamentenklasse ist die Substanz Mirtazapin, welche eine gute antidepressive Wirksamkeit besitzt. Diese wirkt auf beide Transmittersysteme, auf Noradrenalin und auf Serotonin. Allerdings ruft Mirtazapin keine typische serotonerge Nebenwirkungen hervor, die unter SSRI häufiger vorkommen können, da es pharmakologisch gesehen über andere Angriffspunkte wirkt als SSRI.

Als Nebenwirkung dieses Medikamentes tritt vor allem eine starke Sedierung auf, die mit der Behandlungsdauer teilweise etwas nachlassen kann. Eine weitere typische Nebenwirkung kann eine Gewichtszunahme sein, die eine Folge von mehr oder weniger ausgeprägten Heißhungerattacken, besonders im Hinblick auf Süßigkeiten, sein kann.

Monoaminooxidasehemmer (MAO-Hemmer)

Grundsätzlich muss man zwischen irreversiblen und reversiblen MAO-Hemmern unterscheiden. Diese Medikamente sind allgemein eher Medikamente der zweiten Wahl, wenn Versuche mit anderen Präparaten zu keinem befriedigenden Behandlungserfolg geführt haben.

Tranylcypromin ist ein irreversibler nichtselektiver MAO-Hemmer. Dieses Medikament wird vor allem eingesetzt, wenn andere Medikamente keine genügende Wirksamkeit erzielen konnten. Für diese Substanz müssen allerdings einige Vorsichtsmaßnahmen eingehalten werden, wie z. B. eine sog. »tyraminarme« Diät.

Moclobemid ist ein reversibler MAO-Hemmer, dessen Hauptnebenwirkung aus Schlafstörungen und leichten Unruhezuständen besteht. Eine besondere Diät braucht bei diesem Medikament nicht eingehalten zu werden, lediglich beim Wechsel von oder zu einem SSRI ist auf einen Zeitraum von einigen Tagen, in denen der Patient gar kein Antidepressivum zu sich nehmen darf, zu achten.

Zusätzliche Besonderheiten einzelner Antidepressiva

Die sog. Tri- und Tetrazyklika (TZA) rufen darüber hinaus einige typische Nebenwirkungen hervor, die auf der Blockierung des Botenstoffes Azetylcholin beruhen. Dazu zählen besonders vermehrte Mundtrockenheit, Störungen beim Wasserlassen, Verstopfung, Schwierigkeiten, die Tiefenschärfe beim Sehen richtig einzustellen, sowie Blutdruckabfall mit daraus resultierender Pulserhöhung.

Weiterhin wirken einige dieser TZA stark sedierend, wobei diese Wirkung sowohl erwünscht als auch unerwünscht sein kann. So kann diese Eigenschaft also durchaus bei der Auswahl des Antidepressivums eine Rolle spielen.

TZA können auch kardiotoxische Nebenwirkungen entfalten, weswegen sie bei Patienten mit Herzerkrankungen nach Möglichkeit nicht eingesetzt werden sollen.

Die Auswahl des geeigneten Antidepressivums

Insgesamt wird sich die Auswahl nach den Depressionssymptomen richten, die besonders im Vordergrund stehen, wobei der Behandler zwischen anregenden und dämpfenden Medikamenten unterscheidet. Des Weiteren stellt auch das potenzielle Nebenwirkungsprofil der einzelnen Substanzen ein Kriterium dar, nach welchem der Arzt das Medikament auswählt, welches er seinem Patienten verschreibt.

Zusammenfassend gibt ◨ Tab. 2.1 einen Überblick über die am häufigsten eingesetzten Antidepressiva mit ihrer Haupteigenschaft, sowie den gängigen Dosierungsempfehlungen in der Indikation »Depressionen«.

◨ **Tab. 2.1.** Übersicht über die am häufigsten eingesetzten Antidepressiva

Substanz	Markenname (Bsp.)	Haupteigenschaft	Empfohlene Dosis [mg pro Tag]	Maximaldosis [mg pro Tag]
Amitriptylin	Saroten	Dämpfend	75-150	300
Citalopram	Cipramil	Anregend	20-40	60
Clomipramin	Anafranil	Anregend	75-150	300
Desipramin	Petylyl	Anregend	75-150	250
Doxepin	Aponal	Dämpfend	75-150	300
Duloxetin	Cymbalta	Anregend	60	120
Escitalopram	Cipralex	Anregend	10	20
Fluoxetin	Fluctin	Anregend	20-60	80
Fluvoxamin	Fevarin	Anregend	100-150	300
Imipramin	Tofranil	Dämpfend	50-150	300
Maprotilin	Ludiomil	Dämpfend	75-150	225
Mianserin	Tolvin	Dämpfend	30-90	90
Mirtazapin	Remergil	Dämpfend	15-45	45
Moclobemid	Aurorix	Anregend	300-600	600
Nortriptylin	Nortrilen	Anregend	75-150	225
Paroxetin	Seroxat	Anregend	20	50
Reboxetin	Edronax	Anregend	8	12
Sertralin	Zoloft	Anregend	50-100	200
Tranylcypromin	Jatrosom N	Anregend	10-30	30
Trazodon	Thombran	Dämpfend	200-400	600
Trimipramin	Stangyl	Dämpfend	100-150	400
Venlafaxin	Trevilor	Anregend	75-150	375

Angaben nach Rote Liste Service GmbH 2007

2

2.4.3 Vor der Medikamenteneinnahme

Es ist unumstritten, dass eine medikamentöse Therapie in den allermeisten Fällen von mittelgradigen bis schweren Depressionen eine unverzichtbare Hilfe darstellt. Allerdings wissen wir auch, dass gerade diese Therapiesäule von so manchen Patienten als ziemlich problematisch erlebt wird (▶ Abschn. 2.1.3).

Ehe eine medikamentöse Behandlung von vielen Patienten überhaupt begonnnen werden kann, muss sich eine innere Akzeptanz dazu beim Erkrankten erst einmal einstellen. Gerade was Psychopharmaka angeht, herrschen in den Köpfen vieler Menschen zahlreiche Vorurteile. Diese betreffen vor allem die wichtigste Klasse der verordneten Medikamente, die Antidepressiva. Sie reichen von falschen Vorstellungen, was das Abhängigkeitspotenzial dieser Medikamente angeht über angeblich persönlichkeitsverändernde Eigenschaften solcher Wirkstoffe bis hin zu einer regelrechten Verteufelung dieser Substanzen. Hier kann das Forum ausgezeichnete Aufklärungsarbeit leisten, um dem Patienten klarzumachen, dass Medikamente für ihn eine maßgebliche Hilfestellung bei der Bewältigung seiner Depressionen darstellen können.

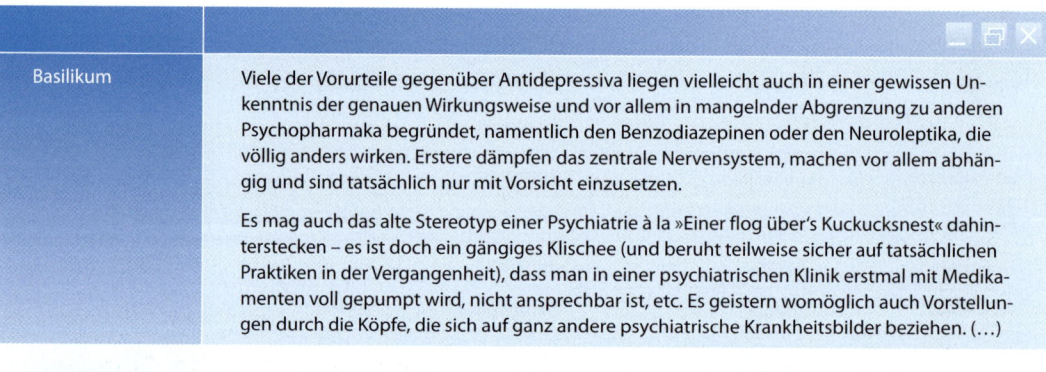

Basilikum

Viele der Vorurteile gegenüber Antidepressiva liegen vielleicht auch in einer gewissen Unkenntnis der genauen Wirkungsweise und vor allem in mangelnder Abgrenzung zu anderen Psychopharmaka begründet, namentlich den Benzodiazepinen oder den Neuroleptika, die völlig anders wirken. Erstere dämpfen das zentrale Nervensystem, machen vor allem abhängig und sind tatsächlich nur mit Vorsicht einzusetzen.

Es mag auch das alte Stereotyp einer Psychiatrie à la »Einer flog über's Kuckucksnest« dahinterstecken – es ist doch ein gängiges Klischee (und beruht teilweise sicher auf tatsächlichen Praktiken in der Vergangenheit), dass man in einer psychiatrischen Klinik erstmal mit Medikamenten voll gepumpt wird, nicht ansprechbar ist, etc. Es geistern womöglich auch Vorstellungen durch die Köpfe, die sich auf ganz andere psychiatrische Krankheitsbilder beziehen. (…)

Korngold

Antidepressiva verändern nicht die Persönlichkeit, sondern sie minimieren die Symptome der Depression. Ich glaube, die meisten haben Angst davor, was sicher auch an der falschen öffentlichen Meinung über Psychopharmaka liegt. Bei mir hat es auch einige Monate gebraucht, bis ich bereit war, ein Antidepressivum zu versuchen. (…)
Ein Antidepressivum ist eine Unterstützung, die es dir ermöglicht, weiter an deiner Gesundung zu arbeiten. Mir hat es geholfen, auch wenn es lange gedauert hat, bis ich das passende gefunden habe.

So fassen manche Depressive den Entschluss, prinzipiell ohne Hilfe von Medikamenten aus der Depression herausfinden zu wollen. Dem Patienten ist aber meist nicht klar, dass er durch diesen Widerstand eine gute Chance, seine Depressionen zu besiegen, erst gar nicht ergreift, und dass er unnötig viel Zeit verliert, etwas aktiv gegen seine depressiven Beschwerden zu unternehmen. Erklären ihm aber andere Betroffene, dass es sich durchaus lohnt, diese Weigerung zu überdenken, ist er eher bereit, seine Haltung noch einmal zu überprüfen.

Lessing	Was genau ist die Wirkung von Antidepressiva? Können depressive Verstimmungen auch nur durch diese Medikamente allein verschwinden, oder wirken sie nur im Zusammenspiel mit einer Therapie? Lindern sie die Müdigkeit, die Antriebslosigkeit? Verringern sie das ewige »Nachdenken« und »Grübeln«? Was genau passiert im Idealfall nach der Einnahme? Ich denke immer wieder, ich kann das Ganze auch aus eigener Kraft irgendwann hinter mich bringen, bis ich mich dann mal wieder dabei erwische, wie ich auf der Couch liege und mir einfach der Antrieb fehlt (...). Wenn die Antidepressiva mir genau diesen Antrieb verleihen würden, glaube ich, dass es mir bald besser gehen könnte (...). Was meint ihr?

Saturnina	(…) Was aber geblieben ist, sind die Tage und Wochen, an denen ich mich überhaupt nicht konzentrieren kann, an denen ich grüble und fast nichts schaffe, an denen ich mich auch nicht aufrappeln kann, etwas zu beginnen. Ich frage mich nun, ob ich das mit Medikamenten in den Griff bekommen kann, wie sie wirken oder ob ich es auch ohne schaffe. Kann mir da jemand weiterhelfen? In vielen Beiträgen ist mir hier auch aufgefallen, dass viele Medikamente (Antidepressiva?) nehmen, ohne vorher eine Therapie gemacht zu haben. Werden einem so schnell Antidepressiva verschrieben?

Antigone	Ich besuche jetzt das erste Mal dieses Forum, weil ich mich seit längerem mit der Frage herumschlage, ob ich Medikamente gegen meine Depression einnehmen soll oder nicht. Seit 1998 mache ich Psychotherapie, wo ich manchmal auch ein halbes Jahr nicht hinging, weil es mir da ganz gut ging. Über die Jahre hinweg kann ich sagen, dass mehrere Monate im Jahr von der Depression beschlagnahmt sind. Ich wehre mich deswegen so gegen Medikamente, weil ich mehrere Negativbeispiele in meinem näheren Umfeld erlebe. Zum anderen stellt sich für mich die Frage, warum die Depression immer wieder auch ohne Medikamente weggeht, wo kommt da plötzlich das benötigte Serotonin wieder her? Ich hänge auch irgendwie an dem Glauben, dass ich es auch ohne schaffen kann, und gerade nach meinem letzten Schub war ich so froh, dass ich wusste, ich habe es aus eigener Kraft geschafft. Mir ging es da wahnsinnig gut, die ganze Unruhe war weg, ich konnte mich voll und ganz auf das Jetzt einlassen. Ich hatte das Gefühl, dass ich das erste Mal in meinem Leben wirklich lebte und nicht nur funktionierte. Doch jetzt schlage ich mich seit ein paar Monaten wieder mit Depressionen herum. Auf jeden Fall beschäftigt mich die Frage der Medikamente seit letztem Jahr. Und gestern habe ich mir von meinem Psychiater [Citalopram] verschreiben lassen. Jetzt habe ich die Schachtel zu Hause und bin mir immer noch nicht schlüssig, was ich machen soll. Hinzu kommt, dass ich zu diesem Arzt eigentlich kein rechtes Vertrauen habe (…). Es würde mich sehr freuen, wenn mir jemand von seinen Erfahrungen bezüglich des Für und Wider von Medikamenten berichten würde.

Positive und Mut machende Antworten von anderen Teilnehmern können die diesbezüglichen Bedenken und Ängste mancher Erkrankter lindern und unterstützen ihn somit in einer wichtigen Etappe bei der Bewältigung seines Leidens.

2

Richmond	Antidepressiva können in der Tat die depressiven Verstimmungen verschwinden lassen oder – bei schweren Depressionen – sie doch wenigstens deutlich verringern, jedenfalls bei einem Großteil der depressiv Erkrankten. An den URSACHEN der Depression, soweit diese nicht ausschließlich im biochemisch/genetischen Bereich liegen, also an den Auslösern selbst (ob das nun frühkindliche Traumata, aktuelle belastende Ereignisse, einschneidende Erlebnisse oder auch eine Kombination daraus sind) können Antidepressiva natürlich nichts ändern, da hilft dann nur eine Psychotherapie. (…)

Y. Weber	(…) Ich kann natürlich nur von meinen Erfahrungen mit einem Antidepressivum berichten, mir ging es richtig gut damit. Ich hatte keine Nebenwirkungen, für mich gab es eigentlich nichts, was dagegen sprach. Klar mag das Gefühl, dass man es auch ohne schaffen kann, für manche Menschen ganz positiv sein, ich habe so nie gedacht und denke auch jetzt nicht so, mir ist das eigentlich relativ egal. (...)

Odysseus	Ich kenne deine Bedenken nur zu gut noch von mir selbst, und kann dir nur sagen, dass deine Befürchtungen unnötig sind. Die Nebenwirkungen vergehen, soweit sie da sind, und sind meist leicht zu ertragen. Die meisten Antidepressiva sind wirksam, und meiner Meinung nach kannst du doch deinem Arzt vertrauen, er wird schon wissen, warum er dir das [Citalopram] in welcher Dosis verschrieben hat. Ich finde, man kann dabei nur gewinnen. Also, nur Mut, und hab Vertrauen zu deinem Arzt!

2.4.4 Der Beginn der medikamentösen Therapie

Die wichtigste Information, die der Patient beim Beginn der Einnahme seines Antidepressivums kennen sollte, ist die Tatsache, dass die **antidepressive** Wirkung des Medikamentes erst nach einiger Zeit, in der Regel nach zwei bis vier Wochen, einsetzt. Die jeweiligen **Nebenwirkungen** (▶ Abschn. 2.4.5) können allerdings bereits nach der ersten Einnahme auftreten. Diese zeitliche Diskrepanz entmutigt so manchen Patienten, vor allem wenn sein Behandler ihn davon nicht im Voraus in Kenntnis gesetzt hat. Hinzu kommt, dass einige Nebenwirkungen als besonders unangenehm und einschränkend empfunden werden. So kommt es leider immer wieder vor, dass der Patient eigenmächtig mit der Einnahme des Antidepressivums wieder aufhört und sich somit einer echten Chance beraubt, seine Depression in den Griff zu bekommen. Im schlimmsten Fall traut er sich auch nicht, wegen dieser aufgetretenen Probleme mit seinem Arzt Rücksprache zu halten und mit ihm die weitere Behandlungsstrategie zu klären. Soweit muss es nicht kommen. Das Wissen darüber, dass die meisten dieser anfänglichen Nebenwirkungen wieder nachlassen, sollte dem Patienten so viel Zuversicht vermitteln, dass er diese etwas schwierigere Phase aushalten kann.

Kontrabass	Ich nehme seit circa drei Monaten [Mirtazapin] und hatte am Anfang große Nebenwirkungen. Zwischenzeitlich sind diese fast verschwunden und ich kann wieder schlafen (eher noch zu viel). Ich möchte jeden ermutigen, die ersten Wochen durchzuhalten, bis die antidepressive Wirkung sich zeigt und NICHT der Nebenwirkungen wegen verfrüht die Medikamente abzusetzen. Ich habe früher immer alle medikamentösen Behandlungen zu früh abgebrochen, das ist mir heute klar.

Königstein	(…) Eine erste Wirkung zeigte sich bereits nach ungefähr zehn Tagen. Es war eine echte Erleichterung, endlich wieder einen Antrieb zu spüren und aus dem Tief herauszukommen. Es ging mir nicht Schlag auf Schlag besser, aber es war ein Anfang. Bei mir ist es jetzt z. B. so, dass ich mich seit langem wieder dazu aufraffen kann, früh aufzustehen und nicht den ganzen Tag lethargisch bei abgedunkeltem Zimmer im Bett zu liegen. Mittlerweile ist auch das Gedankenkarussell im Kopf schon weniger geworden. Und ich fühle mich insgesamt einfach ausgeglichener. Alles in allem muss man wohl in jedem Fall Geduld mitbringen und das Handtuch nicht gleich hinwerfen, wenn die erwünschte Wirkung zu Beginn noch nicht zu spüren ist.

Um die Nebenwirkungsrate des Antidepressivums so gering wie möglich zu halten, empfiehlt sich in den meisten Fällen ein sog. »Einschleichen« der einzunehmenden Menge. Man erhöht die Dosis langsam über mehrere Tage, je nachdem sogar über ein paar Wochen, bis man die empfohlene Tagesmenge erreicht hat. Viele Nebenwirkungen der Antidepressiva verringern sich nach einiger Zeit, sodass auch aus diesem Grund ein langsames Hochdosieren in aller Regel Sinn macht.

Knigge	(…) Schleiche das Antidepressivum ganz langsam ein. Beginne mit einem Bruchteil der Dosis, z. B. eine Viertel Tablette, ein scharfes Schälmesser tut da gute Dienste. Behalte diese Dosis während drei bis vier Tagen bei und steigere die Dosis auf eine halbe Tablette, wieder drei bis vier Tage beibehalten, dann auf drei Viertel Tablette steigern usw. bis zur vollen Dosis. So kannst du die Anfangsnebenwirkungen gering halten und bleibst arbeitsfähig.

Das folgende Beispiel zeigt, wie ein solches Einschleichen in der Praxis gehandhabt werden kann und verdeutlicht gleichzeitig den Sinn dieser Vorgehensweise.

Babel	Kleiner Zwischenbericht: Habe mich nach einer Woche mit 7,5 mg jetzt an 15 mg [Mirtazapin] gewagt. Innerhalb der sieben Tage hat die Müdigkeit bzw. Sedierung nachgelassen, ist aber noch nicht ganz verschwunden. Durch die Dosissteigerung hat sie sich allerdings auch nicht verschlimmert. Ich fühle mich tatsächlich schon ein bisschen besser, was wohl daran liegt, dass durch die Müdigkeit einfach ein gewisses »Egal«-Gefühl vorhanden ist. So soll es auf Dauer nicht bleiben, aber nach allem, was ich bisher gehört habe, bin ich zuversichtlich, dass es mit der Zeit verschwindet.

2

2.4.5 Nebenwirkungen der Medikamente

Antidepressiva können wie alle Arzneimittel auch unerwünschte Effekte hervorrufen. Diese sog. Nebenwirkungen treten oft zu Beginn der Behandlung auf, lassen aber, wie bereits erwähnt, meistens im Lauf der Zeit nach oder verschwinden sogar ganz. Es ist allerdings nicht vorhersehbar, welcher Patient unter dieser oder jener Nebenwirkung leiden wird und welcher nicht. Es gibt Patienten, die kommen problemlos mit dem ersten ihnen verschriebenen Antidepressivum zurecht. Das Medikament entfaltet seine optimale depressionslindernde Wirkung und diese Patienten bemerken kaum irgendeine andere unerwünschte Folge der Einnahme. Andere Patienten leiden hauptsächlich in den ersten Wochen der Einnahme unter lästigen Effekten des Medikamentes, die dann aber mit der Zeit nachlassen.

Wiederum andere Patienten müssen derart massive Einschränkungen durch die Medikamenteneinnahme hinnehmen, dass sie kaum bereit sind, diese weiterhin ertragen zu müssen, umso mehr es sich bei Antidepressiva ja um Medikamente handelt, die der Kranke über einen längeren Zeitraum einnehmen soll. Jeder Patient wünscht sich ein Medikament, welches er ohne größere Verringerung seiner Lebensqualität über längere Zeit hinweg einnehmen kann. Es ist natürlich auch individuell verschieden, wann die Grenze der Belastbarkeit erreicht ist: Was sich für den einen Patienten noch im Rahmen des Erträglichen bewegt, kann für einen anderen bereits unzumutbar sein. Hier sollte der Kranke nicht zögern, regelmäßig mit seinem behandelnden Arzt über diese Problematik Rücksprache zu halten.

Einzelheiten über die häufigsten unerwünschten Wirkungen der jeweiligen Antidepressiva haben wir im ▶ Abschn. 2.4.2 beschrieben. Wir wollen an dieser Stelle anhand mehrerer Beispiele über einige vom Patienten als sehr belastend empfundene Beeinträchtigungen berichten, die auf die Einnahme eines Antidepressivums zurückzuführen sind. Diese Nebenwirkungen können punktuell einen einzelnen, organischen Bereich betreffen, der Depressive kann sich aber auch in seinem gesamten, alltäglichen Leben eingeschränkt fühlen.

| Montezuma | An sich helfen mir die neuen Antidepressiva (SSRI) ganz gut, wären da nicht die Nebenwirkungen. Bei Einnahme von nur 10 mg [Citalopram] ist mir ständig übel und mein Magen produziert zu viel Magensäure. Bei [Sertralin] ist mir auch andauernd übel, hinzu kommen noch Kopfschmerzen. Da mir die SSRI aber psychisch gut helfen, möchte ich mich erkundigen, ob jemand die gleichen Erfahrungen gemacht hat, wenn ja, was kann ich tun? Gibt es vielleicht ein SSRI, das nicht so starke Übelkeit verursacht? |

| Eriwan | Seit circa drei Monaten nehme ich nun [Citalopram] und leide ziemlich unter den Nebenwirkungen. Zunächst habe ich das Medikament morgens genommen und war den ganzen Tag müde, habe auf dem Bett gelegen, zwischendurch geschlafen und war apathisch und teilnahmslos, weiß nicht recht, wie ich es besser erklären soll. Daraufhin habe ich das Medikament immer abends genommen und bin nun tagsüber etwas fitter, aber ich komme nach wie |

vor morgens nicht aus dem Bett und kann mich auch nicht zum Joggen etc. aufraffen. Außerdem gähne ich häufig und schwitze bei kleinster Anstrengung.

Im Grunde ist die Depression noch nicht wirklich weg, und ich müsste im Prinzip die Dosis erhöhen, möchte das aber aufgrund der Nebenwirkungen nicht.

Hat jemand ähnliche Erfahrungen gemacht, insbesondere mit der Müdigkeit und Teilnahmslosigkeit, und weiß einen guten Rat, was ich tun/verändern könnte?

Mitgefühl

Mir fällt es schwer, die Nebenwirkungen nicht in den Vordergrund zu stellen, da sie mir gerade starke Probleme bereiten.

Ich hatte mit [Imipramin] Schwindel und Gleichgewichtsprobleme, das waren aber Nebenwirkungen, mit denen ich leben konnte. Die waren da, die waren nicht schön, aber der positive Effekt des Antidepressivums überwog deutlich.

Nun spüre ich jetzt aber gar keinen positiven Effekt mehr von den Antidepressiva, außer dass ich abends, wenn ich mein [Mirtazapin] genommen habe, schlagartig müde werde. Der negative Effekt überwiegt einfach. Die Nebenwirkungen können sein, was sie wollen, aber sobald sie die Psyche betreffen, verfehlt meiner Ansicht nach das Medikament seinen Zweck.

Mir ist schon bewusst, dass es bei einer Behandlung erstmal mieser wird, bevor es dann bergauf geht. Aber das überschreitet halt gerade meine Belastungsgrenze. (…)

Reporter

Die Müdigkeit macht mir immer noch sehr zu schaffen. Anfangs dachte ich, das sei auch noch eine Folge der Depression. Ich trinke schon stündlich eine Tasse Kaffee (früher reichte eine Tasse zum Aufstehen) und habe trotzdem das Gefühl, dass ich zu jeder Tageszeit sofort einschlafen könnte. Besonders bei Autofahrten merke ich das, ich würde mir deshalb auch keinesfalls eine längere monotone Autobahnfahrt zutrauen, aus Angst, am Steuer einzuschlafen. Das ist wirklich nicht besonders toll. Ich kann auch nicht viel unternehmen mit anderen, weil ich einfach so schnell müde werde. Und wenn ich [Mirtazapin] abends zu spät nehme, komme ich morgens nicht aus dem Bett, also sind die Abende auch um 20 Uhr zu Ende. Das macht mir schon sehr zu schaffen. (…)

Russell

Ich habe ein unangenehmes Problem: Seit etwa 4 Monaten bekomme ich einen »selektiven Serotoninwiederaufnahmehemmer«, welchen ich sofort und mit gutem Erfolg vertragen habe. Eigentlich gibt es nichts daran zu bemängeln, und ich habe sonst auch keine Nebenwirkungen, bis auf die eine. In der Zeit der Einnahme habe ich einen totalen Libidoverlust erlitten. Ich bin sowas von »tot« und fühle mich dadurch nur noch wie ein halber Mensch. Mein Mann ist sehr liebevoll und sehr bemüht, aber wenn ich das Medikament über längere Zeit einnehmen möchte (ich stehe auch voll dahinter, denn vorher war es für mich die Hölle), dann ist das doch sehr belastend. Mein Neurologe hat mir gesagt, dass dies eine Nebenwirkung ist. So etwas habe ich auch schon mal gehört – unabhängig vom Präparat. (…)

Das folgende Beispiel verdeutlicht, wie eine bestimmte unerwünschte Wirkung eines Medikamentes manchen depressiven Kranken zusätzlich sehr belasten kann. Es geht an dieser Stelle um eine hohe Gewichtszunahme, die wohl vor allem subjektiv erlebt wird, die aber nichtsdestotrotz dem Betroffenen große Probleme bereitet. Auch wenn dieser sich verzweifelt mit Diäten und allen möglichen anderen Gegenmaßnahmen dagegen zu wehren sucht, so kann diese Zunahme größere Ausmaße annehmen und die psychische Stabilität des Patienten erheblich beeinträchtigen. Eine solche Entwicklung kann sehr problematisch für den Depressiven werden, da sich dadurch sein Selbstbewusstsein erneut verringert und diese Frustration durchaus einen weiteren depressiven Schub nach sich ziehen kann. Zahlreiche Beiträge belegen, dass eine manchmal doch hohe Gewichtszunahme für jene Betroffenen eine weitere, nur schlecht zu bewältigende Schwierigkeit darstellen.

Springpferdchen	Zum Thema Gewichtszunahme kann ich euch viel erzählen. Ich leide schon seit meiner Kindheit an starken Depressionen, mit [Venlafaxin] habe ich 1998 begonnen. Irgendwann ging es mir besser, und mein Arzt riet dann zum Absetzen des Medikamentes. 2000 bekam ich erneut schwere Depressionen und nahm dann ein halbes Jahr [Sertralin] morgens und [Mirtazapin] abends. Das Ergebnis waren 25 Kilo plus. Später verschrieb mir der Arzt [Amitriptylin]. Das Resultat: in einem Jahr weitere 15 Kilo drauf! Seit Mitte 2002 nehme ich jetzt [Fluoxetin] morgens und [Trimipramin] abends. Ich habe starke Schlafstörungen und auch Panikattacken, deshalb das sedierende Antidepressivum. Seitdem habe ich eigentlich nicht mehr zu-, aber auch nicht abgenommen. Und das, obwohl man unter [Fluoxetin] eher abnimmt. Jetzt bin ich total frustriert, ich wiege fast 100 Kilo bei einer Größe von 1,65. Wer hat ähnliche Erfahrungen gemacht? Wie bekommt man denn die Kilos wieder herunter? Ich weiß nicht – viele sagen: lieber dick als depressiv – aber meine Erfahrung ist: dick macht noch depressiver!!

Geißbock	Ich nehme ja [Mirtazapin] nun seit sechs Wochen, erst seit zwei Wochen in normaler Dosierung und habe schon sechs Kilo zugenommen. Ich wüsste nur gerne mal, ob das so weitergeht. Gehört dieser Heißhunger (ich merke auch einfach kein Sättigungsgefühl, zu keiner Zeit, und könnte pausenlos essen) zu den Nebenwirkungen, die nach einiger Zeit verschwinden, oder bleibt das? Ich bin nicht so fixiert auf mein Gewicht, aber mir selbst geht dieser dauernde Heißhunger auf die Nerven, ich komme mir vor wie esssüchtig, furchtbar ist das, kann auch nur noch an Essen denken. Das ist auch nicht besser als die depressiven Gedanken, die ich kenne. (…)

Judith K.	Ich habe leider mit [Mirtazapin] die Erfahrung gemacht, dass jede Diät zwecklos war, das heißt, eigentlich musste ich immer strengstens Diät machen, nur um nicht zuzunehmen, von Abnehmen konnte da gar keine Rede sein. Jetzt mache ich ohne Medikamente die Erfahrung, dass ich wieder normal essen kann, sogar Süßigkeiten in Maßen sind okay und das Gewicht geht eher nach unten. Es fühlt sich gut an, wenn man nicht mehr bei jedem Bissen, den man isst, ein schlechtes Gewissen haben muss. Leider weiß ich noch nicht, ob ich es ohne Medikamente schaffen werde, die Depression in den Griff zu bekommen. Ich traue mich jetzt einfach nicht mehr, ein anderes Medikament auszuprobieren, möchte nicht wieder zunehmen. Da wird man ja erst recht depressiv, wenn man trotzdem immer mehr Gewicht auf die Waage bringt, obwohl man kaum etwas isst.

In jedem Fall ist es wichtig, dass der Patient das Medikament aufgrund von unerwünschten Nebenwirkungen nicht eigenmächtig absetzt oder niedriger dosiert. Er sollte unbedingt mit seinem behandelnden Arzt über diese Nebenwirkungen sprechen.

Leider kann es auch vorkommen, dass Patienten beim Schildern der Nebenwirkungen bei ihrem Arzt auf mehr oder weniger taube Ohren stoßen, dass der Behandler diese Beschwerden nicht ernst nimmt und sie eventuell mit einem simplen »Da müssen Sie nun mal durch« vom Tisch fegt. Dass darunter die Compliance des Patienten, d. h., die Bereitschaft, sein Medikament zuverlässig einzunehmen, sehr leiden kann, scheint nur verständlich.

An dieser Stelle wollen wir nur kurz auf eine Möglichkeit eingehen, die betroffenen Patienten Hinweise geben könnte, weshalb sie eventuell so ausgeprägt unter Nebenwirkungen von Antidepressiva leiden. Die meisten Medikamente werden im menschlichen Organismus in der Leber abgebaut, und zwar durch sog. Enzyme (bestimmte Proteine), die die Verstoffwechslung von Fremdstoffen, wie z. B. Medikamenten steuern. Aufgrund genetischer Unterschiede ist die Aktivität dieser Enzyme nicht bei jedem Menschen identisch. Bei einigen Menschen ist diese Enzymtätigkeit um ein Vielfaches reduziert, sodass im Einzelfall das Medikament bedeutend langsamer abgebaut wird und somit im menschlichen Körper kumuliert. Dieses Phänomen führt dann natürlich zu teilweise drastischen Nebenwirkungen, die auch nicht mit der Zeit nachlassen. Eine Dosisverringerung könnte in diesen Fällen zu einer bedeutend besseren Verträglichkeit und somit auch zu einer wirksameren Hilfe führen.

| Frau Müller | (…) Ich habe viele Antidepressiva nicht vertragen, und als ich beim [Mirtazapin] nach einigen Tagen mit sich steigernden Nebenwirkungen sogar wahnähnliche Wahrnehmungen bekam, habe ich die Arzthotline meiner Krankenkasse angerufen (es war Wochenende), und der Arzt riet mir, das Medikament abzusetzen, weil ich es evtl. nicht richtig verstoffwechseln würde. Mein damaliger Psychiater sagte dazu leider gar nichts, aber als ich dann auf ein bestimmtes Buch mit Hinweisen zu dieser Problematik stieß, wurde mir klar, was der Arzt von der Hotline gemeint hatte. Und siehe da, mit der sehr niedrigen Dosierung [Trimipramin], die ich jetzt ab und zu zur Beruhigung nehme, komme ich gut und ohne Nebenwirkungen hin. |
| | (…) Noch ärgerlicher finde ich aber, wenn auch Ärzte auf dieses Problem nicht aufmerksam machen. Wie gesagt, mein Psychiater hat gar nichts dazu gesagt, dass die Nebenwirkungen beim [Mirtazapin] mit jeder Einnahme schlimmer wurden, und bei den vorhergehenden »Versuchen« mit unterschiedlichen Antidepressiva hat er mir Hypochondrie unterstellt und gemeint, ich solle nicht so ängstlich sein, am besten keine Beipackzettel lesen, ihm vertrauen und das Medikament höher dosieren (ich habe stattdessen den Arzt gewechselt …). Bei meinem stationären Aufenthalt dagegen habe ich, nachdem ich von meinen vorherigen Erfahrungen mit Antidepressiva berichtet hatte, trotz schwerer Depression gar keine Medikamente erhalten, mit der lapidaren Begründung: »Es gibt eine Gruppe von Patienten, die verträgt keine Antidepressiva, und wir nehmen an, Sie gehören dazu.« Mein jetziger Psychiater nimmt meine Aussagen ernst, ist fachlich fit und klärt vernünftig auf. Das sollte doch eigentlich selbstverständlich sein. |

Es wäre wünschenswert, wenn der Kranke es schaffen würde, immer wieder mit seinem Arzt über die Problematik der unerwünschten Nebenwirkungen der Medikamente zu sprechen. Denn hören die Nebenwirkungen nicht von selbst auf, gibt es auch die Möglichkeit, sie über eine Veränderung der Dosis des Medikamentes zu verringern. Ebenso kann der Arzt unter Umständen ein anderes Präparat verordnen, welches bei der gleichen Wirksamkeit gegen die Depression nicht diese oder nur eine schwächere Form dieser Nebenwirkungen verursacht. Nebenwirkungen sind kein unabwend-

2

bares Los, welches einfach hingenommen werden muss. Es gibt heutzutage eine solche Fülle verschiedener Antidepressiva auf dem Markt, dass kein Patient befürchten muss, kein für ihn geeignetes Medikament zu finden.

2.4.6 Was tun, wenn das Medikament die Erwartungen nicht erfüllt?

Bei rund zwei Dritteln der mit Antidepressiva behandelten Patienten schlägt das erste verschriebene Medikament an. Jeder Arzt kennt aber auch Patienten, bei denen dieses Präparat nicht die volle, gewünschte Wirkung entfaltet. Man muss auch bedenken, dass die Erwartungshaltung der meisten Patienten an das Medikament sehr hoch ist. Der Kranke kann und will seinen Zustand ja nicht länger hinnehmen. Vielleicht hat er sich erst nach längerem innerem Kampf dazu entschieden, Psychopharmaka einzunehmen und hat so manche Vorbehalte dagegen aufgegeben. Nun will er endlich den »Lohn« seiner Bemühungen erhalten. Geht es ihm nach einigen Wochen nicht entscheidend besser, droht eine nächste Krise, da seine Erwartungen, die er an das Medikament gestellt hat, sich nicht oder nur ungenügend erfüllt haben. Im schlimmsten Fall kann er in eine totale Hoffnungslosigkeit zurückfallen nach dem Motto »mir ist nun überhaupt nicht mehr zu helfen, selbst Medikamente lindern meine Depressionen nicht«. Eine solche Entwicklung ist fatal, umso mehr, weil sie unnötig ist. Denn es gibt durchaus Mittel und Wege, aus einer solchen auf den ersten Blick aussichtslosen Situation herauszufinden.

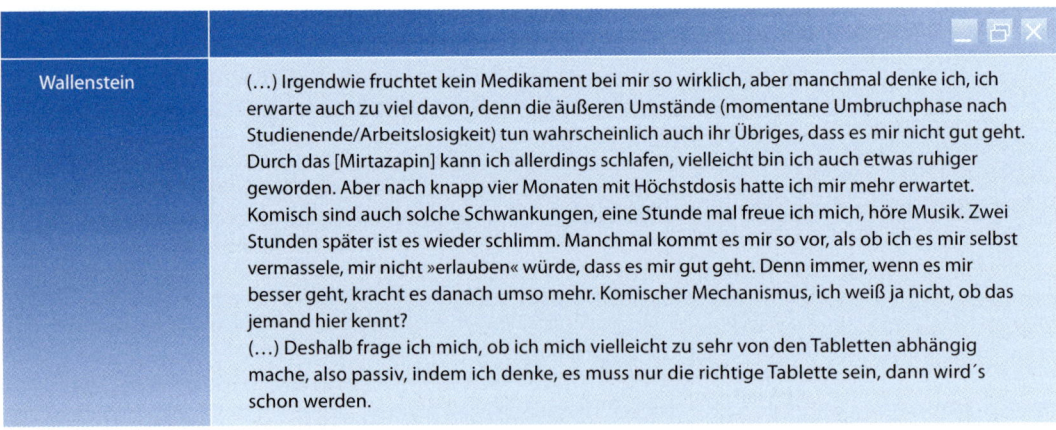

| Wallenstein | (…) Irgendwie fruchtet kein Medikament bei mir so wirklich, aber manchmal denke ich, ich erwarte auch zu viel davon, denn die äußeren Umstände (momentane Umbruchphase nach Studienende/Arbeitslosigkeit) tun wahrscheinlich auch ihr Übriges, dass es mir nicht gut geht. Durch das [Mirtazapin] kann ich allerdings schlafen, vielleicht bin ich auch etwas ruhiger geworden. Aber nach knapp vier Monaten mit Höchstdosis hatte ich mir mehr erwartet. Komisch sind auch solche Schwankungen, eine Stunde mal freue ich mich, höre Musik. Zwei Stunden später ist es wieder schlimm. Manchmal kommt es mir so vor, als ob ich es mir selbst vermassele, mir nicht »erlauben« würde, dass es mir gut geht. Denn immer, wenn es mir besser geht, kracht es danach umso mehr. Komischer Mechanismus, ich weiß ja nicht, ob das jemand hier kennt?
 (…) Deshalb frage ich mich, ob ich mich vielleicht zu sehr von den Tabletten abhängig mache, also passiv, indem ich denke, es muss nur die richtige Tablette sein, dann wird´s schon werden. |

Auch hier kann das Forum wieder Unterstützung bieten, indem es dem Kranken erlaubt, zu erkennen, dass er kein hoffnungsloser Fall ist, sondern dass es noch viele weitere Möglichkeiten gibt, seine Depressionen mit Hilfe einer geeigneten Medikation zu behandeln. Der Betroffene braucht in dieser Phase seiner Erkrankung viel Geduld, vor allem darf er die Hoffnung nicht verlieren. Er sollte den Kontakt zu seinem Arzt unbedingt halten und ihm von den negativen Erfahrungen berichten, die er bisher gemacht hat.

Matthäus	Diese Gedanken kenne ich nur zu gut. Für mich weiß ich immer: So lange DIESE Gedanken noch da sind, wirkt das Medikament noch nicht richtig. Damit meine ich diese Schwankungen und das damit verbundene Grübeln, ob man nicht doch selbst schuld sei. (…)
	Ich kenne Gott sei Dank auch das Gefühl, dass es mir konstant gut geht, mit den normalen Schwankungen natürlich: Beim Tod meiner Großmutter war ich damals trotzdem traurig, aber es war eben nicht diese sinnlose Traurigkeit, und sie ist auch nach ein paar Wochen wieder verschwunden.
	(…) Vielleicht kann dir noch etwas anderes helfen. Vielleicht bist du aber einfach auch noch nicht bei der optimalen Dosis des richtigen Medikamentes angekommen!

Dabei muss unterschieden werden zwischen den Fällen, in denen sich eine gewisse, aber insgesamt ungenügende Wirksamkeit einstellt und anderen Fällen, bei denen die Nebenwirkungen so im Vordergrund stehen, dass eine Weitereinnahme für den Patienten unmöglich erscheint oder bei denen gar keine Verbesserung des Zustandes eintritt.

Dosiserhöhung des Antidepressivums

Manche Patienten berichten, dass ihnen das Antidepressivum durchaus eine gewisse Hilfe gebracht hat, aber dass sie ziemlich weit davon entfernt sind, sich nachhaltig besser zu fühlen. Auch wenn man weiß, dass die Besserung häufig wellenförmig verläuft, kann eine Dosiserhöhung doch eine entscheidende Verbesserung des Gesamtzustandes für den Patienten bewirken. Einige Patienten haben genau hiervon profitieren können.

Sutherland	Ich habe eine Frage zu [Sertralin]: Ich nehme das Medikament jetzt seit etwa acht Wochen in einer Dosierung von 50 mg. Ich verspüre zwar eine Besserung, habe aber immer noch das Gefühl, das kann jederzeit wieder kippen, d. h., die Depression lässt nach, aber ich fühle mich noch nicht richtig stabil und an manchen Tagen immer noch ziemlich antriebsschwach und leicht ermüdbar. Ich weiß nicht, ob es besser ist, die Dosis auf 100 mg zu erhöhen, oder ob ich einfach noch etwas mehr Geduld aufbringen muss, bis die Wirkung sich voll entfaltet hat. Wie sind eure Erfahrungen, sollte ich eher noch abwarten oder die Dosis erhöhen?

Mozart	(…) Bei mir war auch deutlich, dass [Sertralin] an sich das richtige Medikament ist, aber 50 mg waren viel zu wenig, 100 mg halfen spürbar besser, und erst 150 mg versetzten mich in die Lage, mit Krisen einigermaßen umzugehen (es gibt sie trotzdem), während vorher die Abstürze ohne jeden Anlass kamen und nicht wieder gingen. Bei 200 mg wurde ich fahrig und zappelig. (…)

Casablanca	Ich kann dir meine eigene Erfahrung wiedergeben, die mit deiner genau übereinstimmt. Einer Dosiserhöhung von [Venlafaxin] folgte eine ziemlich schnelle Besserung über Tage, dann ging es wieder bergab mit der Stimmung usw. usw. usw. Nun bin ich nochmals bis auf 300 mg weitergegangen (auf Anraten meines Arztes). Und damit klappt es eigentlich jetzt ziemlich gut, um nicht zu sagen, ganz gut.

Die Nebenwirkungen waren auch wie deine ziemlich heftig, ließen aber auch wieder nach. Ich muss sogar sagen, dass ich eigentlich jetzt gar keine mehr spüre.

Als ich auf 300 mg gehen sollte, habe ich erst mal gezögert, weil mir das sehr hoch vorkam, doch ich war schnell entschlossen, es dennoch zu versuchen, weil es mir wirklich nicht gut ging, weil das Antidepressivum ja aber anzusprechen schien, und weil ich keine besonderen Berührungsängste mit Medikamenten habe. Und da mein Arzt mich gut kennt und richtig einschätzt, hat er mich dann auch von der Richtigkeit dieses Versuches überzeugen können. Und wie gesagt, das war für mich der ENTSCHEIDENDE Schritt. Wir hatten nun vereinbart, dass ich ziemlich schnell wieder herunterdosieren würde, falls die Nebenwirkungen zu stark würden. Aber das wurde nicht nötig. Ich bin jetzt optimal eingestellt, denke ich, und ändere die nächsten Monate ganz sicher nichts an meinen Medikamenten.

Für mich war und ist noch immer mein Vertrauen in meinen Arzt unabdingbar. Würde es das nicht geben, hätte ich mich auf dieses »Experiment« niemals einlassen können. (…)

Wechsel zu einem anderen Antidepressivum

Ist die Strategie der Dosiserhöhung ausgereizt, kann der Arzt ein anderes Antidepressivum an Stelle des ersten Medikamentes verschreiben. Oft wählt der Arzt nun ein Medikament aus einer anderen Substanzklasse aus. Dieser Wechsel ist aber nicht zwingend erforderlich: Es gibt auch Patienten, bei denen ein anderes Präparat derselben Klasse die gewünschte Wirkung bringt, obwohl das erstverschriebene nicht geholfen hat. Prinzipiell soll das erste Medikament über einige Tage abgesetzt werden, bevor mit der Einnahme des neuen Präparates begonnen wird. Es wird aber auch manchmal »hart« gewechselt, vor allem in Kliniken, also im stationären Bereich. Im Einzelfall kann der Patient dies als ziemlich heftig erleben. Allerdings kann man im geschützten Rahmen der Klinik dieses Risiko leichter eingehen, da man dem Patienten schnell Unterstützung zukommen lassen kann, sollte jener eben doch größere Probleme bei diesem harten Wechsel bekommen. Auch kann eine zeitlich überlappende Umstellung durch den Schweregrad der Depression angezeigt sein, damit keine weitere Zeit verloren geht.

Der Patient sollte sich in dieser Phase nicht scheuen, seinem Arzt deutlich zu machen, dass es ihm noch immer nicht entscheidend besser geht und sollte ihn ruhig auf eventuelle medikamentöse Alternativen ansprechen.

Farfalla	Ich nehme seit zwei Monaten [Mirtazapin]. Ich kann ehrlich gesagt keine große Wirkung feststellen (vielleicht eine ganz geringe). Ich werde davon immer noch sehr müde, sodass ich oft den ganzen Tag müde bin, mich auf nichts konzentrieren kann, morgens nicht aus dem Bett komme und meine Arbeit wegen Antriebslosigkeit und Konzentrationsunfähigkeit kaum bewältigen kann. Jetzt habe ich nächste Woche wieder einen Termin beim Psychiater und würde das Medikament gerne wechseln gegen eines, das mir endlich hilft. (…)

Liviana	Es ist richtig, dass in vielen Fällen nach vier bis sechs Wochen eine deutliche Wirkung zu verspüren ist, aber das muss nicht immer so sein. Leider kann das auch erheblich länger dauern. Es kann auch sein, dass dieses spezielle Antidepressivum gar nicht bei dir anschlägt. Auch das wäre nicht ungewöhnlich, manchmal muss man erst mehrere Medikamente austesten, bevor man das richtige gefunden hat.

Wenn du unsicher bist, solltest du auf jeden Fall mit deinem Arzt sprechen. Denn nur, wenn er die entsprechenden Rückmeldungen bekommt, kann er gegebenenfalls eine Änderung bei der Medikation durchführen bzw. eine Begründung abgeben, warum er denkt, dass es richtig ist, unverändert weiter zu machen.

Erlkönigin

Bei mir wurde eine Depression diagnostiziert und ich bekam dafür [Citalopram] von meinem Neurologen verordnet. Ich hatte davon mit ausgeprägten Nebenwirkungen zu kämpfen (Unruhe, Zittern, Schlaflosigkeit, Appetitlosigkeit, Übelkeit, Potenzstörungen etc.). Eine spürbare Besserung trat darunter nicht auf. Nach circa drei Wochen hatte ich einen Kontrolltermin bei meinem Neurologen. Als ich ihm dies alles schilderte, meinte er, man müsste mich auf ein anderes Medikament umstellen. Ich bekam [Imipramin] verordnet. Nach wenigen Tagen stellte sich bei mir eine deutliche Besserung ein. Ich wurde wieder ruhiger, konnte nachts auch mit kurzen Unterbrechungen wieder schlafen. (…)

Aristoteles

Meine Erfahrungen mit [Mirtazapin] sind folgende: Ich nehme 15 mg seit Anfang des Jahres und habe zu Beginn keine Nacht mehr geschlafen, bin vor lauter Übermüdung höchstens mal für 30 Minuten eingenickt. Nach etwa vier Tagen wurde es besser und nach circa 14 Tagen wurde es sehr viel besser. Nach einem Monat habe ich mich selbst kaum wiedererkannt. Es ging mir um vieles besser als vorher, ich habe mich in meine Arbeit gestürzt, hatte auf einmal Pläne und habe mich auf den Sommer gefreut. Vor [Mirtazapin] habe ich [Fluoxetin] und [Trimipramin] genommen. [Trimipramin] hatte eine gewisse antidepressive Wirkung (im Nachhinein nicht zu vergleichen mit [Mirtazapin]), aber ich habe unter starker Tagesmüdigkeit gelitten. Jahrelang hatte ich mich damit abgequält.
Ich habe unter [Mirtazapin] auch wieder eine depressive Phase gehabt, allerdings bei weitem nicht so stark, wie ich sie zuvor kannte, und sie klang auch relativ bald wieder ab.

Es gibt auch Patienten, die mehrere Behandlungsanläufe vornehmen müssen, bevor sie das für sie am besten geeignete Antidepressivum gefunden haben. Dies kann manchmal eine schier unerträgliche Geduldsprobe für sie bedeuten, in der sie sehr viel Mut machende Unterstützung durch ihr Umfeld brauchen. In einer solchen Situation droht der Kranke, zunehmend jeden Rest von Hoffnung zu verlieren, und es ist für ihn sehr erleichternd zu erfahren, dass es auch schon anderen Betroffenen so ergangen ist und dass diese am Ende trotzdem eine für sie passende und hilfreiche Medikation gefunden haben.

Aranjuez

Ich habe die letzte Nacht durchgemacht, mit der Hoffnung, mein Beschwerdebild durch diese »Wachtherapie« etwas zu lindern. Stattdessen bin ich total kaputt und fühle mich jetzt depressiver denn je. Trotz [Citalopram] und nun auch trotz [Venlafaxin] ist es zu Rückfällen gekommen und die Medikamente haben mir kaum geholfen. Auch regelmäßiges Joggen hat mir nicht geholfen. Deswegen fürchte ich, wovor ich mich die ganze Zeit gefürchtet habe, nämlich, dass ich »therapieresistent« bin. Dies ist besonders schlimm, da ich merke, dass in mir die Hoffnung auf Besserung so langsam stirbt. Wenn mir etwas Erleichterung verschafft hat, dann war es die Hoffnung, dass meine Symptome sich durch die Medikamente und die oben beschriebenen Dinge bessern, und ich irgendwie Einfluss auf die Depression nehmen kann. Momentan sehe ich aber kein Licht am Ende des Tunnels, bin total verzweifelt und fühle mich der Krankheit hilflos ausgeliefert. Deswegen meine Frage an diejenigen von euch, bei

2

denen auch nichts hilft: Ist man als »Therapieresistenter« ein hoffnungsloser Fall und wenn ja, woher nehmt ihr die Kraft, weiterzumachen? Gibt es trotzdem Momente, in denen die Depression, wenn auch nur für kurze Zeit, verschwindet?

Felia

Ich bin mittlerweile nach circa fünf Jahren mit depressiven Episoden und Panikattacken beim zehnten Antidepressivum angekommen, und mir geht es seit etwa einem Jahr recht gut. Ich nehme jetzt [Venlafaxin].

Bitte probiert es einfach weiter, löchert euren Arzt, wenn ihr lange genug gewartet habt und sich keine Wirkung einstellt (ein bisschen Geduld muss man aber anfangs mit jedem Medikament haben). Es gibt sehr viele unterschiedlich wirkende Medikamente, die man eben durchprobieren muss.

Kombination von mehreren Antidepressiva

Manchmal kann es sinnvoll sein, zwei verschiedene Antidepressiva gleichzeitig zu verordnen. Einerseits kann sich der Arzt dazu entschließen, um eine Steigerung der antidepressiven Wirkung zu erreichen. Der zweite Hauptgrund einer Kombinationsbehandlung liegt darin, dass die Zugabe einer zweiten Substanz die Nebenwirkungen des ersten Präparates vermindern kann. Oder ein zweites Antidepressivum wird gezielt eingesetzt, um ein ganz bestimmtes, quälendes Symptom der Depression zu lindern. Hier kann eine niedrige Dosis dieses zweiten Arzneimittels oft schon sehr wirksam sein. Als Beispiel möchten wir die abendliche Einnahme eines niedrig dosierten Antidepressivums nennen, welches innere Unruhe und Schlaflosigkeit lindern kann, während die eigentliche antidepressive Wirkung hauptsächlich von dem anderen Medikament ausgeht.

Klaudia70

Ich nehme [Venlafaxin] und abends ein sedierendes trizyklisches Antidepresivum ([Doxepin]). Da sich meine Depression sowieso in innerer Unruhe als Primärsymptom äußerte, wurde diese durch SSRI zusätzlich in den ersten Einnahmewochen verstärkt. Ich habe dieses Problem bei [Paroxetin], bei [Escitalopram] und auch bei [Venlafaxin] gehabt, bei [Paroxetin] am stärksten. Nach einigen Einnahmewochen von [Venlafaxin] wurde diese Unruhe aber besser; jedoch kann ich auf das sedierende Antidepressivum als »Schlafmittel« nicht verzichten. [Venlafaxin] vertrage ich bis auf eine Steigerung meines Blutdrucks im grenzwertigen Bereich recht gut. (…)

Pepito

Ich habe wahrscheinlich eine chronische Depression. Mir geht es ziemlich gut mit [Escitalopram]. Es bessert die Stimmung recht zufriedenstellend und mein Antrieb ist wesentlich besser.
Das Schlafen wurde davon nur vorübergehend besser. Nach längerer Einnahme wurde ich etwas nervöser und habe dadurch auch wieder schlechter geschlafen. Deshalb nehme ich seitdem abends [Mirtazapin] in sehr geringer Dosis und kann nun auch wieder gut schlafen. Also: Für den Antrieb morgens [Escitalopram] und zum Schlafen abends [Mirtazapin]. Ich habe auch schon viel ausprobiert. Aber diese Kombination hilft mir am besten und hat kaum Nebenwirkungen.

Bei manchen Patienten stellt sich mit zunehmender Dauer der »Medikamenten-Karriere« eine gewisse Unsicherheit ein, was die verordneten Präparate angeht. Sie haben das Gefühl, den Überblick zu verlieren. Es sollte ihnen selbstverständlich immer bewusst sein, dass sie nicht ohne ausdrücklichen ärztlichen Rat mit ihren verordneten Medikamenten und den jeweiligen Dosierungen selbst herumexperimentieren. Die Erfahrungen, die zwischen den Betroffenen ausgetauscht werden, dürfen **niemals** als konkrete Anleitungen verstanden werden, wie der Patient seine Arzneimittel einnehmen sollte. Vielmehr dient dieser Austausch dazu, Ängste und Unsicherheiten bei den Betroffenen abzubauen und ihnen Mut und Hoffnung zu machen bei der Suche nach der für sie bestmöglichen antidepressiv wirkenden Medikation.

Die »Augmentationstherapie«

Führen alle vorher beschriebenen medikamentöse Strategien zu keinem für den Kranken befriedigenden Ergebnis, kann der Arzt eine sog. »Augmentationstherapie« verordnen. Das bedeutet, dass der Patient zusätzlich zu einem Antidepressivum ein zweites Medikament einnimmt, welches kein Antidepressivum ist, mit dem Ziel, die antidepressive Wirkung des ersten Präparates zu verbessern.

Am besten belegt ist die Augmentationstherapie mit **Lithium**. Zahlreiche Studien haben die Wirksamkeit dieser Behandlungsstrategie bewiesen, und so mancher Depressive kann davon profitieren. Etwa 40–50% der Patienten sprechen nach Studienlage auf eine Lithiumzugabe an (Möller 2004).

Teufelskind	Ich habe seit über fünf Jahren eine mittelschwere Depression. Ich habe bereits 18 Medikamente probiert, die nicht viel geholfen haben. Jetzt meint meine Ärztin, ich solle mir überlegen, ob ich Lithium nehmen möchte. Hat jemand damit schon Erfahrungen gesammelt?

Buffalo	Das Lithium selbst hat keine antriebssteigernde Wirkung. Es wird als Augmentationstherapie eingesetzt, d. h., es soll die Wirkung des/der Antidepressivums/a verbessern. Die stimmungsstabilisierende Wirkung kann ich bestätigen. Dem Lithium wird auch nachgesagt, dass es Suizidgedanken entgegenwirken soll. Zum anderen hat es eine prophylaktische Wirkung, die jedoch erst nach frühestens sechs Monaten einsetzt.
	Ich selbst komme übrigens nach der Einstellung auf das Lithiumpräparat in der Klinik zu Hause gut damit und mit den Nebenwirkungen zurecht. Es ist natürlich kein Wunder eingetreten. Ich bin immer noch depressiv, aber ich bin schon ein paar Monate stabil. Und ich habe noch lebhafte Erinnerungen daran, wie schlecht es mir vorher ging.

Bei der Lithiumtherapie sind, wie bei allen anderen Medikamenten auch, gewisse Dinge zu beachten. Nach internistischen Voruntersuchungen (im Besonderen eine Überprüfung der Nierenfunktion) wird der Patient auf das Lithiumpräparat eingestellt, hierfür werden Kontrolluntersuchungen

2

des Lithiumspiegels im Blut verordnet. Diese sind auch im weiteren Verlauf der Therapie unbedingt erforderlich, da leider nur ein schmaler Grat zwischen wirksamer Dosis und Nebenwirkungen bzw. Überdosierungserscheinungen besteht.

Als relativ häufige Nebenwirkungen werden Händezittern, wiederholtes Wasserlassen und eine Gewichtszunahme beobachtet. In vielen Fällen verschwinden diese unerwünschten Wirkungen aber wieder im Laufe der Zeit. Auch hier gilt wie bei der Einnahme der Antidepressiva, dass der Patient im Voraus über diese möglichen Begleiterscheinungen aufgeklärt werden sollte.

Kranich	Ich nehme seit sechs Monaten Lithium, habe nicht zugenommen, im Gegenteil drei Kilo abgenommen. Und was für mich noch erheblich wichtiger ist: Ich habe seither noch keine Panikattacke und keine Depressionsanzeichen erlebt! Die sonst noch bekannten Nebenwirkungen von Lithium wie zum Beispiel Zittern habe ich ebenfalls nicht. Nur einen unbändigen Durst – den ich ausschließlich mit Wasser lösche – verspüre ich schon. Ich hatte auch eine irre Angst vor diesem Medikament – weil ich natürlich Leute mit dem vollen Nebenwirkungsspektrum kennengelernt habe! Zugenommen hatte ich schon von meinen Antidepressiva genug und ich wollte nicht noch mehr »auseinander gehen«!
	Aber bis jetzt: toi, toi, toi! Ich habe mir zwei Jahre den Kopf zermartert »soll ich, soll ich nicht?«! Jetzt bin ich froh, den Schritt getan zu haben. Das monatliche Messen des Lithiumspiegels ist ein fester Termin, und wenn ich darüber nachdenke, wie gut es mir momentan geht, bin ich mehr als zufrieden.
	Ich erlebe jetzt den ersten Juni seit sechs Jahren außerhalb meines Bettes bzw. einer Klinik! Sonne zu empfinden, Natur zu erleben, Familie, Freunden gefühlsmäßig nahe zu sein, keine Angst vor allem und jedem zu haben und meiner Arbeit nachgehen zu können – ich habe niemals geglaubt, das noch einmal erleben zu dürfen!

Die Lithiumbehandlung ist keine Therapie ohne Risiken. Die Gegenanzeigen, Wechsel- und Nebenwirkungen müssen abgewogen und die regelmäßige Kontrolle des Lithiumspiegels sichergestellt sein. Doch dann hat ein medikamentös gut eingestellter und zuverlässiger Patient unter ständiger ärztlicher Kontrolle vor allem Nutzen davon und kaum größere Probleme.

Weitere Substanzen, die auch zu Augmentationszwecken benutzt werden, sind neben dem Lithium Schilddrüsenhormone sowie andere Medikamente, wie z. B. sog. atypische Neuroleptika, Lamotrigin, Buspiron.

Ganz allgemein wollen wir an dieser Stelle auch noch auf die Tatsache hinweisen, dass nach wie vor hoher Forschungsbedarf besteht, was die Entwicklung weiterer antidepressiver Medikamente angeht. Leider gibt es noch immer zu viele Erkrankte, bei denen eine Therapie mit den heute zur Verfügung stehenden Präparaten nicht zufrieden stellend anschlägt. Trotz der großen Fortschritte, die über die letzten Jahre auf diesem Gebiet gemacht worden sind und die für viele Patienten eine unverzichtbare Hilfe darstellen, ist es leider eine Tatsache, dass nach wie vor zu viele Betroffene nicht optimal behandelt werden können. Die Entwicklung neuer Substanzen, die noch wirksamer und nebenwirkungsärmer sind, stellt daher für diese Betroffenen ein wichtiges Anliegen dar.

2.4.7　Das Ende der medikamentösen Therapie

Eine Frage, die sich viele Erkrankte stellen, ist die Frage nach der Dauer der Medikamenteneinnahme. Mancher Patient meint, dass er mit der Einnahme aufhören kann, sobald seine quälenden Symptome wieder verschwunden sind. Doch eine Depression wird eben nicht wie eine Erkältung behandelt, wo man nach Abklingen der Symptome auch keine Medikamente mehr benötigt. Man empfiehlt heute normalerweise, das Antidepressivum, welches angeschlagen hat, als **Erhaltungstherapie** noch während mindestens sechs Monaten weiter einzunehmen. Manche Fachleute empfehlen sogar eine solche über einen noch längeren Zeitraum hinweg (ein bis zwei Jahre). Setzt der Depressive seine Medikamente zu früh ab, droht in vielen Fällen ein erneuter Rückfall in eine depressive Episode. Eine Langzeittherapie ist umso wichtiger, je schwerer und länger die vorangegangenen Episoden waren, oder wenn der Arzt um suizidale Tendenzen beim Patienten weiß.

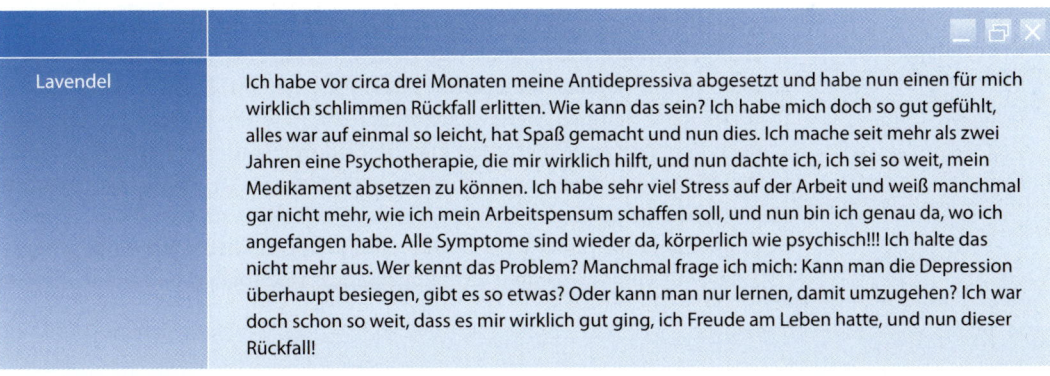

Lavendel

Ich habe vor circa drei Monaten meine Antidepressiva abgesetzt und habe nun einen für mich wirklich schlimmen Rückfall erlitten. Wie kann das sein? Ich habe mich doch so gut gefühlt, alles war auf einmal so leicht, hat Spaß gemacht und nun dies. Ich mache seit mehr als zwei Jahren eine Psychotherapie, die mir wirklich hilft, und nun dachte ich, ich sei so weit, mein Medikament absetzen zu können. Ich habe sehr viel Stress auf der Arbeit und weiß manchmal gar nicht mehr, wie ich mein Arbeitspensum schaffen soll, und nun bin ich genau da, wo ich angefangen habe. Alle Symptome sind wieder da, körperlich wie psychisch!!! Ich halte das nicht mehr aus. Wer kennt das Problem? Manchmal frage ich mich: Kann man die Depression überhaupt besiegen, gibt es so etwas? Oder kann man nur lernen, damit umzugehen? Ich war doch schon so weit, dass es mir wirklich gut ging, ich Freude am Leben hatte, und nun dieser Rückfall!

Theobald

Wenn es einem gut geht, möchte man gerne wissen, ob das nur an den Tabletten liegt oder ob man jetzt wirklich besser drauf ist. Die Faustregel lautet in etwa so, dass du die Antidepressiva noch mindestens ein halbes Jahr weiter nehmen sollst, nachdem du keine Beschwerden mehr hast. Depressionen können leicht chronisch werden, deshalb macht es schon Sinn, sich vor Rückfällen zu schützen. Ein knappes Jahr nach Diagnosestellung hatte ich zum ersten Mal sämtliche Medikamente abgesetzt (in Rücksprache mit dem Arzt ausgeschlichen). Dann wurde durch äußere Umstände (Krebserkrankung eines nahen Familienangehörigen und beruflicher Stress) eine erneute Krise ausgelöst und ab einem gewissen Punkt habe ich erkannt, dass es ohne Antidepressiva nicht mehr geht. Ich nehme jetzt wieder seit acht Monaten [Fluoxetin] und zwar zunächst 40 mg. Ich habe jetzt die Dosis auf 20 mg reduziert und will mindestens ein Jahr dabei bleiben, bevor ich es noch einmal ganz ohne versuche. Wir müssen lernen, mit der Krankheit zu leben und dazu gehört auch eine nüchterne Einstellung zu den Medikamenten.

Sind der Patient und der Arzt sich einig, dass das Antidepressivum nicht mehr länger eingenommen werden muss, sollte der Patient nach Möglichkeit versuchen, seine Medikation langsam abzusetzen. Das bedeutet, dass er seine Dosierung schrittweise »ausschleichen« soll. Erfolgt das Absetzen schlagartig, drohen **Absetzungserscheinungen**, wie innere Unruhe, ver-

2

mehrte Angstzustände, Reizbarkeit, körperliche Symptome wie Übelkeit und Schmerzen jeglicher Art, Schlafstörungen etc. Idealerweise sollte der Patient nach jeder Dosisreduktion ein bis zwei Wochen abwarten und versuchen, zu erspüren, ob er mit dieser reduzierten Dosierung auch wirklich zurecht kommt. Danach kann dann der nächste Schritt im Herabsetzen der Dosis erfolgen.

> **Florida**
>
> Ich habe vor circa zwei Wochen begonnen, [Paroxetin], das ich nun bereits seit mehr als zwei Jahren genommen habe, auszuschleichen. Seitdem fühle ich mich unnatürlich müde und abgeschlagen! Kann das damit zusammenhängen oder ist es ausgeschlossen, dass beim Absetzen von [Paroxetin] solche Nebenwirkungen auftreten? Ich hoffe, es kann mir jemand eine Antwort schreiben!

Die meisten Patienten (etwa 75% aller mit Antidepressiva Behandelten) erleben beim Ausschleichen ihrer Medikamente überhaupt keine Absetzungserscheinungen, vorausgesetzt der Zeitpunkt für die Entscheidung ist richtig gewählt, sodass man mit ziemlich großer Sicherheit das Auftreten einer neuen depressvien Episode ausschließen kann. Diese Absetzsymptomatik kann nämlich, wenn sie denn auftritt, in ihrem Erscheinen durchaus auch depressiven Symptomen ähneln. Dadurch kann der Betroffene ziemlich verunsichert werden und befürchten, dass die Depressionen erneut in Erscheinung treten. Ist er aber über das mögliche Auftreten dieser Absetzphänomene im Bilde, wird es ihm eher gelingen, diese Zeit ohne größere Angst vor einem erneuten Krankheitsschub auszuhalten.

> **Brombeere**
>
> Ich habe das Absetzen von [Venlafaxin] in gaaaanz kleinen Schritten gemacht. Denn ich hatte vorher schon mal ein anderes Antidepressivum abgesetzt, und das war ziemlich heftig, da es von heute auf morgen ganz weggelassen wurde, allerdings stationär ...
> Aber dabei ging es mir so schlecht, dass ich beschloss, das [Venlafaxin] sehr vorsichtig auszuschleichen. Zu dem Zeitpunkt nahm ich noch 75 mg. Die habe ich dann erst mal mit einem Tablettenteiler, den ich mir in der Apotheke gekauft hatte, in Viertel geteilt und am Anfang erst eine dreiviertel Tablette genommen. Beim ersten Herunterdosieren hatte ich die häufig erwähnten Absetzerscheinungen, die etwa zwei Wochen anhielten und dann auf einen Schlag verschwunden waren. Daraufhin habe ich mir noch ein bis zwei Wochen Zeit gelassen und erst danach auf die halbe Dosis herunterdosiert. Dabei passierte nichts an Absetzerscheinungen, aber ich habe trotzdem wieder etwa drei bis vier Wochen gewartet, damit sich mein Körper an die neue Dosis gewöhnen konnte. Dann habe ich auf eine Viertel Tablette herunterdosiert und nach ein paar Wochen dann das Viertel jeden Tag etwas kleiner geteilt, bis es nur noch Krümel waren.
> Alles in allem war es ein schonendes Ausschleichen, finde ich, und abgesehen von den ersten zwei Wochen ging es mir auch sehr gut damit, auch wenn es lange gedauert hat.

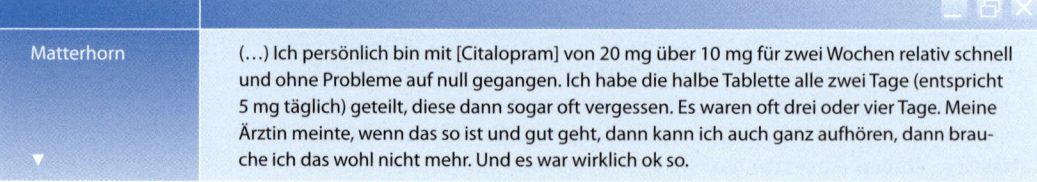

> **Matterhorn**
>
> (…) Ich persönlich bin mit [Citalopram] von 20 mg über 10 mg für zwei Wochen relativ schnell und ohne Probleme auf null gegangen. Ich habe die halbe Tablette alle zwei Tage (entspricht 5 mg täglich) geteilt, diese dann sogar oft vergessen. Es waren oft drei oder vier Tage. Meine Ärztin meinte, wenn das so ist und gut geht, dann kann ich auch ganz aufhören, dann brauche ich das wohl nicht mehr. Und es war wirklich ok so.

Bei dir scheint das anders zu sein und du kannst aus diesen unterschiedlichen Erfahrungen sehen, dass es kein allgemein gültiges Rezept zum Ausschleichen gibt. Grob kann man aber vielleicht sagen: Dosis halbieren, wenn es einem damit gut geht, ein bis zwei Wochen dabei bleiben und dann weiter herunter. Geht es einem damit nicht gut, hinauf auf die alte Dosis, etwas warten und es dann mit dreiviertel Schritten probieren. So in der Art und nur in etwa. Manchmal muss man auch noch viel langsamer vorgehen. Am besten lässt man das durch seinen behandelnden Arzt betreuen.

Es kommt auch vor, dass man trotz langsamen Ausdosierens nicht ganz um Probleme beim Absetzen herum kommt und da muss man dann vielleicht »einfach« durch. Das kann einige Tage dauern und so ist es schon gut, wenn man dabei den Rückhalt eines Arztes hat, mit dem man sich besprechen kann, ob das noch normal oder eventuell auch ein Rückfall ist.

Also lasse dich auch beim Absetzen besser fachlich begleiten.

Mancher Patient stellt sich auch die Frage, ob man Absetzungserscheinungen von einem erneuten depressiven Schub unterscheiden kann.

Meggi

Ich nehme seit mehr als einem Jahr [Venlafaxin], die letzte Zeit nur 18 mg am Tag. Fühlte mich gut, und möchte keine mehr nehmen. Seit einer Woche probiere ich das, und nun kommt alles zurück: Ängste, Schwindel, Übelkeit. Was soll man machen, wie kann man unterscheiden, ob das Absetzerscheinungen sind, oder geht es mir wieder schlechter? Wie lange kann dies dauern? Ich habe übrigens nicht sofort aufgehört, ich mache es langsam und trotzdem habe ich diese Probleme. Wer kann mir Rat geben?

Leider werden Antidepressiva oftmals zu früh (nämlich unmittelbar nach Abklingen der depressiven Symptomatik) abgesetzt. Dies erfolgt des Öfteren auch ohne Absprache mit dem Behandler. In solchen Fällen ist die Wahrscheinlichkeit erhöht, dass die depressive Episode insgesamt noch nicht zu Ende war und nach Absetzen der Medikation wieder aufflammt. Aufgrund der jeweiligen Unterschiede bei der Dauer der aktuellen depressiven Episode gibt es allerdings keine Sicherheit, ob mögliche Symptome beim Absetzen eben diese erneute Verschlechterung der depressiven Symptomatik darstellen oder kurzfristige Absetzeffekte sind.

Wir wollen noch einmal betonen, dass der beste Zeitpunkt, eine medikamentöse Therapie abzusetzen, **immer** vom Patienten **im Dialog** mit seinem behandelnden Arzt bestimmt werden sollte.

2.4.8 Medikamentöse Rückfallverhütung

Die meisten heutigen Studien belegen, dass mindestens 50% der Patienten, die an einer depressiven Episode erkrankt sind, ein zweites Mal erkranken. Nach zwei Episoden steigt die Wahrscheinlichkeit, wieder zu erkranken, bereits auf über 70% an, nach jeder weiteren Episode auf fast 100% (Wolfersdorf 2000).

Diese Zahlen belegen deutlich, dass sich für viele Patienten die Frage einer medikamentösen Rückfallprophylaxe stellt, also das Auseinandersetzen mit der Suche nach Medikamenten, die weiteren Rückfällen vorbeugen und diese verhindern können.

2

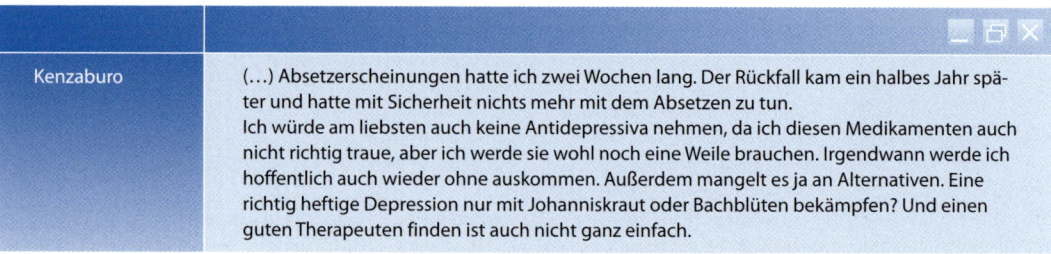

| Kenzaburo | (…) Absetzerscheinungen hatte ich zwei Wochen lang. Der Rückfall kam ein halbes Jahr später und hatte mit Sicherheit nichts mehr mit dem Absetzen zu tun. Ich würde am liebsten auch keine Antidepressiva nehmen, da ich diesen Medikamenten auch nicht richtig traue, aber ich werde sie wohl noch eine Weile brauchen. Irgendwann werde ich hoffentlich auch wieder ohne auskommen. Außerdem mangelt es ja an Alternativen. Eine richtig heftige Depression nur mit Johanniskraut oder Bachblüten bekämpfen? Und einen guten Therapeuten finden ist auch nicht ganz einfach. |

Eine solche Rückfallprophylaxe sollte am besten über einen Zeitraum von mehreren Jahren erfolgen, in Einzelfällen kann sie sogar lebenslang angezeigt sein. Nach aktueller Studienlage lässt sich durch eine solche Langzeitmedikation das Risiko, eine erneute depressive Episode zu erleiden, um bis zu etwa 70% verringern.

Idealerweise nimmt der Patient sein bis dahin verordnetes Antidepressivum weiterhin ein.

| Donna Anna | Ich hatte schon mehrere schwere depressive Episoden (immer im Winter, vor zwei Jahren auch mit langem stationärem Aufenthalt). Die ersten depressiven Episoden sind während meines Studiums aufgetreten. Eine analytische Therapie hat mir geholfen, meine Vergangenheit aufzuarbeiten, hat aber nicht zur »Heilung« geführt. Nach dem Studium gab es eine lange Phase (circa zehn Jahre) ohne depressive Schübe durch Arbeitsbeginn und Partnerschaft. Neu aufgeflackert ist die Depri durch die Trennung von meinem langjährigen Partner. Zurzeit mache ich eine kognitive Verhaltenstherapie. Im letzten Winter habe ich verschiedene Antidepressiva ausprobiert. Zuletzt habe ich [Sertralin] genommen und scheinbar gut vertragen. Allerdings wurden bei einem Gesundheitscheck vor kurzem Probleme festgestellt. Mein Neurologe hat mir zum Absetzen des Präparates geraten, was ich auch getan habe. Meine Therapeutin findet das jedoch gar nicht gut. Sie ist der Meinung, dass ich versuchen sollte, durch eine langfristige Einnahme eines Antidepressivums eine Stabilisierung meiner psychischen Verfassung zu erreichen. Mit dem Neurologen hatte ich besprochen, die Medikamente nur während der Wintermonate prophylaktisch einzusetzen. Ich bin ziemlich verunsichert, was nun die richtige Entscheidung ist. Natürlich möchte ich auf keinen Fall wieder so schwer erkranken, wie ich es schon war. Ich lebe seit fast zwei Jahren allein und habe es bisher geschafft, einen guten Arbeitsplatz zu retten. Meine Fragen sind: Ist es wirklich nachgewiesen, dass Antidepressiva bei Langzeiteinnahme prophylaktisch wirken? Sollte ich Nebenwirkungen ignorieren und das [Sertralin] weiter einnehmen? Wie sinnvoll ist eine Prophylaxe mit einem Lithiumpräparat? |

Die Wirksamkeit einer Prophylaxe mit Lithium, wie von diesem Poster angesprochen, ist nur bei bipolaren affektiven Erkrankungen wirklich gut belegt. Es gibt nach aktueller Datenlage auch keine aussagekräftigen Studien, die eine Wirksamkeit anderer Substanzen als Antidepressiva als rückfallverhütende Medikamente bei unipolaren Depressionen belegen.

2.4.9 Andere Medikamente in der Therapie der Depression

Es gibt eine ganze Reihe weiterer Medikamente, die ein Arzt seinem Patienten im Rahmen einer Depressionsbehandlung verordnen kann. Wir wollen in diesem Unterkapitel nur kurz auf einige dieser Präparate eingehen, die relativ oft eingesetzt werden.

Johanniskraut

Für viele Menschen stellen pflanzliche Antidepressiva das kleinere Übel im Vergleich zu synthetischen Arzneimitteln dar, die eher als chemische »Keulen« angesehen werden und die daher ein mehr oder weniger intensives Unbehagen beim potenziellen Anwender auslösen. Diese Sicht ist allzu verständlich, man muss aber deutlich sagen, dass bei schweren Depressionen pflanzliche Mittel einfach nicht wirken. Von allen bisher untersuchten Pflanzen konnte nur dem Johanniskraut eine gewisse antidepressive Wirksamkeit bescheinigt werden, und dies auch nur bei leichten bis mittelschweren Depressionen. Bei solchen Episoden können mit Johanniskraut durchaus gute Ergebnisse erzielt werden. Ist der Behandlungserfolg aber zweifelhaft oder erkennt der Arzt beim Patienten etwa eine gewisse Tendenz zu Suizidalität, ist die Grenze einer Johanniskrauttherapie erreicht, und der Behandler sollte seinem Patienten dies in verständnisvollen Worten erklären und ihm zu synthetischen Antidepressiva raten.

Sapiens	Mein Hausarzt meinte, dass ich mich auf dem Weg in eine Depression befinde, ich glaube, ich habe sie schon und will eine Psychotherapie machen. Eigentlich bin ich kein Fan von Medikamenten, doch zurzeit geht es mir einfach mies. Mein Hausarzt verschrieb mir vor drei Monaten Johanniskraut. Ich hoffte auf etwas Besserung meiner Symptome, doch bis jetzt ist dem leider nicht so. Mein Hausarzt meinte, nach circa vier Wochen müsste es etwas bringen oder es wäre nutzlos. Nun frage ich mich, ob ich es absetzen (und leider etwas anderes verschreiben lassen) soll. (…)

Espenlaub	Vor zwei Jahren hatte ich auch mal eine ganz schlechte Phase. Trotz Therapie und guter Gespräche bei meinem Hausarzt ging es mir immer schlechter. Beide Behandler waren der Meinung, jetzt wäre ein Antidepressivum fällig, aber ich sträubte mich sehr dagegen. Ich ließ mich dann überreden, es wenigstens mit Johanniskraut zu versuchen, anfangs sehr hoch dosiert. Das hat mir damals echt geholfen. (…)

Gabriella	Ich habe letzten Herbst angefangen, jeden Tag 900 mg Johanniskraut zu nehmen. Es hat überhaupt nicht geholfen, ich habe es bis Mitte Januar genommen und nicht die kleinste Wirkung verspürt.

Nebenwirkungen treten unter Johanniskraut nur selten auf (leichtere Magen- und Darmprobleme), von besonderer Bedeutung ist die höhere Lichtempfindlichkeit. Das bedeutet, dass der Patient schneller einen Sonnenbrand bekommen kann, wenn er sich unter Johanniskrauteinnahme längere Zeit dem Sonnenlicht (UV-Strahlen) aussetzt. Diesem Problem kann er aber entgegentreten, indem er ausgiebige Sonnenbäder meidet oder sich zumindest mit einer hochwirksamen Sonnencreme schützt.

Weiterhin muss auch beachtet werden, dass Johanniskrautextrakt zu Wechselwirkungen mit gleichzeitig eingenommenen anderen Medikamenten führen kann, indem es deren Wirksamkeit herabsetzt. Dies gilt u. a. auch für die Pille, sodass man Frauen, die mit der Antibabypille verhüten, von einer gleichzeitigen Einnahme von Johanniskraut abraten sollte.

Als Dosierung empfehlen die Fachleute eine Tagesdosis von 900 mg Gesamtextrakt, um eine befriedigende Wirksamkeit zu erreichen. In der Regel gibt es solche Präparate in der Apotheke zu kaufen, Produkte aus Drogerien oder Supermärkten sind bedeutend niedriger dosiert und somit keine sinnvolle Empfehlung bei richtigen depressiven Episoden.

Beruhigungsmittel bzw. sog. Tranquilizer

Wir wollen an dieser Stelle hauptsächlich auf die Medikamentenklasse der sog. Benzodiazepine eingehen, da diese Substanzgruppe die mit großem Abstand am meisten verordneten Beruhigungsmedikamente umfasst. Als Beispiele für Substanzen dieser Gruppe seien Diazepam, Lorazepam, Bromazepam und Alprazolam genannt, dieser Kategorie gehören aber noch viele weitere Präparate an.

Diese Medikamente haben vor allem eine beruhigende, entspannende und angstlösende Wirkung, die meisten besitzen zudem schlafanstoßende Eigenschaften. Eine gezielte antidepressive Wirksamkeit haben diese Medikamente jedoch nicht. Sie eignen sich hauptsächlich zur kurzfristigen Einnahme in besonderen Belastungssituationen des Kranken. Dies können z. B. intensive Verzweiflungszustände sein, die unter Umständen zu einer erhöhten Suizidgefahr beim Patienten führen können. Ihre Einnahme kann auch zu Beginn einer Therapie mit Antidepressiva sinnvoll sein, wenn die Symptome der Unruhe, Angst und Schlaflosigkeit vom Patienten als sehr quälend erlebt werden. Da die Antidepressiva ja erst nach einer gewissen Zeit ihre Wirksamkeit entfalten, können Benzodiazepine in dieser Überbrückungsphase eine wertvolle Unterstützung für den Kranken bedeuten.

Das größte Problem bei dieser Medikamentenklasse ist die Gefahr der Entwicklung einer schnellen Abhängigkeit des Patienten. Diese kann sich bereits nach regelmäßiger Einnahme über mehrere Wochen hinweg entwickeln. Daher muss ihre Einnahme auf ganz besondere Situationen beschränkt bleiben.

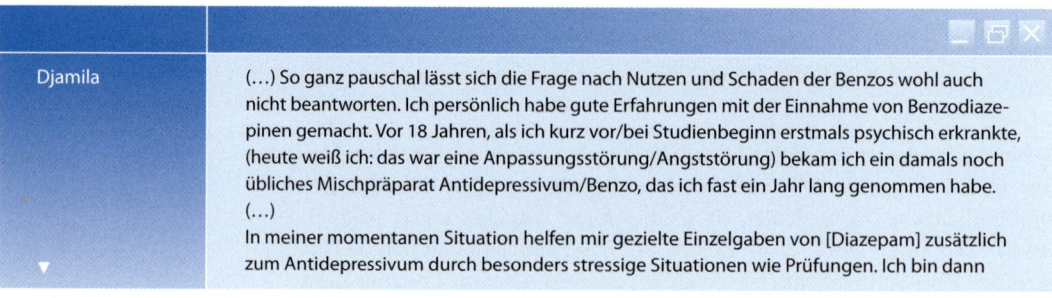

Djamila

(…) So ganz pauschal lässt sich die Frage nach Nutzen und Schaden der Benzos wohl auch nicht beantworten. Ich persönlich habe gute Erfahrungen mit der Einnahme von Benzodiazepinen gemacht. Vor 18 Jahren, als ich kurz vor/bei Studienbeginn erstmals psychisch erkrankte, (heute weiß ich: das war eine Anpassungsstörung/Angststörung) bekam ich ein damals noch übliches Mischpräparat Antidepressivum/Benzo, das ich fast ein Jahr lang genommen habe. (…)
In meiner momentanen Situation helfen mir gezielte Einzelgaben von [Diazepam] zusätzlich zum Antidepressivum durch besonders stressige Situationen wie Prüfungen. Ich bin dann

nicht »abgeschaltet« oder müde, dazu ist die Dosis zu niedrig, und ich empfinde die Angst und Aufregung der Situation, aber es nimmt der Angst und Panik die Spitze und lässt mich nicht darin versinken; ich kann mich dann wieder durch meine in der Therapie erarbeiteten Methoden beruhigen.

Aber wie andere Poster hier schon schrieben, die Gefahr der Abhängigkeit ist natürlich immer im Hintergrund, die Missbrauchsgefahr ebenso. Nicht jeder kann damit umgehen – und nicht jedem geht es dazu gut genug: Ich kann mich auch an Zustände erinnern, da war es mir absolut egal, was und wie viel von diesen Tabletten ich jetzt schlucke, Hauptsache, es geht mir nicht mehr so unglaublich schlecht. Im Nachhinein kann ich nur sagen: Glück gehabt! (…)

Genua	Ich habe heute für den Notfall [Bromazepam] verschrieben bekommen. Und die Ärztin sagte auch gleich, dass die Packung für mindestens ein Jahr reichen muss, denn mehr würde ich nicht bekommen. Sie sind also wirklich nur für den Notfall. Vielleicht reicht es ja schon, wenn ich sie in der Tasche habe? (…)

Godot	[Bromazepam] wirkt bei mir stimmungsausgleichend, macht eher wenig müde, aber ich schlafe sehr gut danach und es wirkt ca. 24 Stunden. Von der Dosierung her benötige ich bei Bedarf 1,5–3 mg. Es kann ein Antidepressivum nicht ersetzen, hilft aber, kritische Situationen zu überstehen.

Neuroleptika

Neuroleptika sind Medikamente, die in der Regel bei anderen psychischen Erkrankungen als Depressionen eingesetzt werden (Schizophrenien u. Ä.), Krankheiten die mit mehr oder weniger großen Unruhe- und Wahnzuständen einhergehen. In der Depressionsbehandlung können solche Medikamente in Einzelfällen auch nützlich sein, da es sich um Substanzen handelt, die in erster Linie dämpfend und beruhigend wirken. Einige Wirkstoffe haben zusätzlich schlaffördernde Eigenschaften.

Neuere Studien legen nahe, dass eine Kombination eines Antidepressivums mit einem niedrig dosierten, sog. »atypischen« Neuroleptikum (Olanzapin, Quetiapin u. a.) eine bessere Wirksamkeit des Antidepressivums erzielen kann (▶ Abschn. 2.4.6).

Stanley	Ich habe eine Frage bezüglich einer Verordnung meines Arztes: Mein Arzt hat mir zur Verstärkung meines Antidepressivums [Venlafaxin] noch ein Neuroleptikum [Olanzapin] dazu verschrieben. Angeblich würde dieses sonst bei Schizophrenie und Manie verschriebene Medikament die antidepressive Wirkung von [Venlafaxin] verstärken. Um gleich Fragen vorzubeugen: Ich habe weder eine bipolare Störung noch eine schizophrene Psychose. (…) Wer hat Erfahrungen mit [Olanzapin] oder anderen Neuroleptika bei normalen Major Depressionen/endogenen Depressionen?

2

Trauerweide	Ich nehme jetzt auch das Neuroleptikum [Quetiapin] zusätzlich zu [Escitalopram]. Ich sollte gleich 100 mg abends nehmen, das hat mich k.o. gehauen, und es war nach zwölf Stunden nicht vorbei, da war ich immer noch erschlagen. Bei einer Halbwertszeit von sieben Stunden hat man dann ja immer noch etwas im Blut, eben die Hälfte. Jetzt soll ich es einschleichen, beginnend mit 25 mg abends, bis ich bei 100 bin. Aber selbst 25 mg legen mich lahm. Allerdings merke ich, dass es mir damit schon wesentlich besser geht, da ich von meiner inneren Dramatik (innere Leere, Wut, Aggression, Gedanken an Selbstverletzung und Suizid, Trauer ...) distanziert bin. Das ist auch die Wirkung, deretwegen ich es nehmen soll. Wirklich depressiv bin ich ja dank [Escitalopram] nicht mehr.

Ist der Patient derart angespannt und unruhig, dass er sogar eventuell suizidgefährdet ist, kann ein dämpfendes Neuroleptikum eine große Unterstützung sein. Er sollte dies allerdings nur vorübergehend einnehmen, bis diese quälende Phase vorbei ist und das zusätzlich verschriebene Antidepressivum seine volle Wirksamkeit entfalten kann.

Ludivine	Ich habe von meinem Arzt gegen meine totale Unruhe das Neuroleptikum [Promethazin] verschrieben bekommen. Jetzt traue ich mich nicht, das zu nehmen, da ich die Nebenwirkungen, die im Beipackzettel stehen, echt furchtbar finde. Vor allem reagiere ich auf solche Medikamente immer so heftig und ich will nicht am nächsten Tag wie von außen gelenkt herumlaufen. Hat jemand Erfahrung mit dem Medikament?

Marmorina	Meiner Erfahrung nach (ich habe selbst schon mal [Promethazin] genommen) macht dieses Medikament dich NUR ruhiger und nicht irgendwie ferngesteuert oder so. Es wird gerne verschrieben, weil es kein Abhängigkeitspotenzial wie Benzos hat und deshalb viel unproblematischer ist. Mir ging es damit sehr gut, weil es meine starken Unruhezustände sehr gemildert hat. Die Nebenwirkungen, die im Beipackzettel aufgeführt sind, können natürlich auftreten, aber das sollte dich nicht davon abhalten, es trotzdem zu probieren. Wenn es nicht geht, dann lässt du es eben wieder weg. Aber ich denke, dass du nur sehr müde davon werden wirst, was ja auch beabsichtigt ist.

Erfahrungen zum Weiterlesen:

Blumenkind	Ich bin der Meinung, dass jeder für sich selbst entscheiden muss, ob er Medikamente einnimmt oder nicht. Ich denke aber auch, wenn man eine wirklich schwere Depression hat, kommt man da ohne Medikamente einfach nicht heraus. Ich wäre damals ohne Medikamente zu nichts fähig gewesen. Erst sie haben mich aus diesem Loch herausgeholt und mich soweit stabilisiert, dass ich überhaupt imstande war, mich um weitere Möglichkeiten, wie z. B. Therapie, zu kümmern. Ich meine, wenn man Kopfweh hat, nimmt man doch auch eine Schmerztablette. Und wenn man eine Depression hat, nimmt man eben Antidepressiva. Ich nehme lieber regelmäßig meine Medikamente, als nochmals je durch diese Hölle gehen zu müssen. Aber ehrlich, jeder muss die Entscheidung für sich selber treffen und ich akzeptiere auch genauso diejenigen, die für sich selber keine Medikamente wollen.

| Concerto | (…) Ich habe so viele negative Sachen gelesen, dass ich einfach total Angst hatte. Es war schlimm und würde nochmals so eine lange tiefe Phase kommen, würde ich chemische Antidepressiva in Betracht ziehen. Nie wieder will ich das durchmachen. (…) |

| Braunbär | Das optimale Antidepressivum spürst du überhaupt nicht, diese Erfahrung habe ich bei zwei verschiedenen Präparaten schon machen dürfen. Darin liegt auch ein gewisses Risiko – man fühlt sich wieder ganz gesund, denkt sich, »ich bin doch ganz normal«, lässt die Tabletten wieder weg und rutscht auch ganz schnell wieder ab – dann weiß man, dass es eben doch am Medikament lag, dass man sich vorher normal gefühlt hat. Also ich kann nur immer wieder jedem sagen, Antidepressiva sind ein Segen für alle, bei denen Therapie allein nicht hilft, oder bei denen die Therapie einfach noch lange braucht, bis sie hilft.
Auch ich habe aber bei zwei Präparaten nach zwei bis drei Monaten wieder aufgehört – bei dem einen waren mir die Nebenwirkungen zu unangenehm (ständiger Schwindel und Kreislaufprobleme), bei dem anderen war einfach keine Wirkung da. (…) |

| Hiddensee | (…) Als ich zum ersten Mal an Depressionen erkrankte, dachte ich, wenn ich mich FÜR Medikamente entscheide, geht's mir danach wieder besser. Leider habe ich diese Erfahrung dann nicht machen können.

Ich habe bereits so viele verschiedene Medikamente ausprobiert, aber richtig gut ist es mir damit nie gegangen. Setze ich etwa zu große Hoffnungen in die Medikamente?

Ich hatte die letzten Jahre immer wieder Zusammenbrüche (Weinkrämpfe, Zittern …), nicht in dem Ausmaß wie OHNE Medikamente, aber trotzdem, kennt ihr das auch? Man hört/liest sehr oft, dass es Patienten mit Einnahme von Medikamenten wieder gut geht und somit dem »normalen« Leben nichts mehr im Wege steht. All das kenne ich leider nicht, meine Enttäuschung ist riesengroß! |

| Bleibtreu | Ich nehme seit ungefähr fünf Jahren ein Antidepressivum und seitdem habe ich keinen wirklich schlimmen Zusammenbruch mehr gehabt. Ich habe zwar immer noch mal Tiefs, wenn von »außen« etwas dazukommt, aber zum Glück sind die im Vergleich zu meiner letzten schlimmen Phase vor Beginn der Medikamenteneinnahme geradezu »harmlos«. Anscheinend hatte ich tatsächlich Glück mit dem Antidepressivum, das ich bekam. |

| Positano | Zu den Antidepressiva kann man grundsätzlich Folgendes sagen:

Es gibt eine große Anzahl verschiedener Substanzen, mit verschiedenen Indikationen und Wirkweisen.

Leider haben diese Medikamente alle mehr oder weniger Nebenwirkungen – es sind schließlich hochwirksame Mittel, da bleibt das nicht aus.

Aber: Jeder Mensch ist verschieden, und so wie ich die Berichte hier im Forum beobachtet habe, gibt es wahrscheinlich kaum etwas, das individueller wirkt als diese Antidepressiva. |

Das bedeutet:
- Was bei dem einen gut hilft, kann bei einem anderen völlig versagen, und umgekehrt.
- Auch die Nebenwirkungen treten je nach Person total unterschiedlich auf. Der eine merkt überhaupt keine oder hat sie nur ganz am Anfang der Einnahme (vorschriftsgemäß langsames Einschleichen kann die Anfangs-Nebenwirkungen allerdings sehr reduzieren), ein anderer spürt ein paar wenige, mit denen er leben kann, ein Dritter leidet unter fast allen, die im Beipackzettel aufgelistet sind, und der Vierte merkt Begleiterscheinungen, die ihm der Arzt dann nicht glaubt, weil sie angeblich noch nie da waren und auch gar nicht sein können ...

Ergo: DAS Antidepressivum gibt es nicht. Und manchmal dauert es leider eine Zeit lang, bis ein wirklich gut geeignetes Medikament für den Patienten gefunden ist.

Aber wenn man es gefunden hat, dann kann man beinahe zusehen, wie es einem täglich besser geht. Ich selbst habe damals die Erfahrung gemacht, dass mir erst dann so richtig bewusst wurde, wie schlecht es mir bis dahin gegangen war ...

Es stimmt nicht, dass Antidepressiva
- bloß teure Beruhigungsmittel sind,
- Unkalkulierbares im Gehirn anrichten,
- die eigentlichen Probleme zudecken und sonst nichts bewirken,
- abhängig machen,
- langfristige Schäden verursachen,
- schädlicher als pflanzliche Medikamente sind,
- genauso gut durch Naturheilmittel ersetzt werden könnten,
- die Persönlichkeit verändern.

Richtig ist, dass Antidepressiva
- mit Beruhigungsmitteln (Tranquilizern) nichts zu tun haben. Manche Antidepressiva wirken zwar »sedierend«, das beruht aber auf völlig anderen Mechanismen und ist dann auch beabsichtigt, z. B. wenn man durch die Depression starke Schlafstörungen hat, stark suizidal ist oder unter einer agitierten Depressionsvariante leidet (d. h., nur noch am Rad dreht etc.),
- lediglich die biochemische Balance wiederherstellen helfen, die im gesunden Gehirn vorliegt und bei Depressionen halt gestört ist. Bei Gesunden wirken Antidepressiva gar nicht, da ist ja nichts in Unordnung,
- einen nicht im Geringsten deckeln, sondern einen stabilisieren, damit man dann an seinen eigentlichen Problemen arbeiten kann (wozu man gar nicht in der Lage wäre, wenns einem einfach nur sehr schlecht geht). Die Antidepressiva bereiten sozusagen den Boden für Weiteres,
- nicht abhängig machen (im Gegensatz zu Tranquilizern!). Man entwickelt keinerlei Suchtverhalten und kann die Antidepressiva auch jederzeit wieder absetzen, wenn es einem wieder gut geht (sollte man allerdings erst frühestens sechs Monate nach Depressionsende tun, weil sonst ein Rückfall passieren könnte). Das, was manchmal als »Entzugserscheinungen« bezeichnet wird, sind lediglich Absetzerscheinungen, die auftreten können, wenn der Wirkspiegel absinkt (vergleichbar mit den Anfangsnebenwirkungen beim Hochdosieren),
- fast alle inzwischen so gut erforscht sind, dass man weiß, dass keine Folgeschäden zu befürchten sind (ebenfalls im Gegensatz zu Tranquilizern etc.),
- sich in Bezug auf »Gefährlichkeit« von pflanzlichen Mitteln durchaus nicht allzu sehr unterscheiden (das gilt übrigens nicht nur für Medikamente gegen Depressionen!). Pflanzliche Arzneien können genauso »gefährlich« sein wie synthetische,
- bei mittleren bis schweren Depressionen keine Alternative haben. Naturheilmittel wirken da einfach nicht genug,
- die Persönlichkeit, die durch die Depressionen verändert wurde, wiederherstellen helfen,

Grundsätzlich kann ich aus eigener Erfahrung nur sagen: Gott sei Dank gibt es Antidepressiva. Ich weiß nicht, ob ich ohne sie heute noch da wäre.

2.5 Psychotherapie

Was genau ist überhaupt eine Psychotherapie? Dies ist eine Frage, mit der sich manche Patienten zum ersten Mal auseinandersetzen, nachdem sie an einer Depression erkrankt sind. Über Psychotherapie kursieren in der Gesellschaft viele Vorurteile, die zum größten Teil auf Unwissenheit beruhen. Viele Menschen hegen Zweifel, ob denn Psychotherapie gar mehr sein soll als nur »dummes Geschwätz«, ob eine Psychotherapie überhaupt ein ernstzunehmendes Therapieangebot darstellt, ob diese Therapieform nicht schon im Bereich der Scharlatanerie anzusiedeln ist. Der Psychotherapie haftet bisweilen so etwas wie Magie an, manche Menschen meinen, ein Psychotherapeut sei eine Art »Guru« und alleine deswegen bereits »verdächtig«. Sie sehen in ihm einen Behandler, der nicht wirklich ernst zu nehmen ist. Und in dieser vermeintlichen Logik setzen sich Menschen, die bei solchen »zwielichtigen« Behandlern Hilfe suchen, erst recht dem Verdacht aus, einfach »durchgeknallt« und nicht ernsthaft erkrankt zu sein.

In diesem Kapitel wollen wir zeigen, dass dies falsche Vorstellungen sind, und dass eine Psychotherapie sehr wohl in vielen Fällen eine wirksame Therapieform zur Behandlung von Depressionen darstellt, dass sie auf klar beschreibbaren Techniken beruht und dass ihre Wirksamkeit auch durch zahlreiche wissenschaftlich nachweisbare Kriterien belegt ist.

2.5.1 Wann kommt eine Therapie in Frage?

Santa Fe	Ich bin Anfang 20, verheiratet und habe zwei ganz süße Kinder. Eigentlich habe ich keinen Grund, dass es mir so schlecht geht. Doch seit einigen Monaten leide ich an einer Depression. Am Anfang wusste ich gar nicht, was mit mir los ist (eigentlich weiß ich es jetzt noch nicht). Mein Hausarzt hat mir Johanniskraut und pflanzliche Beruhigungsmittel verschrieben. Aber das hilft mir alles nicht viel. Ich leide unter Schlafstörungen, Appetitlosigkeit, innerer Unruhe, Angst, Erschöpfungszuständen.
	(…) Nach vielen Versuchen, mir zu helfen, hat mir mein Hausarzt jetzt zu einer Therapie geraten. Seitdem bin ich total fertig (ICH zu einer Therapie?). Ich fühle mich furchtbar und weiß nicht, was ich machen soll. Wer hat schon einmal eine Therapie gemacht, und kann mir meine Angst ein bisschen nehmen?

Eine Psychotherapie macht vor allem dann Sinn, wenn der Patient einsieht, dass sie ihm helfen kann. Kann er sich nicht auf den Gedanken einlassen, dass seine Probleme auch psychische Ursachen haben, wird er auch nicht bereit sein, sich mit diesen zu konfrontieren.

2

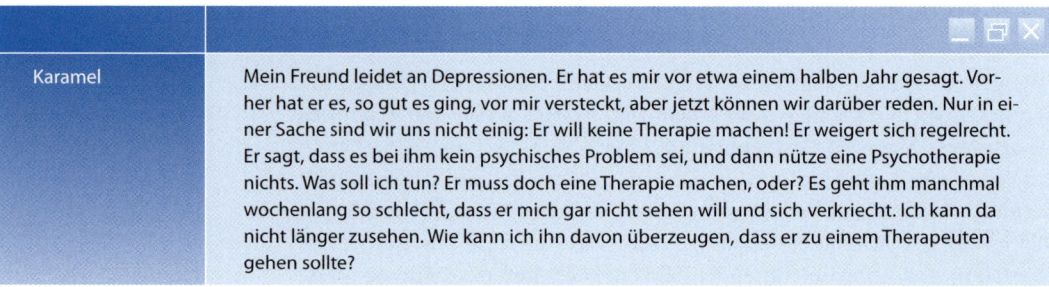

Karamel	Mein Freund leidet an Depressionen. Er hat es mir vor etwa einem halben Jahr gesagt. Vorher hat er es, so gut es ging, vor mir versteckt, aber jetzt können wir darüber reden. Nur in einer Sache sind wir uns nicht einig: Er will keine Therapie machen! Er weigert sich regelrecht. Er sagt, dass es bei ihm kein psychisches Problem sei, und dann nütze eine Psychotherapie nichts. Was soll ich tun? Er muss doch eine Therapie machen, oder? Es geht ihm manchmal wochenlang so schlecht, dass er mich gar nicht sehen will und sich verkriecht. Ich kann da nicht länger zusehen. Wie kann ich ihn davon überzeugen, dass er zu einem Therapeuten gehen sollte?

Damit eine Psychotherapie überhaupt eine Hilfestellung bieten kann, sollte sich der Patient idealerweise mit dem Thema vertraut gemacht haben. Eine Psychotherapie ist kein Verfahren, welches dem Patienten eine Liste von Anleitungen vermittelt, die dieser nur zu befolgen braucht, und schon sind seine Depressionen verschwunden. Das Gegenteil ist der Fall, eine Psychotherapie verlangt dem Patienten in aller Regel einiges ab: Die Fähigkeit z. B., ausdrücken zu können, was in seinem Inneren vorgeht, die Bereitschaft zur Selbstreflexion und dazu, sich mit sich selbst und seinem Leben zu konfrontieren, eine Offenheit für andere als bisherige Sichtweisen zentralen Lebensthemen gegenüber – all dies kann im Laufe einer Therapie erforderlich sein, damit sie zu einer echten und wertvollen Hilfe beim Bewältigen von Depressionen wird. Das kostet den Patienten phasenweise viel Kraft, doch wird dieser Einsatz in den allermeisten Fällen mit einer spürbaren Verbesserung seiner Befindlichkeit und seiner Lebensqualität belohnt.

2.5.2 Das Therapieangebot

Wo kann man eine Psychotherapie durchführen?

Psychotherapie wird sowohl stationär (in einer Klinik) als auch ambulant angeboten, es gibt Gruppentherapien und Einzeltherapien. Wir beschränken uns an dieser Stelle auf die häufigste Konstellation, die ambulante Einzeltherapie.

Bei der Suche nach einem Psychotherapeuten ist es nicht immer leicht, qualifizierte Therapeuten von weniger qualifizierten Anbietern zu unterscheiden. Das Psychotherapeutengesetz von 1999 legt fest, dass nur derjenige sich »Psychotherapeut« nennen und Psychotherapie anbieten darf, der eine Approbation besitzt, also über eine staatliche Erlaubnis verfügt, diesen Beruf auszuüben.

Eine Approbation als »Psychologischer Psychotherapeut« erhält, wer ein Diplom-Psychologiestudium absolviert und zusätzlich eine anerkannte psychotherapeutische Ausbildung abgeschlossen hat. Auch Ärzte, die eine entsprechende Weiterbildung in Psychotherapie abgeschlossen haben, sind psychotherapeutisch tätig. Sie sind an ihrer Bezeichnung »Facharzt für Psychotherapeutische Medizin« oder »Facharzt für Psychosomatische Medizin und Psychotherapie« zu erkennen.

Daneben gibt es auch psychosoziale Beratungsstellen, die z. B. von Städten und Gemeinden, Kirchen oder Wohlfahrtsverbänden getragen werden. Auch hier sind qualifizierte Berater tätig, neben Sozialarbeitern und Sozialpädagogen auch Psychotherapeuten. Ihre Gesprächangebote sind meist kostenlos.

Die großen Therapieangebote

Zur Behandlung der Depression gibt es eine Vielzahl angebotener Psychotherapieverfahren, und es ist nicht immer leicht, den Überblick über die verschiedenen Angebote zu behalten. In Deutschland werden von den Krankenkassen drei verschiedene Therapieverfahren anerkannt und ihre Kosten erstattet, die sog. »Richtlinienverfahren«. Dabei handelt es sich um die **Verhaltenstherapie**, die **analytische Psychotherapie** und die **tiefenpsychologisch fundierte Psychotherapie.**

Alle Psychotherapien bedienen sich des Instrumentes des Gesprächs, und manch ein depressiver Mensch findet im Psychotherapeuten zum ersten Mal einen Menschen, mit dem er über seine Gefühle und seine Stimmungen vollkommen offen und ehrlich sprechen kann.

Wir stellen hier kurz die einzelnen Verfahren vor.

Die Verhaltenstherapie (VT)

Unter Verhaltenstherapie versteht man eine Vielzahl von Behandlungsmethoden, die alle auf der Annahme beruhen, dass menschliches Verhalten erlernt ist und daher auch wieder verlernt werden kann. Ziel der Behandlung ist es somit, einmal gelernte Verhaltensweisen, die zu krankmachenden Situationen geführt haben, wieder zu verlernen und durch angepassteres Verhalten zu ersetzen.

In der kognitiven Verhaltenstherapie (KVT) geht es hauptsächlich um die Informationsverarbeitung. Fehler bei der Informationsverarbeitung äußern sich diesem Konzept nach in Form von psychischen Störungen. Vertreter dieser Therapieschule gehen davon aus, dass jeder Mensch im Laufe seines Lebens durch persönliche Erfahrungen und Nachahmung für ihn typische Verhaltensmuster, Einstellungen und emotionale Reaktionsweisen erlernt. Hinsichtlich der Entstehung von Depressionen werden z. B. eine Reihe von charakteristischen Denk- und Verhaltensmustern angenommen, die gemeinsam mit schweren Belastungssituationen zu den entsprechenden Symptomen führen. In der kognitiven Verhaltenstherapie werden solche problematischen Verhaltensweisen, Denkmuster und Einstellungen konkret thematisiert. Der Patient lernt dabei, diese als krankmachend zu erkennen und mit Unterstützung des Therapeuten dahingehend zu verändern, dass die Symptome der Erkrankung positiv beeinflusst werden.

Die Verhaltenstherapie hat ihre Wirksamkeit speziell bei Depressionen in zahlreichen Studien belegt. Die Sitzungen finden in der Regel ein- bis zweimal wöchentlich statt, wobei der Therapeut und der Patient sich gegenüber sitzen. Die Krankenkassen zahlen bis zu 80 Stunden dieser Therapie.

Am Anfang der Verhaltenstherapie steht die **Verhaltensanalyse**. In Gesprächen versuchen der Therapeut und der Patient gemeinsam herauszufinden, wodurch die beklagten Symptome hervorgerufen wurden und weshalb sie den Patienten gegenwärtig so belasten. Oft ist es hilfreich, wenn der Patient hierzu ein Tagebuch oder ein ähnliches, schriftliches Dokument führt, in dem er seine eigenen Überlegungen und Gedanken zu den Zusammenhängen zwischen Erlebtem und Gefühltem niederschreibt.

In einer nächsten Phase wird versucht, anhand dieser Erkenntnisse herauszuarbeiten, wie gewisse Störungen und Belastungen abgebaut werden können. Dazu können ganz gezielte Strategien angewandt werden, wie z. B. das Erstellen einer konkreten Tagesstruktur. Des Weiteren können Kommunikationsübungen dazugehören, damit der Patient lernt, insgesamt beziehungsfähiger zu werden und mehr soziale Kompetenz zu erwerben. Er lernt, selbstentwertende Gedanken und Überlegungen als solche zu entlarven und durch positivere und realistischere Annahmen zu ersetzen.

Oft bedient man sich in der Verhaltenstherapie dazu des Mittels der Hausaufgaben. Das bedeutet, dass der Patient zu Hause zwischen den einzelnen Sitzungen bestimmte sog. kognitive Übungen durchführt, die ihm helfen sollen, seinen negativen Denkmechanismen auf die Spur zu kommen. Der Therapeut wird den Patienten dazu anleiten, dass dieser **selbst** die Verzerrung seiner Wahrnehmung erkennt und seine negativen Gedanken durch eine realistischere und objektivere Betrachtungsweise ersetzen kann.

Am Ende einer Verhaltenstherapie sollte der Patient dann in Rückfallvorbeugung so weit trainiert sein, dass er einen drohenden Rückfall beizeiten erkennen kann. Er sollte Techniken anwenden können, die ihm erlauben, diesen Rückfall aktiv abzuwehren und somit insgesamt von einer deutlich verbesserten Lebensqualität profitieren zu können.

Molina	Vertrauen spielt eine große Rolle, auch das Gefühl, dass die Therapie etwas bringt, ist wichtig. Ich mache seit eineinhalb Jahren eine Verhaltenstherapie und es war und ist für mich eine bedeutsame, erkenntnisreiche Zeit. Ich habe nicht nach jeder Therapiestunde gemerkt, dass sich etwas bewegt, oft war es so, dass ich die »Wirkung« der Gespräche viel später bemerkte. Es gab auch Zeiten, da wühlten diese Gespräche so viel in mir auf, dass ich mir nicht sicher war, ob es mir überhaupt einen Nutzen bringt, mir eventuell sogar schadet …
	Es braucht Zeit, bis Veränderungen möglich sind. Ich war oft nicht in der Lage, die Impulse, die die Therapeutin mir gab, in mein Denken und Handeln einzubauen. Es entstanden oft Fragen, auf die ich keine Antwort wusste. Diese offenen Fragen habe ich mir aufgeschrieben, und habe sie mit in die nächste Stunde genommen.
	Mit Hilfe der Therapie gelang es mir, »negative« Verhaltensmuster zu erkennen und in vielen Dingen anders zu reagieren als bisher. Das wiederum wirkte sich auf mein Umfeld, meine Familie aus. Doch es war nicht immer so, dass sich alle über diese Veränderungen freuten. Entscheidend war für mich jedoch, dass ICH mich mit dem neuen Verhalten besser fühlte. Es war ebenso wichtig, mich durch bei anderen Menschen entstehende negative Gefühle nicht herunterziehen zu lassen. Es sind die Gefühle der ANDEREN und ich bin nicht dafür verantwortlich. (…)

Die analytische Psychotherapie oder Psychoanalyse (PA)

Die analytische Psychotherapie ist ein Therapieverfahren, welches auf Theorien und Methoden von Sigmund Freud beruht.

Dieses Therapiemodell geht davon aus, dass die Probleme des Patienten in der Regel einen frühkindlichen Bezug haben, dass die Konflikte aber immer wieder neu inszeniert werden. Bei diesem Verfahren geht es vor allem darum, die in der therapeutischen Beziehung deutlich werdenden ungelösten Konflikte (in aller Regel eben kindliche Konflikte, keine Traumata) zu erkennen, »aufzudecken« und in der Beziehung zum Therapeuten zu bearbeiten. Die Aufhebung solcher Konflikte wird diesem Konzept nach zur Heilung des Patienten führen. In der Psychoanalyse spielt das Phänomen der Übertragung eine wichtige Rolle. Das bedeutet, dass der Patient sich selbst in der Situation des Kindes erlebt und den Therapeuten in jener der Mutter oder des Vaters. Der Therapeut versteht sich somit als Spiegel, als Deuter.

Die Sitzungen finden mehrmals wöchentlich statt, und die Therapie kann insgesamt mehrere Jahre in Anspruch nehmen. Die Krankenkassen erstatten unter bestimmten Bedingungen bis zu 300 Therapiestunden. Der Patient liegt auf einer Couch, der Therapeut sitzt hinter ihm, damit der Klient möglichst frei und unbeeinflusst sprechen (»assoziieren«) kann.

Raubkater

Es entspricht meinem eigenen Wesen, Analyse attraktiv zu finden – ich bin über Worte erreichbar, denke viel, kann Gefühle an Worte knüpfen, Denken und Fühlen gehen oft bei mir ineinander über, ohne Gegensätze zu sein. Die richtige Therapieform ist schon auch eine Typfrage. 300 Stunden ohne Blickkontakt auf dem Sofa (nicht alle Analytiker machen das so!), die Stimme des Analytikers kommt aus der Ferne, er sagt lange Strecken gar nichts, um den Gefühlen Gelegenheit zu geben, sich auszubreiten. Der Therapeut spiegelt nur, gibt vorsichtig auch eigene Fantasien dazu, wertet niemals, alles kommt von einem selbst. Einsam ist das, aber absolut ehrlich. Das Ziel ist man selbst, es wird versucht, das herauszuschälen, was wahr ist in einem, um so zu unterscheiden, was fremd an den eigenen Gefühlen und Gedanken ist. Dieser Prozess ist einzigartig, aber langsam und zäh – ganz allmählich erst entsteht das Gefühl innerer Einheit, das Fremde, von außen Hineingegebene, verschwindet nicht, aber es beginnt, neben einem zu stehen, man lernt, es zu unterscheiden. So kann man, wenn die Analyse gelingt, einen inneren Mittelpunkt finden, den man nicht beschreiben kann, von dem man aber deutlich fühlt, dass er Identität ist. Eine Analyse hilft einem, den Unrat der Vergangenheit beiseite zu schaufeln, um den Kern freizulegen und deshalb bin ich ein Befürworter der Analyse.

(…) Mein Gefühl ist, die Depression will, dass wir uns wirklich uns selbst zuwenden und dazu wird das Leben angehalten, damit wir diese Chance bekommen.

(…) Noch ein Punkt: In der Analyse wird mit Träumen gearbeitet und wer es nicht erlebt hat, wird es vielleicht nicht glauben, aber Träume sind ein unglaublicher Schatz innerer Weisheit. Es waren Träume, die mir die wichtigsten Hinweise gaben und das Gefühl, von innen getragen zu werden. (…)

Meine Therapeutin sagte auch einmal zu mir: »Man kann sich nicht ewig analysieren und in sich forschen«. Schließlich würde man darüber ja dann das Leben verpassen. Den Prozess, den eine Analyse auslöst, würde ich als Integrationsprozess sehen. Der Kranke ist seelisch fragmentiert, sein Inneres in Einzelteile gespalten, die je für sich ein Eigenleben führen. Man schaut sich die Fragmente an und ordnet sie neu, sodass sie wieder Teil des Ganzen werden. Man holt sie ans Licht des Bewusstseins, (be)achtet sie und gibt ihnen einen Platz – jetzt müssen sie kein Eigenleben mehr führen und können auch wieder in die Dunkelheit zurücksinken.

Die tiefenpsychologisch fundierte Psychotherapie (TPT)

Diese Therapieform ist im Prinzip aus der klassischen Psychoanalyse abgeleitet, der sie in mancher Hinsicht auch ähnelt. Sie weist jedoch auch einige Unterschiede zu ihr auf.

So arbeitet auch diese Form der Therapie aufdeckend. Sie richtet allerdings ihren Fokus auf eine aktuell im Vordergrund stehende Konfliktsituation im Hier und Jetzt. Sie versucht, die Arbeit auf einen bestimmten Punkt einzugrenzen, von dem aus dann Erinnerungen an frühere Erlebnisse aufgegriffen werden mit dem Ziel, die aktuelle Lebenseinstellung zu verändern.

Im Gegensatz zur klassischen Psychoanalyse dauert sie auch deutlich kürzer und findet in der Regel nur einmal wöchentlich statt, wobei die Krankenkassen normalerweise bis zu 80 Stunden bezahlen. Der Therapeut und der Patient sitzen einander bei dieser Therapieform gegenüber.

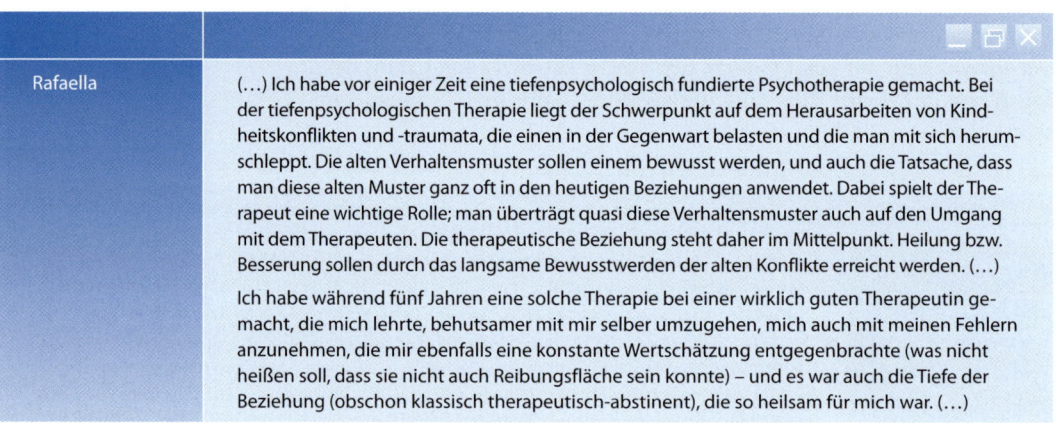

Rafaella

(…) Ich habe vor einiger Zeit eine tiefenpsychologisch fundierte Psychotherapie gemacht. Bei der tiefenpsychologischen Therapie liegt der Schwerpunkt auf dem Herausarbeiten von Kindheitskonflikten und -traumata, die einen in der Gegenwart belasten und die man mit sich herumschleppt. Die alten Verhaltensmuster sollen einem bewusst werden, und auch die Tatsache, dass man diese alten Muster ganz oft in den heutigen Beziehungen anwendet. Dabei spielt der Therapeut eine wichtige Rolle; man überträgt quasi diese Verhaltensmuster auch auf den Umgang mit dem Therapeuten. Die therapeutische Beziehung steht daher im Mittelpunkt. Heilung bzw. Besserung sollen durch das langsame Bewusstwerden der alten Konflikte erreicht werden. (…)

Ich habe während fünf Jahren eine solche Therapie bei einer wirklich guten Therapeutin gemacht, die mich lehrte, behutsamer mit mir selber umzugehen, mich auch mit meinen Fehlern anzunehmen, die mir ebenfalls eine konstante Wertschätzung entgegenbrachte (was nicht heißen soll, dass sie nicht auch Reibungsfläche sein konnte) – und es war auch die Tiefe der Beziehung (obschon klassisch therapeutisch-abstinent), die so heilsam für mich war. (…)

Die Interpersonelle Psychotherapie (IPT)

Bei dieser Behandlungsmethode werden die zwischenmenschlichen Interaktionen von depressiven Patienten thematisiert. Es wird davon ausgegangen, dass solche zwischenmenschlichen (»interpersonellen«) Problembereiche mit dem gegenwärtigen Auftreten von Depressionen in Zusammenhang stehen. Ferner wird angenommen, dass frühere zwischenmenschliche Erfahrungen sich in diesen problematischen aktuellen Beziehungen niederschlagen. Durch das Verstehen dieser Zusammenhänge und durch eine Umgestaltung dieser gestörten Kommunikation kann die depressive Symptomatik des Patienten oftmals wesentlich gelindert werden.

Die Wirksamkeit der interpersonellen Psychotherapie bei unipolaren Depressionen ist durch zahlreiche Studien belegt und sie kann (nach entsprechender Antragstellung) im Rahmen einer Verhaltenstherapie oder einer tiefenpsychologischen Therapie abgerechnet werden.

Eine interpersonelle Psychotherapie kann z. B. bei Depressionen, die während eines Trauerprozesses oder durch einen Wechsel äußerer Umstände ausgelöst werden (Geburt, Renteneintritt, Verlust des Arbeitsplatzes usw.), erfolgreich angewendet werden. Sie verzeichnet auch sehr gute Resultate bei depressiven Patienten, bei denen Schwierigkeiten in ihren persönlichen Beziehungen (Partnerschaft, Arbeitsplatz) im Vordergrund stehen.

2.5.3 Wege zur Therapie

Welche Therapieform ist die richtige für mich?

Für viele depressive Patienten ist es nicht einfach, sich für eine bestimmte Therapieform zu entscheiden. Manche Patienten bekommen diesbezügliche Empfehlungen von ihrem Arzt, andere wollen diese Entscheidung alleinverantwortlich treffen. Sie können damit aber überfordert sein und wissen nicht so recht, nach welchen Kriterien sie sich festlegen sollen.

Es ist sinnvoll, sich über die Prinzipien der einzelnen Therapieformen zu informieren (▶ Abschn. 2.5.2) und dann zu überlegen, von welchem Angebot man am meisten profitieren könnte. Dieses Auswahlkriterium muss aber nicht zwingend entscheidend sein. Und obwohl zahlreiche Therapeuten nur in jeweils einem Verfahren ausgebildet sind, versuchen viele Behandler, mehrere Verfahren zu integrieren. Der »Facharzt für Psychotherapeutische Medizin« ist gegenwärtig der einzige therapeutische Beruf, für den eine Ausbildung in mehreren Therapierichtungen (Verhaltenstherapie und tiefenpsycholgisch fundierte Therapie) Pflicht ist. Aber auch hier kann man noch nicht von wirklicher Integration sprechen, da der Facharzt sich letztendlich auf eine einzige Therapierichtung spezialisieren muss.

Kopernikus	Ich habe keine Ahnung, in welcher Richtung ich eine Therapie machen soll. Ich war kürzlich bei meiner Hausärztin und habe ein bisschen von mir und meinen Problemen erzählt. Sie hat mir dann die Nummer einer psychologischen Koordinationsstelle genannt. (…)
	Ich habe leichte bis mittelschwere Depressionen und habe im Moment keinen Zugang zu meinen Gefühlen, fühle mich leer oder wie tot. Richtige Freude zu empfinden ist sehr schwierig, und ich weiß, dass ich etwas unternehmen sollte, doch es ist so furchtbar schwer, aus diesem Kreis auszubrechen. Ich denke, ich weiß, woran es liegen könnte, ist eine tiefenpsychologische Therapie dann überhaupt sinnvoll? Aber ich weiß natürlich auch, dass ich mich falsch verhalte, dass ich mich ändern muss. Wäre dann eher eine Verhaltenstherapie angebracht? Also, was ist richtig oder falsch?

Müllermädchen	(…) Mir ist etwas klar geworden: Ich alleine muss mich entscheiden, welche Therapieform ich in Anspruch nehmen will. Es gibt keine allgemeingültige Regel, was wann wieso und weshalb wo hilft. Nachdem ich ja leider nicht zu den entscheidungsfreudigsten Menschen gehöre, hätte ich diese Verantwortung gerne abgegeben. (…)

B. Ternes	Die meisten Therapeuten kleben heutzutage nicht mehr so sehr an ihrer Therapieform, sondern oft mischen sich die Verfahren. Ich bin auch bei einer Verhaltenstherapeutin, aber wir haben keinen Behandlungsplan abgesteckt. Das ist auch sicher in den wenigsten Fällen so konkret. (…)
	Und in der Regel weiß der Patient vor Beginn einer Therapie ja nicht viel über die Verfahren und schon gar nicht, was in seiner Situation das Richtige wäre. Ich finde die Beziehung zum Therapeuten viel wichtiger als irgendeinen festen Plan. (…)

Die Suche nach einem Therapieplatz

Noblesse	Da habe ich mir eine Liste mit mindestens 20 Adressen angelegt, komme jedoch über Vorgespräche mit dem Ergebnis: »Ich kann Ihnen leider keinen Therapieplatz anbieten, aber probieren Sie es doch mal da und da und dort« kaum hinaus, und dann verlasse ich die Praxis mit ein bis zwei weiteren Adressen. Überall, wo ich auch anrufe, erwische ich immer nur den Anrufbeantworter mit der Instruktion, man möge zwischen 14:00 Uhr und 14:05 Uhr anrufen, oder fünf Minuten vor voller Stunde oder zehn Minuten vor gerader Uhrzeit, da erreicht man natürlich auch niemanden!! Andere Variante: Via Anrufbeantworter wird man aufgefordert, seine Telefonnummer für Rückrufe zu Terminvereinbarungen zu hinterlassen, auch das habe ich immer getan, natürlich ruft auch da niemand zurück. Es kommt mir langsam vor wie beim Lottospielen – die Chance auf sechs Richtige ist ja rechnerisch auch eher marginal. Es nervt mich vor allem, weil ich mit meinem Medikament ganz gut eingestellt bin, mich psychisch so stabil fühle, dass ich mich auch auf eine Therapie einlassen und über alles reflektieren kann und vor allem auch wieder ein gutes Stück Energie und Zukunftsperspektive finde, mich einfach auch wieder so weit den Anforderungen des Alltags gewachsen fühle, optimistischer bin und darauf möchte ich aufbauen. Ich hatte mittlerweile zwei Termine, kommende Woche den dritten Termin bei der dritten Therapeutin, jedes Mal nur für ein Vorgespräch und ich hatte bei beiden Therapeuten einen guten Eindruck und das Gefühl, dass ich ihnen das erforderliche Vertrauen für eine therapeutische Arbeit entgegenbringen kann. Ich will auch ein Stück weiter kommen – ich kann doch nicht ewig und immer nur Vorgespräche führen, das muss doch auch einmal weitergehen!!

So oder so ähnlich beginnt oft die Suche nach einem geeigneten Therapieplatz. Damit die Psychotherapie von den gesetzlichen Krankenkassen erstattet wird, muss sie bei einem Psychotherapeuten stattfinden, der eine Kassenzulassung hat. Die Zahl dieser Psychotherapeuten wird von den Krankenkassen aus verschiedenen Gründen beschränkt. So erklärt es sich, dass man bei dieser Suche u. U. damit rechnen muss, über mehrere Wochen oder sogar Monate hinaus auf einen ersten Gesprächstermin warten zu müssen, da viele zugelassene Therapeuten über längere Zeiträume hinweg nur über eine geringe Zahl an freien Terminen verfügen.

Patienten, die privat versichert sind, sollten vor dem Beginn einer Therapie bei ihrer jeweiligen Krankenkasse detaillierte Informationen über eine eventuelle Kostenübernahme erfragen.

Viele Patienten wissen auch nicht, wo sie überhaupt mit dieser Suche beginnen sollen. Hat man vom behandelnden Arzt keine konkreten Empfehlungen für bestimmte Therapeuten erhalten, können die Kassenärztlichen Vereinigungen eine gute Anlaufstelle sein, um sich zu informieren, welche Therapeuten für eine Psychotherapie in Frage kommen. Über die Internetseite der Kassenärztlichen Bundesvereinigung (http://www.kbv.de/service/178.html) kann man z. B. einfach und schnell Hilfe bei der Suche nach einem freien Therapieplatz finden. Auch die Psychotherapeutenkammern der jeweiligen Bundesländer sowie Beratungsstellen und sozialpsychiatrische Dienste können bei dieser Suche behilflich sein.

Um einen Termin bei einem Psychotherapeuten zu vereinbaren, braucht der Patient nicht zwingend eine Überweisung eines Arztes. Er kann sich auch direkt an den Psychotherapeuten wenden, in diesem Fall muss er allerdings bei ihm die Praxisgebühr entrichten.

Der eigentlichen Therapie gehen immer sog. »probatorische Sitzungen« voraus, die Kosten davon übernehmen die Krankenkassen. Als gesetzlich versicherter Patient kann man bei einer Verhaltenstherapie oder einer tiefenpsychologischen Therapie bis zu fünf, bei einer Psychoanalyse bis zu acht solcher Sitzungen pro Therapeut in Anspruch nehmen. Während dieser Sitzungen kann der Patient überprüfen, ob zwischen ihm und dem Therapeuten die sog. Chemie stimmt. Im Idealfall sollte er auf seine innere Stimme hören können. Wenn er sich gut aufgehoben fühlt, ist eine wichtige Voraussetzung für den Therapieerfolg erfüllt; wenn nicht, sollte er besser einen anderen Therapeuten aufsuchen.

Während der Probesitzungen erstellt der Psychotherapeut die Diagnose und stellt dann den Antrag auf Erstattung bei der Krankenkasse. Zu diesem Zeitpunkt holt er zusätzlich vom Haus- oder Facharzt einen sog. Konsiliarbericht ein, in dem der Arzt bescheinigt, dass keine medizinischen Gründe gegen die Durchführung einer Psychotherapie sprechen. In der Regel beträgt die Bearbeitungszeit eines Antrags vier bis sechs Wochen.

Eine Sitzung dauert normalerweise 50 Minuten. Die Länge einer Psychotherapie hängt von der Schwere und Dauer der Erkrankung, sowie von der Therapiemethode ab. Meist wird zunächst entweder eine Kurzzeittherapie von 25 Sitzungen oder eine Langzeittherapie von 45 Sitzungen beantragt. Bei Bedarf kann im Anschluss in mehreren Schritten noch verlängert werden. Eine Verhaltenstherapie dauert maximal 80 Stunden, eine tiefenpsychologisch fundierte Psychotherapie auch bis zu 80 Stunden und die psychoanalytische Psychotherapie kann bis zu 300 Sitzungen in Anspruch nehmen. Die jeweiligen Verlängerungsanträge werden immer vom Therapeuten gestellt.

Nach Beendigung einer Psychotherapie werden bei gesetzlich versicherten Patienten zunächst für zwei Jahre keine weiteren Sitzungen übernommen.

Ein häufiges Problem stellen die langen Wartezeiten auf einen freien Therapieplatz dar. Die meisten Patienten sind sehr frustriert, wenn sie mit dieser Tatsache konfrontiert werden.

| Baryton | Im Februar habe ich mich darum bemüht, eine Therapie zu beginnen. Doch die Psychologen, die ich angerufen habe, haben eine Wartezeit von sechs Monaten bis zu einem Jahr!! |
| | Jetzt sind schon ein paar Monate vorbeigegangen und ich habe immer noch einige vor mir. Zurzeit fällt es mir besonders schwer, so lange durchzuhalten. (…) Habt ihr eine Idee, was ich selbst noch für mich tun könnte, um die Zeit bis dahin auch zu nutzen? (...) |

Meistens ist es leider nötig, eine ganze Reihe von Telefonaten zu führen, bevor man eine Zusage erhält. Es ist daher sinnvoll, sich bei dieser Suche durch die Angehörigen unterstützen zu lassen. Oftmals verfügt ein nicht-depressiver Mensch über mehr Geduld und Ausdauer, um sich nicht durch einige Absagen zu sehr abschrecken zu lassen und die Suche weiterführen zu können.

Es ist auch immer sinnvoll, sofort bei mehreren Therapeuten anzurufen und sich nach einem Termin für eine Probesitzung zu erkundigen. Es ist durchaus üblich und empfehlenswert, sich gleichzeitig auf mehrere Wartelisten setzen zu lassen, um die Chancen auf den Erhalt eines schnellen Termins zu erhöhen. Auch sollte der Patient sein Interesse ausdrücklich bekunden für den Fall, dass der Therapeut unvorhergesehenerweise einen freien Therapieplatz durch Absagen von anderen Patienten bekommt. Es ist zwar anstrengend, aber in manchen Fällen hat ständiges Nachhaken bei Therapeuten diesbezüglich bereits zum Erhalten eines Therapieplatzes geführt.

Manche Betroffene können auch weitere Tipps geben, die ihnen persönlich weitergeholfen haben, diese langen Wartezeiten zu überbrücken oder gar zu verkürzen:

| Jack | Ich habe letztes Jahr, als ich auch noch keine Therapeutin in Aussicht hatte, einfach in meiner näheren Umgebung so ungefähr 15–20 Therapeuten angerufen (auch Anrufbeantworter) und gefragt, ob sie Krisensitzungen anbieten können. Ich habe dann auch eine gefunden, die mich zwei Monate lang betreut hat, bis ich MEINE Therapeutin hatte. |

| Mandarine | Ich überbrücke meine Zeit bis zur nächsten Therapie mit meinem Psychiater, der mir wenigstens regelmäßige Gespräche und Hilfe in Krisensituationen (zumindest während der Sprechzeiten) angeboten hat. Ich war ihm sehr dankbar dafür. (…) |

| Sally | Konnte dir denn keiner der Therapeuten wenigstens eine probatorische Sitzung anbieten, also einen Termin zum »Kennenlernen«? Solche Termine haben die meisten Therapeuten zwischendurch schon mal frei. Frage konkret danach, auch im Hinblick auf das Überbrücken, dass es eine Hilfe für dich wäre. Meine Therapeutin hatte mir das angeboten, so konnte ich damals in unregelmäßigen Abständen ein paar Mal kommen, bis sie einen Platz frei hatte. Es war so schon etwas einfacher, weil ich wusste, da ist jetzt ein Ansprechpartner. Allerdings ist es auch teilweise schwierig, weil man dann ja anfängt, über alles Mögliche zu reden und nachzudenken, und vieles bewegt sich und dann muss man wieder lange warten bis zum nächsten Termin. Es ist so oder so nicht ideal. Aber wenn du so dringend Gesprächsbedarf hast, versuche es ruhig! |
| | Dann fällt mir noch ein: Gibt es in deiner Stadt irgendwelche Beratungsstellen oder Ähnliches? Irgendwelche Einrichtungen, die Gespräche bei psychischen Problemen anbieten, Krisendienste, Frauenberatungen etc. Vielleicht könnte das eine Möglichkeit sein. (…) |

| Masurka | Manchmal findet sich bei akutem Zustand in einer Klinik schneller ein Helfer, der einem einen Telefonanruf abnimmt, das kann quasi eine Erstentlastung bedeuten. Ich war z. B. im normalen Klinikum auf der Abteilung für Psychosomatik, das hatte für mich schon einmal einen erleichternden Touch. Und der diensthabende Arzt hat noch am gleichen Tag einen ambulanten Gesprächstermin für mich abgemacht. |

Farmersfrau	Meine Empfehlung sieht folgendermaßen aus: Aus jedem Therapeuten, mit dem man spricht, einen Termin herauspressen, auch wenn der erst in drei, sechs oder zehn Monaten ist. Dann hat man schon mal den Fuß in der Tür. Außerdem kann man auch bei einer Absage immer aufs Neue nachfragen, denn es brechen auch ständig Patienten kurzfristig eine Therapie ab und so werden wieder Plätze frei.
	Außerdem würde ich mit jemandem von der Krankenkasse sprechen (persönlich, nicht am Telefon). Die haben eine vollständige Liste aller Therapeuten in der Region (nicht nur die, welche im Telefonbuch stehen). Außerdem können die auch sagen, welche Psychologen eine Therapiezulassung haben, oder welche weiteren Möglichkeiten bestehen.
	Eine dritte Möglichkeit sind soziale Dienste und Selbsthilfegruppen für Depressive, die es überall gibt. Die wissen auch oft Rat.

Wie finde ich »meinen« Therapeuten?

Sirene	(…) Ich habe so lange gewartet und habe nun endlich einen Platz bekommen. Doch was mache ich, wenn dann die Chemie zwischen uns nicht stimmt? Da muss es doch irgendwie eine Sicherheit geben, dass es dann passt und ich nicht umsonst gewartet habe. (…)

Mindestens genauso entscheidend für einen Therapieerfolg wie die Wahl der Therapieform ist die Qualität der Beziehung zwischen Therapeut und Patient. Es gibt sogar Studien, die davon ausgehen, dass dieser spezielle Beziehungsaspekt etwa 50% des Therapieerfolgs ausmachen kann (Hegerl et al. 2005).

In vielen Fällen täuscht der unmittelbare Eindruck nicht, den der Patient vom Therapeuten in den ersten Sitzungen hat. Selbst die Kontaktaufnahme über das Telefon kann bereits eine Vorstellung davon vermitteln, wie sich das Verhältnis zwischen Therapeut und Patient entwickeln wird.

Hat man beim ersten Therapeuten ein zwiespältiges oder gar schlechtes Gefühl, so kann man problemlos diese Kontaktaufnahme abbrechen und einen weiteren Anlauf bei einem anderen Therapeuten versuchen.

Der ideale Therapeut soll dem Patienten Zuwendung, Verständnis für seine Lage und Feingefühl, kurz, empathisches Verstehen und Akzeptanz entgegenbringen (▶ Abschn. 7.2.) Bereits nach den ersten Sitzungen kann der Patient sich über folgende Themen Gedanken machen: Zeigt der Therapeut Interesse an meiner Person, nimmt er mich mit meinem Anliegen ernst? Beantwortet er mir meine Fragen? Fühle ich mich von ihm »aufgebaut« und »angenommen«? Fühle ich mich zuversichtlich bei der Vorstellung, mit diesem Menschen während vieler Stunden über mein Innerstes und meine Probleme zu sprechen?

Viele Forumsteilnehmer haben sich auch mit diesen Fragen beschäftigt und haben sie klar für sich beantworten können, wie folgende Beiträge zeigen:

2

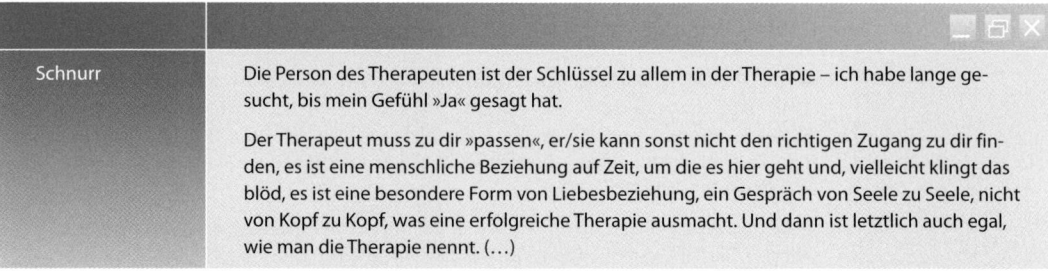

| Schnurr | Die Person des Therapeuten ist der Schlüssel zu allem in der Therapie – ich habe lange gesucht, bis mein Gefühl »Ja« gesagt hat. |
| | Der Therapeut muss zu dir »passen«, er/sie kann sonst nicht den richtigen Zugang zu dir finden, es ist eine menschliche Beziehung auf Zeit, um die es hier geht und, vielleicht klingt das blöd, es ist eine besondere Form von Liebesbeziehung, ein Gespräch von Seele zu Seele, nicht von Kopf zu Kopf, was eine erfolgreiche Therapie ausmacht. Und dann ist letztlich auch egal, wie man die Therapie nennt. (…) |

Caroline62	Die Tatsache, dass du dich nicht wohlfühlst bei deinem Therapeuten, sondern unter Druck gesetzt und irgendwie niedergemacht, ist ein Zeichen dafür, dass er nicht der richtige für dich ist. Es stimmt natürlich, dass beide, Therapeut UND Patient überlegen müssen, ob sie miteinander können oder nicht. Das schließt aber auch DICH mit ein. Du musst ja auch das Gefühl haben, dass du dich wohlfühlst, dich ihm anvertrauen kannst, denjenigen magst und ihm auch mal sagen kannst, wenn dir etwas nicht passt.
	In meiner Therapiegeschichte habe ich zuerst den Fehler gemacht, bei einer Therapeutin zu bleiben, bei der ich mich immer klein und dumm gefühlt habe und sie war so allwissend und groß …, das Ganze hat mir überhaupt nichts gebracht. Dann habe ich meine zweite Therapeutin gefunden, und diese war genau das Gegenteil. Ich hatte das Gefühl, sie interessiert sich wirklich für mich, sie fühlt mit und für sie bin ich nicht nur so ein »Fall«. Bei ihr war ich dann vier Jahre und sie hat mir sehr viel geholfen. Ich bin viel glücklicher und freier geworden.
	Also höre auf deinen Bauch. Wenn der Therapeut dir nicht passt, du dich von ihm nicht verstanden, aber untergebuttert oder sogar unter Druck gesetzt fühlst, dann suche dir lieber einen anderen. Es geht um DICH, und er soll gut für DICH sein, und wenn er es nicht ist, dann ist er es halt nicht. Dann bringt auch die Therapie nichts. Du musst dich dort wohlfühlen!!

| Iphigenie | (…) Als ich zum ersten Mal bei ihm war und meine Situation geschildert hatte, sagte er, dass er mir keine Garantie geben könne, dass sich irgendetwas an meinem »Zustand« verändern würde, garantieren könne er mir nur, dass er immer ehrlich und aufrichtig zu mir ist und sich auch als Mensch einbringt, den er vom Therapeuten nicht trennen möchte, und umgekehrt. Ich wusste, dass das MEIN Therapeut ist. Er ist in der Lage, mir empathisch zugewandt zuzuhören und mir aufgrund dessen, was er gehört hat, die Fragen zu stellen, welche mich die Antworten finden lassen, die für mich richtig sind. Und ich glaube, das ist das, was einen »guten« Therapeuten ausmacht. Er begleitet mich auf MEINEM Weg, weil er ein bisschen wegerfahrener ist als ich. (…) |

Wie diese Posterin schreibt, gibt es keine Garantien, schon gar nicht in Bezug auf die Wahl des »richtigen« Therapeuten. Was für den einen Menschen passen mag, kann für einen anderen total kontraproduktiv sein. Die Suche nach dem »richtigen« Therapeuten erfordert mehr als alles andere vom Patienten ein Hineinhören, -fühlen und -spüren in sich selbst, verbunden mit der Suche nach Antwort auf die Frage: Kann ich mir vorstellen, mit diesem Menschen während zahlreicher Sitzungen über meine innersten und persönlichsten Schwierigkeiten und Angelegenheiten zu kommunizieren? Kann er diese Frage mit einem klaren »Ja« beantworten, dürfte einer gelungenen Therapie in aller Regel nicht mehr allzu viel im Weg stehen.

2.5.4   Mögliche Probleme im Verlauf der Therapie

Nicht selten wird eine Therapie in der Erwartung begonnen, jetzt würde sich schnell alles zum Besseren wenden. Diese Erwartung ist verständlich, denn häufig liegt schon eine lange Zeit von Leid und Verzweiflung hinter dem Kranken. Eine Therapie ist aber kein Prozess, der schon nach wenigen Behandlungsstunden eine deutliche Verbesserung der Problematik erwarten lässt, sondern er erstreckt sich meist über Monate bis Jahre. Hilfe wird aber oft schon von Anfang an dadurch zuteil, dass es nun einen Ansprechpartner und regelmäßige Termine gibt. Das Gefühl, aktiv an der Bewältigung der eigenen Probleme zu arbeiten, anstatt nur ihr Opfer zu sein, erzeugt häufig eine Aufbruchstimmung und kann helfen, wieder optimistischer in die Zukunft zu schauen.

Angst und Unsicherheit zu Therapiebeginn

Was passiert eigentlich in einer Therapie? Das ist sicherlich eine der Fragen, die einen angehenden Therapiepatienten am meisten beschäftigen wird, umso mehr, wenn er keinerlei Therapieerfahrung hat. Werde ich dort mit fremdem Gedankengut »programmiert«? Wird man einen anderen Menschen aus mir machen? Ist das nicht eine Art von Gehirnwäsche, die man mit mir vorhat? Diese Ängste sind denen vor Psychopharmaka nicht unähnlich – sie laufen auf die Befürchtung hinaus, manipuliert zu werden. Aber Therapie verfolgt keine derartigen Ziele. Sie will nicht den Patienten nach einer bestimmten Vorstellung formen, sondern sie arbeitet mit dem, was sie im Patienten vorfindet. Es sind zwei Pfeiler, auf die sich der therapeutische Prozess stützt: Die Methode und die Beziehung zwischen Therapeut und Patient. Die Methode ist das Handwerkszeug des Therapeuten, wir haben die wichtigsten davon zu Anfang dieses Kapitels beschrieben (▶ Abschn. 2.5.2). Aber ohne die Beziehung zum Patienten könnte er sie nicht anwenden – die Beziehung ist die Voraussetzung, um eine allgemeine Methode auf einen bestimmten Menschen anwenden zu können.

Wiederwind	Ich mache seit kurzem meine erste Psychotherapie. Sie ist tiefenpsychologisch orientiert. Ich finde die Therapeutin recht nett und kann mir grundsätzlich vorstellen, mit ihr zusammenzuarbeiten. Ich habe aber keine Ahnung, was ich erwarten kann, wie eine Therapie genau abläuft und habe im Moment das Gefühl, dass die Sitzungen kein Ergebnis bringen. Mache ich vielleicht etwas falsch? Wie sieht eine Sitzung ungefähr aus? Was kann ich vom Thera erwarten – konkrete Verhaltensvorschläge im Umgang mit meinen Problemen? Oder ist sie nur dafür da, dass ich meine Gedanken sortieren kann, weitere Probleme erkenne, verborgene Ängste aufdecke? Auf jeden Fall, so wie es jetzt läuft, ist es für mich nicht befriedigend. Das letzte Mal habe ich sie gefragt, wie oft sie es schon bereut hat, mich als Patientin angenommen zu haben, da ich das Gefühl hatte, dass ich sie nerve. Sie meinte dann, dass das nicht der Fall sei, sagte aber auch, dass es schwierig sei, mit mir zu arbeiten, weil ich dauernd »verbale Totschläger« verwende und ich immer nur damit beschäftigt sei, alles was sie sagt, in Frage zu stellen und ihr zu beweisen, dass alles doch keinen Sinn hat, was sie sagt. Ich habe das noch nicht so wahrgenommen, außer vielleicht den »verbalen Totschläger« – ich generalisiere gerne und lasse damit meinem Gegenüber keine Chance, mich vom Gegenteil zu überzeugen. (…)

Eine Therapie kann man als Arbeitsbeziehung bezeichnen, und Patient und Therapeut werden sich zunächst gegenseitig kennenlernen müssen, um ihren ganz persönlichen Umgang miteinander zu finden. Dabei ist es nicht nur in Ordnung, wenn der Patient seine Gefühle gegenüber dem Behandler anspricht, sondern meist sogar erwünscht, denn häufig ergeben sich dadurch wichtige Hinweise auf seine Problematik.

Therapie kann ein schmerzhafter Prozess sein, und in der Regel ist es der Behandler, der einen wunden und zu klärenden Punkt erkennt und anspricht. Das kann schmerzliche Gefühle auslösen und Abwehr hervorrufen, manchmal sogar Wut und Enttäuschung darüber, was der Therapeut gesagt hat. Heftige negative Gefühle können jedoch ein notwendiger Prozess sein, der sogar ein Beleg dafür ist, dass an den Problemen des Patienten gearbeitet wird.

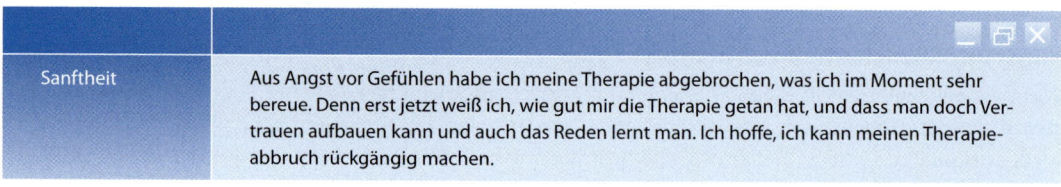

Sanftheit — Aus Angst vor Gefühlen habe ich meine Therapie abgebrochen, was ich im Moment sehr bereue. Denn erst jetzt weiß ich, wie gut mir die Therapie getan hat, und dass man doch Vertrauen aufbauen kann und auch das Reden lernt man. Ich hoffe, ich kann meinen Therapieabbruch rückgängig machen.

Der therapeutische Prozess kann manchmal, besonders zu Beginn der Behandlung, Angst und Zweifel auslösen. Viele Patienten wissen nicht, wie sie es einordnen sollen, dass es ihnen nicht schon bald besser geht, sondern zunächst vielleicht sogar schlechter. Das bedeutet aber nicht, dass sich die Lage insgesamt tatsächlich verschlechtert, sondern es hat damit zu tun, dass seither verdrängte Gefühle durch das therapeutische Gespräch ins Bewusstsein rücken – in der Regel unangenehme, zum Teil sehr schmerzhafte Gefühle.

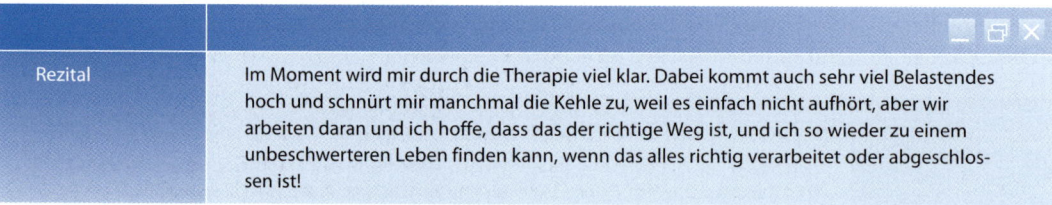

Rezital — Im Moment wird mir durch die Therapie viel klar. Dabei kommt auch sehr viel Belastendes hoch und schnürt mir manchmal die Kehle zu, weil es einfach nicht aufhört, aber wir arbeiten daran und ich hoffe, dass das der richtige Weg ist, und ich so wieder zu einem unbeschwerteren Leben finden kann, wenn das alles richtig verarbeitet oder abgeschlossen ist!

Kreuzkümmel — (…) Ja, manchmal hatte ich auch schon das Gefühl, dass es mir nach den Sitzungen mit meiner Therapeutin schlechter ging. Aber ich durfte sie auch immer anrufen, wenn etwas war. Und wenn es nur ihre Stimme war, die ich mal in sehr traurigen Momenten brauchte. Sie hat immer, wenn es ihr möglich war, zurückgerufen.
Lange Zeit war ich mit ihr auch allein, bis sie mich darauf brachte, mich meinen Eltern zu öffnen und ihnen zu erzählen, wie traurig ich bin. Als ich das tat, ging es mir schon besser. (…)

Tintenfass	Ich glaube, ich habe bei der Therapeutin auch nur wirres Zeug geredet, keinen Anfang und kein Ende gefunden, geschweige denn irgendetwas erzählen können, was mir wirklich sehr nahe geht. Ich finde oft einfach keine Worte, um das zu beschreiben, was da in mir vorgeht. Dazu nichts als Angst. Vielleicht ist das ein Stück weit einfach normal, wer erzählt schon gerne einem Fremden intime Dinge von sich, noch dazu, wenn es Dinge sind, die sehr schmerzlich sind und die man am liebsten einfach »ausradieren« würde?

Dass der Therapeut eigentlich ein fremder Mensch ist, dem man nicht vorbehaltlos sein Inneres öffnen mag, ist für viele anfangs eine schwer zu nehmende Hürde. Andererseits ist aber gerade der Umstand, dass der Therapeut ein vorwiegend professionelles Interesse hat, von großer Bedeutung und macht die Therapie überhaupt erst möglich. Denn nur so kann gewährleistet werden, dass der Behandler eine Trennlinie zwischen seinen eigenen Gefühlen und denen des Patienten ziehen kann. Für ihn ist es unabdingbar, sich nicht in die Gefühle des Patienten involvieren zu lassen – zum einen seiner Objektivität wegen und zum anderen zu seinem eigenen Schutz. Das bedeutet aber nicht, dass ihm das Schicksal seiner Patienten gleichgültig ist.

Marietje	Ich glaube schon, dass es den meisten Therapeuten nicht völlig egal ist, wie es einem geht. Das spüre ich bei meiner Therapeutin schon. Sie ist sehr mitfühlend und gibt mir, was sie kann. Diese Beziehung besteht natürlich durch ihren Beruf und sie endet auch wieder. Es ist halt eine »Zweckbeziehung« und keine Freundschaft. Und das macht es so schwer. Das zu realisieren und sich nicht zu abhängig zu machen. (…)

Hilft die Therapie überhaupt?

Relief	(…) Nach mittlerweile sechs Sitzungen habe ich immer noch nicht festgestellt, ob ich mich geborgen, richtig erkannt oder mich dort wohl fühle. Ich kann auch nicht sagen, ob er mir sympathisch ist oder nicht, irgendwie ist er wie ein Neutrum. Ich frage mich jedes Mal, was soll ich hier? Er hat mir zu Recht schon mehrmals das Prinzip der Therapie erklärt, aber entweder mein »Teufel Verstand« will nicht mit Gefühlen konfrontiert werden, oder vielleicht bin ich resistent gegen die Therapie. Und irgendwie wehre ich mich gegen die Vorstellung, ich müsste nur mein Verhalten ändern, und schon löst sich die Krankheit auf? Ich habe keine Probleme, die ich mit Hilfe des Therapeuten klären könnte. Vielleicht habe ich den Sinn dieser Therapie wirklich noch nicht erkannt. In der Vergangenheit habe ich immer kopfgesteuert gehandelt. Gefühle wurden kopfgesteuert zugelassen oder unterdrückt. (…)

Zweifel am Nutzen und Sinn der Therapie sind durchaus nicht ungewöhnlich. Viele Menschen können sich nicht vorstellen, dass es tatsächlich einen Einfluss auf ihre Krankheit haben soll, wenn sie über ihre Probleme reden und warum das irgendetwas an ihrer Situation ändern sollte. Aber der Zusammenhang zwischen Psyche und Erkrankung ist eben nicht offensichtlich, sondern er ist verborgen, und deshalb ist es auch nicht erstaunlich, wenn er nicht unmittelbar einleuchtet. Erst im weiteren Verlauf der Arbeit kann klar werden, was das eine mit dem anderen zu tun hat.

Sonnenland	Meine Ärztin hat mir vor ein paar Wochen (es können auch schon zwei Monate sein) gesagt, es hätte bei mir fast ein Jahr gedauert, bis ich in der Therapie etwas habe zulassen können, dass nicht so von mir geplant war. Es war so, dass ich sie mir ausgesucht habe, sie gebeten habe, mich ambulant zu nehmen trotz der Tatsache, dass ich Kassenpatientin bin. Ich wollte sie, hatte ein gutes Gefühl und habe trotzdem ein Jahr gebraucht, bis die Therapie wirklich anfangen konnte. Lass dir Zeit.

Sappho	(…) An eine Therapie stellt man bestimmte Erwartungen. Sie soll viel bewegen, soll helfen, die Krankheit in den Griff zu bekommen und dazu beitragen, wieder ein »normales« Leben zu führen. Therapie kann Vieles, doch sie bringt die Heilung, die Befreiung von den belastenden Symptomen, nicht von heute auf morgen. Es geht in kleinen Schritten vorwärts – so jedenfalls bei mir – manchmal sind sie kaum zu merken. (…) Mir ist durch die Therapie erst bewusst geworden, wie eng das Zusammenspiel von Körper und Psyche ist. Der Weg der Erkenntnis ist ein Anfang, darauf kann man aufbauen, Zusammenhänge sichtbar machen, Verhalten ändern, alte Glaubensätze durch neue ersetzen usw. (…)

Probleme mit dem Behandler

Es kann aber auch eine andere Art von Störung geben, die nicht in der Arbeit selbst begründet liegt, sondern die zwischenmenschlicher Natur ist. So kann es bisweilen Antipathien geben, die kaum zu überwinden sind und in einigen Fällen auch Verhaltensfehler des Behandlers, die persönliche Kränkungen auslösen können. Vielleicht gibt es eine zu ausgeprägte professionelle Distanziertheit, die vom Patienten als Kälte und Desinteresse wahrgenommen wird oder der Behandler mutet dem Patienten zu viel zu. Manche Behandler bringen auch nicht unbedingt die notwendige Dosis Empathie mit oder sie wirken gleichgültig oder genervt. Für den Erfolg der Therapie ist es unverzichtbar, dass sich der Patient ernst genommen und angenommen fühlt (▶ Abschn. 7.2).

Apokrypha	(…) Als ich in einer psychosomatischen Klinik war, bekam ich dort eine Ärztin zugeteilt, mit der die Chemie hingegen nicht stimmte. Sie vermittelte mir bereits beim ersten Gespräch das Gefühl, ich wäre wohl doch besser zu Hause geblieben, und sie hätte nicht nur mich als Patientin. Sie hatte für meine Begriffe nicht genug Zeit, was vielleicht auch am Stundenplan der Klinik lag, keine Ahnung, es war auf jeden Fall nicht an mir als Patient, dieses Problem zu lösen. Auf jeden Fall war das sehr kontraproduktiv, was sollte ich ihr da schon Großartiges von mir erzählen. Zum Glück bekam ich dann schnell einen Ersatztherapeuten, da die gute Frau in Urlaub ging. Mit dem konnte ich dann gleich wieder so gut, dass ich nach dem Urlaub darum bat, diesen Thera behalten zu können, was mir sogar gelang (…).

Nicht jeder Therapeut scheint zu verstehen, in welcher Situation sich manche seiner Patienten befinden, wie schlecht es ihnen geht und welche tragende Rolle deshalb ihre Beziehung zum Therapeuten spielt. Häufig sind Depressionspatienten sehr hilflos und verzweifelt und richten ihre ganze Hoffnung auf den Behandler. Da ist es nicht verwunderlich, dass Unzuverlässigkeit, Vertröstungen und Nichterreichbarkeit zu verstörten und entmutigten Reaktionen führen können.

Weile	(…) Von Anfang an hatte ich Schwierigkeiten mit den ständigen Terminausfällen wegen Urlaub, Fortbildungen, Seminarverpflichtungen ihrerseits sowie Dienstzeiten bei dem Pflegedienst, bei dem meine Therapeutin auch noch arbeitet. Nun eskaliert das Ganze. Aus meinen bisherigen Therapien kenne ich es nur so, dass ich meinen festen Wochentermin hatte und Urlaube etc. rechtzeitig angekündigt wurden, sodass ich mich darauf einstellen konnte. Meine jetzige Therapeutin legt sich terminlich nicht verbindlich fest und auch bei vereinbarten Terminen muss ich ständig damit rechnen, dass sie kurz vorher abgesagt oder dass sie verschoben werden. (…)
	In mir lösen diese ständigen Ausfälle, das Gefühl, es ist niemand da, totale Panik aus und aus der Panik entsteht Wut. Eine Verständigung mit ihr darüber ist nicht möglich. (…)
	Auf ihrer Internetseite wirbt die Therapeutin mit Respekt, Achtsamkeit und Wertschätzung. Ich finde das respektlos, rücksichtslos und geringschätzig. (…)

Die Regelmäßigkeit und Verlässlichkeit von Terminen ist für die Kranken sehr wichtig. Oft leben sie auf den nächsten Termin hin und legen sich schon zurecht, was sie gerne besprechen möchten. Wird der Termin dann abgesagt, bleiben sie auf ihrem Paket sitzen – häufig voller Wut oder Enttäuschung.

Martha	Später sprach er hin und wieder von meiner »Schönheit«, was mich irritierte. Ich fühlte mich zunehmend unter Druck gesetzt. Klar, man muss sein Verhalten ändern, um neue Erfahrungen zu machen. Aber ich wollte so gerne über meine Denkmuster sprechen und darüber, dass ich so Vieles auf und gegen mich beziehe, was mir das Leben schwer macht. Ich fühlte mich von ihm immer weniger verstanden. Weil ich nicht sprechen konnte, schrieb ich Briefe. Er ging nicht darauf ein. Und wenn, dann weil er sich angegriffen fühlte. Dabei stand darin viel mehr über mich und meine Ängste, ich empfand die Briefe eher als Hilferufe. (…)
	Die Mehrzahl der wenigen Sitzungen in diesem Jahr verbrachten wir damit, dass er mir erzählte, gegen welche Ärzte er – natürlich erfolgreich – prozessiert hatte, was er im Urlaub mit seiner Familie erlebt hatte, oder wie seine Ex-Frau ihm das Leben schwer macht. Warum erzählt er mir das? Manches davon hat mich irgendwie belastet.
Nachdem ich einen Termin per SMS verschieben wollte, weil es mir so schlecht ging (Selbsthass, Selbstekel, völlig down) und er der Absage per SMS zustimmte, bat ich zwei Wochen später um einen Termin. Erst per SMS, Stunden später per Telefon. Er sagte, er würde mich zurückrufen. Tat er nicht.
Drei Wochen später musste ich zweimal anrufen, um einen Termin nach seinem Urlaub zu bekommen. Ein Vierteljahr lang hatten wir keinen Termin. So eine lange Pause gab es noch nie. Es tat mir weh, dass er nicht zurückgerufen hat. Das schrieb ich in meinen letzten Brief. Er hat sich nicht entschuldigt. Den Brief hat er mir übel genommen. Ich hatte geschrieben, dass ich Herzschmerzen, Schwindel und Kopfschmerzen bekomme, sobald ich daran denke, wie die letzten Monate verlaufen sind. Seine Antwort: »Der Mensch sucht sich Erklärungen und

bildet sich kausale Zusammenhänge ein.« Seit ich den Brief geschrieben habe, habe ich die Symptome nicht mehr.

Er macht keine Fehler. Handelt auch nicht unprofessionell, indem er privaten Ärger an Patientinnen und Mitarbeiterinnen abreagiert. Ich bin es, die unfähig und unwillig ist.

Gestern Abend saß ich dort und habe zum ersten Mal geheult. Seit vielen Monaten würden wir Therapie machen, sagte er, und es hätte sich so gut wie nichts verändert. Das sei zu wenig.

Sowie das Thema »Menschen kennenlernen« angesprochen wurde, flossen die Tränen. Beim ersten Mal wollte ich aufstehen und gehen. Warum habe ich es nicht getan? Ich fing mich und ein paar Minuten später heulte ich wieder. Leider habe ich nicht den Eindruck, dass er versteht oder auch nur ahnt, welche Ängste da in mir stecken, dass es für mich nicht »spannend ist« und »Spaß macht« neue Menschen kennenzulernen. Ich konnte ihn nicht mehr ansehen und auch kaum etwas sagen, meine Stimme versagte. Zu Hause habe ich stundenlang geheult. (…)

Ich weiß nicht, wie es ohne Therapie weitergehen kann, aber ich werde wahrscheinlich nicht mehr zu ihm gehen. Fühle mich zurzeit zu verletzt und klein gemacht. Erstmal wieder Boden unter die Füße bekommen.

Die Mehrzahl aller Patienten ist mit ihrer Therapie zufrieden und fühlt sich in guten Händen. Aber es wäre verwunderlich, wenn es nicht auch Behandler gäbe, die Fehler machen und manchmal sogar so gravierende, dass sie dem Patienten nicht zugemutet werden können.

Wenn man als Patient das Pech hatte, einen ungeeigneten Therapeuten zu erwischen, steht man in der Regel vor dem Problem, sich dies auch einzugestehen. Vielleicht musste man lange suchen, um überhaupt einen Therapieplatz zu bekommen. Unter Umständen ist man am Ende der eigenen Kräfte und Möglichkeiten und sagt sich dann, dass man eben so zurechtkommen müsse. Und es kann vorkommen, dass man seinem inneren Gefühl nicht mehr vertrauen mag in der Überzeugung, dass ein Fachmann für die Seele schon wissen wird, was er tut. Man selbst ist ja krank und womöglich inkompetent gegenüber der eigenen Psyche?

Ein Therapiepatient sollte aber seinem Gefühl vertrauen, wenn er Zweifel an der Integrität des Behandlers hat und er sollte den Mut aufbringen, das anzusprechen, was ihn stört. Wenn sich wiederholte Störungen nicht klären lassen und die Vertrauensbasis ernsthaft gestört ist, sollte man nicht zögern, einen Therapeutenwechsel anzustreben, denn unter solchen Bedingungen muss das Gelingen der Therapie zweifelhaft erscheinen.

Minority

Es gibt schlechte und gute Therapeuten, so wie in jedem anderen Beruf.
Das, was du schilderst, klingt so, als ob dein Therapeut nicht viel taugt – menschlich wie fachlich. Ich würde an deiner Stelle das Ganze abbrechen und finde auch nicht, dass du dich erklären musst, ihm gegenüber.
Es macht aber sicher Sinn, mit deiner Ärztin darüber zu sprechen sowie mit der Krankenkasse, damit du keine Probleme bekommst, wenn du dir einen neuen Therapeuten suchst.
Lass dir nichts einreden, vertraue auf dein Gefühl: Dieser Therapeut ist der Falsche.
Bleibe bei dir und such nach einem besseren Therapeuten. Wir Depressive haben einfach keine Zeit zu verlieren, die Behandlung dauert auch so schon lange genug!

Austherapiert?

Murmura	Ich gehe auf die 50 zu und leide eigentlich »schon immer« unter Depressionen. Seit vier Jahren ist es besonders schlimm, die depressiven Phasen überwiegen inzwischen mehr als deutlich.
	Ich habe zwei Versuche mit SSRI hinter mir. Insbesondere beim ersten Mal ging es mir nach einer mehrwöchigen Anlaufzeit einige Wochen lang ziemlich gut. Allmählich aber ließ die Wirkung (meinem Eindruck nach) immer mehr nach, gleichzeitig wurde ein juckender, allergieähnlicher Hautausschlag immer schlimmer, sodass mein Arzt die sofortige Absetzung anordnete.
	Ein zweiter Versuch Ende letzten Jahres verlief in jeder Hinsicht noch unbefriedigender: Die Anlaufzeit dauerte dieses Mal ca. sechs Wochen, die Wirkung war mäßig, die Hautprobleme wieder sehr schlimm. Ich möchte derzeit kein neues Medikament mehr probieren, es fehlt mir mittlerweile einfach »der Nerv« und die nötige Geduld, um weitere diesbezügliche Versuche zu starten.
	Von einer tiefenpsychologisch fundierten Gesprächstherapie war ich zunehmend enttäuscht. Im Nachhinein, wo ich mir nun einiges Wissen über die verschiedenen Therapieformen angeeignet habe, denke ich, dass für mich in der damaligen Krankheitsphase eine (kognitive) Verhaltenstherapie sinnvoller gewesen wäre. Ich habe mich mit den Hintergründen und Ursachen meiner psychischen Probleme schon sehr lange auseinandergesetzt (z. T. auch in psychologischer Beratung/Therapie) und hatte in dieser letzten Therapie einfach das Gefühl, dass alles immer wieder hin und her bewegt wird, ohne dass es eigentlich in mir etwas bewegt hätte.

Manche Depressionen sind besonders hartnäckig und scheinen weder durch Medikamente noch durch Therapie zufriedenstellend behandelbar zu sein. Aber meistens ist es so, dass die Betroffenen zu schnell aufgeben. Zwei verschiedene SSRI ausprobiert zu haben ist nicht genug – es gibt eine Vielzahl von Präparaten, die trotzdem helfen können. Und es kann auch erforderlich sein, mehrere Therapien zu versuchen. Nicht zuletzt ist die Person des Therapeuten häufig ausschlaggebend für einen Erfolg – der eine mag einen Zugang finden, den ein anderer nicht findet. Es gibt viele Fälle, wo trotz der Aussage von Behandlern, man sei austherapiert, doch noch ein durchgreifender Erfolg möglich wurde. »Austherapiert« heißt häufig nur: »Ich kann nichts mehr für Sie tun«. Leider wird es manchmal so aber nicht ausgedrückt, denn der Behandler gibt vielleicht nicht gerne sein Scheitern zu. Angesichts der Vielzahl verfügbarer Medikamente und Therapeuten kann man sagen, dass niemand sich dem Schicksal »Depression« ergeben muss – es gibt fast immer eine Möglichkeit (▶ Abschn.7.4).

Schafgarbe	Meine erste mich behandelnde Psychiaterin sagte mir nach einem dreiviertel Jahr, ich sei »austherapiert«, sie könne nichts mehr für mich tun, sie ließ mich ebenfalls allein in diesem Gefühl von Schuld und Verzweiflung.
	Nach einer erneuten Krise kam ich in die Psychiatrie und danach ging es aufwärts.
	Das war vor zwei Jahren, heute arbeite ich wieder 50% Teilzeit in meinem alten Job. Voraussetzungen dafür waren: Eine gute Therapeutin zu finden und ein Antidepressivum, das wirkt!
▼	Meine heutige Therapeutin war übrigens bereits die dritte, das Antidepressivum, das mir half, der siebte oder achte Versuch. Insgesamt war ich zweieinhalb Jahre krankgeschrieben.

Mir haben eineinhalb Jahre Verhaltenstherapie nichts gebracht, ich mache jetzt seit einem Jahr eine Analyse. Vielleicht wäre das eher etwas für dich, wenn du mit Vergangenheit deine Kindheit meintest.

Lass dich nicht entmutigen von diesem inkompetenten Geschwätz, deine Depression sei unheilbar. Nach allem, was ich über die Depression erfahren habe, stimmt das nicht. Man muss nur am Ball bleiben und weiterkämpfen.

Und gute »Teamarbeiter« finden, die mit dir diesen Weg gehen.

Irgendwann geht er vorbei, dieser dunkle Seelenzustand und dann wirst du wissen, wofür du durchgehalten hast!

Therapiewechsel

Manchmal stellt sich im Laufe der Behandlung heraus, dass die gewählte Therapieform nicht die richtige ist. Dann steht die Frage im Raum, ob es nicht sinnvoll wäre, zu einem anderen Verfahren zu wechseln. Viele Betroffene fragen sich dann, ob das geht und unter welchen Umständen.

Redlady

Wenn das Kontingent (tiefenpsychologisch oder verhaltenstherapeutisch) nicht ausgeschöpft wurde, kann man relativ problemlos zwischen zwei Therapieverfahren wechseln. Wenn das Kontingent ausgeschöpft wurde (nach 80 Stunden Verhaltenstherapie oder tiefenpsychologischer Therapie – danach stehen zwei Jahre Pause an), wird es schon sehr viel schwieriger. Dann müssen die Therapeuten ein ausführliches Gutachten schreiben, warum schon wieder Psychotherapie innerhalb von zwei Jahren. Dieses Gutachten dauert, ist mies bezahlt und der Ausgang ist ungewiss. Folglich denke ich, dass vielleicht manche Therapeuten einen solchen Fall nicht gerne übernehmen werden.

Hat man das Kontingent aufgebraucht und will innerhalb des gleichen Verfahrens noch einmal Therapiestunden binnen zwei Jahren beantragen, ist es fast ganz aussichtslos.

Loslassen – das Ende der Therapie

Taubenei

Ich bin mir bewusst, dass sicherlich ein Teil meines momentanen Gefühls, wieder in einer Depression zu sein, auch durch die Angst bewirkt wird, dass die Therapie zu Ende geht; dennoch glaube ich nicht, »geheilt« zu sein.

Eine Therapie hat einen begrenzten Zeitrahmen und wenn sie sich dem Ende zuneigt, löst das unterschiedliche Empfindungen aus. Manche sind froh darüber, andere können es sich kaum vorstellen, dass es auch ohne Therapie geht und sind ängstlich und verunsichert. Häufig ist es aber auch einfach der Abschiedsschmerz, der die Loslösung von der Therapie nicht leicht macht:

Nihilia

Ich habe wie du eine etwa vierjährige Analyse gemacht, sie ging vor gut zwei Jahren zuende. Fast immer während dieser vier Jahre blieben die Symptome meiner Depression bei mir – man würde diese aber wohl eher einer leichten Depression zuordnen, andernfalls hätte ich die Analyse auch kaum machen können. Etwas anders als du hatte ich gegen Ende der Analyse

▼

aber das Gefühl, dass es nun aber auch genug sei, dabei war ich aber sehr zufrieden mit meiner Therapeutin und fühlte mich sehr gut aufgehoben bei ihr. Trotzdem war die letzte Stunde bei ihr sehr schwer – eine Ära ging zuende für mich und eine ungeheuer wichtige Zeit, in der ich an mir gearbeitet hatte wie wohl nie wieder in meinem Leben. Und es hieß auch, sich von dem Menschen zu verabschieden, der von allen auf der Welt mich am besten kennt, besser als meine eigene Mutter. Das gehört zu den Merkwürdigkeiten einer Therapie. Ich heulte bloß die ganze Stunde lang und war untröstlich.

Es ist völlig normal und nicht anders zu erwarten, dass du Ablösungsschwierigkeiten hast. Es heißt auch, dass die Analyse etwas bewirkt hat in dir und dass du nun flügge werden musst, um es umzusetzen.
Aber wie gesagt, da gab es auch das Gefühl, dass dieser Wege nun wirklich zuende gegangen ist und dass er nicht mehr viel zu bieten hat – man kann sich nicht ewig auf diese Weise selbst betrachten, da käme das Leben zu kurz. (…)
Sei geduldig und lass das Ganze sich erst mal setzen – die Enttäuschung darüber, dass es dir immer noch nicht gut geht ist verständlich aber verfrüht. Veränderungen geschehen im Verborgenen und allmählich, der Anstoß dazu ist sicher auch bei dir erfolgt.

Ulmerich

Im Moment beschäftigt mich aber einiges. Und zwar empfinde ich die Therapie im Moment mehr als Belastung denn als Hilfe. Ich mache nun seit fünf Jahren Therapie und natürlich kenne ich auch die harten Zeiten, in denen Schmerzliches bearbeitet wird, aber das meine ich hier nicht. Es ist eher so, dass ich das Gefühl habe, mir fehlt einfach so langsam die Kraft, mich immer noch weiter mit mir auseinanderzusetzen. Nach so einem langen therapeutischen Prozess, in dem man sich so intensiv mit sich beschäftigt, versucht Dinge zu verstehen und zu ändern usw., komme ich doch noch immer und immer wieder an neue »Unzulänglichkeiten« in mir. So empfinde ich es einfach im Moment. Immer noch etwas, das man ändern, anders sehen oder machen sollte. Es können ganz banale Dinge sein, aber ich kann einfach nicht mehr an mir arbeiten, habe ich das Gefühl. Kennt Ihr das? Nun könnte man ja sagen, na prima, dann lass doch alles jetzt so wie es ist, hast ja lange Therapie gemacht, nu leb doch mal wieder Dein Leben. Tja, aber auch dazu fühle ich mich (noch) nicht wirklich in der Lage. Weil es einfach noch »Baustellen« gibt, mit denen ich noch nicht klar komme. Und ich habe eine Riesenangst, das alleine auch nicht hinzukriegen. Ich habe Angst, meine Therapeutin zu »verlassen«, weil ICH mich dann verlassen fühle. Eigentlich fühle ich mich, als bräuchte ich ´ne Pause, aber das kann ich einfach nicht. Weil ich genau weiß, wie ich mich fühle, wenn ich nicht diese Person im Hintergrund weiß und dass ich da regelmäßig hingehen kann.

Therapie zu machen kann ein sehr anstrengender und intensiver Prozess sein, und irgendwann kommt vielleicht ein Zeitpunkt, da man müde geworden ist und das Gefühl hat, auf diesem Wege nicht mehr weiter zu kommen. Gleichzeitig mag es auch die Angst geben, noch nicht auf eigenen Beinen stehen zu können – man traut sich das Leben nicht zu. Aber das muss nicht heißen, dass man noch nicht reif ist oder immer noch mehr und mehr Therapie benötigt, denn es ist ganz normal, dass man das in der Therapie Erlernte noch nicht optimal umsetzen kann. Vielleicht sind auch noch nicht alle Symptome der Depression verschwunden – auch das sollte nicht beunruhigen. Die Depression entstand in der Regel ja auch nicht genau zeitgleich zu einer belastenden Situation und so mag sie auch noch nach deren Korrektur eine zeitlang andauern.

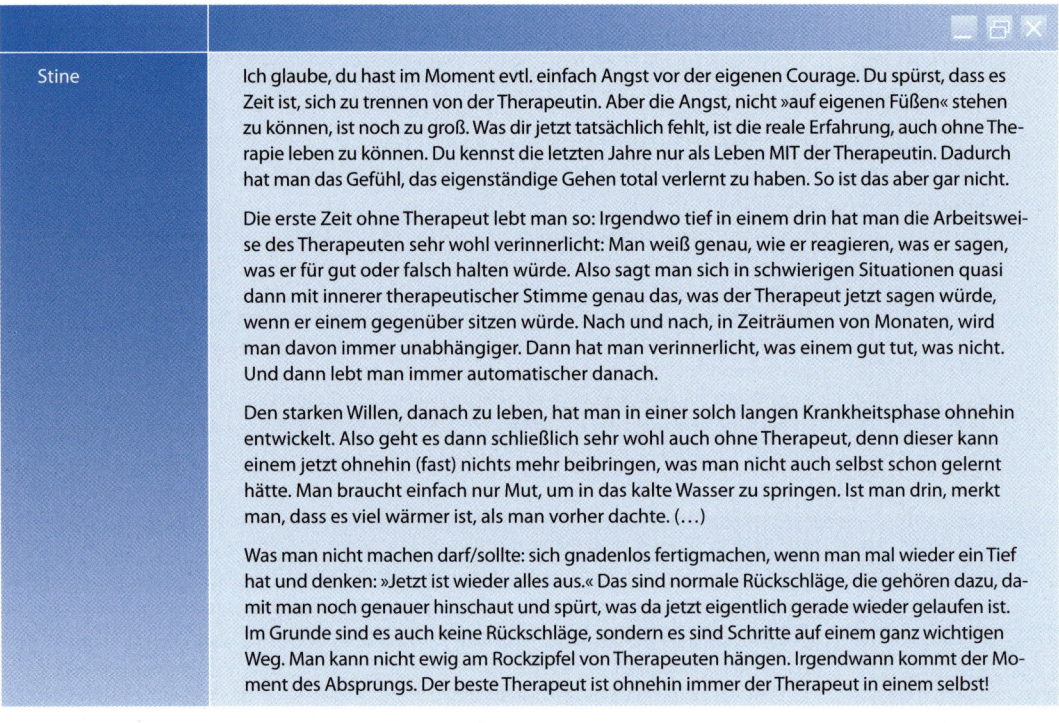

Stine	Ich glaube, du hast im Moment evtl. einfach Angst vor der eigenen Courage. Du spürst, dass es Zeit ist, sich zu trennen von der Therapeutin. Aber die Angst, nicht »auf eigenen Füßen« stehen zu können, ist noch zu groß. Was dir jetzt tatsächlich fehlt, ist die reale Erfahrung, auch ohne Therapie leben zu können. Du kennst die letzten Jahre nur als Leben MIT der Therapeutin. Dadurch hat man das Gefühl, das eigenständige Gehen total verlernt zu haben. So ist das aber gar nicht.
	Die erste Zeit ohne Therapeut lebt man so: Irgendwo tief in einem drin hat man die Arbeitsweise des Therapeuten sehr wohl verinnerlicht: Man weiß genau, wie er reagieren, was er sagen, was er für gut oder falsch halten würde. Also sagt man sich in schwierigen Situationen quasi dann mit innerer therapeutischer Stimme genau das, was der Therapeut jetzt sagen würde, wenn er einem gegenüber sitzen würde. Nach und nach, in Zeiträumen von Monaten, wird man davon immer unabhängiger. Dann hat man verinnerlicht, was einem gut tut, was nicht. Und dann lebt man immer automatischer danach.
	Den starken Willen, danach zu leben, hat man in einer solch langen Krankheitsphase ohnehin entwickelt. Also geht es dann schließlich sehr wohl auch ohne Therapeut, denn dieser kann einem jetzt ohnehin (fast) nichts mehr beibringen, was man nicht auch selbst schon gelernt hätte. Man braucht einfach nur Mut, um in das kalte Wasser zu springen. Ist man drin, merkt man, dass es viel wärmer ist, als man vorher dachte. (…)
	Was man nicht machen darf/sollte: sich gnadenlos fertigmachen, wenn man mal wieder ein Tief hat und denken: »Jetzt ist wieder alles aus.« Das sind normale Rückschläge, die gehören dazu, damit man noch genauer hinschaut und spürt, was da jetzt eigentlich gerade wieder gelaufen ist. Im Grunde sind es auch keine Rückschläge, sondern es sind Schritte auf einem ganz wichtigen Weg. Man kann nicht ewig am Rockzipfel von Therapeuten hängen. Irgendwann kommt der Moment des Absprungs. Der beste Therapeut ist ohnehin immer der Therapeut in einem selbst!

2.5.5   Kann eine Therapie scheitern?

Ohne Zweifel scheitert eine gewisse Zahl an Therapien, und zwar aus den vielfältigsten Gründen:

Eine Psychotherapie kann beispielsweise dann im Großen und Ganzen erfolglos bleiben, wenn der Kranke sich – aus welchen Gründen auch immer – nicht ausreichend auf die Therapie einlassen kann oder will. Der Leidensdruck mag zwar sehr hoch sein, aber die Angst vor dem Neuen, Unbekannten, vor einem veränderten Leben ist es möglicherweise ebenfalls und kann die Bereitschaft zur Veränderung hemmen. Mitunter sind viel Mut und Energie erforderlich, um sich auf Neuerungen einzulassen.

Auch die Angst, dass es hinterher möglicherweise sogar noch schlimmer kommen könnte als vorher, trägt in manchen Fällen ihren Teil dazu bei, den Willen zur Mitarbeit in der Therapie und zur Umgestaltung des Lebens zu hemmen.

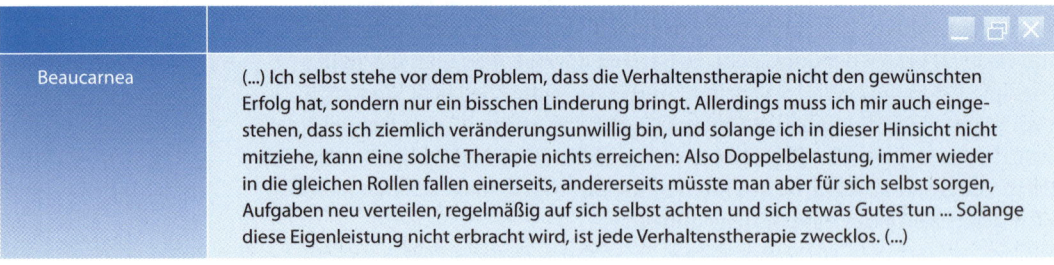

Beaucarnea	(…) Ich selbst stehe vor dem Problem, dass die Verhaltenstherapie nicht den gewünschten Erfolg hat, sondern nur ein bisschen Linderung bringt. Allerdings muss ich mir auch eingestehen, dass ich ziemlich veränderungsunwillig bin, und solange ich in dieser Hinsicht nicht mitziehe, kann eine solche Therapie nichts erreichen: Also Doppelbelastung, immer wieder in die gleichen Rollen fallen einerseits, andererseits müsste man aber für sich selbst sorgen, Aufgaben neu verteilen, regelmäßig auf sich selbst achten und sich etwas Gutes tun … Solange diese Eigenleistung nicht erbracht wird, ist jede Verhaltenstherapie zwecklos. (…)

Kon-Tiki	(...) Was ich gelernt habe: Der beste Therapeut nützt nichts, wenn man sich als Patient nicht darauf einlassen kann, was er mit einem erarbeiten will. Man muss auch mal über den eigenen Schatten springen und aktiv aus alten Denkmustern aussteigen! (...)

Auch Therapeuten sind vor Fehlern in ihrer Arbeitsweise nicht gefeit, wie in den folgenden Postings beispielhaft dargelegt wird:

Ternitz	(...) Ich habe den Eindruck, meine Therapeutin hat schon eine ganz bestimmte Meinung in einer Sache, und wenn ich irgendeinen Verdacht von ihr (Verdacht im Sinne von: Dieses Verhalten von Ihnen könnte daher kommen, dass ...) nicht anerkenne, dann spricht das für sie eher noch FÜR ihre Theorie. So nach dem Motto: Wenn man etwas verneint (erst recht, wenn man dies vehement tut), dann ist doch etwas Wahres dran. (...) Da steckt man dann in einer Zwickmühle, weil einem wirklich jede mögliche Reaktion so ausgelegt wird, wie die Therapeutin es will.
	Dies ist eine Art des Verhaltens bei einem Behandler, die mich wirklich stört.

Erdstern	(...) Bei meinem Therapeuten hatte ich die ganze Zeit das Gefühl, dass ich mir das, was ich dort mitnahm, eigentlich auch von einer beliebigen anderen Person, mit der ich mich unterhielt, hätte sagen lassen können.
	Nichts von dem bot »Erleuchtung« oder auch nur ein Konzept. Er fragte am Anfang jeder Stunde »Wie ist es Ihnen denn in der vergangenen Woche so ergangen?«. Und ich erzählte, er hörte zu, stimmte mir in meinen Ansichten zu, und am Ende schaute er auf die Uhr, sagte »Lassen wir das jetzt für heute mal dabei. Können Sie nächste Woche wiederkommen?«, und ich erhob mich vom Stuhl, machte meine Honneurs und ging.
	... als einzigen therapeutischen Rat bekam ich von ihm regelmäßig zu hören: »Sie müssen Ihre sozialen Kontakte erweitern. Gehen Sie doch mal ... zu einem Müttertreff/zur Volkshochschule/in eine Kneipe/etc.« (...)

Man kann die Betroffenen deshalb nur ermutigen, in einem solchen Falle nicht aufzugeben, sondern sich nach einem neuen Therapieplatz, ggf. auch unter Inanspruchnahme eines anderen therapeutischen Konzepts, umzusehen.

2.5.6 Beispiele gelungener Therapien

Psychotherapien haben i. Allg. glücklicherweise sehr gute Erfolgsquoten zu verzeichnen. Eine große Zahl an Patienten geht gestärkt, ermutigt, viele Betroffene tatsächlich auch geheilt daraus hervor. Eine Therapie bedeutet jedoch sowohl für den Behandler als auch für den Erkrankten ein Stück harter Arbeit und gemeinsamer Anstrengung über einen längeren Zeitraum hinweg. Beide müssen sich aufeinander einstellen, sich gegenseitig kennenlernen, einen mitunter schwierigen Weg gemeinsam gehen. Häufig

2

sind sowohl die therapeutischen Sitzungen, als auch die dazwischen liegenden Tage oder Wochen mit ungeklärten Fragen, Missverständnissen und Rückschlägen belastet. Dies ist normal, und kommt sehr wohl auch in optimal verlaufenden Therapien vor. Ein guter Therapeut wird einen Patienten dazu ermutigen, solche Probleme offen anzusprechen und – falls möglich – gemeinsam mit ihm zu klären.

Darüber hinaus wird er seinen Klienten immer bewusst darin bestärken, seinen ganz eigenen Weg aus der Krankheit zu finden und zu diesem Zweck auch die Selbstheilungskräfte und die Motivation des Betroffenen zur größtmöglichen Mitarbeit an diesem Weg nach besten Kräften fördern und fordern.

Eine gelungene Therapie ist kein Event oder Highlight an einem ansonsten langweiligen Wochenende und kein geruhsamer Waldspaziergang oder entspannender Urlaubstrip. Sie kann vielmehr eine komplizierte, sehr gefühls- und arbeitsintensive Lebensphase darstellen – eine schwierige Zeit der Selbstreflexion, aber auch eine bahnbrechende Markierung auf dem Weg zu sich selbst. Auch eine gute Therapie kann phasenweise eine ermüdende Stolperstrecke sein. Sie kann aber auch tiefgreifende Erkenntnisse auslösen, welche die eigene Zukunft in weitreichendem Maße positiv beeinflussen werden. Sie kann klärend und verwirrend, aufbauend und deprimierend, er-mutigend und ent-mutigend, erheiternd und traurig stimmend, schockierend und heilsam sein. Sie kann starke Wutgefühle auslösen, verborgene Ängste zum Vorschein bringen und entscheidende Lebensfragen aufwerfen. Sie kann alles in einem Menschen aufwühlen und in positive Bewegung versetzen, aber auch seelischen Schmerz verursachen. Dies alles kann unmittelbar nacheinander erfolgen, oder sogar oft parallel nebeneinander.

Eine solche Lebensphase der komplexen Auseinandersetzung mit sich selbst und der eigenen Geschichte mag anstrengend sein, aber auch lohnend und gewinnbringend für das weitere Leben.

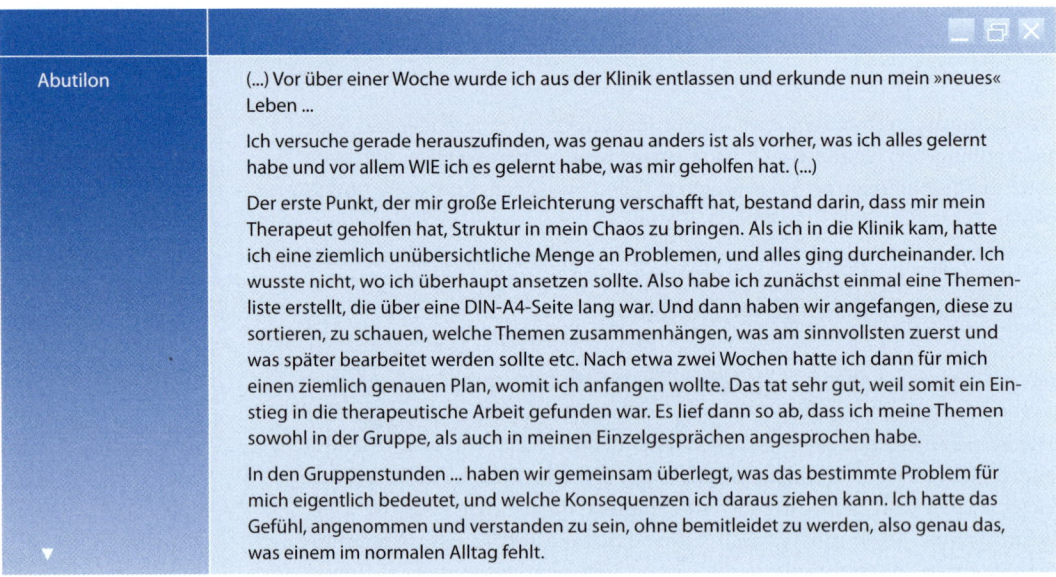

Abutilon

(...) Vor über einer Woche wurde ich aus der Klinik entlassen und erkunde nun mein »neues« Leben ...

Ich versuche gerade herauszufinden, was genau anders ist als vorher, was ich alles gelernt habe und vor allem WIE ich es gelernt habe, was mir geholfen hat. (...)

Der erste Punkt, der mir große Erleichterung verschafft hat, bestand darin, dass mir mein Therapeut geholfen hat, Struktur in mein Chaos zu bringen. Als ich in die Klinik kam, hatte ich eine ziemlich unübersichtliche Menge an Problemen, und alles ging durcheinander. Ich wusste nicht, wo ich überhaupt ansetzen sollte. Also habe ich zunächst einmal eine Themenliste erstellt, die über eine DIN-A4-Seite lang war. Und dann haben wir angefangen, diese zu sortieren, zu schauen, welche Themen zusammenhängen, was am sinnvollsten zuerst und was später bearbeitet werden sollte etc. Nach etwa zwei Wochen hatte ich dann für mich einen ziemlich genauen Plan, womit ich anfangen wollte. Das tat sehr gut, weil somit ein Einstieg in die therapeutische Arbeit gefunden war. Es lief dann so ab, dass ich meine Themen sowohl in der Gruppe, als auch in meinen Einzelgesprächen angesprochen habe.

In den Gruppenstunden ... haben wir gemeinsam überlegt, was das bestimmte Problem für mich eigentlich bedeutet, und welche Konsequenzen ich daraus ziehen kann. Ich hatte das Gefühl, angenommen und verstanden zu sein, ohne bemitleidet zu werden, also genau das, was einem im normalen Alltag fehlt.

In den Einzelgesprächen war mein Therapeut sehr aufmerksam, empathisch, aber auch deutlich. Er hat mir viel zu meinem Krankheitsbild erklärt, was zu welcher Diagnose (ich habe mehrere) gehört, und er hat mich mit sehr gezielten Fragen an der richtigen Stelle zu Einsichten geleitet, die meine Einstellung und mein Selbstbild grundlegend geändert haben. Ich fühle mich sehr viel selbstbewusster, hasse mich selbst nicht mehr so sehr wie früher und verstehe viel besser, was mit mir passiert. Das heißt: Ich fühle mich nicht mehr meinen Gefühlen ausgeliefert, ich habe gelernt, sie anzunehmen und in die richtigen Bahnen zu lenken. Ich konnte Probleme, die seit Jahren auf meiner Seele lagen, endlich so klären, dass es für mich halbwegs in Ordnung ist, ... (...)

Es fühlt sich völlig neu und fremdartig an, nicht mehr ausschließlich in depressiven Mustern zu denken, sondern auch einmal etwas mutig anzupacken und selbstbewusst durchzuführen, meine Meinung zu sagen, ohne andere zu verletzen, klare Grenzen zu haben und auch durchzusetzen und damit umgehen zu können, wenn mich jemand nicht mag. Ich erlaube mir mittlerweile auch, andere nicht zu mögen. Die Resonanz, die ich in der Klinik erfahren habe, war ein großartiges Gefühl für mich, ich habe mich auf einmal wertvoll und wichtig gefühlt, nicht mehr klein und von allen gehasst. Es tat mir sehr gut, dass ich auch von Seiten meiner Therapeuten am Ende viel Lob geerntet habe für das, was ich für mich erreichen konnte, wobei ich das Lob natürlich auch zurückgeben kann, denn ohne meine Therapeuten wäre das nicht möglich gewesen. Ich muss sagen, dass wir am Ende ein ziemlich gut eingespieltes Team waren, und so sollte es meiner Meinung nach auch sein. Man sollte nicht gegen den Therapeuten arbeiten, sondern mit ihm, sich einlassen auf Hilfestellungen, die einem gegeben werden, sie mutig ausprobieren und Rückschläge gemeinsam analysieren, ohne sie als Versagen zu werten. Das war es, was mir geholfen hat. (...)

Avocado

(...) Seit letztem Herbst gehe ich nun in eine tiefenpsychologische Gruppe bei einem anderen Therapeuten. Und ich stelle immer häufiger fest, dass mir das weitaus mehr bringt. Zum einen ist bereits die Gruppe als solche für mich ein sehr lehrreiches Gebiet, und außerdem ist auch der Therapeut ganz anders orientiert. Dort werden tatsächlich Probleme besprochen, analysiert und Lösungsansätze geboten. (...)

Canaletto

(...) Was mich bei meinem Therapeuten beeindruckt hat, war, sein eigenes »Unvermögen« auch frei zuzugeben. Er kann (oder konnte) mich nicht heilen, sondern mich nur ein Stück meines Lebenswegs begleiten, Fragen stellen, seine Ansichten kundtun ohne Anspruch auf Allwissen. Es ging um meinen Lebensweg, den ich finden durfte, nicht um die Nachahmung seines Lebensweges! (...)

Erfahrungen zum Weiterlesen:

Wiltshire

(...) Dein Bild vom Auffangnetz an Therapien kann ich nur voll und ganz gutheißen! Für mich machte dieses Auffangnetz den großen Unterschied zwischen Nicht-mehr-leben-Wollen und Tapfer-in-die-Zukunft-sehen-Können aus! Letztes Jahr, in neuem Wohn- und Arbeitsumfeld völlig auf mich allein gestellt, hatte ich eine schwere depressive Episode, war völlig handlungsunfähig. Dieses Jahr, mit Psychiaterin, Therapeutin, Selbsthilfegruppe, Betreuerin vom Psychosozialen Fachdienst sieht es anders aus: vereinzelte Angst- und Depressionssymptomatik, ansonsten Bewältigung des Alltags (o.k., etwas vereinfacht dargestellt ...). Ich kann jede/n Betroffenen nur dazu ermutigen, sich ähnliche Netze zu knüpfen, Beratungsangebote zu suchen und anzunehmen, wo immer es möglich ist – dies ist weder eine Schande noch das Eingestehen irgendwelcher »Unfähigkeiten«, sondern blanke Notwendigkeit.

2

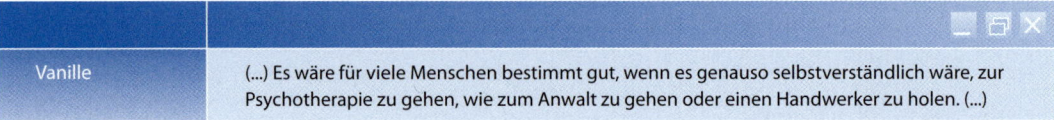

| Vanille | (...) Es wäre für viele Menschen bestimmt gut, wenn es genauso selbstverständlich wäre, zur Psychotherapie zu gehen, wie zum Anwalt zu gehen oder einen Handwerker zu holen. (...) |

2.6   Weitere Therapieformen

Neben den weiter oben in diesem Kapitel beschriebenen Therapieverfahren gibt es noch eine Vielzahl weiterer, alternativer Therapieformen. Einige davon sollen beispielhaft hier vorgestellt werden.

Wie schon bei allen anderen gängigen therapeutischen Verfahren, ist es auch bei diesen alternativen Therapiearten nicht möglich, eine Art »Erfolgsgarantie« zu vermitteln. Jeder von einer Depression Betroffene sollte sich also der Tatsache bewusst sein, dass der Behandlungserfolg sämtlicher Therapiearten von Mensch zu Mensch und je nach Schwere und Intensität der vorliegenden Depression stark variieren kann.

Mitunter werden die folgenden dargestellten Therapiearten auch als Begleittherapien oder komplementäre Therapien zu medikamentösen und psychotherapeutischen Verfahren genutzt und geschätzt.

2.6.1   Lichttherapie

Die »Lichttherapie« oder »Phototherapie« wird in besonderem Maße eingesetzt bei der Behandlung der saisonalen Depression. Man versucht, die tägliche Lichteinwirkung auf den Patienten zu verlängern. Ein mindestens einstündiger Aufenthalt im Freien (selbst bei bedecktem Himmel) kann Herbst- bzw. Winterdepressionen bereits bedeutend lindern. Ansonsten stehen auch künstliche Lichtquellen zur Verfügung. Das Licht dieser besonderen Leuchtgeräte muss in seiner spektralen Zusammensetzung derjenigen des Sonnenlichts entsprechen (normale Bräunungsapparate haben diese Eigenschaft nicht). Außerdem muss das Licht direkt auf die Netzhaut des Patienten treffen, um seine Wirksamkeit entfalten zu können. Die Dauer der Therapie hängt von der Schwere der Symptome ab. Bei einigen Patienten reicht bereits eine Behandlung über mehrere Wochen aus, um eine wirksame Erleichterung der Symptome zu erzielen. Andere benötigen eine Therapie über die gesamten Herbst- und Wintermonate hinweg.

| Abelmoschus | (...) Ich mache sehr gute Erfahrungen mit der Lichttherapie. (...) |

| Marianna | (...) Bei saisonal abhängiger Depression ist die Lichttherapie wirksam. Sie wird allerdings als Unterstützung gesehen zu anderen Therapieformen, z. B. zur Gesprächstherapie und zu Medikamenten. (...) |

2.6.2 Elektrokrampfbehandlung

Die Elektrokrampfbehandlung (EKT) ist eine Therapieart, die bei besonders schweren Depressionsformen angewendet wird, wenn andere gängige Behandlungsmethoden, auch medikamentöse, keinen oder nur einen zu geringen Erfolg gebracht haben. Sie wird in der Bundesrepublik Deutschland nur stationär an einigen Universitätskliniken angeboten. Bei diesem Verfahren wird beim Patienten mittels zweier Elektroden ein Krampfanfall (ähnlich einem epileptischen Anfall) hervorgerufen. Der Betroffene steht während dieser Zeit unter der Wirkung einer Kurznarkose und unter dem Einfluss muskelentspannender Medikamente.

Viele Betroffene haben große Bedenken vor der Anwendung dieses Verfahrens, oft aus Unkenntnis und falschen Vorstellungen heraus. Der Erfolg nach zwei bis drei Wochen (ca. zehn Anwendungen) ist jedoch oft spektakulär und absolut erleichternd für den Patienten. Die Gründe für die Wirksamkeit dieses Verfahrens sind noch nicht genau erforscht, beruhen aber möglicherweise auf einer verstärkten Freisetzung von Botenstoffen aus den aktivierten Nervenzellen.

2.6.3 Transkranielle Magnetstimulation

Die transkranielle Magnetstimulation (TMS) stellt ein Verfahren dar, mit dessen Hilfe man das Gehirn mittels Magnetfeldern zu stimulieren versucht. Ihre Wirksamkeit beruht wahrscheinlich auf ähnlichen Prinzipien wie diejenigen der Elektrokrampfbehandlung. Es handelt sich um eine nebenwirkungsärmere Methode der Hirnstimulation als die Elektrokrampfbehandlung. Ob sich die transkranielle Magnetstimulation einen dauerhaften Platz in der Behandlung von schweren Depressionen sichern wird, kann im Augenblick noch nicht vorausgesagt werden. Gegenwärtig wird dieses Verfahren nur in spezialisierten universitären Zentren angeboten.

Filomena	(...) Ich habe diese Therapie in Anspruch genommen. Sie hat mir eine erstaunliche Besserung gebracht. Der Kopf war wieder frei, und ich habe mich wohl gefühlt. (...)

2.6.4 Körpertherapie

Die »Körpertherapie« möchte den Patienten in vielfältiger Weise dazu anregen, seinen Körper und dessen Reaktionen bewusster wahrzunehmen, sich zu sensibilisieren u. a. für Annäherung und Entfernung, Bewegungsmöglichkeiten und -grenzen, Fortbewegung und Stillstand/Ruhe, etc.

2

Leguan	(...) Vieles, was mir schwerfällt, mit Worten auszudrücken, »spricht« mein Körper direkt aus in den Bewegungen (...).
	Es geht sehr viel um Körperwahrnehmung. Es geht auch darum, Körpergrenzen und Muskelanspannungen zu spüren, wie ist der Bodenkontakt und wo spüre ich ihn. Immer wieder geht es auch um das Ausprobieren von Bewegungen, Raum, Nähe–Distanz, Kontakte, wie fühlt sich das an, wie sind meine Bedürfnisse, (...), wo gebe ich ihnen nach, und inwieweit »zeige« ich mich damit anderen, wo »traue ich mich nicht« und »sperre sie weg« (...). Und immer folgt dann auch das Gespräch darüber, wie ist es mir damit ergangen, wie ist es bei den anderen und dem Therapeuten »angekommen«. Das differiert auch öfter (...) und ggf. kann man dem nochmals in der Bewegung »nachspüren« (...).
	Die angestrebten Therapieerfolge sind ähnlich wie bei jeder Therapie: Sich in sich selbst sicherer zu fühlen, sich von Problemen nicht mehr so schnell vereinnahmen zu lassen, sondern sie konstruktiv anzugehen und sich auf die eigenen Stärken zu besinnen, zu wissen, was einem gut tut und dies auch in Krisensituationen einsetzen zu können etc. (...)

2.6.5 Sport

Sportliche Betätigung wird von ärztlich-therapeutischer Seite ganz allgemein als eine wesentliche Komponente bei der Förderung der Selbstheilungskräfte empfohlen. Dabei wird ausdrücklich darauf verwiesen, dass es gerade für einen depressiven Menschen sehr hilfreich und motivierend sein kann, sich ca. dreimal pro Woche für jeweils eine Stunde sportlich zu betätigen, sofern die körperlichen Kräfte dies erlauben. Studien belegen die Wirksamkeit des Sports.

Sportskanone	Ich hatte lange Zeit chronische Depressionen, die völlig verschwunden sind, seit ich es mir vor ein paar Jahren angewöhnt habe, wöchentlich 30–40 km zu joggen. (...)
	Wenn ich mal ein paar Wochen keinen Sport betreibe (...), kehren die Depressionen übrigens wieder zurück. (...)

| Humphrey | (...) Selbst in meiner schlimmsten Depressionsphase bin ich gejoggt. Das war nicht immer einfach, aber es hat mir sehr geholfen. Oft bin ich nachmittags gelaufen und hatte dadurch einen erträglichen Abend. Grübeleien und Angstgefühle waren dann für einige Stunden verschwunden. (...). Ich jogge immer noch, und die Depression ist noch nicht ganz abgeklungen. Ich will den Sport jedoch beibehalten. Eine halbe Stunde am Tag ist optimal. Aber ich denke, es hilft auch schon, einen längeren Spaziergang zu machen. (...) |

| Pagode | Ich gehe dreimal die Woche zum Tanztraining. Und egal, wie schlecht es mir den ganzen Tag gegangen ist und egal wie tief das Loch ist, in der Zeit beim Training fühle ich mich immer sehr gut (...). |

Ideal wäre es, regelmäßig zwei Arten von Sport parallel zu betreiben, nämlich sowohl eine Einzelsportart, wie z. B. Joggen, Nordic Walking, Wandern, Schwimmen etc., als auch eine Mannschaftssportart, wie z. B. Handball, Volleyball, Fußball usw. Die Mannschaftssportart ist u. a. auch dazu geeignet, neue soziale Kontakte und Freundschaften zu schließen, bzw. bereits bestehende zu intensivieren. Sie kann sich also auch unter dem Aspekt der Überwindung von Einsamkeit und Isolation als sehr förderlich für den Genesungsprozess der Betroffenen erweisen.

2.6.6 Hypnotherapie

Der Begriff der »Hypnotherapie« stellt eine verkürzte Zusammensetzung aus den beiden Einzelbegriffen »Hypnose« und »Therapie« dar. Synonym zu dem genannten Begriff wird daher auch der Begriff »Hypnosetherapie« verwendet.

Mit dem Begriff der »Hypnose« bezeichnet man entweder das Verfahren, welches zum Erreichen einer hypnotischen Trance angewandt wird, oder der Begriff bezieht sich auf den Begriff der hypnotischen Trance selbst. Diese ist gekennzeichnet durch eine tiefe Entspannung sowie eine vorübergehend veränderte Aufmerksamkeit. Während der Hypnose ruht das Bewusstsein, aber das Unbewusste befindet sich in einem besonderen Wachzustand.

Im Zustand der Hypnose ist der Klient wesentlich »suggestibler«, d. h. empfänglicher für die Eingebungen (= »Suggestionen«) des Hypnotiseurs. Dieser kann so Ergebnisse erreichen, die über die Fähigkeiten des Hypnotisierten im Wachzustand hinausgehen. In Trance sind kreative Veränderungen des Unbewussten u. U. leichter möglich. Der Therapeut versucht, dem Patienten mit Hilfe der Suggestionen neue Vorstellungen und Bilder oder Metaphern für seine spezifischen Probleme zu vermitteln.

Die Frage, ob die Hypnose bei der Problematik der Angsterkrankungen und Depressionen wesentlich zur Linderung der Beschwerden beitragen kann, wird im Forum immer wieder kontrovers diskutiert.

Leider liegen derzeit noch zu wenige kontrollierte Studien zum Themenbereich »Depression und Hypnose« vor.

2.6.7 Schlafentzug

Während einer Depression leiden viele Betroffene unter einem gestörten Schlaf-Wach-Rhythmus. Morgens fühlen sich viele von ihnen erschöpft, müde und antriebslos (dieser Zustand wird auch als »Morgentief« oder »Morgengrauen« bezeichnet). Ihr Schlaf war nicht erholsam. Am Abend geht es vielen von ihnen etwas besser, weshalb sie dann wiederum möglicherweise erst spät zur Ruhe kommen. Vor allem in der zweiten Hälfte der Nacht, sowie während der frühen Morgenstunden werden im Schlaf verstärkt Botenstoffe ausgeschüttet, die das Gleichgewicht im Hirnstoffwechsel beeinträchtigen und auf diese Weise Depressionen fördern können. Der

2

Schlafentzug als Therapie mit ein bis drei Schlafentzügen pro Woche kann diese Vorgänge in positiver Weise beeinflussen.

Beim sog. »partiellen Schlafentzug« geht der Patient zu einer normalen Zeit zu Bett, wird jedoch gegen 1.00 h oder 2.00 h geweckt und durch permanente Beschäftigung am Wiedereinschlafen gehindert. Bereits minimale Schlafphasen würden sich nachteilig auf den Erfolg auswirken. Beim »kompletten Schlafentzug« wird der Betroffene während der gesamten Nacht wachgehalten. Die Patienten sollten sich während der betreffenden Nacht nicht im Schlafzimmer aufhalten, auch kleinere Ruhepausen auf dem Bett sind nicht erlaubt.

Eine relativ große Zahl der so behandelten Menschen spricht auf den Schlafentzug in positiver Weise an. Die körperlichen Begleiterscheinungen eines Schlafentzugs können anstrengend sein. Aber die Tatsache, dass das Depressionstief oft geradezu spektakulär unterbrochen wird, gibt vielen Erkrankten Mut, diese Therapie immer wieder aufs Neue anzuwenden.

Benno B.	Mitte Februar dieses Jahres kam ich auf Empfehlung des Amtsarztes und des behandelnden Psychiaters in eine Klinik. Gleich am ersten Tag verordnete man mir Schlafentzug. Da ich schon vor einem Jahr einige Schlafentzüge mitgemacht hatte, nach denen es mir nur am folgenden Tag gut ging, dann aber wieder ebenso schlecht wie vorher, hatte ich keine großen Erwartungen.
	Umso mehr war ich überrascht, dass es mir diesmal drei Tage lang danach recht gut ging. Dann folgte der nächste Schlafentzug. Am Morgen danach war ich kein bisschen müde und fühlte mich so gut wie seit drei Jahren nicht mehr. Ich sprühte vor Energie, war fröhlich und heiter, und auch an den beiden nächsten Tagen ging es mir noch recht gut.
	Seitdem führe ich zweimal in der Woche einen Schlafentzug durch, jeweils montags und donnerstags und komme damit gut zurecht.
	Der Schlafentzug wird in einer Therapiegruppe der Klinik durchgeführt und von Therapeutinnen begleitet. (...) Wir reden oder beschäftigen uns mit verschiedenen Tätigkeiten, ein oder auch mehrere nächtliche Spaziergänge gehören ebenso zum Programm. Durch diese gemeinsamen Aktivitäten fällt es leicht, die Nacht zu verbringen ohne einzuschlafen.
	Ich habe festgestellt, dass ich auch den Folgetag durchstehe, ohne müde zu werden, wenn ich in Bewegung bin und nicht sitze, lese oder fernsehe. Inzwischen bin ich aus der Klinik entlassen worden, nehme aber weiter ambulant am Schlafentzug teil. (...)

Dieses Verfahren sollte stets unter fachmännischer Begleitung und evtl. in Kombination mit Psycho- sowie Pharmakotherapie durchgeführt werden. Für Menschen mit körperlichen Erkrankungen und für ältere Menschen ist diese Therapieart leider nicht empfehlenswert.

2.6.8 Akupunktur

Die Akupunktur gehört zu den sog. »Naturheilverfahren«. Das Setzen der Nadeln kann die Ausschüttung von Endorphinen fördern, sowie das vegetative Nervensystem günstig beeinflussen, indem es zur Muskelentspannung und zur Beruhigung von Herzschlag und Atmung beitragen kann.

Des Weiteren kann es zu einer Angstreduktion führen. Da viele depressive Patienten unter starken Schlafproblemen (z. B. in Form von Einschlafproblemen, Durchschlafproblemen) leiden, ist die Akupunktur auch in diesem Falle als mögliche Behandlungsmethode einsetzbar.

Mirabelle	(...) Mir hat die Akupunktur gut geholfen. Die Wirkung hielt damals ungefähr ein Jahr an.

2.6.9 Entspannungstechniken

Progressive Muskelrelaxation (PMR) nach Jacobson

Der Arzt Edmund Jacobson stellte bei seinen Forschungen über die Funktion der Muskeln fest, dass man durch gezieltes, bewusstes Anspannen und anschließendes Loslassen einzelner Muskelgruppen zu einer angenehmen Entspannung gelangen kann. Die An- und Verspannung unserer Muskulatur ist häufig eine sehr unangenehme Folge von Ärger, Wut, Stress, Angst usw. Auch Schmerzen können durch sie ausgelöst werden, was wiederum die Verspannung verstärken kann – mitunter ein Teufelskreis. Gerade Menschen, die unter einer Depression leiden, sind häufig von Verspannungen betroffen.

Durch die Progressive Muskelentspannung nach Jacobson versucht man, solchen Blockaden entgegenzuwirken und muskuläre Spannungen aufzulösen. Die körperliche Entspannung wirkt sich darüber hinaus in der Regel ebenfalls äußerst positiv auf die geistige und seelische Entspannung aus.

Nasigoreng	Meine Erfahrungen mit der Progressiven Muskelrelaxation nach Jacobson sind sehr gut. Ich habe durch diese Methode ... den Unterschied zwischen Entspannung und Anspannung des Körpers deutlich wahrnehmen können.
	Um entspannen zu können, ist es wichtig zu spüren, wie sich Anspannung überhaupt anfühlt (hochgezogene Schultern z. B. oder fehlender Fluss des Atems). Nur mit dieser Erfahrung macht das weitere Üben auch Sinn. Mit jeder Übung lernt man dazu, und das Gefühl für den eigenen Körper wird verbessert.
	Ich möchte andere darin bestärken, in dieser Richtung etwas für sich zu tun. Man sollte am Anfang nicht zu viel von sich verlangen, das Gefühl der Entspannung stellt sich nicht auf Knopfdruck ein. Es ist alles eine Sache der Übung. (...) Ob es einem hilft, kann man nur selbst entscheiden, und das geht nun mal nur durch Ausprobieren. (...)

Kunterbunt	(...) Ich finde es sehr hilfreich, eine Methode an der Hand zu haben, mit der ich selbst meine Krankheit beeinflussen kann, ich fühle mich dadurch der Krankheit nicht mehr so hilflos ausgeliefert.
	Seit ich die Progressive Muskelrelaxation durchführe, geht es mir recht gut.

2

Autogenes Training

Das Autogene Training wurde nach 1920 von dem Arzt Prof. H.J. Schultz begründet und stellt ein Verfahren dar, welches zur konzentrativen Selbstentspannung beitragen soll. Es dient nicht nur der Wiederherstellung der Gesundheit, sondern kann auch einem gesunden Menschen dabei helfen, leichtere Formen innerer Anspannung etc. besser in den Griff zu bekommen, bzw. vor ihnen zu schützen.

Der Patient lernt, mithilfe von Schwere- und Wärmewahrnehmungen einzelner Körperteile eine bewusste Entspannung herbeizuführen, insbesondere auch in Stresssituationen. Diese Übungen können ergänzt werden durch das Trainieren formelhafter, positiver Aussagen oder Vorsatzbildungen. Auf diese Weise können neben der Entspannung weitere positive Auswirkungen auf Körper, Geist und Psyche hervorgerufen werden, wie z. B. der Abbau von Nervosität, die Förderung der Konzentrations- und Leistungsfähigkeit sowie die Verbesserung der körpereigenen Abwehrkräfte.

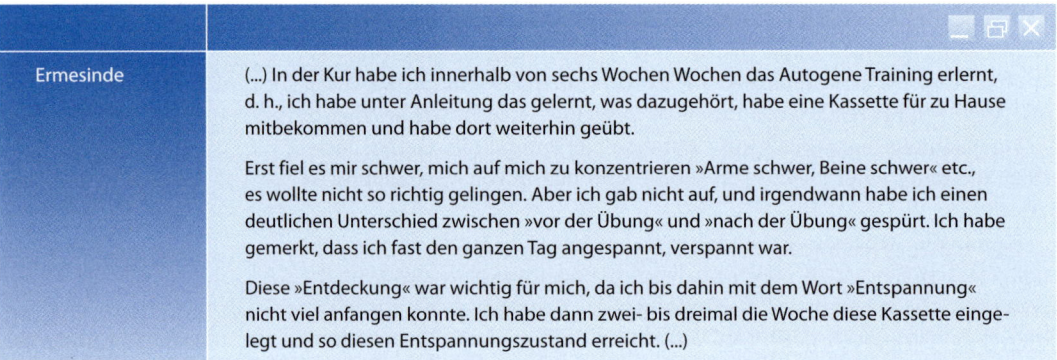

Ermesinde

(...) In der Kur habe ich innerhalb von sechs Wochen Wochen das Autogene Training erlernt, d. h., ich habe unter Anleitung das gelernt, was dazugehört, habe eine Kassette für zu Hause mitbekommen und habe dort weiterhin geübt.

Erst fiel es mir schwer, mich auf mich zu konzentrieren »Arme schwer, Beine schwer« etc., es wollte nicht so richtig gelingen. Aber ich gab nicht auf, und irgendwann habe ich einen deutlichen Unterschied zwischen »vor der Übung« und »nach der Übung« gespürt. Ich habe gemerkt, dass ich fast den ganzen Tag angespannt, verspannt war.

Diese »Entdeckung« war wichtig für mich, da ich bis dahin mit dem Wort »Entspannung« nicht viel anfangen konnte. Ich habe dann zwei- bis dreimal die Woche diese Kassette eingelegt und so diesen Entspannungszustand erreicht. (...)

Auch hier gilt also wie bei allen anderen gängigen alternativen Therapiearten: Jeder einzelne Betroffene sollte sich möglichst genau und umfassend über die für ihn interessanten Therapieformen informieren und sich dann entscheiden, ob und – wenn ja – welche der alternativen Therapieformen für ihn in Frage kommen könnten. Behandlungserfolge, ein Stillstand im Verlauf der alternativen Therapie oder eventuelle Misserfolge sollten genau beobachtet, ggf. analysiert und in weitere Entscheidungsprozesse miteinbezogen werden.

2.7   Klinik

Klapse. Irrenhaus. Anstalt. Da kommen die Verrückten hin. Menschen, die nicht mehr »normal« sind, die sich nicht mehr unter Kontrolle haben, die vielleicht sogar gefährlich sind, für sich und andere. Wer würde sich freiwillig einer solchen Institution anvertrauen? Wer würde sich – ganz selbstverständlich – als Patient einer solchen Klinik sehen? Niemand!

Psychiatrie. Das ist in den Augen derer, die nie etwas damit zu tun hatten, ein Ort, der Angst macht. Ein Ort, den man aus dem Kino kennt:

Zwangsjacken, Entmündigung, Ruhigstellung, Eingeschlossensein. Ein Ort, an den niemand will ... und über den man nicht spricht.

In diesem Kapitel soll mit solchen Vorurteilen aufgeräumt werden. Ein stationärer Aufenthalt in einer Fachklinik kann für Depressive eine sehr wichtige Stufe auf dem Weg aus der Krankheit sein und dabei sind Ängste und falsche Vorstellungen mehr als hinderlich. In der Entscheidungsfindung einer individuell auf den Patienten abgestimmten Behandlung kann ein Klinikaufenthalt einen oder auch *den* wichtigen Schritt nach vorn bedeuten. Wer diese Möglichkeit für sich sieht, erfährt hier, was damit auf ihn zukommt.

Die Chancen, Risiken und Nebenwirkungen eines Klinikaufenthalts:

Laudanum	Ich weiß nicht, was ich tun soll ... bin so verzweifelt, ertrage diese Situation nicht mehr ... bitte helft mir doch! (...) Wenn es ginge, müsste ich jetzt in einer geschützten, ruhigen Umgebung sein, umgeben von kompetenten Menschen, die nichts von mir verlangen, nur einfach lieb sind zu mir ... man müsste mir das Gefühl geben, dass meine Existenz wichtig ist ... aber gibt es so einen Ort?

Retep	Hallo Laudanum, so ein Ort heißt »Klinik«... und es gibt ihn!

Das Akzeptieren der Diagnose Depression ist schwer genug und nicht selten können Patienten sie erst nach langer Zeit oder sogar niemals für sich annehmen. Es ist müßig, darauf hinzuweisen, dass z. B. ein Diabetiker seine Krankheit doch auch akzeptiert: Ob die Diagnose organisch bedingt ist oder seelisch, wird einfach unterschiedlich wahrgenommen. Psychische Erkrankungen sind noch immer ein gesellschaftliches Tabu. Ebenso verhält es sich mit psychiatrischen Kliniken. Die oft langen Leidenswege von Depressiven hätten in vielen Fällen abgekürzt werden können: durch eine intensive Behandlung in einer Fachklinik. Vielleicht wurde die Erkrankung vom Hausarzt nicht erkannt oder aber die Depression wurde unzureichend behandelt und ein Klinikaufenthalt vom Arzt gar nicht in Betracht gezogen. Vermutlich ist der Hauptgrund jedoch, dass sich die meisten eine Behandlung in der Psychiatrie einfach nicht vorstellen können. Aus Angst, was dort wohl mit ihnen passieren könnte, aus Angst vor Stigmatisierung, vielleicht auch unbewusst aus Angst vor der Möglichkeit, dass sie sich ihrem auslösenden »Problem« dort stellen müssten. Es passiert viel zu häufig, dass ein Depressiver erst dann in die Klinik kommt, wenn er suizidgefährdet ist oder wenn er bereits so krank ist, dass er es nicht mehr ohne fremde Hilfe schafft.

Ist er erst einmal so tief in dem Loch, hat er womöglich bereits mehrere depressive Episoden hinter sich, dann dauert es entsprechend länger, bis Behandlungen ansprechen. Es ist einfach eine Erfahrung, dass die Depression durch eine frühzeitige und effiziente Behandlung schneller wieder geht und der Patient leichter wieder ins Leben integrierbar ist. Warum noch immer so viele Depressive nicht optimal behandelt werden, hat viele Gründe (▶ Abschn. 2.4, 2.5, ▶ Kap. 7), und nicht jede Behandlung muss zwangsläufig einen

2

stationären Aufenthalt beinhalten. Im Gegenteil: Je besser die ambulante Betreuung durch Arzt und Therapeut, desto seltener ist ein Klinikaufenthalt notwendig. Man kann auch nicht oft genug erwähnen, dass es viele Patienten gibt, die richtig behandelt werden und nach relativ kurzer Zeit die Erkrankung überwinden. Dieses Buch widmet sich aber auch der Problematik der chronifizierten depressiven Störungen und der Betroffenen, die mitunter jahrelang davon beeinträchtigt sind. Besonders für diese Patienten ist es wichtig, alle Behandlungsmöglichkeiten zu erwägen. Wann also ist ein Klinikaufenthalt angezeigt? Wenn sich der Zustand trotz ambulanter Behandlung (möglichst bei einem Facharzt) über Wochen nicht bessert oder sogar verschlechtert, unterschiedliche Behandlungskonzepte erfolglos blieben, der Patient alleine nicht mehr klar kommt und wiederholt Suizidgedanken hat oder wenn womöglich bereits Suizidversuche stattfanden. Der Weg in eine Fachklinik darf dann nicht durch Ängste und Vorurteile verstellt sein! Es sollte einfach selbstverständlich sein, ebenso, wie man für eine Kniegelenkoperation ebenfalls ein Krankenhaus aufsuchen würde.

Manche Depressive spüren auch selbst, wenn der Punkt gekommen ist, diese Option wahrzunehmen:

Sindra	Ich bin 25 und nehme jetzt seit zwei Wochen Antidepressiva und Lithium gegen meine Depressionen, die meiner Meinung nach schon seit Jahren da sind! Aber es wird immer schlimmer!
	Ich kann nicht mal mehr aus dem Haus gehen, weil ich dann Angstattacken bekomme, wenn ein anderer Mensch an mir vorbeiläuft!
	Meinen Arzt sehe ich nur einmal die Woche und ich werde zu Hause verrückt, weil ich nicht länger warten kann, bis eine Besserung meiner Gefühlslage eintritt! Ich kann nur noch daran denken, mich umzubringen, und jede Stunde Weiterleben ist für mich eine Qual!
	Wäre vielleicht ein Klinikaufenthalt besser für mich, weil mir da schneller geholfen werden kann?

Pandora	Ich leide seit ca. acht Monaten unter Angstzuständen, Panikattacken und Depressionen. Jetzt soll ich in eine Klinik. Natürlich will ich wieder gesund werden und sehe die Klinik als Weg. Trotzdem habe ich furchtbar Angst davor. Ich kann zurzeit wegen meiner Ängste kaum noch vor die Tür gehen und wegen meiner Depression bin ich völlig lahm gelegt. (...)
	Was passiert denn in so einer Klinik mit mir? Was muss ich alles mitmachen?

Die meisten haben leider massive Ängste und Hemmungen, eine Fachklinik aufzusuchen. Darauf wollen wir im Detail eingehen. Zuvor möchten wir aufzeigen, welche Kliniken mit welchen unterschiedlichen Behandlungskonzepten dem Depressiven zur Verfügung stehen.

2.7.1 Welche Klinik ist für mich die richtige?

Es gibt nicht *die* depressive Erkrankung. Sie kann völlig unterschiedlich verlaufen und vollkommen verschiedene Symptome und Ausprägungen aufweisen. Es gibt Patienten, die eher unruhig und angespannt sind (»agitiert«), andere wieder sind vollkommen antriebslos und verlangsamt (»gehemmt«). Es können körperliche Symptome im Vordergrund stehen oder es kann das seelische Leiden dominieren. Jeder Erkrankte bildet eine ganz individuelle Depression aus. Um eine möglichst effiziente Behandlung zu gewährleisten, gibt es bestimmte Diagnosekriterien, nach denen der Arzt die Depression bestimmt (▶ Abschn. 2.2). Ebenso, wie die medikamentöse Behandlung darauf abgestimmt wird, sollte auch die Klinikauswahl entsprechend getroffen werden. Nicht zuletzt ist diese auch abhängig vom Zustand des Patienten. In einer schweren depressiven Episode macht ein Aufenthalt in einer psychosomatischen Rehabilitationsklinik keinen Sinn und ein Patient mit im Vordergrund stehenden psychischen Konflikten kann wahrscheinlich in einer stationären Psychotherapie bessere Erfolge erzielen als in der Psychiatrie. Um den Überblick über die verschiedenen Angebote zu behalten, sollen zunächst die Klinikmodelle näher erläutert werden. Dabei sind die beschriebenen Unterschiede nicht generell gültig. Manche Kliniken weichen unter Umständen davon ab, andere vereinen verschiedene Konzepte miteinander. Der folgende Überblick soll eine Entscheidungshilfe sein und erste Orientierung auf der Suche nach der passenden Klinik.

Psychiatrie

Die psychiatrische Abteilung eines Krankenhauses oder eine psychiatrische Klinik behandeln alle Arten von psychischen Erkrankungen. Dabei liegt der Schwerpunkt auf der medikamentösen Therapie. Psychotherapeutische Gespräche gehören in der Regel zum Behandlungsplan, haben jedoch einen untergeordneten Stellenwert. Meist sind es die schwerer Betroffenen in massiv beeinträchtigtem Zustand, die in der Psychiatrie vor allem schnelle Hilfe bekommen. So ist es bei diesem Kliniktyp möglich, schnell aufgenommen zu werden, im Krisenfall sofort (über die Notfallambulanz oder eine Einweisung des Arztes). Dabei muss der depressive Patient in Kauf nehmen, auf der Station mit Patienten anderer psychischer Erkrankungen zusammen zu sein. Das kann vor allem am Anfang des Aufenthalts beängstigend sein, ist jedoch wirklich eine Frage der Gewöhnung. Von vielen werden aus diesem Grund reine Depressionsstationen bevorzugt, die von manchen Krankenhäusern angeboten werden. Hier werden ausschließlich Depressive behandelt und das Personal ist speziell für diese Krankheitsform ausgebildet.

Nolten	Ich war 1994 wegen einer Depression in einer Klinik. Der Aufenthalt dauerte zehn Wochen und hat mir alles in allem sehr gut getan. (...) Als ich in der Klinik angekommen war, konnte ich mich zum ersten Mal seit vielen Monaten endlich fallen lassen und durfte krank sein. Du solltest vorher einen Besuch dort machen, eine spezielle Station für Depressionskranke halte ich für wichtig. Die Station wird für einige Zeit deine Heimat sein und das Zusammensein mit Menschen mit ähnlichen Problemen kann einen enorm wichtigen Faktor dafür darstellen, wie es dir dort geht. Ich habe wichtige Erfahrungen im menschlichen Bereich dort gewonnen und diese Erfahrungen haben sicher dazu beigetragen, dass ich mein negatives Selbstverständnis als Depressiver im Laufe der Zeit überwinden konnte, auch wenn es ein langer Weg war.

2

Die Psychiatrie ist unterteilt in eine offene und eine geschlossene Abteilung, manchmal werden die Stationen für Frauen und Männer getrennt gehalten, neuerdings setzen sich gemischt-geschlechtliche Stationen mehr und mehr durch. In die geschlossene Abteilung kommen in der Regel nur akut suizidgefährdete Depressive. Sie stehen hier unter einer engmaschigen Beobachtung, damit ihre Sicherheit gewährleistet werden kann, und haben nur nach Absprache Ausgang. In der offenen Abteilung kann sich der Patient frei bewegen. Zum Behandlungsplan in psychiatrischen Abteilungen gehören neben der vorrangig medikamentösen Einstellung, der am Anfang erfolgenden Diagnostik (Ausschluss einer körperlichen Ursache) sowie den psychotherapeutischen Gesprächen (meist eine Stunde pro Woche) auch diverse Beschäftigungstherapien. Diese gelten auch für alle anderen Kliniktypen, die wir hier noch vorstellen.

In der **Kunsttherapie** kann man meist zwischen verschiedenen handwerklichen Arbeitstechniken wählen: Malen, Töpfern, Arbeiten mit Holz, Seidenmalerei, Korbflechten und einiges mehr stehen auf dem Programm. In der **Musiktherapie** kann in der Gruppe gesungen und mit Instrumenten musiziert und experimentiert werden. Manche Kliniken bieten **Körpertherapie** an (Sport, Massagen). Meist sind **Entspannungstherapien** (Progressive Muskelrelaxation nach Jacobson/Autogenes Training) Bestandteil der Behandlung. Patienten mit Ängsten üben zusammen mit einem Begleiter des Stationspersonals in sog. »**Belastungs-Exkursionen**«, angstmachende Situationen zu bewältigen. In der Regel steht ein **Sozialarbeiter** zur Verfügung, der ganz konkrete Konflikte mit dem Arbeitgeber oder den Behörden regelt. Oft sind auch Veranstaltungen im Angebot, die den Patienten über seine Erkrankung informieren und darüber, wie er im Alltag am besten mit ihr umgehen kann, die **Psychoedukation.** Schließlich runden **Gruppenangebote** den Wochenplan ab. Hier wird über Probleme im Zusammenleben auf der Station oder mit dem Klinikpersonal gesprochen, werden Gruppenausflüge mit einzelnen Betreuern unternommen oder wird zusammen mit anderen Patienten gekocht oder gebacken. Aus diesen Angeboten wird der Stationsarzt für jeden Patienten einen individuellen Wochenplan erstellen. Dabei wird natürlich berücksichtigt, inwieweit der Kranke in der Lage ist, die Angebote mitzumachen. Der Depressive soll so wieder in Kontakt mit anderen kommen, kleine Erfolgserlebnisse erfahren sowie angeregt werden, seinen psychischen Konflikten nachzuspüren und seine Krankheit verstehen zu lernen. In der Visite der behandelnden Ärzte und Therapeuten wird mehrmals in der Woche besprochen, wie die Behandlung anschlägt. Hier hat der Patient die Möglichkeit, auf Medikamentenunverträglichkeiten, Erfolge und Wünsche hinzuweisen. Zudem kann er in Einzelgesprächen mit Arzt oder Therapeut etwaige Probleme besprechen. Die Dauer des Aufenthalts richtet sich danach, wie schnell es dem Kranken besser geht. Er wird stationär aufgenommen, weil die ambulante Behandlung zuvor nicht ausreichend oder nicht erfolgreich war. Deshalb sollte man Geduld haben. Diese Zeit in der Klinik ist die Möglichkeit, der Krankheit auf vielen Ebenen zu begegnen, sie und sich selbst besser zu verstehen und endlich die ersehnte Genesung zu erreichen. Dies muss nun Priorität haben, Sorgen um den Arbeitsplatz und die Familie sollten zurückgestellt werden, so schwer es auch fällt. Die Behandlung einer depressiven Erkrankung dauert in der Psychiatrie durchschnittlich 4–12 Wochen, es gibt jedoch nach unten und oben keine festen Grenzen.

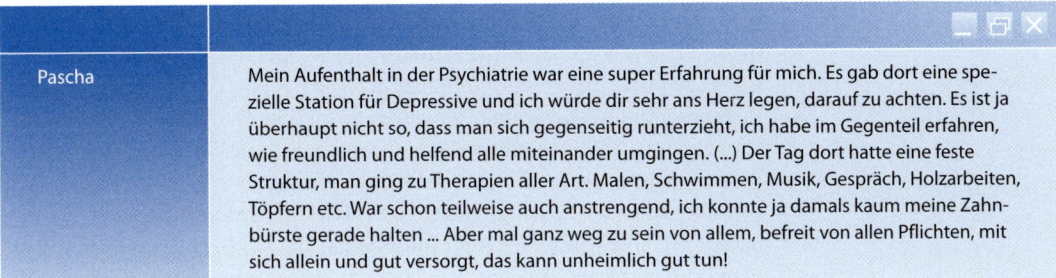

| Pascha | Mein Aufenthalt in der Psychiatrie war eine super Erfahrung für mich. Es gab dort eine spezielle Station für Depressive und ich würde dir sehr ans Herz legen, darauf zu achten. Es ist ja überhaupt nicht so, dass man sich gegenseitig runterzieht, ich habe im Gegenteil erfahren, wie freundlich und helfend alle miteinander umgingen. (...) Der Tag dort hatte eine feste Struktur, man ging zu Therapien aller Art. Malen, Schwimmen, Musik, Gespräch, Holzarbeiten, Töpfern etc. War schon teilweise auch anstrengend, ich konnte ja damals kaum meine Zahnbürste gerade halten ... Aber mal ganz weg zu sein von allem, befreit von allen Pflichten, mit sich allein und gut versorgt, das kann unheimlich gut tun! |

Psychosomatische Akutklinik

| Wüstenkind | Worin besteht eigentlich der genaue Unterschied zwischen einer psychosomatischen und einer psychiatrischen Klinik? Warum gehen manche Depressive in die eine oder die andere Klinik? Was wird in der psychosomatischen Klinik anders gemacht? |

Die zwei größten Unterschiede zur Psychiatrie liegen hierin: In der Psychosomatik steht die Psychotherapie im Vordergrund, die medikamentöse Therapie wird zwar – falls notwendig – begleitend, insgesamt aber eher zurückhaltend eingesetzt. Und: Hier einen Platz zu bekommen, dauert meist länger. Für schwer depressive und suizidale Patienten ist dieser Kliniktyp nicht geeignet.

| Zartbitter | Ich war mehrmals in psychosomatischen Kliniken aufgrund von Migräne, chronischen Rückenschmerzen ... Ich habe dort gelernt, anders mit mir und meinem Körper umzugehen und es hat mir viel gebracht. Grundvoraussetzung war jedoch ein Ausschluss organischer Ursachen! (...)

Folgendes zum Thema »Psychosomatik« habe ich im Netz gefunden:

»Unter psychosomatischen Symptomen werden alle körperlichen Beschwerden ohne organischen Befund verstanden, bei denen ein auslösender seelischer oder sozialer Konflikthintergrund wahrscheinlich ist ...« |

Es gibt reine psychosomatische Kliniken sowie psychosomatische Stationen in Allgemeinkrankenhäusern oder Universitätskliniken. Um einen Behandlungsplatz in diesem Kliniktyp zu bekommen, führt der Weg normalerweise über eine Vorstellung in der jeweiligen Ambulanz (mit Überweisung durch den Hausarzt oder Psychiater). In einem Vorgespräch stellt sich der Patient dem diensthabenden Arzt vor, welcher entscheidet, ob eine psychosomatisch ausgerichtete Behandlung sinnvoll wäre und wann ein Platz frei ist. Die Wartezeit kann unter Umständen mehrere Wochen und länger dauern

2

und somit leuchtet ein, dass diese Behandlungsart für einen schwer Depressiven nicht geeignet ist. Einmal, weil dieser sofort Hilfe benötigt, und zum zweiten, weil er in einer schweren depressiven Episode nicht in der Lage ist, den Anforderungen der Psychotherapien gerecht zu werden. Ein Aufenthalt in einer psychosomatischen Klinik ist auch geeignet für Depressive mit unklaren psychosomatischen Symptomen, Schmerzen, Angst und/oder Essstörungen und Burn-out-Symptomatik. Also bei einer starken körperlichen Beeinträchtigung, hervorgerufen durch die psychische Erkrankung, und vor allem, wenn die Beschwerden in ambulanter Behandlung zu chronifizieren drohen. Die meisten Kliniken arbeiten tiefenpsychologisch, manche auch verhaltenstherapeutisch (▶ Abschn. 2.5). Die Behandlung beginnt hier zunächst mit einer differenzierten **Diagnostik**. Gerade bei Depressiven mit einem oder mehreren unklaren und starken körperlichen Symptomen ist dies ein wichtiger Behandlungsschritt. In Krankenhäusern ist diese Abklärung in den verschiedenen medizinischen Abteilungen sehr gut gewährleistet. Der Patient, der vermutet, eine organische Ursache liege seinem Leiden zugrunde, wird so von der Belastung befreit, bisher keinen glaubhaften »Beweis« für die Existenz seiner Beschwerden bekommen zu haben. Die meisten Kranken, deren Symptome als psychosomatisch eingeschätzt werden, leiden unter dieser für sie unkonkreten Diagnose und fühlen sich nicht ernst genommen. Nicht selten geht dem ein jahrelanges »doctor-hopping« voraus: Immer wenn ein Behandler nicht weiter weiß oder nichts findet, wird ein neuer Arzt konsultiert. In der Klinik, wo mit sorgfältigen und modernen Methoden die in Frage kommenden organischen Erkrankungen abgeklärt werden, muss sich so mancher Patient schließlich eingestehen, dass seine Leiden offenbar doch Ausdruck seiner gequälten Psyche sind. Erst wenn die Bereitschaft da ist, die Psyche als das erkrankte »Organ« anzunehmen, kann die psychotherapeutische Arbeit beginnen. Ergibt die Diagnostik aber doch den Befund einer körperlichen Erkrankung, so wird diese während des Aufenthalts mitbehandelt und die Therapieinhalte werden auf die Bewältigung ausgerichtet. Auch in der Psychosomatik wird für den Patienten ein Wochenplan erstellt. Er unterscheidet sich vom Angebot her nicht grundlegend von den Therapieangeboten in der Psychiatrie (▶ Abschn. »Psychiatrie«), es wird jedoch mehr Gewicht auf Psychotherapie gelegt als in der Psychiatrie und manchmal ist das Angebot an körperbezogenen Therapien umfangreicher. Ein Aufenthalt in einer psychosomatischen Klinik dauert für einen Depressiven im Durchschnitt 6–8 Wochen und mehr.

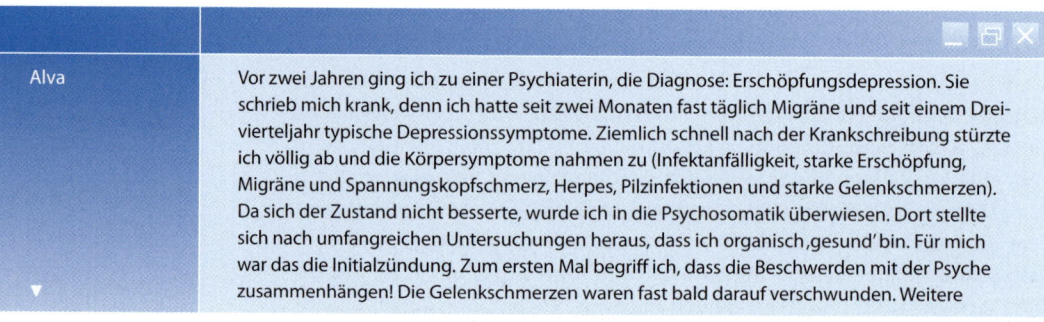

Alva

Vor zwei Jahren ging ich zu einer Psychiaterin, die Diagnose: Erschöpfungsdepression. Sie schrieb mich krank, denn ich hatte seit zwei Monaten fast täglich Migräne und seit einem Dreivierteljahr typische Depressionssymptome. Ziemlich schnell nach der Krankschreibung stürzte ich völlig ab und die Körpersymptome nahmen zu (Infektanfälligkeit, starke Erschöpfung, Migräne und Spannungskopfschmerz, Herpes, Pilzinfektionen und starke Gelenkschmerzen). Da sich der Zustand nicht besserte, wurde ich in die Psychosomatik überwiesen. Dort stellte sich nach umfangreichen Untersuchungen heraus, dass ich organisch ,gesund' bin. Für mich war das die Initialzündung. Zum ersten Mal begriff ich, dass die Beschwerden mit der Psyche zusammenhängen! Die Gelenkschmerzen waren fast bald darauf verschwunden. Weitere

Monate der Depression vergingen und ich begann langsam, meinen Körper nicht mehr als Feind zu begreifen, der mir unerträgliche Schmerzen schickt, sondern als unglaublich geduldigen Freund, der mich hinweisen will darauf, dass ich etwas falsch mache in meinem Leben und mit mir selbst. Krankheit und Psyche gehen Hand in Hand. Und eine Depression kann sich auch jahrelang in Körpersymptomen äußern.

Der mögliche Zusammenhang zwischen somatischen Symptomen und psychischen Konflikten wird in ▶ Kap. 6.5 näher erläutert.

Stationäre Psychotherapie

Stationäre Psychotherapie findet in Krankenhäusern statt, die eine Station für Psychosomatik haben oder aber auch in Kliniken für Psychiatrie und Psychotherapie. Sie ist vor allem dann geeignet, wenn ein Konflikt eine sehr intensive Bearbeitung erfordert, um die Stabilität des Patienten wiederherzustellen, oder wenn bei dem Patienten eine Motivationshaltung für eine längere psychotherapeutische Behandlung erreicht werden soll. Er muss jedoch trotz starker Beeinträchtigung (die zuvor in der ambulanten Therapie nicht abgebaut werden konnte) relativ stabil sein, um dem komplexen psychotherapeutischen Programm gewachsen zu sein. Der Behandlungsplan sieht intensive und häufige psychotherapeutische Einzel- und Gruppentherapien (mehrmals die Woche) vor. Die meisten Kliniken arbeiten nach einem tiefenpsychologischen, oder seltener, nach einem verhaltenstherapeutischen Konzept. Besonders bei dieser Art von Behandlung sollte die Klinikauswahl danach getroffen werden, welche psychotherapeutische Schule für das Krankheitsbild geeignet ist! Dazu sollte der behandelnde Arzt und/oder Therapeut befragt werden und Eigenrecherche stattfinden. Ebenso wie in allen anderen beschriebenen Stationsmodellen werden die therapeutischen Gespräche auch hier mit vielerlei anderen Therapien kombiniert (▶ Abschn. »Psychiatrie«). Bei diesem Behandlungstyp sollte der depressive Patient mit ca. 6–12 Wochen Aufenthalt rechnen.

Dorne	Hast du schon mal an eine stationäre Psychotherapie gedacht? Ich war im März zuerst fünf Wochen in der Psychiatrie, danach 13 Wochen in stationärer Psychotherapie und habe den Unterschied deutlich gespürt. In der Psychiatrie lag der Schwerpunkt auf der »Medikamenten-Versorgung« und Gesprächstherapie lief so am Rande mit. Bei der stationären Therapie ist das halt genau umgekehrt.

Tagesklinik

Die Tagesklinik bietet dem Patienten alle oben beschriebenen Therapiemöglichkeiten. Der Unterschied zu den anderen Klinikmodellen besteht darin, dass der Patient am Abend nach Hause geht und am nächsten Morgen zurückkommt. Der Vorteil hierbei ist u. a., dass die reale und die Klinikwelt stärker interagieren. Der Patient bleibt mehr in sein soziales Umfeld integriert als in der vollstationären Rückzugssituation. Man hat einen Bezugstherapeuten und einen Arzt, der die Behandlung und auch die evtl. erforderlichen Medikamente bestimmt. Dieses Modell ist u. a. für Patienten gedacht, die den täglichen Bezug zur Familie wünschen oder die es zu Hause, auf sich gestellt, nicht schaffen, einen strukturierten Tagesablauf einzuhalten und ihren Aufgaben nachzukommen. Gerade für alleinlebende Menschen, die keinem Beruf nachgehen und keine familiären Verpflichtungen haben, ist es oft schwierig, im länger andauernden Krankheitsfall ihre Tage mit Beschäftigung zu füllen, und bei depressiven Erkrankungen kommt noch Antriebsschwäche hinzu. Der Impuls, etwas zu tun, fehlt und führt nicht selten dazu, dass diese Depressiven morgens gar nicht mehr aufstehen, was die Abwärtsspirale der Depression weiter fördert. Die Tagesklinik gibt Tagesstruktur vor und ersetzt das fehlende soziale Netz des Patienten. Sie bietet auch die Möglichkeit einer stabilisierenden Nachbehandlung nach längerem stationärem Aufenthalt. Patienten, die lange auf Station gelebt haben, müssen erst wieder lernen, richtig und krankheitsvermeidend für sich zu sorgen, vor allem, wenn dies bereits vor der Behandlung ein Problem war. In der Tagesklinik werden sie »Belastungssituationen« ausgesetzt und es werden Alltagsfähigkeiten trainiert, um das Leben schließlich auch ohne Klinik wieder meistern zu können. Es werden auch Depressive auf der Tagesstation weiterbehandelt, wenn in der stationären Zeit kein geeignetes Medikament gefunden werden konnte. Antidepressiva benötigen Zeit, um ihre Wirkung zu entfalten und jeder stationäre Aufenthalt unterliegt einer zeitlichen (und Kosten-) Beschränkung. In der Tagesklinik ist man nicht allein mit eventuellen Nebenwirkungen des neuen Medikaments und hat seine ärztlichen Begleiter. Diese Klinikform ist geeignet für Depressive, die nicht vollstationär behandelt werden wollen, die kliniknah wohnen und nicht schwer depressiv sind. Tageskliniken sind oft an psychiatrische oder psychosomatische Kliniken angegliedert. Eine direkte Aufnahme erfolgt durch Überweisung des Arztes oder auch über ein Vorgespräch in der jeweiligen Ambulanz. Die teilstationäre Aufenthaltsdauer für depressive Patienten ist abhängig von vielen Voraussetzungen, z. B. von der Vorbehandlung (vorangegangener stationärer Aufenthalt oder Tagesklinik als Erstbehandlung) und dem Grund, warum der Patient hier behandelt wird. Die Dauer kann sich im Einzelfall auf Monate erstrecken. Das folgende Posting beschreibt einen typischen Tagesablauf dieses Kliniktyps.

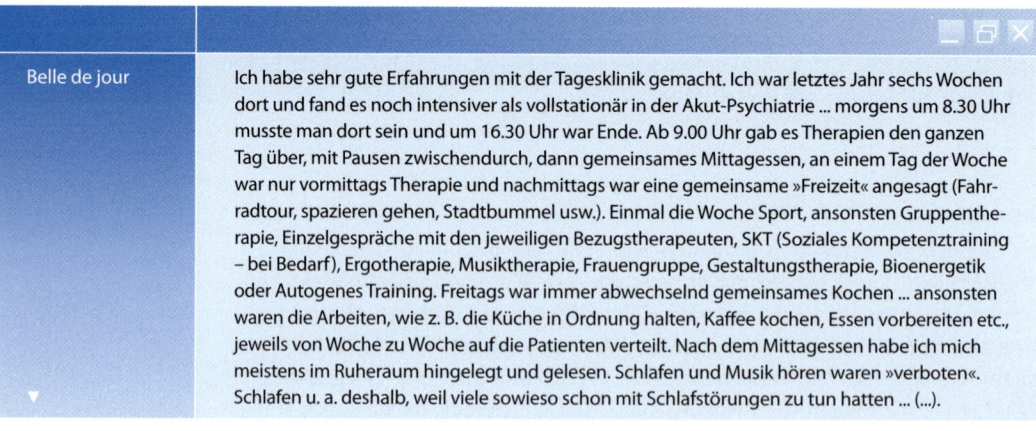

Belle de jour

Ich habe sehr gute Erfahrungen mit der Tagesklinik gemacht. Ich war letztes Jahr sechs Wochen dort und fand es noch intensiver als vollstationär in der Akut-Psychiatrie ... morgens um 8.30 Uhr musste man dort sein und um 16.30 Uhr war Ende. Ab 9.00 Uhr gab es Therapien den ganzen Tag über, mit Pausen zwischendurch, dann gemeinsames Mittagessen, an einem Tag der Woche war nur vormittags Therapie und nachmittags war eine gemeinsame »Freizeit« angesagt (Fahrradtour, spazieren gehen, Stadtbummel usw.). Einmal die Woche Sport, ansonsten Gruppentherapie, Einzelgespräche mit den jeweiligen Bezugstherapeuten, SKT (Soziales Kompetenztraining – bei Bedarf), Ergotherapie, Musiktherapie, Frauengruppe, Gestaltungstherapie, Bioenergetik oder Autogenes Training. Freitags war immer abwechselnd gemeinsames Kochen ... ansonsten waren die Arbeiten, wie z. B. die Küche in Ordnung halten, Kaffee kochen, Essen vorbereiten etc., jeweils von Woche zu Woche auf die Patienten verteilt. Nach dem Mittagessen habe ich mich meistens im Ruheraum hingelegt und gelesen. Schlafen und Musik hören waren »verboten«. Schlafen u. a. deshalb, weil viele sowieso schon mit Schlafstörungen zu tun hatten ... (...).

> Am Freitagnachmittag ist in der Tagesklinik immer »Ehemaligenkaffee« ... dort kann man dann auch später »alte Bekannte« wieder sehen, sich verabreden oder auch als »Neuling« die Klinik ansehen oder sich ein wenig umhören. (...) Mir hat es sehr gut getan ... ich würde jederzeit wieder dort hingehen. Abends und am Wochenende ist man dann zu Hause. Wer Angst vorm Wochenende hat, kann sich das damit verkürzen, indem er an Aktivitäten, die von der Tagesklinik (den Ergotherapeuten) angeboten werden, teilnimmt.

Psychosomatische Rehabilitationsklinik

Diese Kliniken sind in der Regel Kurkliniken. (Es gibt auch psychosomatische Kliniken, die zum Teil Reha-Betten und zum Teil Akut-Psychosomatik-Betten haben. Der Unterschied liegt hierbei nur im Kostenträger). Hier soll der Patient nach einer durchgestandenen Erkrankung auf dem Weg zur vollständigen Genesung unterstützt werden oder auch aus einer bestehenden sozialen und ihn überfordernden Belastung »herausgenommen« werden. Das eigentliche Ziel ist, den Patienten wieder arbeitsfähig zu machen. Menschen mit chronischen Beschwerden, die zuvor abgeklärt wurden, oder auch Kranke, bei denen eine Erschöpfungssymptomatik im Vordergrund steht, sollen hier »Urlaub« von der sie belastenden Situation machen. Da nicht die Krankenkassen, sondern in der Regel die Rentenversicherungsträger BfA und LVA diese Aufenthalte bezahlen, muss auch an sie der Antrag (mit ärztlicher Befürwortung) gestellt werden. Die Bearbeitung eines solchen Antrages kann Monate dauern. Reha-Kliniken liegen meistens in Orten mit guten Erholungsmöglichkeiten. Die Unterbringung ist oft komfortabler als in Krankenhäusern, das Programm ist ähnlich strukturiert wie bereits beschrieben. Psychotherapeutische Gespräche finden zwar statt, im Mittelpunkt steht aber meist die körperliche Behandlung. Schwimmbäder, Entspannungstherapien, Massagen, Wechselbäder, Gymnastik und Sport gehören zum Standard, aber auch Kreativtherapien, Ernährungsberatung, Raucherentwöhnung u. a. sind im Angebot. Auch hier variiert das Programm von Klinik zu Klinik.

Nach unserer Erfahrung ist ein Aufenthalt in einer psychosomatischen Rehabilitationsklinik für akut Depressive nicht geeignet. Bei einer leichten Depression aufgrund starker Überforderung im Alltag kann solch eine Kur zwar durchaus Entlastung bringen und gibt die Möglichkeit, endlich einmal Zeit für sich zu haben und die Zusammenhänge zu verstehen, die zu der Erkrankung geführt haben. Eine gezielte Behandlung der Krankheit Depression darf man hier aber nicht erwarten. Ein Aufenthalt in einer Rehabilitationsklinik dauert in der Regel 4–6 Wochen. Am Ende bewertet der zuständige Arzt, ob man arbeitsfähig oder arbeitsunfähig entlassen wird. Nach dieser Beurteilung richtet sich das weitere Vorgehen von BfA/LVA, also z. B. auch ein positiver oder abschläger Rentenbescheid. Jede Klinik hat ihr eigenes Konzept, sowohl was die medikamentöse, wie auch die psychotherapeutische Ausrichtung und die übrigen Therapieangebote betrifft. Sofern der Patient dazu in der Lage ist, sollte er sich vorab über die vom Arzt oder Therapeuten empfohlene Klinik informieren und überprüfen, ob er sie für sich geeignet hält.

2

2.7.2 Wie bekomme ich einen Klinikplatz?

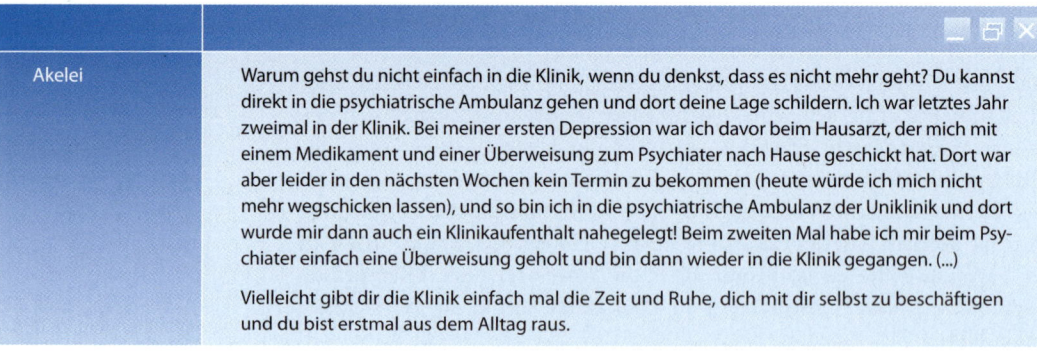

| Ender | Was sind eigentlich die Voraussetzungen für einen Klinikaufenthalt? Da ich zuweilen das Gefühl habe, zwischen meinen einzelnen Therapiesitzungen einfach nicht mehr zurechtzukommen und mich sowohl körperlich als auch seelisch am Ende meiner Reserven sehe, habe ich über einen solchen Aufenthalt bereits nachgedacht. Bedarf es einer besonderen Schwere der Symptome? Wer entscheidet über die Notwendigkeit? Wer übernimmt die Kosten, wo ist der Antrag zu stellen? |

Im Regelfall schlägt der ambulante Arzt dem Patienten vor, einen Klinikaufenthalt in Erwägung zu ziehen. Stimmt dieser zu, bekommt er eine Einweisung. Er muss sich dann selbst um einen Platz in der gewünschten/ empfohlenen Klinik kümmern, je nach Dringlichkeit und freien Kapazitäten bekommt man schließlich »ein Bett« in der Klinik, unter Umständen nach zum Teil längeren Wartezeiten. Es gibt auch die Möglichkeit, ohne Einweisung einen Termin in der jeweiligen »Ambulanz« oder »Sprechstunde« einer Klinik zu machen. Dort kann der Patient sich »vorstellen« und der Klinikarzt entscheidet, ob und wann er aufgenommen werden sollte. Entscheidend für jede Aufnahme ist letztlich eine Einweisung des ambulanten Arztes/des Klinikarztes sowie die Kostenübernahmebescheinigung der Krankenkasse. Ohne diese wird man in keiner Klinik aufgenommen, es sei denn – in der allergrößten Not – über die Ambulanz eines Krankenhauses. Hierfür braucht man keine Einweisung oder Ähnliches. Die Ambulanz ist für Notfälle gedacht, und das gilt auch für Depressive, die sich nicht mehr anders zu helfen wissen. Dort wird der diensthabende Facharzt entscheiden, ob man als Akutfall direkt vor Ort (oder einer anderen Klinik mit psychiatrischer Abteilung) bleiben sollte. Im Falle einer vorliegenden Suizidalität übernimmt die Krankenkasse automatisch die Kosten, allerdings nur für die Behandlung in einer psychiatrischen Klinik. Egal, welche Art von Klinikambulanz man aufsucht, hier wird einem in jedem Fall geholfen ... falsche Scham ist dabei völlig unangebracht. Wer unter unerträglichen Symptomen leidet und nicht mehr weiß, an wen er sich um Hilfe wenden soll, oder wer gar bereits konkret an Selbsttötung denkt, der sollte nicht davor zurückschrecken, auch eine Krankenhausambulanz aufzusuchen:

| Akelei | Warum gehst du nicht einfach in die Klinik, wenn du denkst, dass es nicht mehr geht? Du kannst direkt in die psychiatrische Ambulanz gehen und dort deine Lage schildern. Ich war letztes Jahr zweimal in der Klinik. Bei meiner ersten Depression war ich davor beim Hausarzt, der mich mit einem Medikament und einer Überweisung zum Psychiater nach Hause geschickt hat. Dort war aber leider in den nächsten Wochen kein Termin zu bekommen (heute würde ich mich nicht mehr wegschicken lassen), und so bin ich in die psychiatrische Ambulanz der Uniklinik und dort wurde mir dann auch ein Klinikaufenthalt nahegelegt! Beim zweiten Mal habe ich mir beim Psychiater einfach eine Überweisung geholt und bin dann wieder in die Klinik gegangen. (...)

Vielleicht gibt dir die Klinik einfach mal die Zeit und Ruhe, dich mit dir selbst zu beschäftigen und du bist erstmal aus dem Alltag raus. |

Zea	Wenn es ganz schlimm wird, dann lasse dich in die nächste Ambulanz einer psychiatrischen Abteilung bringen – besser, als sich aus einer Kurzschlussreaktion heraus umzubringen! Es gibt viele Menschen, die gute Erfahrungen mit so einer Klinik gemacht haben. (...) Ich war auch schon drei Mal in so einer Klinik, und heute bin ich froh darüber, dass ich mich nicht umgebracht habe ... es ist ein Zeichen von Stärke und nicht von Schwäche, sich in fachkundige Hilfe zu begeben!

Im Unterschied zu den anderen Kliniktypen erfordert eine Rehabilitationsklinik eine andere Vorgehensweise: Hier muss ein spezieller Antrag vom Patienten sowie vom ambulanten Arzt ausgefüllt werden (erhältlich beim Rentenversicherer). Die Bearbeitungsdauer der Formulare kann mehrere Wochen oder sogar Monate betragen. In der Regel bestimmen die Rententräger selbst, in welche Klinik der Patient geschickt wird. Kurkliniken liegen meist weit entfernt vom Wohnort und ein Besuch von Angehörigen ist nicht vorgesehen.

2.7.3 Angst und Vorurteile

Für niemanden ist der Gang in die Klinik eine einfache Entscheidung, schon gar nicht für Depressive, die ohnehin massive Entscheidungsschwierigkeiten haben. Wenn die Bereitschaft auch eigentlich da ist, lassen die Sorgen und Ängste sie vor diesem Schritt vielleicht zurückschrecken. Das größte Problem ist hierbei, dass sie nicht wissen, was dort in der Klinik mit ihnen passieren wird. In der Depression neigt man ohnehin dazu, Situationen übersteigert negativ zu bewerten und auf Ungewohntes ängstlich zu reagieren. Da wundert es nicht, dass die Furcht vor der »Psychiatrie« doppelt und dreifach potenziert ist.

Promise	Meine Ärztin schlug mir heute vor, wenn es mir nicht besser geht, könne sie mich in ein psychiatrisches Krankenhaus einweisen. Der Gedanke daran macht mir Angst, ich habe keine rechte Vorstellung davon. Wer von euch war schon mal in der Psychiatrie? Gibt es dort auch Gruppentherapie, Einzeltherapie ... oder wird es bloß mehr Medikamente geben und einmal am Tag Visite?

Mietze	Mir wurde erzählt, dass man in einer psychiatrischen Klinik in Mehrbettzimmern untergebracht ist, unter Umständen auch mit sehr kranken Menschen, die womöglich überhaupt nicht mehr kommunikationsfähig sind und nur noch vor sich hin starren oder die sich womöglich vor den Augen der Mitpatienten versuchen, etwas anzutun. Das wurde mir tatsächlich so berichtet und hat mir ganz schön Angst gemacht.

2

Aquamarin	Ich fühle mich sehr unsicher, was ich machen soll: meine Eltern sind total gegen einen Klinikaufenthalt. Ich bin momentan in der Ausbildung und habe Angst, dass ich sie abbrechen muss, wenn ich in die Klinik gehe, denn ich weiß ja nicht, wie lange die mich dabehalten würden. Entweder ich mache eine stationäre Therapie und bin erstmal für eine Zeit lang weg, oder ich gehe nicht und werde dann gefeuert, weil ich ständig wegen der Depression fehle. (...) Jetzt bin ich erstmal vier Wochen krankgeschrieben. Was soll ich bloß tun?

Zunächst einmal sollte der Kranke seine Ängste und Sorgen ernst nehmen. Es ist hilfreich, sich klar zu machen, dass diese Bedenken ganz normal sind. Von ehemaligen Klinikpatienten erhält man meist Antworten, welche die Befürchtungen zerstreuen und Mut machen:

Eurydike	Wenn deine Eltern gegen eine stationäre Therapie sind, heißt das, dass sie (noch) nicht verstanden haben, dass die Depression eine Krankheit ist und kein menschliches Versagen. Vermutlich gibt es bei ihnen Ängste, vielleicht auch Scham und diffuse Schuldgefühle. (...) Ich rate dir dringend, deinen Entschluss, in die Klinik zu gehen, durchzuführen. Es wird in jedem Fall erst mal sehr viel Druck von dir genommen, und es gibt in der Klinik ganz andere Möglichkeiten, mit Medikamenten, Therapien, Gesprächen mit Mitpatienten, Gesprächen der Ärzte auch mit deinen Eltern, an die Sache heran zu gehen. Ich habe jahrelang schwerste Depressionen gehabt und wollte nie in die Klinik, dachte immer: Das ist das Ende, ... aber es war der Anfang! Seitdem ist die Krankheit zwar nicht weg, Schübe gibt es immer mal, aber ich kann bedeutend besser damit umgehen und mein Leben findet trotzdem statt. (...) Ich wünsche dir den Mut zu diesem Schritt und dass du und deine Eltern lernen, die Depression als Krankheit zu verstehen und die Ärzte und die Klinik als Hilfe zur Heilung.

Inscha	Ich möchte dir gerne einen Teil deiner Angst nehmen. Was du beschreibst, entspricht dem gängigen Klischee, das man leider immer noch von »der Psychiatrie« hat! Moderne psychiatrische Krankenhäuser sind nicht mehr so, oder jedenfalls nicht so extrem, wie du es dir vorstellst. Ich war letztes Jahr auch zum ersten Mal in einer psychiatrischen Klinik – und hatte dieselben Bedenken wie du, meine Freundin, selbst Ärztin, musste mich quasi an den Haaren dorthin zerren – Spaß beiseite, es war höchste Eisenbahn und ein Fall für die Notfallambulanz am Sonntag .... (...)
	Es gab dort auf der Normalstation Zweibettzimmer; auf die geschlossene Abteilung kommt man heutzutage nicht mehr so schnell. (...)
	Das Stationspersonal hat sich sehr bemüht, die Zimmer so zu belegen, dass die Patienten einigermaßen zusammenpassten. Ich will nicht verschweigen, dass das nicht immer hinkam, ich verbrachte zwei Nächte mit einer unangenehmen Mitpatientin. Aber es war problemlos ein Zimmertausch (nach Absprache) möglich. Das Zusammenleben auf dieser allgemeinpsychiatrischen Station ist schon manchmal stressig – aber es gibt immer genügend Mitpatienten mit ähnlicher Symptomatik, an die man sich halten kann.

Es sollte jedem klar sein, dass die Behandlung in einer Fachklinik die Anpassung an ungewohnte Regeln und manchmal auch an unbequeme Mitpatienten mit sich bringt. Diese Unannehmlichkeiten stehen jedoch in keinem Verhältnis zu den Chancen, die diese Zeit bietet! Nirgendwo sonst bekommt der Depressive eine so komprimierte Behandlung: medikamentös, psychotherapeutisch und menschlich (durch die Mitpatienten und das

Personal). Der Erkrankte sollte diesen Aspekt bei seiner Entscheidungsfindung unbedingt bedenken!

Neben der Angst vor der Klinik ist ein weiterer Hinderungsgrund die Überzeugung, nicht krank genug zu sein. Es mag ein Wesenszug vieler Depressiver sein, dass sie verinnerlicht haben, sich keine Schwäche erlauben zu dürfen. Oft überlegen sie über einen längeren Zeitraum hin und her, ob sie denn solch eine Behandlung überhaupt für sich in Anspruch nehmen dürfen. Die Folge ist dann oft die gleiche wie bereits beschrieben: Man kommt schließlich in die Klinik, wenn es schon fast zu spät ist.

Psychotante	Meine Therapeutin hat mir dringend empfohlen, über einen stationären Aufenthalt nachzudenken. An manchen Tagen sehe ich ein, dass ich diese Form der Hilfe jetzt brauche. Aber ... dann geht es für Stunden, Tage wieder ein bisschen aufwärts und ich frage mich dann ganz ernsthaft. »Was soll's, ich habe doch alles im Griff!« Und so wirke ich dann auch überzeugend auf andere. Wenn ich jetzt »ja« zur Klinik sage und mir geht es in der Wartezeit plötzlich besser – dann käme ich mir vor wie eine Betrügerin, die übertreibt und anderen Menschen in Not den Platz wegnimmt!

Steingarten	Genau so geht es mir auch! Ich denke oft: »So schlecht geht es mir doch gar nicht! Ein anderer benötigt viel dringender eine Behandlung!« usw. (...)
	Ich rede mir dann auch immer ein, dass ich schon beim nächsten Termin mit dem Psychiater womöglich wieder so gut drauf bin, dass ich ihm sagen kann: »Ich habe mich getäuscht, mir geht es schon wieder besser und ich komme allein klar!«

Der Schweregrad der depressiven Gefühle kann tatsächlich sehr schwanken. Wer beispielsweise unter dem »Morgentief« leidet, weiß, dass es ihm morgens erheblich schlechter geht, als abends (beim »Abendtief« verhält es sich umgekehrt). Sobald sich der Zustand des Depressiven etwas bessert, glaubt er sehr oft, sich vielleicht alles nur eingebildet zu haben ... bis dann das nächste Tief kommt. Eine realistische Einschätzung seines Befindens fällt dem Depressiven deshalb oft sehr schwer, nicht zuletzt auch, weil »Sicherheit« etwas ist, das bei dieser Erkrankung wie ausgelöscht scheint. Oft ist er wegen dieser Unsicherheit auch gar nicht in der Lage, seinen Zustand wahrheitsgetreu zu beschreiben, da ist der fachlich geschulte Blick des Behandlers gefragt, um einschätzen zu können, ob der Patient in einer Klinik besser aufgehoben wäre. Es macht also Sinn, hier auf den Rat des behandelnden Arztes zu hören, sofern man diesem vertraut. Das bedeutet nicht, dass der Depressive sich sklavisch an alle Vorschläge von außen halten sollte. Er sollte immer versuchen, in sich hineinzuspüren, ob er eine Behandlungsempfehlung mitgehen möchte. In den meisten Fällen wäre es aber besser, sich zu einem früheren Zeitpunkt einzugestehen, wie krank man wirklich ist, anstatt längere Zeit zu leiden und sich einzureden, dass man es auch so irgendwie schafft. Denn irgendwann versinkt man so tief im Strudel des depressiven Tiefs, dass man handlungsunfähig wird und im schlimmsten Fall nur noch einen Ausweg sieht!

2

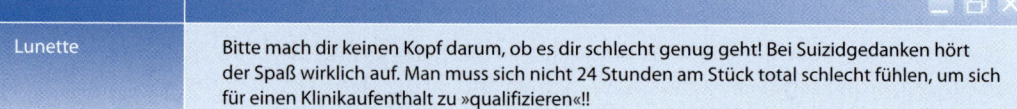

| Lunette | Bitte mach dir keinen Kopf darum, ob es dir schlecht genug geht! Bei Suizidgedanken hört der Spaß wirklich auf. Man muss sich nicht 24 Stunden am Stück total schlecht fühlen, um sich für einen Klinikaufenthalt zu »qualifizieren«!! |

Manchmal macht es allerdings auch Sinn, Entscheidungen des Behandlers zu hinterfragen. Dann, wenn die ambulante Betreuung schon lange erfolglos bleibt oder auch, wenn man das drängende Gefühl hat, dass nun der richtige Zeitpunkt für einen Klinikaufenthalt gekommen ist, und der Arzt dies anders sieht. Es ist natürlich heikel zu empfehlen, die Therapie des Arztes zu kritisieren oder gar abzulehnen. Das Vertrauen zu ihm ist ein wesentlicher Bestandteil einer erfolgreichen Behandlung. Andererseits gibt es viele Betroffene, die erfahren mussten, dass ihr Arzt für sie die falschen Entscheidungen getroffen hat. Insofern ist es gut und richtig, die Therapie für sich zu prüfen, anstatt alles einfach über sich ergehen zu lassen. Denn die erfolgreiche Behandlung der Depression kann manchmal sehr lange dauern und da sollte man nicht zusätzlich Zeit verlieren durch Therapiewege, die in Sackgassen führen. Gerade für Depressive ist es wichtig, zumindest so weit es geht, auf ihr Bauchgefühl zu achten! Diese Erkrankung bringt leider mit sich, dass man durch fehlende Kraft und Selbstvertrauen das Einschätzungsvermögen über die Schwere der eigenen Symptome verliert. Andererseits kann kein Außenstehender wirklich sicher beurteilen, wie es in dem Kranken aussieht und der Facharzt kann seine Beurteilung nur danach richten, was und wie sich der Patient ihm mitteilt. Um diese Krankheit erfolgreich zu behandeln, sollten Arzt und Patient im Idealfall ein Team darstellen, in dem jeder seine wichtige Funktion hat. Vonseiten des Patienten heißt dies in erster Linie: Glaube und artikuliere, was dir deine innere Stimme sagt!

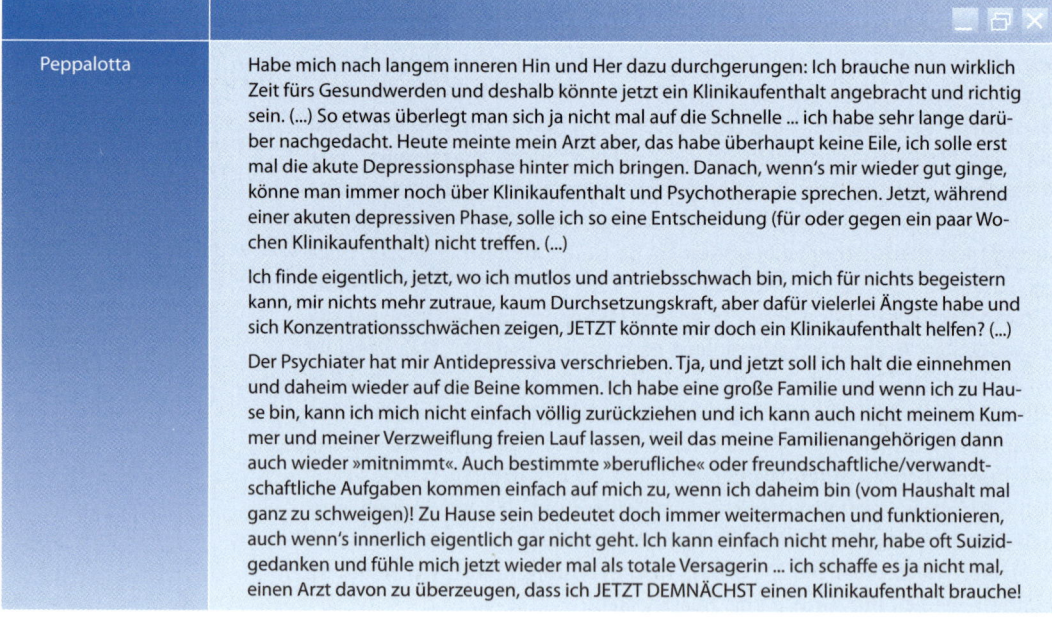

Peppalotta	Habe mich nach langem inneren Hin und Her dazu durchgerungen: Ich brauche nun wirklich Zeit fürs Gesundwerden und deshalb könnte jetzt ein Klinikaufenthalt angebracht und richtig sein. (...) So etwas überlegt man sich ja nicht mal auf die Schnelle ... ich habe sehr lange darüber nachgedacht. Heute meinte mein Arzt aber, das habe überhaupt keine Eile, ich solle erst mal die akute Depressionsphase hinter mich bringen. Danach, wenn's mir wieder gut ginge, könne man immer noch über Klinikaufenthalt und Psychotherapie sprechen. Jetzt, während einer akuten depressiven Phase, solle ich so eine Entscheidung (für oder gegen ein paar Wochen Klinikaufenthalt) nicht treffen. (...)
	Ich finde eigentlich, jetzt, wo ich mutlos und antriebsschwach bin, mich für nichts begeistern kann, mir nichts mehr zutraue, kaum Durchsetzungskraft, aber dafür vielerlei Ängste habe und sich Konzentrationsschwächen zeigen, JETZT könnte mir doch ein Klinikaufenthalt helfen? (...)
	Der Psychiater hat mir Antidepressiva verschrieben. Tja, und jetzt soll ich halt die einnehmen und daheim wieder auf die Beine kommen. Ich habe eine große Familie und wenn ich zu Hause bin, kann ich mich nicht einfach völlig zurückziehen und ich kann auch nicht meinem Kummer und meiner Verzweiflung freien Lauf lassen, weil das meine Familienangehörigen dann auch wieder »mitnimmt«. Auch bestimmte »berufliche« oder freundschaftliche/verwandtschaftliche Aufgaben kommen einfach auf mich zu, wenn ich daheim bin (vom Haushalt mal ganz zu schweigen)! Zu Hause sein bedeutet doch immer weitermachen und funktionieren, auch wenn's innerlich eigentlich gar nicht geht. Ich kann einfach nicht mehr, habe oft Suizidgedanken und fühle mich jetzt wieder mal als totale Versagerin ... ich schaffe es ja nicht mal, einen Arzt davon zu überzeugen, dass ich JETZT DEMNÄCHST einen Klinikaufenthalt brauche!

Diese Posterin schildert sehr gut ihre innere Zerrissenheit, denn in einer depressiven Episode ist es fast unmöglich, sich durchzusetzen; erschwerend kommt hinzu, dass man sich in einer Art Abhängigkeit vom behandelnden Arzt befindet, denn er ist ja der Einzige, der einem helfen kann. Der depressive Patient, auch wenn er sich unsicher, hilflos und energielos fühlt, muss sich aber klar machen, dass er trotzdem handlungsfähig ist. Ist sein Psychiater gegen eine Klinikeinweisung und geht es ihm so schlecht, dass er in die Klinik möchte, hat er die Möglichkeit, einen anderen Arzt aufzusuchen, der dies vielleicht befürwortet. Oder er wählt den Weg über die Notfallambulanz eines Krankenhauses mit psychiatrischer Station oder Psychosomatik. Es gibt immer Möglichkeiten etwas zu verändern. Der Depressive neigt leider dazu sich »zu fügen«. Umso öfter muss man deshalb zum aktiven Mitgestalten der Behandlungstherapie anregen.

Klinik – ja oder nein?

Am Anfang steht die Entscheidung des Patienten, eine Klinik aufzusuchen. In den allermeisten Fällen wird ein Arzt dies befürworten und gemeinsam sollte dann überlegt werden, welche Klinik für das Erkrankungsbild sinnvoll ist. Der Arzt hat bereits eine Diagnose erstellt und empfiehlt dazu passend eine spezialisierte Klinik. Auch hier sollte der Patient für sich überprüfen, ob er die Entscheidung mittragen möchte. Wichtig ist nur, dass er zu einer Entscheidung kommt:

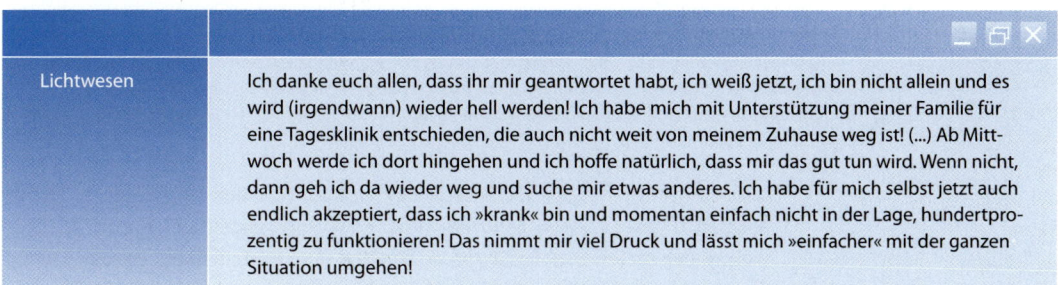

Lichtwesen	Ich danke euch allen, dass ihr mir geantwortet habt, ich weiß jetzt, ich bin nicht allein und es wird (irgendwann) wieder hell werden! Ich habe mich mit Unterstützung meiner Familie für eine Tagesklinik entschieden, die auch nicht weit von meinem Zuhause weg ist! (…) Ab Mittwoch werde ich dort hingehen und ich hoffe natürlich, dass mir das gut tun wird. Wenn nicht, dann geh ich da wieder weg und suche mir etwas anderes. Ich habe für mich selbst jetzt auch endlich akzeptiert, dass ich »krank« bin und momentan einfach nicht in der Lage, hundertprozentig zu funktionieren! Das nimmt mir viel Druck und lässt mich »einfacher« mit der ganzen Situation umgehen!

2.7.4 In der Klinik

Die Zeit in der Klinik bietet viele Chancen. Am Anfang ist einer der wichtigsten Vorteile, dass der Depressive herausgenommen wird aus jeglicher Verpflichtung. Er muss nicht mehr funktionieren, keine Erwartungen mehr erfüllen, er darf krank sein, er darf traurig und verzweifelt sein, er darf weinen, er darf schwach und hilflos sein, er darf so sein, wie er sich fühlt.

In der Klink wird er verstanden, Ärzte, Personal und Mitpatienten nehmen ihn ernst. Er wird versorgt und muss sich um nichts mehr kümmern. Diese Entlastung ist die erste Stufe auf dem Weg, wieder gesund zu werden.

2

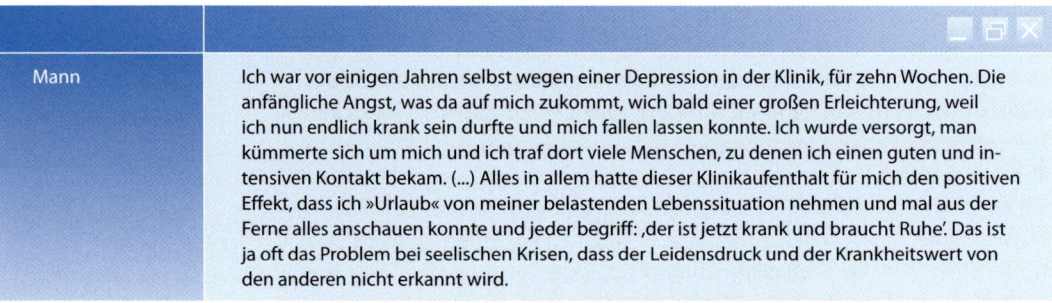

Mann	Ich war vor einigen Jahren selbst wegen einer Depression in der Klinik, für zehn Wochen. Die anfängliche Angst, was da auf mich zukommt, wich bald einer großen Erleichterung, weil ich nun endlich krank sein durfte und mich fallen lassen konnte. Ich wurde versorgt, man kümmerte sich um mich und ich traf dort viele Menschen, zu denen ich einen guten und intensiven Kontakt bekam. (...) Alles in allem hatte dieser Klinikaufenthalt für mich den positiven Effekt, dass ich »Urlaub« von meiner belastenden Lebenssituation nehmen und mal aus der Ferne alles anschauen konnte und jeder begriff: ‚der ist jetzt krank und braucht Ruhe'. Das ist ja oft das Problem bei seelischen Krisen, dass der Leidensdruck und der Krankheitswert von den anderen nicht erkannt wird.

Nach einer Zeit der Eingewöhnung auf der Station und dem ersten »Ausruhen« von den Strapazen der Erkrankung, vielleicht auch schon nach der ersten Besserung durch die Medikamente, ist der Patient dann dazu in der Lage, die angebotenen Therapien für sich zu nutzen. Im Zusammenleben mit anderen Depressiven erfährt er Verständnis und kann Erfahrungen austauschen und für sich verwerten:

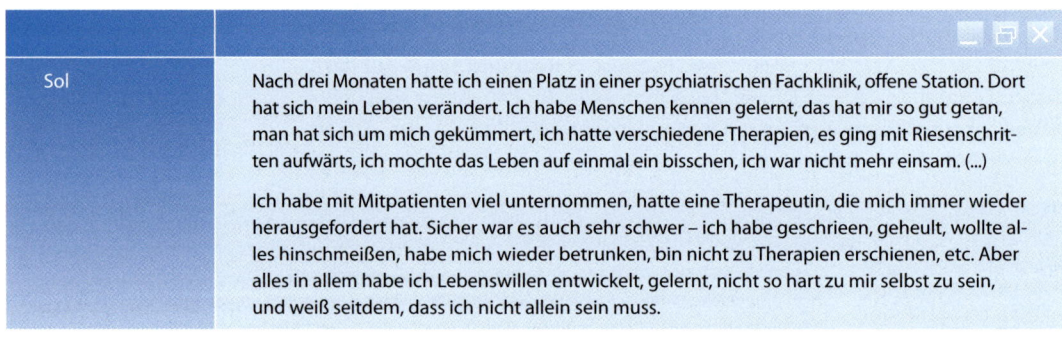

Sol	Nach drei Monaten hatte ich einen Platz in einer psychiatrischen Fachklinik, offene Station. Dort hat sich mein Leben verändert. Ich habe Menschen kennen gelernt, das hat mir so gut getan, man hat sich um mich gekümmert, ich hatte verschiedene Therapien, es ging mit Riesenschritten aufwärts, ich mochte das Leben auf einmal ein bisschen, ich war nicht mehr einsam. (...)
	Ich habe mit Mitpatienten viel unternommen, hatte eine Therapeutin, die mich immer wieder herausgefordert hat. Sicher war es auch sehr schwer – ich habe geschrieen, geheult, wollte alles hinschmeißen, habe mich wieder betrunken, bin nicht zu Therapien erschienen, etc. Aber alles in allem habe ich Lebenswillen entwickelt, gelernt, nicht so hart zu mir selbst zu sein, und weiß seitdem, dass ich nicht allein sein muss.

Das Leben in der Klinik ist wie ein Urlaub von der Belastung in einem künstlich geschaffenen Mikrokosmos. Es ist ein geschützter Raum, zu dem keines der realen Probleme von »draußen« eine Eintrittskarte besitzt. Dieser Zustand kann für einige Patienten so angenehm sein, dass sie die Entlassung fürchten oder sogar versuchen zu umgehen. Es ist paradox, aber es gibt wirklich Patienten, die sich selbst in der geschlossenen Psychiatrie wohler fühlen, als draußen in ihrem selbst bestimmten Leben! Das Ende des Aufenthalts kommt jedoch immer, und das ist auch gut so. Ein Phänomen, das dabei oft auftritt, ist »das Loch«, in welches man nach der Entlassung sehr häufig fällt. Man sollte darauf vorbereitet sein, denn eine Verschlechterung des Zustands, nachdem man wieder zu Hause ist, ist meistens kein Zeichen dafür, dass die Depression zurückkommt, sondern eine Reaktion auf die massive Veränderung des Lebensraums. Man ist nun wieder auf sich selbst gestellt, keiner kümmert sich mehr um einen, man muss wieder Anforderungen gerecht werden, arbeiten gehen, und die alten Probleme sind natürlich auch noch da. Oftmals hat man sogar noch schlechte Gefühle für die eigene Wohnung, in der man vor dem Klinikeintritt so sehr gelitten hat. Man sollte sich in dieser Phase des Wiedereingewöhnens ins normale Leben Zeit geben. Nicht in Panik verfallen, wenn wieder eine Stimmungsverschlechterung eintritt.

Akzeptieren, dass man sich zunächst nach dem Versorgtwerden in der Klinik zurücksehnt. Für manchen Patienten ist es hilfreich, diesen Übergang über die Tagesklinik zu erleichtern und generell sollte gelten, von sich nicht zu erwarten, sofort wieder alle Anforderungen erfüllen zu können!

Leopold	Eine Problematik will ich aber auch anschneiden: Das Zurück ins Alltagsleben nach dem Aufenthalt kann etwas schwierig sein, wenn die alten Anforderungen wieder zurückkehren. Wenn es geht, nicht gleich wieder volles Programm nach der Klinik! Und noch etwas – hab' Geduld mit dir, seelische Krisen brauchen unter Umständen sehr viel Zeit zu ihrer Bewältigung!

Centaur	Ich war acht Monate in der Klinik, dann wollte ich es endlich wieder mit dem Leben draußen versuchen. Ich hatte ganz schön Angst, habe aber mit neuen Freunden aus der Klinik, meiner Therapeutin und der Medikation den Start genau durchgeplant. Ich habe weiter ambulant Therapie gemacht, aber natürlich war auf einmal alles anders: Es waren nicht mehr ständig Leute um mich herum, ich musste alles allein schaffen, Therapeuten-Wechsel, usw. ... das war eine ganz schöne Umstellung!

Deprine	Ich kann das aus eigener Erfahrung und aktuell bestätigen: Bis man nach einem Klinikaufenthalt zu Hause wieder klarkommt, dauert es ganz schön lange! Ich fiel erst einmal in ein Stimmungstief ... und obwohl ich ein sedierendes Antidepressivum in Höchstdosis nehme, bin ich total unruhig und angespannt. Nach anfänglicher Verzweiflung und Hoffnungslosigkeit versuche ich nun, diesen Zustand als Teil des Weges zu sehen. Es ist natürlich fatal: Auch mir ging es in der Klinik viel besser als jetzt zu Hause und ich dachte, wenn ich herauskomme, geht das richtige Leben wieder los. Tja. Von wegen. Ich versuche jetzt, die ganze Symptomatik als das zu sehen, was es vermutlich ist: Ein Zeichen, dass ich etwas falsch gemacht habe. Ich habe mich mit den Erwartungen an mein Funktionieren total überfordert. Also muss ich jetzt nachspüren, warum das so ist, was ich tun könnte, um es zu ändern. Was ich tun könnte, um endlich wieder Ruhe in mir zu finden. (Die Einsamkeit spielt natürlich auch eine große Rolle, in der Klinik war man ja Teil eines sozialen Netzes.) Also: du bist nicht allein, das Loch nach der Klinik kennen viele, wenn nicht alle!

Neben der Geduld mit sich selbst ist es wichtig, nach der Klinik Kontakt zu Ansprechpartnern zu halten, die einen in dieser Phase des wieder Alleinseins stützen können. Das können der ambulante Arzt oder Therapeut sein, Mitpatienten oder auch Klinikarzt/-therapeut, die in der Regel schon auch mal einen poststationären Gesprächstermin vergeben. Von einigen Kliniken wird sogar die Möglichkeit eines »Nachsorge-Chats« im Internet angeboten.

Der Depressive sollte sich auch in dieser Zeit gut um sich kümmern und nicht versuchen, diese Belastungssituation allein durchzustehen. Im idealen Fall ist der Patient in der Klinik stabilisiert worden, ist eingestellt auf ein gut wirkendes und verträgliches Medikament. Wendet der Patient auch das in der Klinik Erlernte im Alltag an, nimmt gegebenenfalls Veränderungen an seinem Leben vor und zieht ganz allgemein Konsequenzen aus den neu gewonnenen Erkenntnissen, dann hat er alle Chancen, die ein Klinikaufenthalt bietet, für sich optimal genutzt:

2

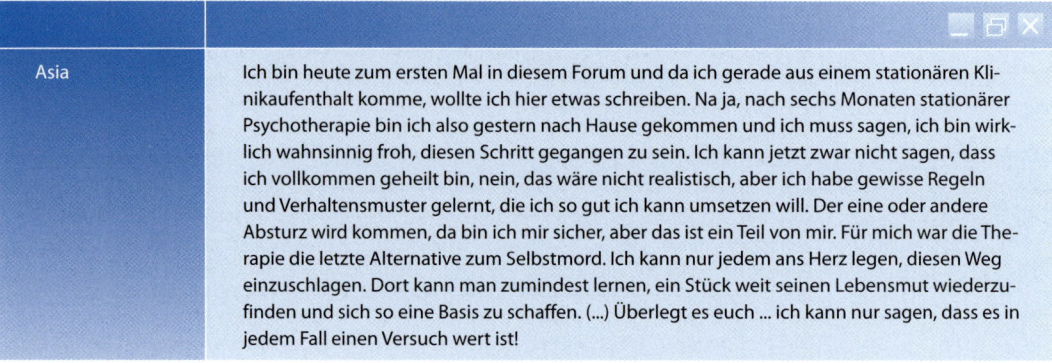

Asia

Ich bin heute zum ersten Mal in diesem Forum und da ich gerade aus einem stationären Klinikaufenthalt komme, wollte ich hier etwas schreiben. Na ja, nach sechs Monaten stationärer Psychotherapie bin ich also gestern nach Hause gekommen und ich muss sagen, ich bin wirklich wahnsinnig froh, diesen Schritt gegangen zu sein. Ich kann jetzt zwar nicht sagen, dass ich vollkommen geheilt bin, nein, das wäre nicht realistisch, aber ich habe gewisse Regeln und Verhaltensmuster gelernt, die ich so gut ich kann umsetzen will. Der eine oder andere Absturz wird kommen, da bin ich mir sicher, aber das ist ein Teil von mir. Für mich war die Therapie die letzte Alternative zum Selbstmord. Ich kann nur jedem ans Herz legen, diesen Weg einzuschlagen. Dort kann man zumindest lernen, ein Stück weit seinen Lebensmut wiederzufinden und sich so eine Basis zu schaffen. (...) Überlegt es euch ... ich kann nur sagen, dass es in jedem Fall einen Versuch wert ist!

2.7.5 Gute und schlechte Erfahrungen

Dieses Buch würde seinem Anspruch, die Wirklichkeit abzubilden, nicht gerecht, würden wir nicht auch die kritischen Stimmen zu Wort kommen lassen. Wir zeigen auf, dass Behandler und Therapeuten auch Fehler machen, dass die Medikamente nicht immer optimal wirken und ebenso verhält es sich mit dem Klinikaufenthalt: Es gibt Patienten, die negative Erfahrungen gemacht haben, und ob es an diesen Menschen selbst lag oder tatsächlich an der Klinik und ihren Mitarbeitern, können wir nicht beurteilen. Letztlich ist ein Behandlungserfolg neben vielen anderen Faktoren eben auch Glückssache – so wie alles im Leben. Es gibt keine Erfolgsgarantien und Klinikpersonal besteht auch nur aus Menschen, die mehr oder weniger gut sind in dem, was sie tun. Die folgende Auswahl an Negativbeispielen soll auch nochmals deutlich machen, dass die Bewältigung dieser Krankheit ein steiniger Weg der Erkenntnis sein kann ... aber am Ende hat man auch vieles verstanden und manchmal sind Schwierigkeiten, die sich einem in den Weg stellen, auch Hinweisschilder ...

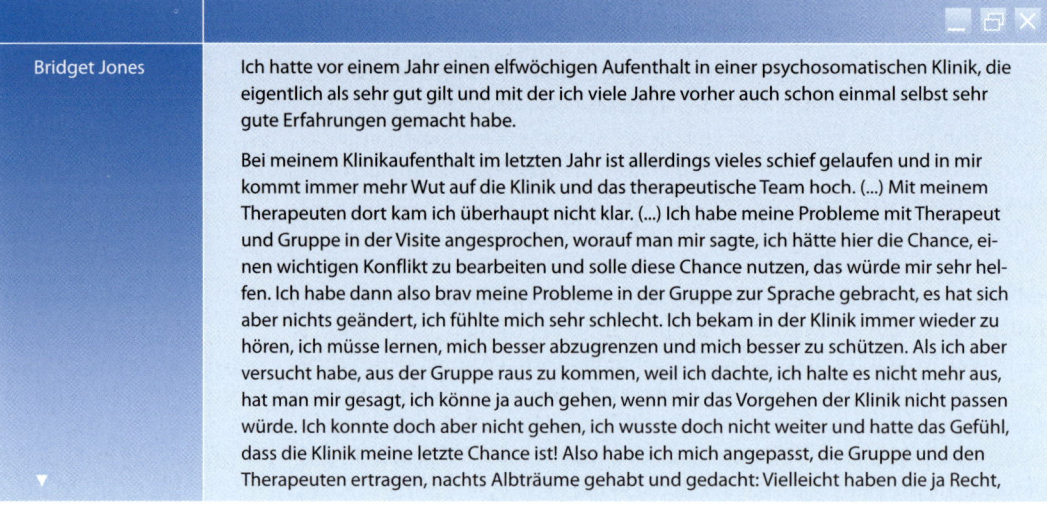

Bridget Jones

Ich hatte vor einem Jahr einen elfwöchigen Aufenthalt in einer psychosomatischen Klinik, die eigentlich als sehr gut gilt und mit der ich viele Jahre vorher auch schon einmal selbst sehr gute Erfahrungen gemacht habe.

Bei meinem Klinikaufenthalt im letzten Jahr ist allerdings vieles schief gelaufen und in mir kommt immer mehr Wut auf die Klinik und das therapeutische Team hoch. (...) Mit meinem Therapeuten dort kam ich überhaupt nicht klar. (...) Ich habe meine Probleme mit Therapeut und Gruppe in der Visite angesprochen, worauf man mir sagte, ich hätte hier die Chance, einen wichtigen Konflikt zu bearbeiten und solle diese Chance nutzen, das würde mir sehr helfen. Ich habe dann also brav meine Probleme in der Gruppe zur Sprache gebracht, es hat sich aber nichts geändert, ich fühlte mich sehr schlecht. Ich bekam in der Klinik immer wieder zu hören, ich müsse lernen, mich besser abzugrenzen und mich besser zu schützen. Als ich aber versucht habe, aus der Gruppe raus zu kommen, weil ich dachte, ich halte es nicht mehr aus, hat man mir gesagt, ich könne ja auch gehen, wenn mir das Vorgehen der Klinik nicht passen würde. Ich konnte doch aber nicht gehen, ich wusste doch nicht weiter und hatte das Gefühl, dass die Klinik meine letzte Chance ist! Also habe ich mich angepasst, die Gruppe und den Therapeuten ertragen, nachts Albträume gehabt und gedacht: Vielleicht haben die ja Recht, die wissen schon, was sie tun. – (jetzt fange ich an zu heulen, wenn ich das schreibe ...) Es gab noch unendlich viele Missverständnisse, die immer mir angekreidet wurden, da ich mich ja angeblich total verwirrend äußern würde. Es kam so viel Druck seitens des Teams, dass ich irgendwann nicht mehr wusste, ob ich meinem Gefühl trauen kann oder ob die Therapeuten nicht doch Recht haben, und ich ein total verwirrter, schwieriger Mensch bin. Ironischerweise ist das, was eigentlich gestärkt werden sollte, meine Fähigkeit, mich zu schützen, mich abzugrenzen, meine Interessen zu wahren und zu verteidigen, dort total untergraben worden. Ich habe Glück gehabt, dass meine Mitpatienten mich überhaupt nicht verwirrend fanden, sondern mich sehr gut verstanden und unterstützt haben, ebenso Freunde außerhalb der Klinik. Trotzdem hat es lange Zeit gebraucht und einen völlig unmöglichen Klinikbericht (der kam über 4 Monate (!) nach der Entlassung, wurde vom Gruppentherapeuten geschrieben und enthält jede Menge Aussagen, die schlichtweg völlig falsch sind), um mir richtig klar zu machen, was da eigentlich gelaufen ist. Ich weiß nicht so richtig, wie ich mit meiner Verletzung und meinem Ärger umgehen soll. (...)

Manchmal denke ich, in solchen Kliniken machen sie sich gar nicht klar, wie viel Schaden sie anrichten können und wie viel Macht ihre Aussagen tatsächlich haben, gerade gegenüber Patienten, die sehr instabil sind und ständig an sich selbst zweifeln! Meinem Therapeuten würde ich nicht mal Nachlässigkeit unterstellen, ich glaube, der hat sich tatsächlich viele Gedanken gemacht, nur lief es von Anfang an völlig schief und ich wurde immer wehrloser dabei, und das hat keiner bemerkt. So ein therapeutisches Team (in meiner Klinik hatten die jeden Tag eine gemeinsame Sitzung und haben sich über alles, was passiert ist, engmaschig ausgetauscht) hat einfach eine verdammt starke Position, gegen die man als Patient oft sehr schlecht ankommen kann.

Tristana

Ich bin seit einer Woche wieder zu Hause, nach elf Wochen stationärem Aufenthalt in der geschlossenen Psychiatrie. Ich bin ziemlich desillusioniert, was die Behandlung von Depressionen betrifft: Ich dachte auch immer, in einer Klinik wird mir – endlich – geholfen, denn dort sitzen geballte Kompetenz durch neueste Forschungsergebnisse und unmittelbare, konzentrierte Erfahrungswerte.

Deshalb sah ich den Klinikaufenthalt auch immer als letzten Schritt vor der Kapitulation. Was ich dort erlebt habe, hat mir jedoch gezeigt, dass psychischen Erkrankungen offenbar allgemein kaum jemals vollständig beizukommen ist.

Ich wurde dort auf ein neues Antidepressivum eingestellt. Als es nur gering anschlug, auch in Maximaldosis, wurde Lithium dazugegeben. Nach drei Wochen der Unverträglichkeit wurde Lithium wieder abgesetzt und ich entlassen, trotz weiter geringer Wirksamkeit und auch fortbestehenden Nebenwirkungen durch das Antidepressivum. Zum Abschied wurde mir vom Oberarzt gesagt, dass leider selten jemand vollständig ,geheilt' entlassen wird und mein Stationsarzt suggerierte mir, ich hätte zu hohe Erwartungen.

Ist es denn wirklich zu viel erwartet, endlich wieder gesund sein zu wollen, endlich wieder einmal Leichtigkeit spüren zu können und nicht täglich gegen destruktive Gedanken und Gefühle ankämpfen zu müssen? Ist die Psychiatrie denn nur Auffanglager für die, die gar nicht mehr können? Wird man nur so weit wiederhergestellt, dass man es zumindest wieder schafft, sich zu Hause selbst zu versorgen? Eine Art »Zwischen-Reparaturwerkstatt«? Ohne poststationäre Hilfe nach der Entlassung?

Ich bin nur so enttäuscht, weil ich mir von der Klinik so sehr erhofft hatte, dass ich endlich wieder gesund sein werde und arbeiten gehen kann und dort am Ende eigentlich auch nur auf Resignation stieß. Ich hätte mir nie träumen lassen, dass ich noch immer krank entlassen werde ... ganz abgesehen davon, dass ja auch alle erwarten, dass man wieder funktioniert, nachdem man ein Vierteljahr im Krankenhaus war.

Irgendwie war ich so naiv zu glauben, dass ich so lange dort sein werde, bis eine Stabilisierung eintritt. Das war nicht der Fall. Ich saß dem Trugschluss auf, dass nur das richtige Medi-

2

kament zu finden die Lösung ist. Es ist wohl doch mehr als das. Tut mir Leid, aber ich kann mich nicht damit arrangieren, dass ein Depressiver alles, was er lernt (über die Krankheit und sich selbst), erst selbst mühevoll und schmerzhaft erfahren und durchleiden muss. Da geht einfach zu viel kostbare Lebenszeit verloren. Seinen inneren Frieden zu finden … klar heißt das, sich auf einen langen steinigen Weg zu machen. Aber der eine oder andere Stein könnte doch durch adäquate Hilfestellung von außen vielleicht vermieden werden?

Es ist wohl einfach extrem wichtig, nicht aufzuhören, den Weg weiter zu gehen, nach Helfern zu suchen, aber auch immer an sich selbst zu arbeiten. Nur gibt es eben Phasen in der Depression, in denen man ganz unten ist, und einfach keine Kraft mehr hat. In so einer Krise wurde mir im Krankenhaus gesagt: Wir helfen Ihnen. Da war es dann halt eine weitere Enttäuschung auf dem Weg, dass ich eben doch wieder mit der Depression nach Hause ging.

Immerhin hat die Klinik mich vor dem Suizid bewahrt, wenn auch nicht gesund gemacht, und hat so natürlich allemal ihre Berechtigung!

Abschließend lässt sich sagen: Ein Klinikaufenthalt ist *ein* Baustein in der Behandlung der Depression und ebenso wie bei allen anderen Therapiemöglichkeiten gilt auch hier: Einen Versuch ist es wert! Wie bei allen anderen Behandlungsmaßnahmen ist auch hier ganz wichtig, dass der Kranke mit den Ärzten im Gespräch bleibt und aktiv an seiner Behandlung mitarbeitet. Leider kommt es immer noch vor, dass Behandler in Kliniken über den Kopf des Patienten Entscheidungen treffen, z. B. schnelle Dosiserhöhungen oder abruptes Absetzen der bisherigen Medikation. Das hängt zum einen damit zusammen, dass jeder Tag in der Klinik sehr viel Geld kostet, zum anderen soll die neue Therapie natürlich möglichst schnell anschlagen. Es liegt also auch beim Patienten selbst, darauf aufmerksam zu machen, wenn er z. B. unter starken Nebenwirkungen leidet und es ihm besser ginge, wenn ihm mehr Zeit gelassen würde. Dazu wäre es zusätzlich von Vorteil, wenn manche Klinikärzte der Schilderung ihrer Patienten mehr Vertrauen schenken und Bereitschaft zeigen würden, Therapiepläne auch einmal individuell abzuändern. Offenheit auf beiden Seiten optimiert den Behandlungsverlauf!

Die meisten Klinikpatienten resümieren aber rückblickend, dass der Aufenthalt ihnen geholfen hat, sich und die Erkrankung besser zu verstehen und/oder die richtige Medikation zu finden. Hierbei gilt auch zu bedenken, dass ein Klinikaufenthalt oft eine Langzeitwirkung hat. Das Erfahrene wirkt im Patienten nach, beeinflusst Lebensentscheidungen und gibt den Anstoß für Veränderungen.

Vielen war die Klinik auch schlicht und einfach Lebensretter … und spätestens bei Suizidalität gilt: Ab in die Klinik!

Erfahrungen zum Weiterlesen:

Pain	Ich habe jahrelang unter Depressionen gelitten. Hatte kaum mehr Kontakte und bin irgendwann auch nicht mehr rausgegangen usw. Irgendwann hat meine Freundin es nicht mehr ertragen und hat mich mehr oder weniger gezwungen, mit ihr zum Psychiater zu gehen. Der hat mir sofort eine Überweisung für eine Klinik ausgestellt und meinte, damit ich überhaupt wieder zu einem geregelten Tagesablauf komme, wäre der stationäre Aufenthalt jetzt wichtig

für mich. Ich hatte gar keine Kraft, nein zu sagen und war auch irgendwie froh, dass mir die Entscheidung abgenommen wurde …

Es hat ewig gedauert, bis ein Platz in der Klinik frei wurde (ich wollte nicht in eine Psychiatrie) und als der Brief kam, dass etwas frei ist, wollte ich schon gar nicht mehr, redete mir ein, dass es mir doch schon viel besser ginge und so. Es ist halt bequemer, vor sich selbst wegzulaufen … meine Freundin war es dann schließlich, die mich überzeugt hat, dass ich hinfahren soll. Ich habe mir dort eine Woche gegeben, um herauszufinden, ob ich bleiben will oder nicht und diese erste Woche war wirklich heftig. Aber ich bin geblieben.

Ich habe übrigens niemandem davon erzählt, dass ich in eine psychiatrische Klinik eingewiesen wurde, ich dachte, in spätestens sechs Wochen bin ich sowieso wieder draußen. Es kam aber ganz anders. Ich habe tolle, verständnisvolle Leute kennen gelernt. Leute, die Ähnliches erlebt hatten, wie ich. Ich hatte Gruppentherapie, Einzeltherapie, Sport und Gestalten. Ich habe mich seit Jahren nicht so wohl gefühlt wie dort. Ich habe angefangen, Pläne für mein Leben zu machen: habe Bewerbungsgespräche geführt und sogar einen Platz bekommen. Am Ende war ich fast sechs Monate in der Klinik. Therapeutische Prozesse dauern manchmal sehr lange … Als meine Therapeutin zum Abschluss zu mir sagte, ich könne mich noch auf drei Jahre ambulante Therapie einstellen, war ich schon geschockt … aber: Ich kann allen nur zu einem Klinikaufenthalt raten. Mir hat er geholfen, mein Leben wieder einigermaßen auf die Reihe zu kriegen.

Orpheus

Der Hauptgrund für meine Depression war mein Job … ich hatte dort einige Probleme, die nicht lösbar waren und deshalb habe ich gekündigt. Mein Plan war, in eine Klinik zu gehen, in der Hoffnung, dass das relativ schnell geht. Ich habe sowohl bei der BfA einen Kurantrag gestellt, als auch bei einer Klinik über die Krankenkasse. Ich dachte damals, dass ich vermutlich so nach drei Monaten wieder arbeiten könnte. Bei der BfA hat aber allein das Genehmigungsverfahren fünf Monate gedauert! Schließlich bekam ich einen Platz in einer Klinik für Suchtprobleme (obwohl ich damit gar nichts zu tun habe). Nach sechs Wochen haben wir uns geeinigt, das Ganze abzubrechen, weil ich da einfach fehl am Platz war. Die Diagnostik hat sich auf ein paar Fragebogen beschränkt und die Entlassungsdiagnose war größtenteils sachlich unkorrekt. In dieser Reha-Klinik hatte ich einen schönen Urlaub – mehr auch nicht. (...)

Parallel dazu hatte ich mich um einen Platz in einer psychosomatischen Klinik bemüht. Und: nach einer Gesamtwartezeit von 13 Monaten habe ich es nun endlich geschafft. Das ist alles völlig schief gelaufen, mittlerweile ist meine Ehe kaputt und beruflich werden sicherlich einige Probleme auf mich zukommen. Hätte ich bereits am Anfang gewusst, welche Behandlungsform für mich optimal ist, wie das Procedere abläuft etc., dann wäre es mit meiner Genesung sicherlich schneller voran gegangen.

Ich kann dir also nur Folgendes raten:

Such dir einen Therapeuten oder Neurologen, der einen engagierten Eindruck macht. Jemanden, der dich in puncto Kliniken gut beraten kann. Denk allein oder zusammen mit diesem »Helfer« darüber nach, ob für dich eine tiefenpsychologisch ausgerichtete Therapie oder eine Verhaltenstherapie besser ist. Hole Dir Empfehlungen für eine gute Klinik und nimm nicht die erstbeste. Wenn dich der Arzt über die Krankenkasse einweist, kannst du eine auswählen. (...) Bei BfA oder LVA hast du keinen Einfluss darauf: Ein »Gutachter« entscheidet, was das Geeignete sein soll, ohne dich zu kennen. Ich rate daher, das über die Krankenkasse zu machen.

(...) Versuche selbst herauszufinden, wie deine Probleme gebessert werden können. Reicht ein anderes Verhalten oder gibt es emotionale Probleme, die mit einer psychotherapeutischen Behandlung von Grund auf geklärt werden müssen? Sprich offen mit deinen Arbeitskollegen, ich habe damit nur gute Erfahrungen gemacht. Die Angst vor dem »Outing« ist meist unbegründet. Wenn du nicht den richtigen Therapeuten hast, dann wende dich an Verwandte und Freunde. Ruf sie an, spiele ihnen nichts vor und sage ihnen, dass Du ihre Hilfe brauchst. Suche dir einen besseren Therapeuten oder wende dich an den örtlichen Krisennotdienst.

2

Nimm jede Unterstützung an. Wenn du zu wenig Kraft für die Formalitäten hast, vertraue dich jemandem an. Selbst Nachbarn zu fragen ist besser, als es allein zu versuchen.

Das sind eine Menge Ratschläge … eigentlich alles das, was ich NICHT gemacht habe … heute weiß ich, dass öffentliche Stellen zu wenig Unterstützung bieten und ich viel zu viel allein versucht habe.

Regentropfen	Keine Klinik kann dir ein Patentrezept zur Lösung all deiner Probleme ausstellen. ABER: Eine Klinik bietet dir Unterstützung und Hilfestellungen, um einen Weg aus der Depression zu finden. Außerdem hat ein Klinikaufenthalt den Vorteil, dass du dort von den Alltagspflichten befreit bist und dich ganz und gar um dich selbst kümmern kannst. Natürlich ist die Voraussetzung, dass du dazu bereit bist, mitzuarbeiten, Neues über dich zu lernen und dann auch zu akzeptieren. Dann wirst du dort auch die Möglichkeit bekommen, dich auf das Leben draußen vorzubereiten und deine Probleme anzugehen. Das klappt aber nur, wenn man daran arbeitet. Sich zurückzuziehen und darauf zu warten, dass einen die Ärzte retten, ist der falsche Weg … man muss schon selbst aktiv werden! (…)

Ich bin seit meiner Entlassung einigermaßen stabil und kann sogar wieder arbeiten gehen. Ich habe durch den Klinikaufenthalt so viel gelernt, dass ich mit meinen Tiefs, die ab und zu noch kommen, heute ganz gut umgehen kann.

Das soziale Umfeld
– die Sicht der Angehörigen

Dieses Kapitel beleuchtet ein Thema, welches für alle Betroffenen und ihr Umfeld von großer Bedeutung ist. Depressive Erkrankungen lassen sich nicht isoliert betrachten. Sie sind Teil eines Systems.

Wir möchten zeigen, dass es bei einer Auseinandersetzung mit Depressionen wichtig ist, auch das soziale Umfeld der Erkrankten einzubeziehen. Hilfestellungen für die Betroffenen *und* ihr Umfeld sind vonnöten. Angehörige sind oft ratlos. Sie wissen nicht, wie sie sich am besten verhalten sollen. Sie möchten dem Erkrankten beistehen und stoßen an ihre Grenzen, weil sie nicht wissen, wie sie dies tun können. Viele Fragen zeigen auf, wie schwierig es für Angehörige ist, eine objektive Sichtweise zu behalten. Oft wünschen sie sich, stärker in die Fragen im Zusammenhang mit der Krankheit einbezogen zu werden. Der Erkrankte kann dies aber aus verschiedenen Gründen nicht leisten. Da er selbst oft nicht mehr versteht, was in ihm vorgeht, ist er nicht in der Lage, seine Eindrücke und Gefühle aktiv nach außen zu transportieren. Hier sind Fachleute gefordert, die den Angehörigen das Leiden in der Depression »übersetzen«, ihnen Verhaltensweisen aufzeigen, die ihnen aber auch ihre Grenzen klar machen.

In verschiedenen Internetforen findet auf den Angehörigenseiten ein wertvoller Austausch statt. Hier diskutieren sowohl Angehörige als auch von einer Depression selbst Betroffene miteinander. Manches »Aha-Erlebnis« ergibt sich, wenn andere Beteiligte ihre Situation beschreiben. Es tut gut zu spüren, dass man mit seiner Überforderung nicht alleine dasteht. Es tut gut zu lesen, wie depressiv Erkrankte ihre Situation erleben. Denn dies hilft, die eigene Situation besser zu verstehen. Umgekehrt ist es auch für einen depressiven Menschen hilfreich zu lesen, dass Angehörige da sein möchten, wissen möchten, wie sie am besten mit der Krankheit umgehen können. Dieser Gedankenaustausch fördert das gegenseitige Verständnis unter allen, die von einer depressiven Krankheit direkt oder indirekt betroffen sind. Dies erleben die lesenden und schreibenden Forumsmitglieder als überaus hilfreich.

3.1 Auswirkungen der Krankheit auf das persönliche Umfeld

Erkrankt ein Mensch in unserem Umfeld an einer Depression, hat dies zumeist auch starke Auswirkungen auf uns selbst. Das ganze Gefüge droht unweigerlich auseinanderzubrechen. Die eigene Persönlichkeit, die Beziehung, das eigene Verhalten werden in Frage gestellt. Ursache und Wirkung können sich vermischen. Man kann nicht mehr klar auseinanderhalten, »wo der Schuh drückt«. Treibt möglicherweise mein Verhalten meinen Partner, meinen Freund, meine Freundin, meine Frau, meinen Mann in die Depression? Bin ich etwa sogar schuld an der Erkrankung? Was mache ich falsch, dass er/sie so leiden muss? Liegt es an seinem Charakter oder ist es die Krankheit, die ihn/sie so unverständlich reagieren lässt?

Aus diesen Fragen ergibt sich, dass auch das Selbstwertgefühl der Personen im Umfeld aus den Fugen geraten kann. Plötzlich sind Dinge in Frage gestellt, die wir vor der Erkrankung klar zuordnen konnten. In vielen Postings wird diskutiert, wie man sein Verhalten ändern könnte, damit es dem nahestehenden Menschen wieder gut geht. Dabei läuft man Gefahr, die

Situation aus einer verfälschten Perspektive zu betrachten und sich selbst als Verursacher der Depression des Betroffenen zu sehen. Der Austausch mit anderen Angehörigen hilft, eine objektivere Sichtweise zu gewinnen.

Abelke	Es ist wichtig, dass du erkennst, dass all diese Stimmungen, Stimmungsumbrüche und Gedanken nichts mit dir zu tun haben. Sie sind Symptom der Krankheit und du kannst nichts daran ändern. Es ist auch nicht deine Aufgabe, es zu ändern.

Zarin	Es gab eine Zeit, in welcher ich gedacht habe, ich sei schuld an der Erkrankung meines Partners. Es hilft mir schon sehr, dass auch du sagst, es hat nichts mit mir zu tun. Man ist nämlich aus Unwissenheit leicht dazu zu verleiten, dann immer an sich zu zweifeln. (…)
	Ich will ja gerne alles tun, um ihm zu helfen. Ich habe hier in anderen Berichten auch schon viele Anregungen gefunden. (…) Ist diese Krankheit überhaupt heilbar? Diese Frage stelle ich mir immer wieder. Eines weiß ich: Egal was passiert, ich bin immer für ihn da.

Durch eine Depression wird auch das persönliche Umfeld des Betroffenen beeinträchtigt. Oft steht aber der Erkrankte im Mittelpunkt. Die eigenen Beeinträchtigungen werden stoisch ertragen.

Didda	(…) Beim ersten Mal hatte ich keine Ahnung, was eigentlich los ist. Da habe ich so vieles davon erlebt, ohne es einordnen zu können. Er hat normalerweise ein exzellentes Benehmen, was ihm teilweise völlig abhanden gekommen war. Da existierte plötzlich ein völlig veränderter Mensch. Mir ging es schlecht und schlechter, weil ich keinen Schimmer hatte, was los ist, und ob und wie ich ihm helfen kann. Ich hatte alles auf ihn fokussiert mit dem Ergebnis: Es wurde immer unerträglicher. Meine Freunde waren sauer auf mich, weil ich anscheinend keine Zeit mehr für sie hatte und gereizt war. Meinen Job – ich bin selbstständig – habe ich schleifen lassen, weil ich für ihn keine Energie mehr übrig hatte. Letztendlich konnte ich wohl froh sein, dass er mich hinauswarf und ich das wirklich ernst genommen habe. Trotz Liebeskummer konnte ich mich dann endlich wieder auf mich konzentrieren und hörte langsam auf, mich immer wieder zu fragen, was in ihn gefahren ist. Blöderweise habe ich das nie mit der Depression in Verbindung gebracht, obwohl ich ja wusste, dass er schon eine Vorgeschichte hatte. Sonst hätte ich mich vielleicht damals schon damit beschäftigt. Letztendlich hat er es dann geschafft, als er aus seiner Episode wieder herauskam, mich wieder »herumzukriegen«, aber aufgearbeitet, was eigentlich war, haben wir nie. Sicher auch ein Fehler. Diesmal hat er mir wenigstens ganz konkret gesagt, was bei ihm abgeht. Darüber bin ich sehr froh.
	Aber du hast Recht, ich muss jetzt ziemlich auf mich aufpassen, und das werde ich auch. Habe auf mein »Päckchen« mit akuter Gewichtsabnahme reagiert. Aber das gehe ich sofort an. Ich kann es mir auch beruflich nicht leisten, keine Kraft zu haben, und das ist mir im Moment die wichtigste Aufgabe. Da muss alles andere hinten anstehen. Um »Auszeiten« brauche ich mir zum Glück keine Sorgen zu machen, da wir ja nicht zusammen wohnen. Ich habe wunderbare Freunde, die ich auch nicht mehr vernachlässigen werde. Ich war damals froh, dass sie sich nicht aus dem Staub gemacht haben. Und auf das »Einstecken«-Müssen bin ich jetzt gefasst, obwohl mich das sicher noch so manches Mal schocken wird. Aber ich kann es jetzt wenigstens einordnen und versuchen, es nicht mehr persönlich zu nehmen.
	(…) Nun bin ich gespannt, wie es weitergehen wird, aber ich bin überzeugt, es lohnt sich, das durchzustehen. Allerdings mache ich das auch nur auf Dauer, wenn er letztendlich bereit ist, auch was zu tun, selbst wenn er da noch seine Aufs und Abs haben wird.

3.1.1 Verstehen der Krankheit

Lässt sich Depression überhaupt verstehen? Können Angehörige nachfühlen, was es für den Erkrankten bedeutet, in sich selbst gefangen zu sein und eine abgrundtiefe Leere zu spüren? Können Dritte erfassen, welche Belastung eine Depression für den Betroffenen und sein Umfeld darstellt?

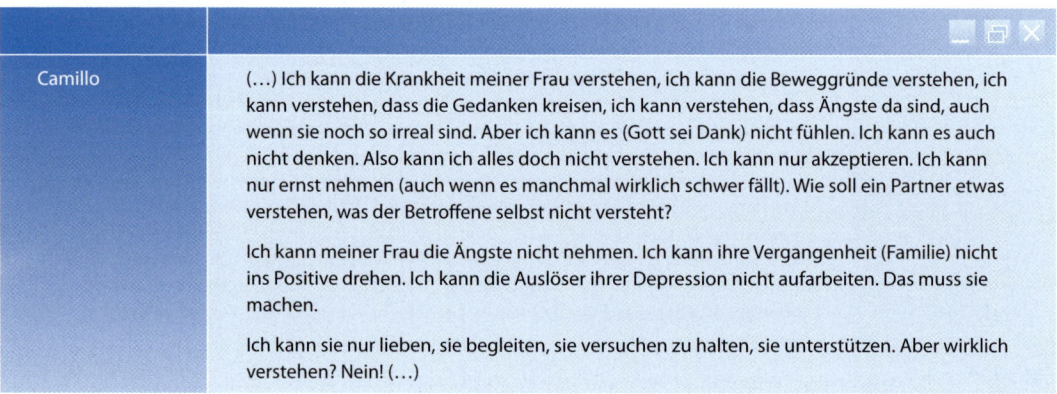

Bismutum

(…) Ich lebe in einer langjährigen Partnerschaft und bin selbst erkrankt. Für mich war es wichtig, zu erkennen, dass das Verstehen meines Partners die Krankheit betreffend Grenzen hat. Dies konnte ich anfangs keineswegs begreifen. Ich habe mich sehr nach Verständnis seinerseits gesehnt, konnte kaum verstehen, wenn er sich manchmal nicht in die eine oder andere Situation hineinversetzen konnte.

Mit der Zeit habe ich dann begriffen, dass es hundertprozentiges Verstehen nicht gibt, und dass mein Mann das auch nicht leisten kann. Es gab Zeiten, da hat mich diese Erkenntnis sehr bedrückt und ich habe mir mehr Verständnis gewünscht.

Doch heute komme ich gut damit klar, dass er einiges nicht versteht. Dafür gibt es mehrere Gründe. Auf der einen Seite habe ich mir eine Selbsthilfegruppe gesucht, dort kann ich mit anderen Betroffenen über meine Probleme reden, was mir sehr hilft. Andererseits musste ich erkennen, dass es für meinen Mann wichtig ist, sein eigenes Leben zu leben, seine Arbeit, seine Hobbys – alles, was dazu gehört. Es kann sich also nicht nur um mich und meine Krankheit drehen.

Es bedeutet mir viel, dass er mir signalisiert, dass er für mich da ist, wenn ich ihn brauche. Er war auch schon bei gemeinsamen Gesprächen beim Therapeuten, auch in einer Klinik beim behandelnden Arzt. Er tut also sehr viel für mich und ich gestehe ihm zu, dass sein Helfen und Unterstützen Grenzen hat.

Camillo

(…) Ich kann die Krankheit meiner Frau verstehen, ich kann die Beweggründe verstehen, ich kann verstehen, dass die Gedanken kreisen, ich kann verstehen, dass Ängste da sind, auch wenn sie noch so irreal sind. Aber ich kann es (Gott sei Dank) nicht fühlen. Ich kann es auch nicht denken. Also kann ich alles doch nicht verstehen. Ich kann nur akzeptieren. Ich kann nur ernst nehmen (auch wenn es manchmal wirklich schwer fällt). Wie soll ein Partner etwas verstehen, was der Betroffene selbst nicht versteht?

Ich kann meiner Frau die Ängste nicht nehmen. Ich kann ihre Vergangenheit (Familie) nicht ins Positive drehen. Ich kann die Auslöser ihrer Depression nicht aufarbeiten. Das muss sie machen.

Ich kann sie nur lieben, sie begleiten, sie versuchen zu halten, sie unterstützen. Aber wirklich verstehen? Nein! (…)

Viele Erkrankte können gar nicht mehr formulieren, wie es in ihnen aussieht. Unter Umständen fühlen Erkrankte nicht mehr, warum es ihnen schlecht geht. Deshalb können sie sich auch nicht mehr mitteilen. Angehörige stehen in solchen Situationen hilflos daneben. Man spürt, dass etwas Schweres und Unfassbares geschieht. Aber man kann nicht verstehen. Erst durch Informationen von außen, sei es durch Bücher oder durch Erfahrungsberichte von Betroffenen, lässt sich erahnen, was der nahestehende Mensch in seiner Depression erlebt.

3.1.2 Der Klinikaufenthalt

Einweisung (im Einverständnis, im Notfall oder als Krisenintervention)

Entwickelt sich eine schwere Depression, spricht vieles für einen Klinikaufenthalt. Oft scheuen sich Betroffene davor, sich in eine Klinik einweisen zu lassen. Und auch Angehörige schrecken davor zurück, dem Erkrankten zu einem Eintritt in eine Klinik zu raten. Dennoch gibt es Situationen, die eine intensive Auseinandersetzung des Betroffenen mit seinem Leiden notwendig machen. Ein stationärer Aufenthalt schafft Raum und Zeit für diesen Prozess.

Ägid	Ich weiß, wie du dich fühlst. Auch meine Frau wurde nach einem Zusammenbruch durch den von mir gerufenen Notarzt in die Klinik eingewiesen.
	Wenn du sie besuchst, sage ihr einfach die Wahrheit, dass du Angst um sie hattest und aus Liebe diesen Schritt gegangen bist – einen Schritt, den ja auch die Ärzte als richtig ansahen.
	Glaube nicht, dass in ein paar Tagen Klinikaufenthalt eine Spontanbesserung erfolgen kann. Das ist ein langer Weg, der Kraft und Liebe braucht. Aber auch ein bestimmtes Maß an Selbstschutz. – Denn nur, wenn du selbst gesund (physisch und psychisch) bleibst, kannst du helfen.
	Meine Frau ist jetzt wieder daheim – wir machen eine gemeinsame Therapie. Sie sagt, dass dieser Aufenthalt wie ein »heilsamer Schock« für sie war – ob es anhält? Ich weiß es nicht. (…)

Muss jemand notfallmäßig in eine Klinik eingewiesen werden, was oft gegen seinen Willen geschieht, sind die Schuldgefühle bei den Angehörigen groß. Das Gefühl, durch die Einweisung einen Vertrauensbruch zu begehen, ist oft stark, da man den nahestehenden Menschen gegen seinen Willen zum Klinikaufenthalt gezwungen hat. Von einem »Vertrauensbruch« kann allerdings keine Rede sein. Denn wenn ein Mensch für sich selbst die Verantwortung nicht mehr tragen kann, sind seine Angehörigen gefordert einzugreifen, so weh es tut und so hart dies für die Angehörigen und die Betroffenen auch ist.

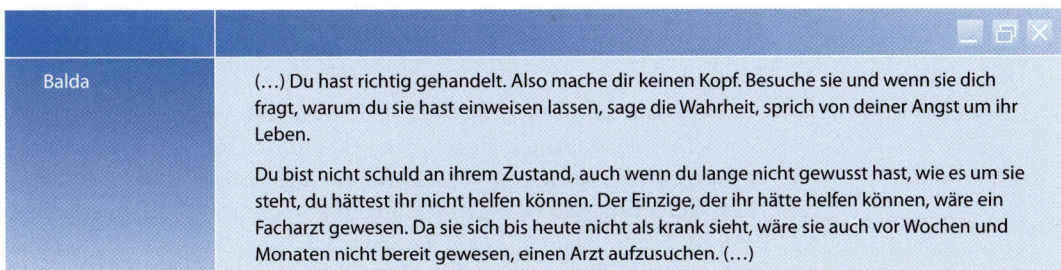

Balda	(…) Du hast richtig gehandelt. Also mache dir keinen Kopf. Besuche sie und wenn sie dich fragt, warum du sie hast einweisen lassen, sage die Wahrheit, sprich von deiner Angst um ihr Leben.
	Du bist nicht schuld an ihrem Zustand, auch wenn du lange nicht gewusst hast, wie es um sie steht, du hättest ihr nicht helfen können. Der Einzige, der ihr hätte helfen können, wäre ein Facharzt gewesen. Da sie sich bis heute nicht als krank sieht, wäre sie auch vor Wochen und Monaten nicht bereit gewesen, einen Arzt aufzusuchen. (…)

Manchmal ist die Situation für die ganze Familie derart belastend, dass ein stationärer Aufenthalt die Lage entspannen kann. Die ständige Sorge um den Erkrankten, der vielleicht suizidal ist, kostet viel Kraft.

3

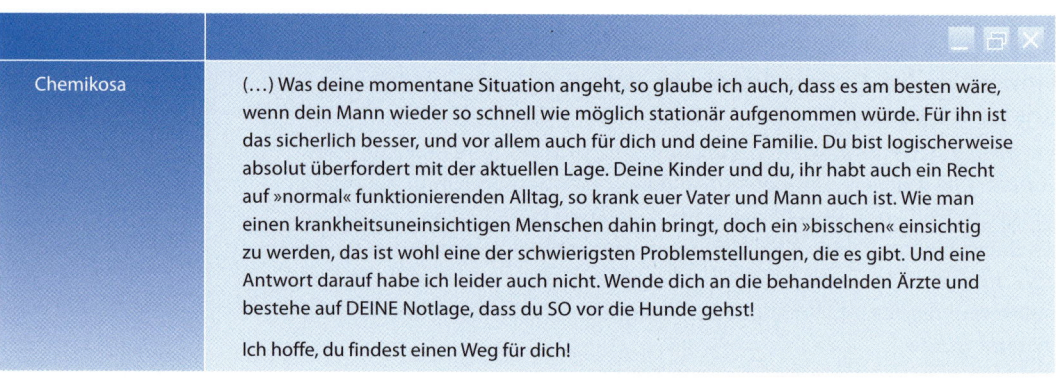

Chemikosa

(…) Was deine momentane Situation angeht, so glaube ich auch, dass es am besten wäre, wenn dein Mann wieder so schnell wie möglich stationär aufgenommen würde. Für ihn ist das sicherlich besser, und vor allem auch für dich und deine Familie. Du bist logischerweise absolut überfordert mit der aktuellen Lage. Deine Kinder und du, ihr habt auch ein Recht auf »normal« funktionierenden Alltag, so krank euer Vater und Mann auch ist. Wie man einen krankheitsuneinsichtigen Menschen dahin bringt, doch ein »bisschen« einsichtig zu werden, das ist wohl eine der schwierigsten Problemstellungen, die es gibt. Und eine Antwort darauf habe ich leider auch nicht. Wende dich an die behandelnden Ärzte und bestehe auf DEINE Notlage, dass du SO vor die Hunde gehst!

Ich hoffe, du findest einen Weg für dich!

Wenn auch der Betroffene selbst das Gefühl hat, dass ein stationärer Aufenthalt das Richtige für ihn ist, gestaltet sich die Begleitung durch die Angehörigen einfacher. Was aber, wenn ein Betroffener uneinsichtig ist? Wann sollen Angehörige dennoch eingreifen? Wann ist eine notfallmäßige Einweisung angezeigt?

Es ist hilfreich, sich mit diesen Fragen an eine Fachperson zu wenden. Dies stellt keinen Verrat am Betroffenen dar. Selbst ist man oft zu stark in diesen Strudel involviert. Eine Fachperson ist in der Lage, zusammen mit den Betroffenen nach gangbaren Wegen zu suchen, sei es durch eine Klinikeinweisung oder durch andere Maßnahmen (▶ Kap. 2.7).

Die Patienten sollten sich in einer entsprechenden Situation an ihren **behandelnden Arzt oder Psychotherapeuten, die Ambulanz der nächstgelegenen Psychiatrischen Klinik oder die Telefonseelsorge** (in Deutschland 0800 111 0 111 / 0800 111 0 222; in Österreich 142; in der Schweiz 143) wenden.

Kontakt während des Klinikaufenthalts

Wird ein Erkrankter in die Klinik eingewiesen, kommt eine anforderungsreiche Zeit auf ihn zu. Er wird intensiv an sich und seinen Problemen arbeiten müssen. Oft ist zu Beginn der Behandlung unklar, ob das soziale Umfeld einen Einfluss auf die Krankheit hat. Deswegen wird in Kliniken manchmal eine Kontaktsperre vereinbart. Am besten wird nachgefragt, ob dies der Fall ist und wie die nötigen Informationen an die Angehörigen gelangen.

Diese Kontaktsperre richtet sich nicht gegen die Angehörigen. Sie dient dem Schutz des Patienten. Er soll Zeit bekommen, Ordnung in sein Chaos zu bringen. Eine Kontaktsperre stellt für die Angehörigen aber zumeist eine Herausforderung dar. Die Verzweiflung ist groß. Ansprechpersonen innerhalb der Klinik können fehlen. Es lohnt sich daher, auch für das Umfeld nach eigenen Therapiemöglichkeiten zu suchen. Diese können außerhalb der Klinik stattfinden. Es gilt, die Verantwortung dem Betroffenen zu überlassen, und dafür die eigene Verantwortung verstärkt wahrzunehmen. Klarheit auf allen Seiten tut not. Sie zu erzielen, kann Ziel der Therapie innerhalb und außerhalb der Klinik sein.

Benigna	(…) Während der Depression können solche Aussagen wie, »du sollst dich lieber trennen usw.« vorkommen, und ich denke, das hat wenig mit der Klinik zu tun. Aus eigener Erfahrung kann ich dir nur sagen, dass auch ich meinem Mann immer wieder solche Dinge unterbreite. Es sind einfach zig verschiedene Phasen, die wir durchmachen, und dabei können wir gerade gegenüber unseren engsten Angehörigen sehr verletzend sein.
	Was ich jetzt aber erst einmal für dich wichtig finde, ist, dass du zur Ruhe kommst. Hast du denn vielleicht bei dir vor Ort einen Ansprechpartner, mit dem du mal über all diese Dinge reden kannst? Dein Umfeld braucht dich, und bei der ganzen Sache solltest du dich selbst nicht verlieren. Es bringt niemandem etwas, wenn du dich nun so sehr hineinsteigerst, dass du selbst dabei untergehst.
	(…)Ich weiß ja nicht, ob er in der Klinik überhaupt Besuch empfangen darf, aber vielleicht findest du eine Möglichkeit, ihn doch bald einmal zu besuchen? Aber er sollte sich etwas eingelebt haben, und auch du solltest zunächst einmal etwas ruhiger werden. (…)

Ein wichtiger Aspekt hierbei ist die Schweige- oder Geheimhaltungspflicht: Ein Arzt darf Patientendaten nur dann weitergeben, wenn er über die schriftliche Einwilligung des Patienten verfügt, wenn seine vorgesetzte Behörde ihn vom Berufsgeheimnis befreit hat oder wenn die Datenweitergabe in einem Gesetz vorgesehen ist. Die Schweigepflicht gilt insbesondere auch gegenüber Familienangehörigen. Ihre Einhaltung ist unbedingt erforderlich, denn wenn die Beratung oder die Behandlung von einem Vertrauensverhältnis abhängig ist, kann ein solches nur dann entstehen, wenn der Patient sich darauf verlassen kann, dass die vertraulichen Informationen nicht unbefugt weitergegeben werden.

Nach dem Klinikaufenthalt

Die Zeit des Klinikaufenthalts stellt für alle Beteiligten eine intensive Erfahrung dar. Verständlicherweise stellt man sich die Frage, wie man danach weiter vorgehen möchte. Trügerisch ist die Annahme, man könne so weiterleben wie zuvor. Die Beteiligten haben sich verändert. Es ist für den Betroffenen schwer, zurückzukommen und sich selbst nicht zu überfordern. Umgekehrt ist es für die Angehörigen schwer, ihre eigenen Erwartungen nicht zu hoch anzusetzen oder den Betroffenen nur noch mit Samthandschuhen anzufassen. Alle Beteiligten müssen die notwendige Zeit erhalten, um eine neue Balance zu finden. Ein Klinikaufenthalt schafft die Probleme nicht einfach aus der Welt. Zahlreiche Gespräche und viel Verständnis für sich selbst und den Betroffenen werden erforderlich sein.

Berberus	(…) Jetzt passiert endlich etwas. Mein Mann soll in eine psychiatrische Klinik gehen (er hat eine Einweisung).
	Ich bin froh, dass er sich wegen seiner Depressionen helfen lässt, er war vorher immer dagegen.
	Meine Frage: Wie ist das, wenn er wieder nach Hause kommt? Verändern sich die Patienten dort sehr? Welche Erfahrungen habt ihr mit eueren Partnern/Partnerinnen gemacht? Ich habe keine Ahnung, wie alles werden soll.

Natürlich sind die Veränderungen individuell, die ein Patient in der Klinik und Angehörige zu Hause durchmachen. Dennoch ist es gut, wenn sich alle Beteiligten bewusst sind, dass Veränderungen möglich sind. Lässt man sich genügend Zeit, sich auf der neuen Ebene zu finden, können sich diese Veränderungen als Chance entpuppen.

Nocheinmal	(…) Man lernt zum Beispiel in einer Klinik, auch an sich selbst zu denken, seine Gefühle und Bedürfnisse zu erkunden, zu erspüren, sie sich »einzugestehen« und ihnen nachzugeben. Das klingt jetzt vielleicht banal, aber viele wurden sehr lange fremdbestimmt, haben gelernt, ihre eigenen Gefühle und Bedürfnisse unterzuordnen, da sie ja auch vermeintlich nicht so wichtig – oder sogar vermeintlich nicht richtig – waren.
	Man sagt dann den Patienten, die aus einer Klinik kommen, nach, egoistisch geworden zu sein. Meine Antwort darauf ist: »Sie werden so egoistisch, wie viele andere, die es meistens schon sind« … damit kommen viele nicht klar. Der einst so »einfache« Mitmensch wird plötzlich »aufmüpfig«, das ist man nicht gewohnt … Im »Übereifer« kann es auch einmal sein, dass derjenige übers Ziel hinausschießt, dass er zu viel an sich denkt oder dass die Art, dies umzusetzen, seinen Mitmenschen gegenüber nicht sehr »nett« ist. Der neue Egoismus will ja schließlich gelernt sein. Es kann auch sein, dass er Wut auf andere entwickelt, die ihn und seine Gutmütigkeit bisher so schamlos ausgenutzt haben.
	So ein Klinikaufenthalt ist zwar oft »schön«, aber auch harte Arbeit. Sich auf sich selbst zu konzentrieren, ist nicht unbedingt das reinste Vergnügen. Wieder zu Hause kann zunächst einmal alles erneut schlimmer werden. Man musste die geschützte Welt verlassen. Da waren so viele Gleichgesinnte, niemandem musste man seine Symptome groß und breit erklären, man musste sich nicht »verteidigen« und oft auch nicht verstellen. Man wurde umsorgt oder auch in Ruhe gelassen. Dann erfolgt zu Hause die Umstellung, der Alltag ist wieder da, und mit ihm die Pflichten und das Gefühl, das Gelernte jetzt auch umsetzen zu müssen. (…)
	Viel Verständnis ist wichtig. Gib ihm Zeit, sowohl, wenn er in der Klinik ist, als auch danach. (…)

Angehörige können viel dazu beitragen, dass das Wiedereinleben nach dem Klinikaufenthalt gelingt. Offene Gespräche über Ängste und Hoffnungen sowie das Verständnis, dass diese Prozesse für beide Seiten viel Zeit benötigen, sind hilfreich. Es könnte unter Umständen gefährlich sein, wenn man einfach so weiterleben würde wie in der Zeit vor dem Klinikaufenthalt, da so die beidseitige Überforderung vorprogrammiert wäre.

Berichte zu Klinikerfahrungen von Betroffenen finden sich in ▶ Kap. 2.7.

3.1.3 Wenn Kinder oder Jugendliche depressiv sind

Kindheits- und Jugenddepressionen werden häufig nicht erkannt. Viele denken nicht daran, dass Kinder und Jugendliche depressiv erkranken können. Warnzeichen dafür werden oft übersehen, sie werden der normalen Entwicklung zugeschrieben. Es lässt sich nicht leicht erkennen, ob ein Problem mit der Pubertät bzw. einem anderen Entwicklungsprozess zusammenhängt oder eine ernsthafte Erkrankung vorliegt.

Kinder und Jugendliche entwickeln häufig nicht dieselben depressions-bedingten Merkmale wie Erwachsene. Oft sind die Symptome versteckt (Epstein Rosen u. Amador 2002). Es würde den Rahmen dieses Buches sprengen, hier ausführlich zu dieser Thematik zu schreiben. Dennoch ist es wichtig, darauf hinzuweisen, dass Depressionen bei Kindern und Jugendlichen häufiger auftreten können, als man vermutet.

Aus nahe liegenden Gründen entwickeln Eltern und Geschwister stärkere Schuldgefühle, wenn Depressionen bei Kindern und Jugendlichen auftreten. Schon im Falle der Erkrankung eines Erwachsenen fällt es schwer sich abzugrenzen. Bei Kindern und Jugendlichen ist dies noch viel schwieriger, weshalb professionelle Hilfe unabdingbar erscheint.

Candida	(…) Vielleicht darf ich aus Sicht einer Angehörigen, die zu allem Überfluss auch noch Ärztin ist, auch ein paar Zeilen schreiben. Trotz medizinischer Ausbildung (nicht in Psychotherapie/Psychiatrie) waren wir völlig hilflos, als wir erkennen mussten, dass unser Kind depressiv ist. Es war mühsam genug, für ihn eine Hilfe zu finden. Mein subjektiver Eindruck ist, dass junge Erwachsene durch die Maschen eines Netzes fallen, sie passen nicht zu den Kindern und nicht zu den Erwachsenen. Keiner fühlt sich so wirklich zuständig. Probleme mit der Schweigepflicht kommen hinzu, sodass die jungen Leute leicht völlig allein bleiben. Es braucht eine Menge Kraft, um die äußeren Widerstände zu überwinden. Aber vielleicht ist es (für die Angehörigen) ja gar nicht schlecht, sich daran abzuarbeiten, Aktionismus ist leichter zu ertragen, als nichts tun zu können.
	Ich habe Hilfestellungen für Eltern (im Sinne und Hinblick auf das Kind) sehr vermisst. Ich habe mich noch nie in meinem Leben so hilflos und alleine gefühlt – verstärkt durch medizinische Vorkenntnisse? Teilweise habe ich (unser Kind war nicht stationär) mich völlig überfordert gefühlt, die medikamentöse Therapie zu führen. Unser Kind ist wohl ziemlich typisch in der Hinsicht, dass er selbst alles abwiegelt, sehr vernünftig wirkt. Ich weiß nicht, ob er ernst genug genommen wurde.
	Seit einiger Zeit hat er (auf unsere Initiative, aber mit seinem Einverständnis) einen anderen Therapeuten. Seither ist, glaube ich, einiges auf einem besseren Weg (mit Schwankungen natürlich). Ich kann mich jetzt auch, was die Medikamente angeht, völlig zurücknehmen. Das ist auch gut so. (…)

Kinder und Jugendliche aus Familien mit einem depressiven Elternteil weisen ein erhöhtes Risiko auf, an einer affektiven Störung (alle Formen) zu erkranken. Es beträgt bei ihnen 20%, während jenes bei gesunden Kontrollfamilien mit 7% deutlich kleiner ist. Die Neigung zu einer Depression kann also »vererbt« werden. Durch die Identifikation mit dem erkrankten Elternteil lernen Kinder früh, auf Stresssituationen mit Depressionen zu reagieren. Neben dem »Nachahmeffekt« ist aber auch das genetische Risiko dieser Kinder und Jugendlichen erhöht.

Wenn uns dieser Umstand bewusst ist, werden Depressionen bei Kindern und Jugendlichen frühzeitig erkannt und können adäquat behandelt werden. Die Chance ist groß, dass Kinder und Jugendliche aus diesem Teufelskreis ausbrechen können, wenn man auf ihre Bedürfnisse hört und sie begleitet.

3

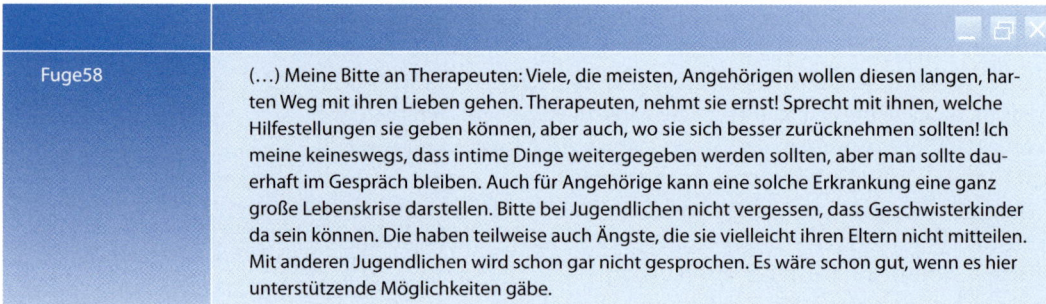

| Fuge58 | (…) Meine Bitte an Therapeuten: Viele, die meisten, Angehörigen wollen diesen langen, harten Weg mit ihren Lieben gehen. Therapeuten, nehmt sie ernst! Sprecht mit ihnen, welche Hilfestellungen sie geben können, aber auch, wo sie sich besser zurücknehmen sollten! Ich meine keineswegs, dass intime Dinge weitergegeben werden sollten, aber man sollte dauerhaft im Gespräch bleiben. Auch für Angehörige kann eine solche Erkrankung eine ganz große Lebenskrise darstellen. Bitte bei Jugendlichen nicht vergessen, dass Geschwisterkinder da sein können. Die haben teilweise auch Ängste, die sie vielleicht ihren Eltern nicht mitteilen. Mit anderen Jugendlichen wird schon gar nicht gesprochen. Es wäre schon gut, wenn es hier unterstützende Möglichkeiten gäbe. |

Wir möchten betonen, dass es sehr wichtig ist, Angehörige in die Behandlung einzubeziehen. Das obige Posting beschreibt diesen Wunsch sehr deutlich.

3.2 Probleme in der Partnerschaft

3.2.1 Mögliche Einflüsse der Depression auf die Partnerschaft

Unterhält man sich mit Angehörigen, die in einer Partnerschaft mit einem depressiv erkrankten Menschen leben, kommen immer wieder die gleichen Fragen, Ängste und Unsicherheiten zur Sprache. Beziehungen gestalten sich komplizierter, weil die Kommunikation erheblich gestört sein kann (▶ Abschn. 3.5). Es fällt auf, dass Partner eines depressiv erkrankten Menschen die Ursache für die Schwierigkeiten in der Beziehung häufig bei sich selbst suchen. Sie fühlen sich zu wenig geduldig, zu fordernd, zu wenig verständnisvoll. Dabei geht unter, dass ihre eigenen Grundbedürfnisse schon lange nicht mehr befriedigt werden. Die folgenden Postings zeigen auf, dass es vielen Menschen in ihrem Suchen ebenso ergeht. Es wird auch deutlich, wie schwierig es ist, alltägliche Vorgänge einzuordnen:

Geißenpeter	Ich als Angehöriger finde es eigentlich gut, wenn er dich als Betroffene nicht in Watte packt und ganz normal mit dir umgeht. Wenn das nicht wäre, würdest du dich wahrscheinlich auch sehr beobachtet fühlen und auch unnütz.
	Andererseits liegt es an dir, dich zu äußern, wenn du dich überfordert fühlst. Glaube mir, es ist äußerst schwierig, von uns Angehörigen festzustellen, ob das »Ja, mach« ich!« den Depressiven im Moment überfordert oder nicht.
	Auch in allen anderen Beziehungen sollten Wünsche und Bedürfnisse klar geäußert werden, da man einfach oft nicht dieselbe Antenne benutzt, und es dadurch zu Missverständnissen kommt.
	Gerade wenn ein Partner depressiv ist, sind die Empfindungen der Situation so unterschiedlich und da hilft nur das Reden. Auch wenn es öfter dasselbe ist, was man sagt, aber es muss gesagt werden, weil die Befindlichkeit in deinen guten Phasen anders ist.

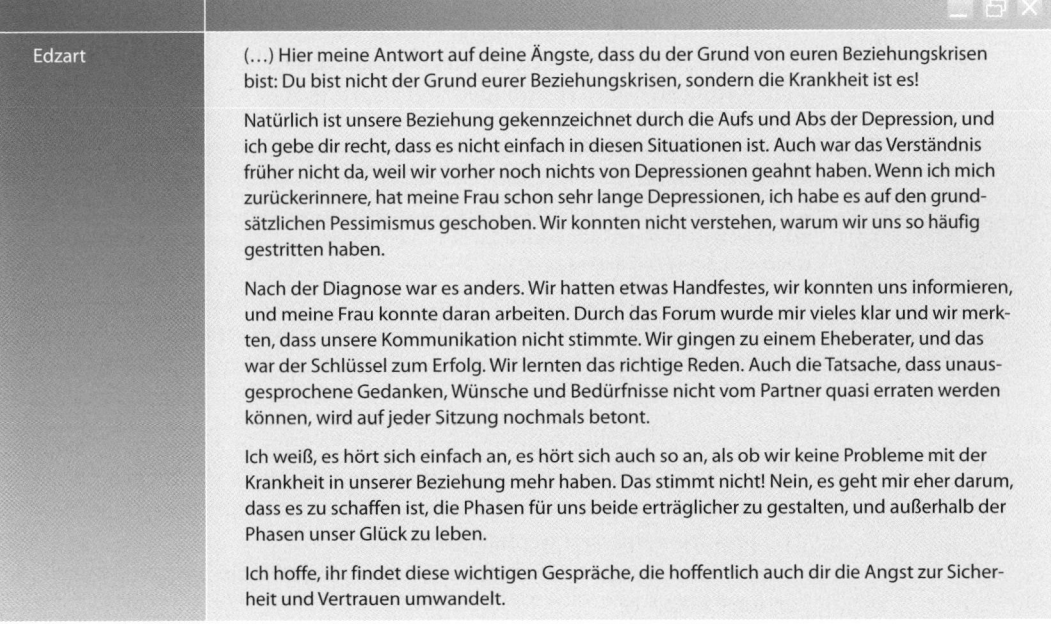

Inflammatione

Ich weiß auch nicht, wie man es schafft, nicht die Schuld bei sich selbst zu suchen und bin schon sehr oft genau an diesem Punkt des Grübelns fast verzweifelt. Hält die schweigsame, ablehnende, knurrige Phase bei meinem Partner länger als ein paar Tage an, leide ich wirklich höllisch. Es ist, als ob man sich am eigenen Schopf aus dem Sumpf ziehen muss, da ja jede Bestätigung, Anerkennung, Zärtlichkeit, Liebe etc. wegfällt, und wir uns als Angehörige nur über uns selbst definieren können. Ein Mensch, der wirklich in sich ruht, tut dies sowieso dauernd, weil er auf das Lob anderer nicht mehr angewiesen ist. Aber ein durchschnittlicher Angehöriger ist wahrscheinlich genau wie der Partner noch auf der Suche nach sich selbst und hat einfach sehr viel zu leisten.

(…)

Vielleicht kann man nur eines tun: Sich als Angehöriger immer wieder fragen, ob man mit einem anderen Menschen auf der Welt tauschen möchte, also dieses Leben radikal ändern möchte, oder ob man wirklich für seinen Partner da sein will, egal was passiert ist und passieren wird. Diese Frage muss man sich aber immer wieder neu stellen. Es ist auch die Frage: Kann unsere Liebe das aushalten? Kann ich das aushalten und mit mir vereinbaren?

Ich wünsche uns allen viel Kraft und Ausdauer und Mut, diese schwierige Zeit durchzustehen!

3.2.2 Paartherapie

Eine Depression stellt für die Betroffenen einen verheerenden Zustand dar. Man hat herausgefunden, dass die Wahrscheinlichkeit einer Scheidung bei depressiven Partnern neunmal höher ist als bei Ehen zwischen gesunden Partnern (Epstein Rosen u. Amador 2002, S. 16). Es fällt schwer, authentisch zu kommunizieren (▶ Abschn. 3.5). Dies stellt eine große Herausforderung für die Partnerschaft dar, ist doch die funktionierende Kommunikation von zentraler Bedeutung.

Edzart

(…) Hier meine Antwort auf deine Ängste, dass du der Grund von euren Beziehungskrisen bist: Du bist nicht der Grund eurer Beziehungskrisen, sondern die Krankheit ist es!

Natürlich ist unsere Beziehung gekennzeichnet durch die Aufs und Abs der Depression, und ich gebe dir recht, dass es nicht einfach in diesen Situationen ist. Auch war das Verständnis früher nicht da, weil wir vorher noch nichts von Depressionen geahnt haben. Wenn ich mich zurückerinnere, hat meine Frau schon sehr lange Depressionen, ich habe es auf den grundsätzlichen Pessimismus geschoben. Wir konnten nicht verstehen, warum wir uns so häufig gestritten haben.

Nach der Diagnose war es anders. Wir hatten etwas Handfestes, wir konnten uns informieren, und meine Frau konnte daran arbeiten. Durch das Forum wurde mir vieles klar und wir merkten, dass unsere Kommunikation nicht stimmte. Wir gingen zu einem Eheberater, und das war der Schlüssel zum Erfolg. Wir lernten das richtige Reden. Auch die Tatsache, dass unausgesprochene Gedanken, Wünsche und Bedürfnisse nicht vom Partner quasi erraten werden können, wird auf jeder Sitzung nochmals betont.

Ich weiß, es hört sich einfach an, es hört sich auch so an, als ob wir keine Probleme mit der Krankheit in unserer Beziehung mehr haben. Das stimmt nicht! Nein, es geht mir eher darum, dass es zu schaffen ist, die Phasen für uns beide erträglicher zu gestalten, und außerhalb der Phasen unser Glück zu leben.

Ich hoffe, ihr findet diese wichtigen Gespräche, die hoffentlich auch dir die Angst zur Sicherheit und Vertrauen umwandelt.

Dieses Posting beschreibt eindrücklich, wie die Paartherapie dem Schreiber und seiner erkrankten Ehefrau geholfen hat. Es kommt deutlich zum Ausdruck, dass die Paartherapie ein Prozess ist, welcher unabhängig von der Krankheit gesehen werden muss.

Oft ist es schwer herauszufinden, ob die Ursache der Schwierigkeiten in der Depression selbst liegt oder ob »nur« ein normales Partnerschaftsproblem gegeben ist.

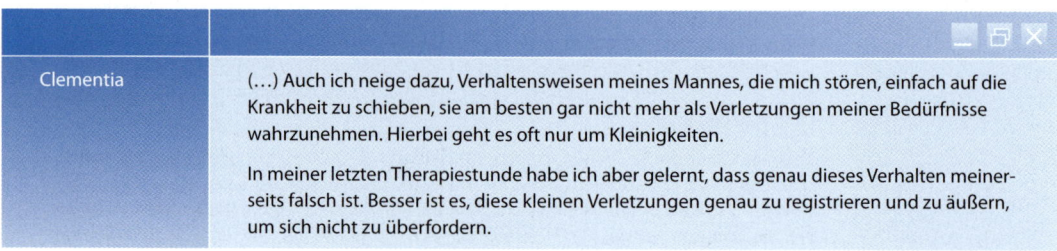

Cölestin	Es tut mir leid, dass sich deine Zweifel wohl bestätigt haben, dass eure Partnerschaftsprobleme nicht in seiner Depression begründet sind, sondern eine Charaktersache aufzeigen. Eine Beziehung basiert auf Vertrauen, und das hat er gerade zerstört. Ich weiß auch nicht, wie er auf den Gedanken kommt, dass es dir wohl nichts ausmachen wird, dass er dich betrogen hat. Ich finde es schon unverschämt. Unverschämt ist es auch, dir zu sagen, du solltest es auch so machen.
	Ich habe deine Unsicherheit vorher verstanden. Jetzt solltest du sicher sein und den Schlussstrich ziehen. Ich weiß, es tut weh, aber der Schmerz vergeht auch irgendwann wieder. Je eher du dich gefühlsmäßig von ihm trennst, desto eher lässt dieser Schmerz nach und verschwindet dann.
	Versuche nicht, sein Verhalten auf seine Krankheit zu schieben, du tätest vielen Depressiven Unrecht damit. Stelle den Kontakt mit ihm ein, er ist deiner nicht wert.
	Schaue auf dich, tue das, was dir gut tut und versuche wieder dein Leben zu leben, ohne ihn.
	Auch wenn du meinst, du würdest ihn noch lieben, eure Beziehung würde durch den Vertrauensverlust nicht mehr funktionieren.
	Ich hoffe, dass du jemanden findest, der deiner Liebe wert ist, das hast du verdient.

In diesem Posting kommt zum Ausdruck, dass eine Angehörige die anstehenden Partnerschaftsprobleme sehr lange auf die Krankheit schob. Eine Depression entschuldigt jedoch nicht jedes Verhalten. Auch in der Krankheitsphase gelten allgemein Umgangsregeln. Angehörige sind nicht verpflichtet, alles zu erdulden und zu ertragen.

Clementia	(…) Auch ich neige dazu, Verhaltensweisen meines Mannes, die mich stören, einfach auf die Krankheit zu schieben, sie am besten gar nicht mehr als Verletzungen meiner Bedürfnisse wahrzunehmen. Hierbei geht es oft nur um Kleinigkeiten.
	In meiner letzten Therapiestunde habe ich aber gelernt, dass genau dieses Verhalten meinerseits falsch ist. Besser ist es, diese kleinen Verletzungen genau zu registrieren und zu äußern, um sich nicht zu überfordern.

Es lohnt sich also, frühzeitig professionelle Hilfe in Anspruch zu nehmen. Die Paartherapie hilft mit, die negativen Gefühle zu verarbeiten und Wege zu finden, wie die Kommunikation und das Zusammenleben trotz der Depression verbessert werden können.

Eine Paartherapie ersetzt aber die Einzeltherapien nicht (▶ Abschn. 3.4 und ▶ Kap. 2)

Ferrum	(…) Du täuschst dich wenn du sagst »Eigentlich ist doch er es, der krank ist. Er ist es, der Hilfe benötigt.« Sicher wird er Hilfe benötigen, aber das ist eine ganz andere Geschichte. Es geht nicht ausschließlich um ihn, eine Beziehung besteht aus zwei Personen, es geht auch um dich.
	Du schreibst, dass du dich oft verletzt fühlst. Auch schreibst du, wie es dir immer schlechter geht, wenn du deinen Freund kaum noch siehst. Es schmerzt dich, wenn er dich beleidigt und so sehr auf Abstand geht. Du willst ihn aber nicht im Stich lassen, und deswegen stellst du deine Bedürfnisse hinten an. Dies, obwohl es dir auch nicht gut geht, wenn es ihm schlecht geht. Du läufst wie betäubt durch die Gegend, kannst kaum mehr schlafen und musst dich bereits mit anderen Mitteln beruhigen. Ganz wichtig scheint mir dein Gefühl der inneren Leere zu sein.
	Das alles sind Dinge, die ausschließlich dich betreffen, und die du für dich lösen solltest, ganz und gar unabhängig von ihm. Dazu solltest du dir Hilfe holen.
	Es geht hier gar nicht darum, ihn zu verlassen oder nicht, sondern darum, dass du lernst mit der Situation umzugehen auf eine Weise, die für dich akzeptabel ist, und mit der du gut leben kannst. Sollte das in einer Trennung enden, ist das wieder eine ganz andere Geschichte.
	Andererseits wirst du ihn sehr viel mehr unterstützen können, wenn es dir selbst gut geht.
	Momentan geht es um dich, denn dir geht es schlecht, und das kannst nur du allein ändern. Dazu musst du aktiv werden. Deshalb solltest du dir Hilfe holen und die Dinge angehen.

Die Erkrankung an einer Depression muss nicht heißen, dass die Scheidung oder Trennung vor der Tür steht. Sie sollte aber dazu motivieren, an sich und der Partnerschaft zu arbeiten, um miteinander einen Weg zu finden. Wenn es gelingt, diese Herausforderung erfolgreich zu meistern, kann dies das Fundament zu einer tragfähigen und erfüllten Beziehung bilden.

frutto	Ich habe dir geschrieben, dass ihr die Krankheit als Chance sehen solltet, von der Oberflächlichkeit hin zur Innigkeit.
	Wenn ich unsere 24 gemeinsamen Jahre Revue passieren lasse, waren wir vor der Diagnose doch recht oberflächlich. Wir organisierten unser Leben, teilten einige Gemeinsamkeiten, planten, arbeiteten, ergänzten uns. Es wurden viele Äußerlichkeiten ausgetauscht, es wurde aneinander vorbeigeredet, es wurde nicht richtig hingehört, es wurde gestritten, ohne den wirklichen Sinn zu sehen, ohne eine Lösung zu finden, es war oberflächlich! Man hat sich ein Bild von einer guten Beziehung gemacht und dieses Bild strotzte nur so von Äußerlichkeiten. Ich möchte damit nicht sagen, dass wir bis dato keine gute und liebevolle Partnerschaft geführt haben, wir wussten es eben nicht besser.
	Seit der Erkrankung meiner Frau gehen unsere Gespräche ins Innere. Alle Äußerlichkeiten bleiben es, und was uns früher so wichtig war, ein scheinbar gutes Leben zu führen, war ein Leben nach außen, so wie wir uns eben das Bild gemacht haben. Wir haben durch die Krankheit erfahren, dass das Wichtigste in unserer Beziehung WIR und UNSERE KINDER sind, und nicht das, was andere von uns erwarten. Wir erleben intensiv unsere Gefühle, weil wir sie austauschen, wenn wir können. Welches Ehepaar redet eigentlich noch? Wie viele Ehen werden deswegen geschieden?
	Unsere Paartherapie, die wir gemacht haben, hilft uns sehr, offen zu kommunizieren.
	Nein, ich möchte meine »alte Ehe« nicht mehr, weil wir jetzt eine innigere Bindung und Liebe erfahren haben. Ich will nur, dass meine Frau gesund wird, ihre irrealen Ängste verschwinden, ihre fürchterlichen Gedankenkarussells, ihre Schlaflosigkeit.
	Ja, die schönen Erinnerungen kommen auch bei uns auf, aber kann man nicht auch mit der Krankheit Schönes erleben? Ich bin überzeugt, dass dies so ist und versuche es mit meiner

3

Frau auch zu leben. In ein paar Jahren werden wir uns auch an schöne gemeinsame Stunden erinnern, die noch jetzt auf uns zukommen und ich bin auch davon überzeugt, dass bei der Erinnerung viele intensive Glücksgefühle aufkommen.

Ich sehe mich nicht als Opfer der Krankheit meiner Frau, das dauernd unter den Depressionen leidet und aufhört zu leben, aufhört zu lieben, aufhört sich eine gemeinsame Zukunft vorzustellen und mit ihr zusammen alt zu werden.

3.2.3 Sexualität

Die Sexualität stellt ein Grundbedürfnis des Menschen dar. Gleichzeitig kann es ein Symptom der Depression sein, dass die Sexualität gestört ist. Libido und Potenz können zurückgehen oder ganz verschwinden. Zudem gibt es Medikamente, die als Nebenwirkung zu einer Verminderung der Potenz und der Libido bzw. der Orgasmusunfähigkeit führen (▶ Kap. 2.4).

In einer Partnerschaft fällt es häufig nicht leicht, über dieses Thema zu diskutieren. Es kann beiden schwer fallen, das Problem anzusprechen (▶ Kap. 1.4.7).

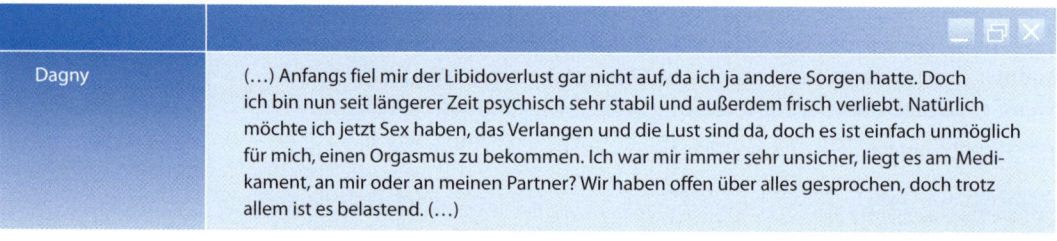

Dagny

(…) Anfangs fiel mir der Libidoverlust gar nicht auf, da ich ja andere Sorgen hatte. Doch ich bin nun seit längerer Zeit psychisch sehr stabil und außerdem frisch verliebt. Natürlich möchte ich jetzt Sex haben, das Verlangen und die Lust sind da, doch es ist einfach unmöglich für mich, einen Orgasmus zu bekommen. Ich war mir immer sehr unsicher, liegt es am Medikament, an mir oder an meinen Partner? Wir haben offen über alles gesprochen, doch trotz allem ist es belastend. (…)

Die fehlende Sexualität kann das Leiden an der Situation verstärken. Oft fehlt jeglicher Körperkontakt, Paare leben wie Bruder und Schwester zusammen. Wie kann man dieses Problem ansprechen, ohne den Partner zu verletzen? Wenn man behutsam über dieses Thema redet, verletzt dies unter Umständen weniger, als wenn man dazu schweigt. Auch in diesem Punkt zeugt Offenheit von Vertrauen. Es lohnt sich, dieses schwierige Thema anzusprechen und gemeinsam nach gangbaren Wegen zu suchen.

Butterblume

(…) Ich habe auch das Problem, dass meine Libido fast gleich null ist. Da ich mein Antidepressivum schon über ein Jahr nehme, sind sonst keine anderen Nebenwirkungen mehr da, es gab am Anfang ein paar, aber nur leichte, und das legte sich schnell. Meine Beziehung leidet auch darunter, dass ich keine Lust habe. Sie hat aber auch unter meinen Depressionen gelitten, da lief dann ja auch nichts mehr.

In letzter Zeit geht es besser. Das ist natürlich auch ein sehr sensibles Thema. Wir haben mehrfach gründlich über das Problem gesprochen. Es ist uns gelungen, einen besseren Umgang zwischen uns zu finden. Es gibt wieder mehr körperliche Nähe, ich versuche das auch zuzulassen. Und manchmal kommt die Lust dann tatsächlich doch, obwohl ich selbst nie auf den Gedanken an Sex gekommen wäre. Mein Mann bedrängt mich aber in keiner Weise, was ich ihm sehr hoch anrechne. Ich kann immer auch nein sagen. Aber es tut mir auch gut, dass ich wieder Nähe zulassen kann (was ich lange Zeit auch völlig abgeblockt habe), ohne dass unbedingt mehr passieren muss.

Leider ist es ja auch nicht nur so, dass die Libido vermindert ist, es gibt ja auch Orgasmus-
störungen.

Ich sehe nur keine Alternative, als sich damit abzufinden, denn ohne dieses Medikament ginge
es mir wahrscheinlich ziemlich schlecht. Gerade aber wenn es einem wieder besser geht, empfindet man diesen Mangel dann erst so richtig. Denn mal ehrlich, während einer schweren Depression hat man doch auch keine Libido mehr, da hat man ja sowieso an nichts mehr Freude.

Sexualität, Orgasmusfähigkeit und Libido können durch die Depression oder
durch Antidepressiva eingeschränkt sein. Sie kommen aber nach dem Abklingen der Depression und dem Absetzen der Medikamente wieder zurück.
Trotzdem ist es nicht sinnvoll, die Medikamente einfach abzusetzen. Die Behandlung der Depression hat oberste Priorität. Offene Gespräche sind wichtig, und es lohnt sich, das Thema auch mit dem Arzt zu besprechen. Vielleicht
gibt es Alternativen, die noch ausprobiert werden können. Es fordert von
allen Beteiligten viel Geduld und Verständnis. Dieses Thema ist sehr zentral
und muss immer wieder behutsam und individuell angegangen werden.

Störungen im Sexualleben stellen stets eine große Herausforderung für
eine Partnerschaft dar. Aber sie können auch eine Chance sein, der Partnerschaft andere Inhalte zu geben, neue Wege zu suchen und zu finden. Wichtig
ist es aber, seine Gefühle diesbezüglich mitteilen zu dürfen, ohne den anderen
anzugreifen. Das Ziel sollte sein, einen gangbaren Weg für beide zu finden.

3.3 Hilflosigkeit der Angehörigen

3.3.1 Einsamkeit der Angehörigen

Nicht nur der Erkrankte wird einsam und isoliert sich hinter seiner Fassade.
Von diesem Rückzug ist vielmehr auch das ganze Umfeld betroffen. Gemeinsame Unternehmungen sind oft nicht mehr möglich, und alleine geht
man immer seltener aus dem Haus. Die Kraft reicht schlicht nicht mehr aus.
Zudem ist es oft ein Tabu, über Depressionen zu sprechen. Man betrachtet
die Krankheit als private Angelegenheit, die man selbst durchstehen und
lösen muss. Andererseits ist es für Außenstehende noch viel schwieriger, auf
eine Familie oder einen Menschen zuzugehen, der depressiv ist. Wie soll ich
mich verhalten? Diese Frage beschäftigt Verwandte, Bekannte und Freunde,
die aus dieser Unsicherheit heraus den Kontakt oft abbrechen. Und so wird
das soziale Umfeld immer kleiner. Auch die Kinder bringen kaum noch
Spielkameraden mit nach Hause. Sie möchten ihren erkrankten Vater oder
ihre erkrankte Mutter nicht zusätzlich belasten. Da man nur noch selten
gemeinsam etwas unternimmt, fehlt bald auch der Zusammenhalt innerhalb
der Familie. Auch dies fördert die Isolation der Betroffenen.

3.3.2 Therapien

Wie oben bereits beschrieben, konzentrieren sich die Bemühungen meistens
auf den Erkrankten. Die Angehörigen unterdrücken ihre eigenen Gefühle

3

oft oder nehmen sie gar nicht wahr. Da man befürchtet, den Betroffenen zu belasten, wagt man es auch nicht mehr, seine eigene Wut, Trauer und Unverständnis zu äußern. So trägt man über lange Zeit mehr, als man vermag. Problematisch daran ist, dass man dies zu lange nicht bemerkt. Man hat das Gefühl, dass nur man selbst zu wenig Kraft hat, um die Situation zu meistern. Studien haben gezeigt, dass alle Beteiligten davon profitieren, wenn Reaktionen auf die Depressionen eines nahestehenden Menschen verstanden und konstruktiv verarbeitet werden. Eine Therapie ermöglicht einen Wechsel der Perspektive. Sie kann helfen, Klarheit im Wirrwarr der Gefühle zu schaffen. In diesem Rahmen werden die Auswirkungen beleuchtet, die die Depression eines nahestehenden Menschen auf die Befindlichkeit von Angehörigen hat. Dies ermöglicht es, Lösungen für das eigene Verhalten und den Umgang mit dem depressiven Gegenüber zu finden. Es kann sich auch lohnen, sich einer Selbsthilfegruppe für Angehörige anzuschließen. Eine solche Gruppe kann Unterstützung anbieten, was zur Objektivierung der eigenen Erfahrung beiträgt. Adressen von Selbsthilfegruppen für Angehörige von psychisch kranken Menschen finden sich im Internet oder bei den lokalen Anlaufstellen (Hausarzt, Pfarramt, Beratungsstellen).

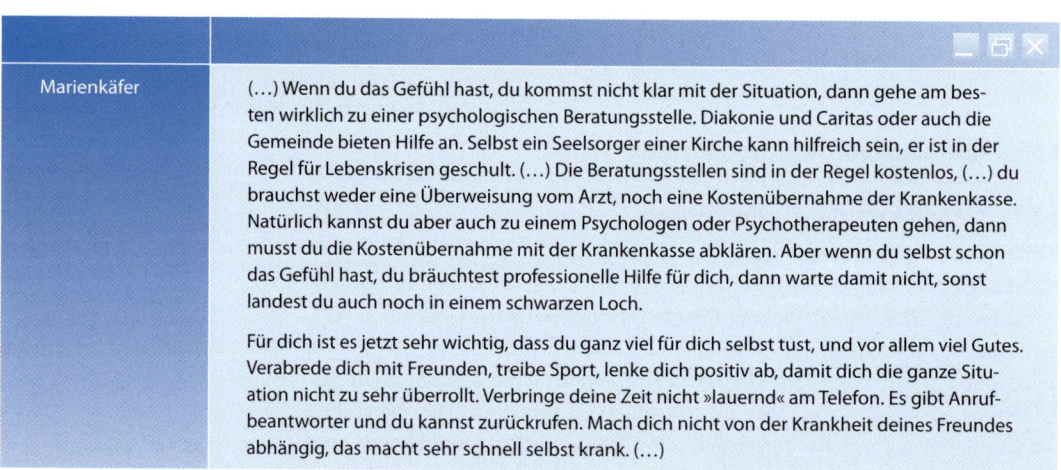

Marienkäfer

(…) Wenn du das Gefühl hast, du kommst nicht klar mit der Situation, dann gehe am besten wirklich zu einer psychologischen Beratungsstelle. Diakonie und Caritas oder auch die Gemeinde bieten Hilfe an. Selbst ein Seelsorger einer Kirche kann hilfreich sein, er ist in der Regel für Lebenskrisen geschult. (…) Die Beratungsstellen sind in der Regel kostenlos, (…) du brauchst weder eine Überweisung vom Arzt, noch eine Kostenübernahme der Krankenkasse. Natürlich kannst du aber auch zu einem Psychologen oder Psychotherapeuten gehen, dann musst du die Kostenübernahme mit der Krankenkasse abklären. Aber wenn du selbst schon das Gefühl hast, du bräuchtest professionelle Hilfe für dich, dann warte damit nicht, sonst landest du auch noch in einem schwarzen Loch.

Für dich ist es jetzt sehr wichtig, dass du ganz viel für dich selbst tust, und vor allem viel Gutes. Verabrede dich mit Freunden, treibe Sport, lenke dich positiv ab, damit dich die ganze Situation nicht zu sehr überrollt. Verbringe deine Zeit nicht »lauernd« am Telefon. Es gibt Anrufbeantworter und du kannst zurückrufen. Mach dich nicht von der Krankheit deines Freundes abhängig, das macht sehr schnell selbst krank. (…)

3.3.3 Eigenverantwortung, Abgrenzung, eigene Bedürfnisse, Co-Depression

Ist der Partner depressiv erkrankt, kann es lange dauern, bis der Angehörige realisiert, dass er sich nicht mehr um seine eigenen Bedürfnisse und Interessen kümmert. Er richtet all seine Handlungen und Gedanken auf den Erkrankten aus. Man hofft, dem Gegenüber dadurch das Überstehen der Krankheit zu erleichtern. Das Überleben des kranken Partners steht im Mittelpunkt.

Dieses Verhalten ist gefährlich. Wenn die eigenen Bedürfnisse auf Dauer unterdrückt werden, kann auch der Angehörige in eine Depression verfallen.

Heuwiese	Ich habe keine Ahnung, wie viel Prozent der Angehörigen selbst zu Betroffenen werden. Darüber habe ich noch keine Statistik gefunden. Es ist aber in Fachkreisen bekannt, dass diese Gefahr besteht. Warnungen gibt es auf allen Infoseiten für depressive Menschen. Als ich das erste Mal wegen Verdacht auf Depression unseren Psychiater aufgesucht habe, sagte dieser spontan: »Rollentausch«. (…)

| Trojanerin | (…) Ich denke, auch dich hat die Krankheit deiner Mutter schon sehr tief in ihren Bann gerissen, und jetzt bist du am Ende deiner Kräfte. Und genau das ist der Punkt, wo du auch lernen musst, dich abzugrenzen, so Leid es dir sicher in der Situation auch tut. Aber du bist für dich ganz alleine verantwortlich und für niemanden sonst. (…) Es ist aber ihre Krankheit und nicht eure. Sie muss sich selbst darum kümmern, dass es ihr besser geht, nicht du und deine Schwester. Dich hat es schon eine Beziehung gekostet, was sehr traurig ist. Es ist wichtig, dass es dich nicht auch noch deine Gesundheit kostet. Denke daran, niemandem bringt es etwas, wenn du oder deine Schwester deswegen auch noch krank werden. Den Strudel, in dem ihr Euch befindet, nennt man Co-Abhängigkeit.

(…) Ihr habt keine Schuld an ihrer Erkrankung und ihr habt an ihr nichts gutzumachen. Auch wenn es weh tut, aber eine Abgrenzung scheint mir bitter nötig. Und die müsst ihr dann wohl oder übel auch notfalls mit »Nachdruck« durchsetzen. Rücksicht nehmen ist zwar richtig, aber es gibt auch falsche Rücksichten und wie mir scheint, ist dort ein Weg eingeschlagen, der für alle mehr als ungesund ist.

Das sind sicher sehr harte Worte, es ist schließlich eure Mutter. Aber ihr habt eigentlich keine Wahl, wenn ihr das überstehen wollt. |
|---|---|

| Lucinde | Wenn ein nahestehender Mensch depressiv ist, ist das immer eine sehr große Belastung für einen selbst.
Der Umgang mit einem Depressiven kostet viel Kraft:
 ▪ Man muss dauernd Rücksicht nehmen.
 ▪ Man soll ihn so akzeptieren, wie er ist (was manchmal schwer ist).
 ▪ Man darf von ihm nichts verlangen.
 ▪ Man soll ihn unterstützen, obwohl er das oft einfach ablehnt.
 ▪ Man soll Verständnis haben für etwas, das man selbst nicht kennt und nur schwer nachvollziehen kann, (wer selbst noch nie Depressionen hatte, kann es sich tatsächlich kaum vorstellen, wie das ist).
 ▪ Man muss sich Bemerkungen wie »lass dich nicht so hängen« und andere »gute« Ratschläge verkneifen, obwohl sie einem manchmal geradezu auf der Zunge liegen.
 ▪ Man muss sich allerdings selbst zusammenreißen, wenn es einem selbst mal nicht so gut geht, denn wenigstens einer muss ja stark bleiben.
 ▪ Man muss immer wieder nach außen hin Erklärungen abliefern über die Befindlichkeit des Erkrankten.
 ▪ Man darf nicht alles so »persönlich« nehmen, was zugegebenermaßen oft sehr schwer ist
 ▪ Seine Grenzen kennen, d. h. aufhören, bevor es einem selbst zu viel wird!
 ▪ Und: Sich trotz der Depression des Partners nicht alles von ihm bieten lassen! Er ist krank, er kann nicht so wie immer und man muss ihm vieles nachsehen. Aber: Er ist nicht geistesgestört. Das heißt, man sollte unterscheiden können zwischen dem, was die Depressionen bei ihm bewirken, und dem, was schlicht und einfach schlechtes Benehmen ist. Letzteres braucht man sich auch von einem Depressiven, auf den Rücksicht zu nehmen ist, nicht bieten zu lassen.
Das ist sehr schwierig, ich weiß.
(…) |
|---|---|

- Man ist oft total hilflos, weil man nicht weiß, WIE man helfen soll.
- Es tut weh, wenn man mit ansehen muss, wie der Depressive leidet. Depressionen sind eine sehr schlimme Krankheit, auch wenn man sie nicht »sehen« kann. Der Leidensdruck ist dabei manchmal so groß, dass der Betreffende am liebsten nur noch sterben will.
- Der Depressive ist zu vielen Dingen einfach nicht mehr in der Lage. Es bleibt alles an dem Angehörigen selbst hängen, er kann einen wenig bis gar nicht dabei unterstützen. Man ist selbst dadurch praktisch allein mit allem.
- Man muss immer wieder die Rolle des »Bösen« übernehmen, z. B. versuchen, ihn zu einer Behandlung zu überreden.
- Man fragt sich dauernd, ob man ihm zu wenig oder zu viel Zuwendung, zu wenig oder zu viel Unterstützung, zu wenig oder zu viel Rücksicht zukommen lässt.
- Es ist schwierig, sich auf die dauernden Stimmungsschwankungen einzustellen: Was heute gerne angenommen wird, kann morgen schon total verkehrt sein, etc.
- Der Depressive zieht sich oft total aus der Beziehung zurück, stellt die Beziehung in Frage, will manchmal gar keine Beziehung mehr führen und stößt einen dann auch unter Umständen sehr herzlos vor den Kopf.
- Er macht einem häufig Vorwürfe, man sei an allem schuld usw.
- Der Depressive kann ganz schön rücksichtslos werden.
- In einer schweren Depression lebt er wie unter einer Glasglocke, er spürt keine Gefühle mehr, lässt niemanden an sich heran, und so etwas wie Liebe kann er in dieser Phase auch nicht empfinden.
- Das Sexualleben kommt meist völlig zum Erliegen.
- Der Umgang mit anderen Menschen kommt meist ebenfalls völlig zum Erliegen. Es droht Isolation.
- Die Selbstanklagen können ganz schön zermürben. (»Ich bin ein Versager!«, »Du wärst besser dran ohne mich!« etc.)
- Man lebt in dauernder Angst, dass er sich etwas antun könnte. Das Suizidrisiko bei schweren Depressionen darf man auf gar keinen Fall unterschätzen!!
- Und last but not least: Der Depressive ist (idealerweise …) in Behandlung – der Angehörige jedoch meist nicht. Das heißt, als Angehöriger steht man allein da mit seiner »Co-Depression«, man weiß nichts, erhält keine Informationen. Der Arzt darf einem nichts sagen und der Depressive will zumeist nichts sagen, keiner hilft einem und keiner kümmert sich darum, wie es einem selbst damit geht.

Es besteht dadurch für Angehörige immer die sehr große Gefahr, sich auf Dauer zu überfordern, und nicht wenige rutschen letztendlich selbst in eine Depression hinein.
Es ist deshalb sehr wichtig, dass man trotz aller Liebe und Sorge für seinen depressiven Partner NIE vergisst, auf sich selbst gut zu achten:
- Sein eigenes Leben sollte man nicht vergessen!
- Sich regelmäßig »Auszeiten« gönnen.
- Seinen eigenen Freundeskreis und seine eigenen Hobbys weiter pflegen.

Jeder Mensch besitzt eine Eigenverantwortung, auch der depressiv Erkrankte. Die Angehörigen müssen einerseits lernen loszulassen. Andererseits müssen sie auch für sich selbst Verantwortung übernehmen. Der erkrankte Partner will bestimmt kein Opfer von seinen Angehörigen. Er verlangt nicht, dass sie sich selbst aufgeben und ebenfalls erkranken. Es ist aber schwer, den Partner so weit loszulassen, dass man Kraft für sich selbst bekommt oder behält. Trotzdem ist diese Eigenverantwortung wichtig. Und der Angehörige sollte regelmäßig überprüfen, ob er sich übernimmt. Bin ich genug für mich selbst da? Was brauche ich? Diese Fragen klingen auf den ersten Blick egoistisch, sie sind es aber nicht. Eine gute Balance zwischen Geben und Nehmen ist erforderlich. Wir können nur über längere Zeit für unsere Angehörigen da sein, wenn wir es auch für uns selbst sind.

3.3.4 Wie begegne ich einer depressiven Person in meinem Umfeld?

Aus etlichen Postings geht hervor, dass vielen Menschen nicht klar ist, wie sie einer depressiven Person begegnen sollen. Unsere Unsicherheit löst viele Ängste aus. Wir möchten unserem Gegenüber ja nicht noch mehr Steine in den Weg legen und die Krankheit durch unser Verhalten »verschlimmern«.

Wideness	(…) Ich fühle in mir eine große Unsicherheit, wie ich meinem Partner begegnen soll. Das Wort »Depression« habe ich bei dem heutigen Telefonat tunlichst vermieden, um das entspannte Gespräch nicht wieder aufzuheizen. Ich denke nämlich, wenn ich jetzt nur noch das zum Thema mache, dann blockt er wieder ab. So hat er dann eher von sich aus erzählt, was so los ist und wie er darüber denkt. Na ja, eine ziemliche Portion Hoffungslosigkeit kommt schon herüber.
	(...) Das hat mir dann auch ganz gut getan, zu merken, dass ich NICHT nerve. Ich bin jedenfalls froh, dass wir erst mal wieder eine gute Kommunikationsbasis gefunden haben. Ich merke aber schon, dass ich ganz schön aufpasse, wie und was ich sage. Habe so das Gefühl, dass ich mich ziemlich »gekünstelt« benehme, wo ich sonst immer eine recht lockere Art an mir habe. Aber das werde ich hoffentlich auch noch in den Griff bekommen.
	Der nächste Schritt wird dann wohl sein, dass ich ihn irgendwie dezent dran erinnere, dass er noch mal zu seinem Psychiater geht. Das wird dann sicher wieder eine etwas schwierigere Sache. Aber erst einmal musste ich überhaupt eine Basis schaffen, damit er sich nicht wieder von mir eingeengt fühlt.

Einerseits zieht sich ein Depressiver oft fast völlig aus der Beziehung zurück, andererseits sind auch Angehörige auf eine funktionierende Beziehung angewiesen. Dieses Bedürfnis wird oft zugunsten des Erkrankten zurückgestellt oder nach außen verlegt.

Salmler	Von sich aus kommen Depressive oft nicht auf den Partner zu. Das liegt in zwei Dingen begründet, zum einen in dem Minderwertigkeitsgefühl, mir kann keiner helfen, ich bin nicht liebenswert, besser wäre es, ich belaste keinen mit meinen Problemen. Zum anderen in dem Schuldgefühl, dass man sich nicht gemeldet hat. Du siehst, dass es schon ein Teufelskreis ist.
	Auch ich habe die Erfahrung bei meiner Frau gemacht, dass ich immer den Anfang finden muss, damit wir wieder aufeinander zugehen können. Leider ist es auch so, dass es mir nicht immer leicht fällt und so einige Zeit vergeht. Sie wartet, ich warte – dumm gelaufen.
	Deswegen ist es schon richtig, wenn du den Kontakt aufrechterhältst.

Die Balance für den normalen Umgang zwischen zwei Menschen wird durch die Krankheit gestört. Ein natürliches Begegnen wird immer schwerer.

Asude	(…) Als Angehörige ist es oft schwer, eine gute Balance zu finden zwischen »für den Depressiven da sein« und »für sich selbst da sein«. Oft sind die bedrückenden Gefühle so stark, dass man sich sehr schnell selbst vergisst. Dabei brennt man aus und läuft Gefahr, auch noch sich selbst zu verlieren.
	Ich denke, dass du gut auf dich aufpassen musst, ohne schlechtes Gewissen. Deine Freundin könnte da auch eine Richtschnur sein. Sie kann vielleicht eher sagen, wann die Fürsorge zu viel wird.
	So wünsche ich dir einfach immer wieder die nötige Balance.

Wie aber begegnen wir unserem depressiven Gegenüber »richtig«? Wie können wir die Balance einer »normalen« Beziehung herstellen? Auf diese Fragen gibt es keine allgemeingültigen Antworten. Aus den Erfahrungen von Angehörigen lassen sich aber dennoch einige Tipps ableiten:

- Sammeln Sie so viel Wissen wie möglich.
- Seien Sie realistisch in Ihren Erwartungen.
- Geben Sie größtmögliche Unterstützung.
- Erhalten Sie Ihre Alltagsroutine aufrecht.
- Äußern Sie Ihre Gefühle.
- Nehmen Sie es nicht persönlich.
- Suchen Sie Hilfe.
- Arbeiten Sie als Team zusammen.

Auf den folgenden Seiten werden die einzelnen Punkte noch genauer beleuchtet.

Sammeln Sie so viel Wissen wie möglich – Seit ich mehr weiß, verstehe ich mich und meinen Angehörigen besser

Eine Depression lässt sich nicht leicht verstehen. Den Betroffenen fällt es schwer, zu schildern, was in ihnen vorgeht. Die Angehörigen können die Verhaltensveränderung der erkrankten Person nicht einordnen. Sie können nicht verstehen, was diese Veränderung auslöst.

Zittergras	(…) Ich finde es unheimlich toll von dir, dass du dir so unglaublich viel Mühe gibst, mir so viele Infos zu geben. Ich hätte dazu sicher lange gebraucht, all dieses Wissen zu recherchieren.
	Ich merke immer mehr, dass deine Postings Gold wert sind. (…) Heute rief ich meinen Freund an. Ich konnte viel lockerer mit ihm sprechen, weil ich durch deine Informationen seine Krankheit nicht mehr persönlich nehme. (…) Ich habe ihn noch einmal nach seinem Psychologen gefragt. Diesmal habe ich sogar eine allumfassende Antwort bekommen. Der Mann hatte ihm also eine Klinikeinweisung empfohlen, (…). Ich habe ihn dann gefragt, ob er nochmals hingehen wird. Ja, das will er, und er möchte jetzt selbst nach der ambulanten Therapie fragen.

Dann bin ich auch noch aufs Ganze gegangen, obwohl mir schon klar war, dass es wohl ein Tanz auf dem Drahtseil war, und habe ihn gefragt, warum er denn wirklich die Antidepressiva nicht will. Ich gab ihm einfach zu bedenken, dass ich, wenn ich die Wahl hätte zwischen monatelangen schlaflosen Nächten und Unwohlsein einerseits und Tabletten andererseits, ich dann die Tabletten zumindest versuchen würde. Seine Antwort: Er wisse ja nicht, was die ihm dann für »Knaller« geben und was die dann noch anrichten. Daraufhin versprach ich ihm, für ihn gute Informationen darüber zu besorgen. Damit war er einverstanden. Wer hätte das gedacht? (…)

Du kannst dir überhaupt nicht vorstellen, wie glücklich ich im Moment bin, dass er tatsächlich bereit war zuzulassen, dass ich mich einmische, auch wenn es ihn sehr viel Kraft kostete. Ich mache mir auch nicht so große Illusionen, dass es jetzt auf der Ebene immer so weitergeht. Sicher werde ich auch noch so einiges »zu hören« bekommen aber ich hätte nie gedacht, dass er sich sogar freut.

Das obige Posting zeigt, dass das erworbene Wissen mithilft, die Situation des Erkrankten zu verstehen. Über mehr Informationen zu verfügen, kann auch dabei helfen, vorhandene Ängste abzubauen, gewisse Reaktionen und Verhaltensweisen besser zu verstehen und einzuordnen.

Seien Sie realistisch in Ihren Erwartungen – Meine Erwartungen: Motor und Bremse zugleich

Ein depressiv erkrankter Mensch wird nicht von heute auf morgen wieder gesund. Es ist also nicht mangelnde Liebe, wenn er nicht auf die Fragen der Angehörigen eingeht oder nicht bereit ist, sich an gemeinsamen Aktivitäten zu beteiligen. Gerne würde der Erkrankte sein gewohntes Leben weiterführen. Wenn wir in dieser Hinsicht zu viel erwarten, werden wir immer wieder enttäuscht und öffnen nur der eigenen Hoffnungslosigkeit Tür und Tor.

Motette22	(…) Es tat mir unheimlich leid, wenn ich einem Menschen Hoffnungen gemacht habe und diese dann nicht erfüllen konnte. Irgendwann habe ich einfach resigniert und war auch überzeugt davon, dass sich das nie mehr ändert. Es kostet einfach viel Energie, wenn man andere nicht enttäuschten möchte, und diese hatte ich anscheinend nicht. Ich wurde höchstens aggressiv. (…) Aber die Gefühle sind zurückgekommen. Ich verstehe das alles im Nachhinein als massiven Selbstschutz, nicht als Mangel, und es hat eben die Zeit gebraucht, die es gebraucht hat. Es hätte absolut keinen Sinn gehabt, irgendetwas zu forcieren.

Geben Sie größtmögliche Unterstützung – Ich will für den Betroffenen uneingeschränkt da sein

Die Absicht, uneingeschränkt für den depressiven Partner da zu sein, birgt verschiedene Gefahren. Wird »uneingeschränkt« mit »uferlos« verwechselt, wird auch der gesunde Angehörige vermutlich in kürzester Zeit zusammenbrechen. »Uneingeschränkt« sollte sich auf die eigenen Möglichkeiten zur Unterstützung beziehen. Der gesunde Angehörige soll jene

Unterstützung erbringen, die ihm machbar erscheint. Es wäre falsch, mit dem Spruch »du bist ja nur zu faul« oder ähnlichen Begründungen die Hilfe zu verweigern.

Uneven	(…) Es ging einige Wochen einigermaßen gut. Mein Mann hat seine Therapie begonnen, aber nach drei Sitzungen kann man wohl noch nichts erwarten, oder?
	Heute ist es wieder so schlimm mit ihm. Ich weiß gar nicht, was ich ihm sagen soll. Mir ist dermaßen zum Heulen, weil er so unglücklich ist. (…)
	Ich habe das Gefühl, nicht genug für ihn da sein zu können, oder nicht die Kraft zu haben, ihm zuzuhören (da ich doch selbst ein wenig mehr Unterstützung brauchen könnte).
	Es tut mir so leid. Ich will auch nicht, dass ich vor ihm weine. Dies würde ihn bestimmt nur noch mehr belasten, das will ich nicht.
	Was macht man in solchen Situationen?
	(…) Ich habe wirklich Angst, selbst zusammenzubrechen. (…)

An diesem Beispiel wird deutlich, dass Angehörige oft über ihre Grenzen hinweg für den Erkrankten da sind. Eine mögliche Antwort auf solch schwierige Fragen kommt in folgendem Posting zur Sprache:

Sinfonie_Op.x	Ich kann mir vorstellen, in welchem Dilemma du steckst. Und ich möchte dir einfach Mut machen! Du kannst und musst nicht die Starke sein. Auch du bist ein Mensch mit Gefühlen, und auch du kommst an deine Grenzen. (…)
	Wenn dein Mann nun mitten in der Krise steckt, ist es schwer, von ihm Unterstützung zu bekommen. Aber du kannst dir Hilfe außerhalb suchen. Hast du schon einmal an eine eigene Therapie gedacht? Solch eine begleitende Therapie kann auch für Angehörige sehr hilfreich sein. Und dort könntest du auch über deine Überforderung reden, deine Sorgen einmal abladen.
	Als Angehörige neigen wir dazu, zu lange zu schweigen und so die Kommunikation ebenfalls zu unterbinden. Nicht nur die Depression unterbindet Kommunikation, auch das Schweigen aus »Schonungsgründen« unterbindet sie. Ich verstehe deine Angst, deinen Mann zu sehr zu belasten. Aber wenn du beinahe zerbrichst, dann spürt er das bestimmt, und er macht sich Vorwürfe.
	Vorwürfe bringen aber niemanden weiter, sie lähmen. Und so ist es sicher sinnvoll, offen zu sein. Offenheit kann auch schonend gestaltet werden, und sie entlastet beide – den erkrankten Partner und dich selbst.

Erhalten Sie Ihre Alltagsroutine aufrecht – Ich kann doch nicht einfach mein Leben führen, wenn mein Gegenüber derart leidet

Oft haben gesunde Angehörige Schuldgefühle, wenn sie trotz allem Freude am Leben haben. Sie gestehen sich diese Freude nicht zu und ordnen alles dem Überleben unter. Es ist aber wichtig, dass sich gerade Angehörige immer wieder an die Alltagsroutine erinnern. Besuche zu machen, sich etwas Gutes zu tun, mit anderen Menschen Kontakt zu pflegen ist wichtig. So können die eigenen Energiereserven immer wieder aufgetankt werden. Eine Beziehung besteht nicht nur aus Geben, sondern auch aus Nehmen. Gerade wenn das Nehmen sehr erschwert ist, soll man besonders gut für sich selbst sorgen.

Äußern Sie Ihre Gefühle
– Ich kann meine Gefühle nicht mitteilen, sonst belaste ich den Erkrankten noch stärker

Für viele Angehörige ist es schwierig, zu den eigenen Gefühlen zu stehen. Bei positiven Gefühlen kann ein schlechtes Gewissen auftreten, da man sich am Leben freut, während sich der Erkrankte am liebsten vergraben würde. Bei negativen Gefühlen ist die Angst groß, den Partner noch mehr nach unten zu ziehen, weil dieser spürt, dass seine Krankheit für die Angehörigen eine Belastung darstellt. Im Kapitel »Kommunikation aus der Sicht von Angehörigen« werden wir beschreiben, dass positive und negative Gefühle selbst dann spürbar sind, wenn man sie nicht offen äußert (▶ Abschn. 3.4). Es ist also besser, wir lernen es sie auszudrücken. Auf diese Weise werden sie fassbarer. Es geht uns besser, wenn wir uns nicht dauernd fragen müssen, darf ich dieses Gefühl nun artikulieren oder nicht? Stehen wir zu unseren Gefühlen, so sind sie auch für den Erkrankten klarer, auch wenn sie schwierig sind, oder gerade dann.

Gefühle können besser mitgeteilt werden, wenn man ein paar Grundregeln im Umgang mit dem Mitmenschen beachtet:

- Man sollte den richtigen Zeitpunkt abwarten.
- Man sollte sachlich über die eigenen Gefühle kommunizieren: Depressiv erkrankte Menschen beziehen alles auf sich, wenn etwas falsch läuft. Sie fühlen sich schuldig, wenn etwas nicht gelingt, da sie sich ohnehin wertlos fühlen. Es hilft daher, wenn man sich gut überlegt, wie man seine Aussage formuliert, aber gegebenenfalls auch offen erklärt, dass man zu seinen negativen Gefühlen steht, da einem viel an der Beziehung gelegen ist.
- Es ist wichtig, die Krankheit und die Person auseinanderzuhalten. Dies ist bei Depressionen nicht immer einfach. Häufig ist es ein Symptom der Krankheit, dass sich der Erkrankte nicht für das Geschehen um ihn herum interessiert. Dies darf nicht als Angriff auf die Angehörigen verstanden werden.

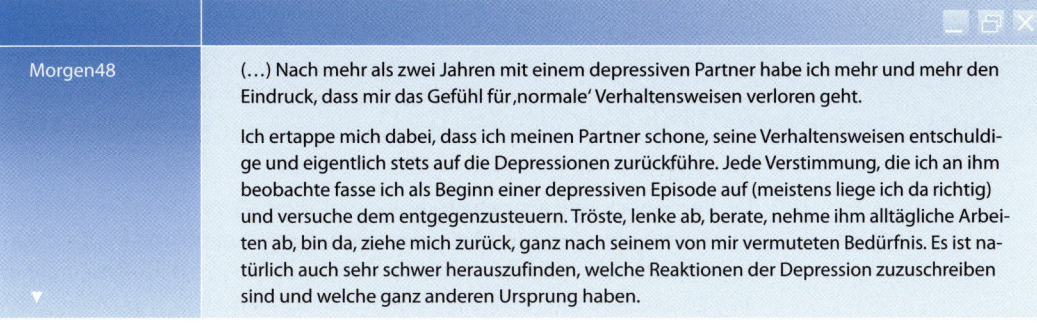

Morgen48

(…) Nach mehr als zwei Jahren mit einem depressiven Partner habe ich mehr und mehr den Eindruck, dass mir das Gefühl für ‚normale' Verhaltensweisen verloren geht.

Ich ertappe mich dabei, dass ich meinen Partner schone, seine Verhaltensweisen entschuldige und eigentlich stets auf die Depressionen zurückführe. Jede Verstimmung, die ich an ihm beobachte fasse ich als Beginn einer depressiven Episode auf (meistens liege ich da richtig) und versuche dem entgegenzusteuern. Tröste, lenke ab, berate, nehme ihm alltägliche Arbeiten ab, bin da, ziehe mich zurück, ganz nach seinem von mir vermuteten Bedürfnis. Es ist natürlich auch sehr schwer herauszufinden, welche Reaktionen der Depression zuzuschreiben sind und welche ganz anderen Ursprung haben.

Solange die eigenen Kräfte reichen, ist dies auch kein Problem. Doch die Kräfte schwinden oder sinken zeitweise durch andere, externe Faktoren. Mit dem Schwinden der Kräfte kommt die erlebte Hilflosigkeit, der eigene Rückzug erfolgt und man muss feststellen, dass man durch die Schonung, das Verständnis, die immer vorhandene Kommunikationsbereitschaft der Beziehung ein Muster verpasst hat, nach dem sie auf Dauer vielleicht nicht existieren kann.

Wie findet man den richtigen Weg zwischen Schonung, Überforderung und maßvoller Forderung des Partners? Wie schafft man es, den eigenen Bedürfnissen Geltung zu verschaffen ohne den Druck aufzubauen, durch den der Partner sich wieder gezwungen sieht, sich in die Distanz zu flüchten? Wie kann ich meinem Partner helfen, ohne ihn zu bevormunden oder gar zu entmündigen, indem ich ihm alle Hindernisse aus dem Weg räume?

Wie schaffe ich es, aus den eigenen Tiefs herauszukommen um die Verantwortung für die Beziehung wieder aufzunehmen? Denn eines ist mir deutlich geworden, als Nichtdepressiver trage ich oft ein Mehr an Verantwortung für unsere Beziehung. Ich trage es, weil ich es kann und er nicht. Andererseits sehe ich natürlich auch die oben bereits erwähnte Gefahr, die Depression als Ursache anderer Beziehungsstörungen vorzuschieben.

Die Liebe zu dem anderen zeigt zwar immer wieder den Weg, doch in mir keimt die Angst, irgendwann vielleicht meine Kräfte überfordert zu haben, so dass ich die Liebe nicht mehr spüren oder leben kann.

(…)

- Auf Schuldzuweisungen und Vorwürfe sollte verzichtet werden. Der Erkrankte fühlt sich sowieso an allem Schuld. Es ist nicht möglich, konstruktive Lösungen zu finden, wenn dieses Gefühl mit Schuldzuweisungen und Vorwürfen noch verstärkt wird.
- Man sollte für seine Bemerkungen die Ich-Form wählen: Mit Ich-Botschaften kann man konstruktiver umgehen. Sie erleichtern die Kommunikation und den Umgang miteinander.

Nehmen Sie es nicht persönlich – Ich verhalte mich falsch, deswegen geht es dem Erkrankten so schlecht

Viele glauben, es liege an ihnen, dass ihr Partner oder ein Familienmitglied an einer Depression erkrankt bzw. dass der Betroffene nicht aus seiner Depression herausfindet.

Komponistin12	(…) Ja, du hast Recht. Ich fühle mich schuldbewusst in gewissem Sinne. Die Schuldfrage, die ich mir immer wieder vor Augen führe, ist diejenige, warum ich seine Depression nicht früher bemerkt habe. (…) Tja, ratlos und hilflos, ich glaube, das sind wir Angehörigen ein jedes Mal. Für mich ist es das Schlimmste, hilflos mit anzusehen, wie mein Mann leidet und ich ihm keinerlei Unterstützung geben kann, da er dies nicht zulässt.

Depression ist eine Krankheit, die verschiedene Ursachen haben kann. Es ist unnötig, dass jemand wegen der Erkrankung seines Partners Schuldgefühle entwickelt. Vor allem hindern Schuldgefühle die Betroffenen daran, sich konstruktiv mit der Situation auseinanderzusetzen.

Suchen Sie Hilfe
– Hilfe, es wird mir alles zu viel!

Erfahrungen zeigen, dass Angehörige ihre ganze Aufmerksamkeit dem erkrankten Familienmitglied zuwenden. Die Krankheit steht im Mittelpunkt. Alles andere wird ihr untergeordnet. So übersieht man oft die Warnsignale, dass es für einen selbst zu viel wird. Angehörige warten oft zu lange, bis sie für sich selbst Hilfe suchen (▶ Abschn. 3.3.2).

Es zeigt sich aber, dass Depression eine sehr komplexe Angelegenheit ist. Es ist schwierig, objektive Analysen zu machen. Auch der Angehörige ist zu stark in die schwierige Situation verstrickt. Aber an wen könnte man sich wenden? Das erkrankte Familienmitglied möchte man nicht zusätzlich belasten. Und Außenstehende bringen zu wenig Verständnis für diese Belastung auf. Es ist einfach unvorstellbar, welche Auswirkungen Depressionen auf das gesamte Umfeld haben können.

Es lohnt sich daher, für sich selbst frühzeitig professionelle Hilfe in Anspruch zu nehmen. Dies kann helfen, das eigene Verhalten zu verstehen. Professionelle Unterstützung kann aber auch aufzeigen, wo sich Angehörige abgrenzen und wo sie helfen dürfen. Dies bringt wieder Klarheit in die Gefühls- und Erlebniswelt des Angehörigen.

Auch der Austausch mit anderen Angehörigen kann viel zur Klärung der eigenen Situation beitragen. Dieser Austausch kann in Selbsthilfegruppen stattfinden. Auch Internetforen können an die Stelle einer Selbsthilfegruppe treten. Erst in diesem Austausch wird vielen Angehörigen klar, dass sie mit ihren Überforderungen nicht alleine dastehen.

Panina	(…) Manchen muss ich als eine permanent jammernde Frau erscheinen. Aber die Hilfe, die ich hier bekomme, kann ich auf mein »real life« umsetzen. Ich kann wieder aufstehen und weiter durchhalten, schöpfe Hoffnung und weiß, wenn meine Kraft ausgeht, hier finde ich jemanden, der mir zuhört, mich im Zweifelsfall sogar auffangen kann, mir sozusagen den Kopf wäscht, damit ich nicht im Selbstmitleid versinke.
	(…) Ich nutze dieses Forum hier tatsächlich für mich, (…), aber jemanden in mich reinschauen lassen …, das kann ich nur mit ganz wenigen Menschen und es fällt in gewisser Weise leichter, es bei völlig objektiven Menschen zuzulassen! (…)

Arbeiten Sie als Team zusammen
– Ich möchte mit dem Erkrankten zusammenarbeiten

Es ist leicht nachvollziehbar, dass der Erkrankte und seine Angehörigen als Team zusammenarbeiten sollen. Dies ist zwar nicht immer einfach, da auf beiden Seiten große Ängste bestehen. Während der Erkrankte seinen Angehörigen nicht zur Last fallen will, wollen die Angehörigen den Betroffenen nicht überfordern.

Als Angehörige muss uns aber bewusst sein, dass der Erkrankte für sein Leben selbst verantwortlich ist. Es braucht daher immer wieder den Mut, offen auf den erkrankten Partner zuzugehen und umgekehrt.
Es gibt in den schweren Phasen Zeiten, in denen dies nicht möglich ist. Dies darf aber kein Dauerzustand sein. Eine Beziehung ist nicht mehr

lebensfähig, wenn alle Schwierigkeiten ausgeblendet werden und nur die »Schokoladenseite« zum Tragen kommt.

Alle Beteiligten müssen lernen, dass sie Teil dieses Systems sind und ihre Verantwortung übernehmen müssen. Diese Balance kann nur gemeinsam gefunden werden. Immer wieder muss miteinander herausgefunden werden, was zu einem bestimmten Zeitpunkt möglich ist und was nicht. Ganz wichtig ist es dabei, dass alle Beteiligten auch sagen sollen und dürfen, wenn es zu viel wird. Ein »Nein« ist keine persönliche Ablehnung, sondern ein wichtiger Selbstschutz, den es unbedingt zu respektieren gilt.

Bergluft	(…) Ich erahne ansatzweise, wie schwer es für einen Angehörigen ist, in einer Partnerschaft plötzlich alleine da zu stehen. Jeder ist in seiner Situation irrsinnig einsam und weiß nicht, wie er sich gegenüber dem anderen verhalten soll. Und darum rate ich dir, nicht zu vergessen, auf dich selber zu schauen und dir immer wieder was Gutes zu tun … Mein Mann geht z. B. als Ventil klettern, bergsteigen, usw. – etwas, was ihn total körperlich »auspowert« – das gibt ihm Kraft. Und ich habe gelernt, offen zu sagen, was ich gerade fühle, damit er merkt, ich schließe ihn nicht aus. Leider geht das in der Akutsituation auch nicht immer gleich, und ich sage ihm das auch. Aber das war ein langer Lernprozess, so »einfach« sich das auch anhört. Ich als Depressive wollte immer alles mit mir selbst ausmachen.

3.3.5   Hilflosigkeit: Was ist richtig, was ist falsch?

Die vorangehenden Beispiele zeigen auf, wie schwierig es sein kann zu erkennen, ob man etwas tun oder lassen soll. Oft fühlt man sich unsicher, ob man in dieser Hinsicht die Grenzen richtig einschätzt.

Es gibt auch keine allgemeingültige Regel. Es gibt keine Liste, die aufzeigt, was als »Leitfaden« dienen kann. Jeder Mensch ist anders und braucht andere Begegnungen. Trotzdem gibt es einige wichtige Kernpunkte:

- Akzeptanz,
- Selbstverantwortung und
- Normalisierung.

Akzeptanz

Es ist wichtig zu akzeptieren, dass jedes Mitglied der Familie seinen Weg in einer Art geht, die ihm entspricht. Jeder Mensch geht seinen Weg auf seine ihm eigene Weise. Für ihn selbst ist dies so richtig. Von außen kann aber der Eindruck entstehen, dass es der falsche Weg sei. Oft möchte man dem Betroffenen aufgrund eigener Erfahrungen gute Ratschläge erteilen und ihm so Leid ersparen. Doch auch wenn man den erkrankten Partner leiden sieht, muss man akzeptieren, dass er für sich selbst nach Lösungen suchen muss. Er ist der Spezialist für seine Krankheit. Es kann schwer fallen dies zuzulassen, trotzdem ist es sehr wichtig. Depression macht nicht unmündig. Sie kann aber dazu führen, dass man vorübergehend unfähig ist, für sich selbst zu sorgen. Dann ist der Erkrankte auf Menschen angewiesen, die eingreifen. Aber man soll immer akzeptieren, wenn ein Mensch sich für *seinen* Weg entscheidet.

Selbstverantwortung

Wenn jemand erkrankt, neigen wir automatisch dazu, ihm die Selbstverantwortung abzusprechen. Diese ist aber nach wie vor vorhanden. Ein Angehöriger kann nicht die ganze Verantwortung für das Verhalten, die Handlungen oder Unterlassungen des anderen übernehmen. Einerseits ist es anmaßend zu glauben, man könne für alles die Verantwortung übernehmen. Andererseits stellt dies für einen selbst schlichtweg eine Überforderung dar.

Bagno	In meiner letzten Therapiestunde ist klar geworden, dass ich bei meinen Angehörigen deutlich Grenzen setzen muss, weil mich alle zu sehr beeinflussen wollen durch ihre wohlgemeinten Ratschläge. Sowohl mein Freund als auch meine Eltern lassen mir nicht meinen Freiraum, um selbst zu entscheiden, wann und wie ich zu etwas bereit bin. Ich meine bereit zu sein, Entscheidungen zu treffen oder einfach nur zu tun, wozu ich gerade bereit bin.
	Ich werde sehr, zu sehr beeinflusst in meinem Dasein. Ich suche immer nach Ausreden und Erklärungen, um mich frei zu machen. Frei vom schlechten Gewissen, immer nur die Kranke zu sein, frei davon zu machen, mich immer erklären zu müssen.
	Ich weiß, jeder meint es gut zu mir, will mir auf seine Art und Weise helfen, mich unterstützen. Aber was tun, wenn es einfach zu viel wird? Was kann ich tun die Grenzen zu setzen, ohne meinen liebsten Menschen weh zu tun? Soll ich völlig egoistisch sein, oder gibt es einen anderen Weg?
	Habt ihr auch das Gefühl eingeengt zu sein? Nicht krank sein zu dürfen, funktionieren zu müssen? Habt ihr auch das Gefühl, ihr seid nicht mehr ihr selbst, sondern tut nur, was die anderen wollen?
	Wie kann man klare Grenzen setzen? Wie kann man, ohne jemandem weh zu tun sagen: Hey, lass mich in Ruhe?

Normalisierung

Handlungen haben eine Ursache und eine Wirkung. Wenn jemand erkrankt, möchten wir diesen Grundsatz außer Kraft setzen. Der Kranke wird gewissermaßen unter eine Schutzglocke gestellt. Er kann zwar handeln, aber er darf keine Verantwortung mehr für die Wirkung seiner Handlungen übernehmen. Dies führt zu einem ungesunden Zustand. Auch ein kranker Mensch muss die Auswirkungen seiner Handlungen erleben und dafür die Verantwortung übernehmen. Wir können ihn dabei unterstützen, wenn er es wünscht. Aber wir können ihm unsere Hilfe nicht aufzwingen.

3.3.6 Wie kann ich helfen?

Seconda	(…) Wie bringt man jemanden, der keine professionelle Hilfe in Anspruch nehmen will, dazu, dies doch zu tun? Ich würde sagen, man muss unterscheiden, ob derjenige nicht will, weil er a) sein Problem nicht als behandlungsbedürftig sieht, d. h. ihm die Krankheitseinsicht fehlt, b) zwar weiß, dass er krank ist, aber nicht daran glaubt, dass ihm geholfen werden kann, c) Ärzte und Medikamente grundsätzlich hasst, d) schon einmal schlechte Erfahrungen mit solcher Hilfe gemacht hat. (…) Wichtig ist bei allen Punkten: – Informationen, Informationen! – Sehr hilfreich ist es, wenn man jemand kennt, dessen Depressionen erfolgreich behandelt werden/wurden. – Du solltest ihm immer wieder zu verstehen geben, was er dir bedeutet und dass du zu ihm hältst. – Darauf hinweisen, dass alles, was ihn momentan belastet, besser zu bewältigen ist, wenn es ihm erst einmal wieder besser geht. – Versuchen, ihm verständlich zu machen, dass Du ihn nicht bevormunden willst, sondern schlicht und einfach Angst um ihn hast. Hilfreich ist: – Ihn ernst nehmen! – Ihm niemals das Gefühl geben, dass du ihn für einfältig hältst. – Niemals bedrängen! – Er muss es letztlich immer selbst wollen. – Du hast keine echte Möglichkeit, ihn dazu zu bringen, wenn er wirklich nicht will. (…)

3.3.7 Der Umgang mit Suizidalität

Ein Selbstmordversuch löst in der betroffenen Familie große Schuldgefühle aus. Warum haben wir nicht mehr unternommen? Warum haben wir seine/ihre Not nicht ernst genommen? Hätte ich noch mehr tun können? Wie kann er/sie nur so etwas tun? Solche und ähnliche Fragen sind allgegenwärtig. Es ist nicht einfach, mit diesen Gefühlen umzugehen. Hinzu kommt große Zukunftsangst. Wird der Partner/die Partnerin tatsächlich versuchen, sich das Leben zu nehmen? Nach einem Suizidversuch ist die Angst groß, der Partner könnte einen neuen Anlauf nehmen. Dies kann die Angehörigen überfordern und sie dazu verleiten, den Erkrankten zu stark zu behüten.

Aus dieser Angst heraus vermeidet man es, das Thema »Suizid« offen anzusprechen. Wir tendieren dazu, die Möglichkeit eines Selbstmords zu verleugnen. Diese Mauer des Schweigens verhindert aber auch, dass sich Familienmitglieder und Freunde des Risikos bewusst werden. Sie übersehen die Warnzeichen eines drohenden Selbstmords und machen sich keine

Gedanken, wie sie die Gefahr abwenden könnten. Selbstmordphantasien sind aber ein Symptom von Depression. Wir müssen begreifen und offen darüber sprechen, dass dieses Risiko existiert, um der depressiven Person und uns selbst bei der Bewältigung suizidaler Gefühle zu helfen. Die Begleitung durch eine Fachperson ist aber unabdingbar.

Marvellous	(…) Ich kenne die verzweifelte Angst, wenn man glaubt, der Partner möchte sich was antun, das Leben beenden. (…)

Fermate	(…) Ich habe meine Mutter, die unter starker Depression litt, durch Suizid verloren. Das Gefühlschaos und die offenen Fragen sind nach wie vor zermürbend. Dazu kommt die Angst, in gleiche Muster zu verfallen – trotz der Therapie, in der ich versuche, Strukturen meiner Familie zu durchschauen und mit Herz und Kopf zu vereinen. Gibt es vielleicht Menschen, die Ähnliches erlebt haben? Ich bin für jeden neuen Gedanken dankbar, denn ich drehe mich laufend im Kreis. (…)

Unterwasser	(…) Mein Mann hat sich das Leben genommen. Auf der Suche nach Menschen in gleicher Situation und Austausch durchforste ich seit zwei Wochen ergebnislos das Internet. Allein in diesem Forum bin ich auf Menschen gestoßen, die mir auch sehr geholfen haben. Das Diskussionsthema drehte sich jedoch eigentlich um Angehörige, die einen Suizid verhindern bzw. einem Menschen mit Depressionen helfen wollen. Was aber, wenn das Schreckliche eingetreten ist und man nun als Partner zurückbleibt? Allein mit dem Gefühl, versagt zu haben, mit Schuldgefühlen? Möglicherweise mit gesellschaftlicher Ächtung und mit immer wiederkehrenden Gedanken, die alle beginnen mit »hätte ich doch nur …«? Dies alles kommt bei einem Suizid zu der eigentlichen Trauer über den Verlust noch hinzu. Jetzt sind wir Angehörige es, die Hilfe brauchen. Ich suche … nach Erfahrungsberichten, in denen ich mich vielleicht wiederfinde, Berichte, in denen ich lesen kann, wie es anderen geht. Wer hat ebenfalls einen nahestehenden Menschen durch Suizid verloren und möchte darüber reden? (…)

Viele Angehörige sehnen sich also in dieser schwierigen Lebensphase nach Rat und Beistand von anderen Betroffenen. Sie schließen sich Selbsthilfegruppen an oder suchen anderweitig Kontakt, weil sie ein großes Bedürfnis in sich spüren, über ihre Erlebnisse, ihre Trauer und ihre Gefühle ausführlich sprechen zu dürfen. Dazu ist es notwendig, Menschen zu begegnen, die für diese Gefühle Verständnis aufbringen und sie nicht als »übertrieben« oder »falsch« zurückweisen. Durch die Gespräche erfahren die Angehörigen Trost und können in ganz kleinen Schritten lernen, besser mit dem Unabänderlichen umzugehen. Es kann eine Phase der Verarbeitung und Neuorientierung beginnen.

Geelke	(...) Diese Schuldgefühle, die dich so krank gemacht haben, sind schlimm. Ich weiß, wovon ich spreche. Aber mit der Zeit wird einem bewusst, (...) dass jeder selbst bestimmt über sein Leben. Man kann und darf niemals die Schuld einer Selbsttötung auf sich nehmen. Doch das erkennt man evtl. leider erst nach einem langen Leidensweg. (…)

3.3.8 Was wünschen sich Angehörige?

Dieses kurze Posting soll die meistgenannten Wünsche Angehöriger im Forum veranschaulichen:

Phosphor	Was ich mir als Angehörige wünsche: (spontan, aus dem Bauch) Verstehen können Reden können Einschätzen können, wie der Betroffene sich fühlt Fehler vermeiden Helfen können Sich auch mal zurückziehen können, ohne gleich in den Verdacht zu kommen den Betreffenden aufzugeben oder sich nicht mehr zu interessieren Immer wieder: reden können!

3.4 Kommunikation aus der Sicht von Angehörigen

Die Basis jeglicher Kommunikation stellt die Beziehung zu unserem Gesprächspartner dar. Eine gute Beziehung kann gefördert werden durch:
- Kongruenz (Echtheit) im Verhalten gegenüber dem Mitmenschen,
- empathisches Verstehen (Einfühlen) des inneren Erlebens des Mitmenschen,
- positive Wertschätzung (Respekt) sowie emotionale Wärme für den Mitmenschen.

3.4.1 Kongruenz

Kongruenz (Echtheit, Authentizität) beschäftigt wohl die meisten Menschen, unabhängig davon, ob sie nun depressiv erkrankt sind oder nicht. Folgendes Beispiel soll den Begriff erläutern:

Stellen Sie sich vor, Sie kommen abends nach Hause und finden Ihre/n Partner/in mit einem offensichtlich übellaunigen Gesichtsausdruck vor. Auf Ihre Nachfrage erhalten Sie die Antwort »Nein, mir geht's gut, alles ist in Ordnung«. Sie kennen aber Ihre/n Partner/in und glauben genau zu wissen, dass diese Aussage so nicht stimmt. Welche Gefühle würde dann die ganz anders lautende Antwort bei Ihnen auslösen? – Es geht bei diesem Beispiel nicht darum, alle Gefühle aufzulisten, die auftreten können. Aber es liegt auf der Hand, dass Angehörige in einem solchen Fall an ihren Wahrnehmungen zu zweifeln beginnen. Die äußere Aussage passt nicht zum inneren Erleben. Man beginnt zu grübeln, welche Wahrnehmung »richtig« ist. Immer wieder kommen Zweifel an der eigenen Wahrnehmung auf. »Vielleicht liegt es an mir, dass ich meine/n Partner/in so unecht empfinde? Vielleicht rede ich mir dies alles nur ein?« Diese Grübeleien bilden einen Teufelskreis, der immer mehr verunsichert. Es kann nicht mehr unterschieden werden zwischen »echter« und »unechter« Kommunikation, zwischen eigenen Wahrnehmungen und gesendeten Signalen. So stimmt die gefühlsmäßige Wahrnehmung nicht mit dem tatsächlichen Geschehen überein. Der/die Partner/in ist demzufolge nicht »echt« in seinen/ihren Äußerungen.

Der Angehörige spürt das, zweifelt aber an sich. Es liegt auf der Hand, dass das ganze Geschehen auch in umgekehrter Richtung stattfindet. Der Angehörige wagt es ebenfalls nicht, seine Überforderung einzugestehen, um den Betroffenen nicht noch mehr nach unten zu ziehen. Der Betroffene spürt das. Auch bei ihm stimmen innere und äußere Wahrnehmung nicht überein. Diese Unklarheit verunsichert beide Seiten und macht den Boden, auf welchem sie sich bewegen, noch wackeliger, als er ohnehin schon ist. Echt sein, kongruent sein, ist eine Herausforderung für beide Seiten, weil sehr viel Angst damit verbunden ist. Aber alles Unklare ist nicht fassbar, nicht einzuordnen und verunsichert deshalb unnötigerweise.

Im Zusammenleben oder beim Zusammenarbeiten mit depressiv erkrankten Menschen erleben beide Seiten immer wieder, dass es sehr schwer ist, kongruent zu bleiben. Die Angst, abgelehnt zu werden, ist riesengroß. Dieses Gefühl wird durch die lähmende Angst verstärkt, Fehler zu begehen, welche die Situation zusätzlich erschweren. Die große Isolation durch die Krankheit verstärkt beim Betroffenen die Auffassung, er könne den an ihn gestellten Anforderungen nicht genügen. Der Betroffene erlebt sich als unwert, er kann und will nicht zu sich selbst stehen und versucht, irgendwie seine Fassade zu wahren. Dadurch wird er immer weniger fassbar. Der Angehörige spürt seine eigene Überforderung, seine Ohnmacht und will den Betroffenen damit nicht belasten. Auch er wird so immer weniger fassbar und unecht. Die Falle ist heimtückisch. Aus lauter »Schonung« dem Mitmenschen gegenüber kommuniziert man nicht mehr offen miteinander. Genau darin liegt aber eine große Gefahr, weil so die Basis der Beziehung und Kommunikation erheblich gestört wird.

Sind wir nicht kongruent, kann das den Mitmenschen stark verunsichern. Die Gefühlsebene vermittelt ihm andere Signale als die, welche wir vordergründig aussenden. Dies führt dazu, dass der Mensch an seiner eigenen Wahrnehmung zu zweifeln beginnt. Wir spüren genau, dass unser Gegenüber etwas anderes meint, als es sagt. Unser Beispiel verdeutlicht diese Aussage: »Es geht mir gut, du brauchst dir keine Sorgen zu machen.« Die Körpersprache aber zeigt z. B. ein todtrauriges Gesicht, einen schleppenden Gang, eine eingesunkene Haltung. Sie signalisiert also alles andere als »es geht mir gut«. Dies ist ein offensichtlicher Gegensatz. Angehörige zweifeln an ihren eigenen Wahrnehmungen, suchen nach Ursachen und leiden an der Unklarheit. Die Beteiligten werden haltlos und unsicher. Dies gilt nicht nur für die Angehörigen, sondern auch für die Betroffenen. Die Angehörigen wagen es nicht, zu ihrer Überforderung zu stehen. Obwohl sie

3

vorgeben, dass alles in Ordnung ist, leiden sie sehr unter der Situation. Der Betroffene ist ohnehin von seiner Wertlosigkeit überzeugt und wird noch unsicherer: Ein Teufelskreis, der schwer zu durchbrechen ist. Auch ohne depressive Erkrankung verlangt es einem Menschen viel ab, kongruent zu sein. Im Krankheitsfall ist dies in der Regel nur noch mit Fachhilfe möglich, weil die Angst vor weiteren Problemen zu groß ist. Es lohnt sich indes, sich dieser Problematik bewusst zu werden.

Kongruent zu sein ist eine Herausforderung für unsere eigene Persönlichkeitsentwicklung. Ist ein Teil dieses Systems erkrankt, brauchen wir professionelle Hilfe, um Mut für unsere Kongruenz zu bekommen.

Zulu	(…) Ich persönlich wäre froh und dankbar gewesen, wenn mein Mann auch nur mal irgendetwas zu mir gesagt hätte, sich auch nur irgendwie eine geringe Hilfe von mir gewünscht hätte. Ich war umgeben von Schweigen. Und ich kann dir versichern, wenn man einen geheimnisvoll Schweigenden neben sich hat, der kein Jota über sich verrät, führt das mehr dazu , dass man sich wegen ihm verrenkt und in co-abhängige Schleifen gerät, als wenn er mal irgendetwas gesagt hätte. (…)

Modulation	(...) Also: Das mit dem »stark wirken« trifft es zumindest bei mir hundertprozentig. Ich habe beim Lesen eben ständig mit dem Kopf nicken müssen, weil ich mich wieder erkannt habe.
	1. Immer stark sein, nur keine Schwäche zeigen!
	2. Lieber jemandem helfen als zugeben, dass es einem selbst auch schlecht geht.
	3. Sich dann wundern, wenn jeder denkt, es könnte einen so leicht nichts umhauen.
	(...) So in etwa würde ich mich beschreiben, (...) und daran habe ich manchmal echt zu knabbern, würde auch lieber mal Schwäche zeigen, ich arbeite daran!

Partita	(…) Für mich als Angehörige war es innerlich oft wie ein Schrei: Bitte sage, was ich nicht höre, nicht ahne, aber durchaus fühle!
	Ich weiß, die Fassade dient dem Überleben. Aber letztendlich treibt sie doch auch immer weiter weg vom Ich, vom Selbst.
	Diese große Angst, was passiert, wenn man sich gibt, wie man sich fühlt ... sie muss enorm sein. Oft schier unüberwindlich.
	Von außen tut es weh, diese Angst zu spüren, zu spüren, dass man kaum dahinter blicken kann in den dunkelsten Zeiten. Ich hätte so gerne Anteil genommen an den Gefühlen, den Ängsten hinter der Fassade. Manchmal gelang es mir, aber viel zu selten. Darum nochmals: Bitte sage, was ich nicht ahne.

3.4.2 Empathisches Verstehen

Empathie, also Mitfühlen, ist im Zusammenleben von großer Bedeutung. Wenn wir uns in einer bestimmten Situation empathisch verhalten, reagieren wir anders, als wenn wir einfach zu funktionieren versuchen. Jeder hat bestimmt schon erfahren, was es bedeutet, Mitgefühl zu erhalten und so begleitet zu werden.

Empathisches Verstehen bekommt im Zusammenleben mit depressiv erkrankten Menschen eine große Bedeutung, weil gerade das echte Verstehen und Mitfühlen von den betroffenen Menschen deutlich wahrgenommen wird.

Es ist für den Gesunden schwierig, sich abzugrenzen. Die Schwere eines depressiven Erlebens kann von außen nur erahnt werden. Aber es ist nachvollziehbar, dass es ein schweres Leiden sein muss. Leider ist es oft so, dass der depressiv erkrankte Mensch dieses Verstehen nicht annehmen kann. Er kann sich selbst überhaupt nicht begreifen und somit auch nicht nachfühlen, dass es der Mitmensch wirklich ernst meint mit seinem Verständnis, seinem Annehmen. So droht die Gefahr, in einen Teufelskreis zu geraten, der durch Überforderung, Nicht-Annehmen-Können und Verstehen-Wollen geprägt wird.

Waldgeist	(…) Nähe kann man nur durch Gespräche herstellen, und auch diese verlaufen sehr unterschiedlich. Mal hört man nur zu, mal diskutiert man miteinander, mal spricht man selbst am meisten. Ein Gesprächsrezept gibt es nur, indem man sein Gegenüber ernst nimmt, Verständnis zeigt, dabei aber die eigenen wichtigen Positionen nicht aufgibt und Vorwürfe vermeidet.
	Folge deswegen deinem Bauchgefühl. Verstelle dich nicht, sage ihm, was du fühlst und höre ihm zu. Habe keine Angst vor dem Gespräch, du kannst nichts falsch machen. Du kannst auch nichts verlieren, was du nicht schon vorher verloren hast.
	Ich habe die Erfahrung bei meiner Frau gemacht, dass sie sich öffnet, wenn ich mich öffne. (…)

3.4.3 Positive Wertschätzung

Wir wissen, dass wir uns viel wohler fühlen, wenn wir die positive Wertschätzung unseres Gegenübers spüren können. Schwierig wird es, wenn ein Mitmensch sich selbst überhaupt nicht mehr positiv erlebt. Für einen Depressiven ist diese positive Wertschätzung sogar schlicht ein Hohn. »Sieht denn dieser Mensch nicht, dass ich schlecht bin? Der kann mich nicht wirklich beurteilen usw.« Der depressiv erkrankte Mensch fühlt sich innerlich nur noch schwarz, unfähig, wertlos. Er kann nicht glauben, dass die ihm entgegengebrachte Wertschätzung ernst gemeint ist.

Die Gefahr ist also gegeben, dass der Betroffene immer weniger positive Wertschätzung erfährt, weil sein Umfeld immer weniger in der Lage ist, mit dieser falschen Selbsteinschätzung umzugehen.

Helfen können folgende Eigenschaften, wenn möglich auf beiden Seiten. Oft braucht es auch dazu professionelle Hilfe:
- Zuhörenkönnen, hinhören, um zu erfahren, wie der Mitmensch die Dinge sieht, spürt, erfährt. Kann ein Mensch nicht verbal kommunizieren, kann genaues Beobachten das Hinhören ergänzen. Man versucht,

3

sich in die Situation des Betroffenen/Angehörigen hineinzuversetzen, um zu erspüren, was er sehen, fühlen und erfahren könnte.

▬ Anteilnehmen an den Wünschen, Sorgen, Problemen und Freuden des Mitmenschen und ihm zeigen, dass seine Signale und Aussagen uns interessieren.

▬ Ansprechen können von möglichen oder vermuteten Problemen.

▬ Respektieren von Werten wie Selbstbestimmung, Selbstständigkeit, Mündigkeit, Würde, Menschlichkeit, Achtung usw.

▬ Vertrauen schaffen, Zugehörigkeit und Integration ermöglichen, Geborgenheit schenken, Hoffnung wecken. Dies alles sind Werte, die keine Maske ertragen. Aufgesetzte Freundlichkeit wirkt nur oberflächlich und bewirkt nichts.

▬ Man selbst sein ist eine Kunst des reifen Menschen und kein Freipass für unhöfliches, rücksichtsloses oder gar aggressives Verhalten.

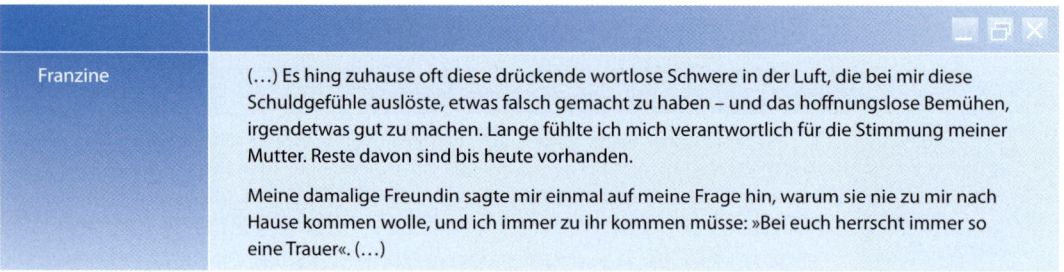

| Franzine | (…) Es hing zuhause oft diese drückende wortlose Schwere in der Luft, die bei mir diese Schuldgefühle auslöste, etwas falsch gemacht zu haben – und das hoffnungslose Bemühen, irgendetwas gut zu machen. Lange fühlte ich mich verantwortlich für die Stimmung meiner Mutter. Reste davon sind bis heute vorhanden.

Meine damalige Freundin sagte mir einmal auf meine Frage hin, warum sie nie zu mir nach Hause kommen wolle, und ich immer zu ihr kommen müsse: »Bei euch herrscht immer so eine Trauer«. (…) |

In diesem Posting wird deutlich, wie sehr die fehlende Wertschätzung vermisst wird. In zwischenmenschlichen Beziehungen nimmt man intuitiv wahr, ob das Gegenüber eine wertschätzende Haltung hat oder nicht.

| Rodolfo | (…) Ich glaube auch, dass wir die Liebe und Wertschätzung von anderen auch erst dann wirklich annehmen können, wenn wir sie uns selbst entgegenbringen. Solange das nicht der Fall ist, glauben wir ja nicht, dass wirklich wir gemeint sind. Wir denken, »ja, wenn der andere wüsste, wie ich WIRKLICH« bin, dann würde er mich nicht mögen … usw.

Wie oft habe ich mich genau so gefühlt! Bei jeder meiner Beziehungen hatte ich diese Gedanken. Oder so etwas wie: »Wenn ich mit dieser Frau zusammen sein will, dann muss ich mein Leben erst einmal geregelt kriegen, muss dies oder jenes tun und machen, mich ändern etc.« Und immer ging es eben darum, im Moment nicht gut genug zu sein. Natürlich war dies auch bei der Bewältigung des Alltags der Fall. Dies und jenes kann ich noch nicht, erst muss ich anders sein, mich ändern.

Jetzt wird mir ganz langsam klar, dass dieser Punkt, an dem ja dann plötzlich alles gut ist, niemals kommen wird, sondern dass man sich dieses positive Gefühl selbst herbeiführen kann und muss. Es klingt so banal, aber ich hatte in letzter Zeit so oft das Gefühl, auf etwas zu warten, etwas durch Denken erreichen zu wollen, was eben durch dieses ständige Denken verhindert worden ist. (…) |

Depressionsbedingter Rückzug und die Folgen

In einer depressiven Phase ist der Rückzug vieler Betroffener in sich selbst typisch. Der Kranke versteht dann nicht, was in ihm passiert. Er quält sich mit Selbstvorwürfen, projiziert seine in sich gefühlte Unerträglichkeit nach außen: Er empfindet sich als lästig, schuldig, meint seine innere Qual niemandem zumuten zu können. Hat er Angehörige, empfindet er ihre besorgten Fragen als lästig und meidet Erklärungen. Wie sollte er auch in Worte fassen können, was er selbst nicht versteht?

Er empfindet zwar massive Schuldgefühle darüber, dass er »sich so hängen lässt«, »immer alles schwarz sieht«, ständig über körperliche Leiden klagt und »nicht mehr funktioniert«. Hoffnungs- und kraftlos, glaubt er jedoch nicht, dass sich an seinem Zustand je etwas ändern wird.

Gleichzeitig berührt ihn häufig nicht mehr wirklich, was die Angehörigen fühlen, obwohl er sich seiner Verantwortung ihnen gegenüber sehr wohl bewusst ist. Er leidet unter der »Pflicht«, für seine Lieben sorgen zu müssen, für sie da sein zu müssen, dies aber nicht leisten zu können. Der Depressive befindet sich in einer merkwürdigen Haltung zwischen Gefühllosigkeit anderen gegenüber und Gefühlsaufruhr sich selbst betreffend. Alles kreist um sein Befinden. Dabei fühlt er sich unverstanden, ungeliebt, ja oft überflüssig und sieht auch keine Chance, dies je ändern zu können. Je schlimmer die Depression, desto indifferenter und gefühlloser wird der Kranke, desto fokussierter auf seinen eigenen Gefühls-GAU.

In der Folge zieht er sich immer mehr in sich zurück, meidet Mitmenschen, meidet alles, was früher Leben war: Anteilnahme, Geselligkeit, Austausch mit anderen. Unerträglich ist nun ihr Lachen; Spaß und Leichtigkeit sind Zustände aus einer toten Vergangenheit und erinnern ihn nur an das eigene Versagen, so nicht mehr fühlen zu können. Der Depressive hat keinerlei Kraft mehr, Lösungen zu finden: Er sucht auch deshalb die Isolation. Dort bleibt er unbehelligt von den phantasierten oder auch realen Ansprüchen der anderen, leidet aber paradoxerweise gleichzeitig unsäglich unter dieser Einsamkeit. Der Kontakt zur Außenwelt kann dadurch mehr und mehr abbrechen – dabei bröckeln die Beziehungen zu Familie und Freunden ebenso wie das Verhältnis zu Bekannten und zum Arbeitgeber. Das gesamte soziale Umfeld wird zur »no-go-area«.

Wie funktionieren die Mechanismen solch eines Rückzugs? Was fühlt der Depressive in dieser einsamsten aller Einsamkeiten? Welche fatalen Auswirkungen hat das auf seine berufliche Entwicklung, existenzielle Versorgung und das Gesundwerden? Was kann er dagegen tun?

Wir möchten zeigen, dass das Erkennen der Einsamkeit und das Verstehen ihrer Gründe ihr bereits die erste Schwere nehmen: Lösungsansätze und Erfahrungen anderer sollen ein Anstoß sein, sie zu überwinden. Denn das aktive, bewusste Herausgehen aus der inneren Isolation führt den Kranken nach und nach wieder zurück ins Leben. Die Erhaltung der finanziellen Absicherung und der Umgang mit Behörden und Arbeitgeber sind Thema des zweiten Teils dieses Kapitels.

4.1   Rückzug, Einsamkeit und Isolation

> Einsamkeit ist eine Gefängniszelle, die sich nur von innen öffnen lässt.
> Alfredo La Mont

4.1.1   Depression und Einsamkeit

Nicht jeder Depressive kennt, wovon hier die Rede ist. Nicht jeder Depressive erlebt das Gefühl der Vereinzelung als so elementar, als so selbstzerstörend, wie doch ein beträchtlicher Teil der Depressiven im Forum es ganz offensichtlich empfindet und beschreibt. Für einen Teil der Erkrankten nimmt die Einsamkeit eine besondere Stellung im Ranking der Beschwerden ein. »Loneliness«, »soledad«, »solitude«: Das ist ein Gefühl, untrennbar verbunden mit der Erfahrung von Melancholie, aber auch eine unsichtbare, scheinbar undurchdringliche Wand zwischen dem, der sie fühlt und den anderen. Für manchen Depressiven wird das Verlassenheitsgefühl in der Depression zu einem ständig schmerzenden, nicht zu lindernden Symptom. Für diese Einsamen ist das folgende Kapitel geschrieben.

Muse	Einsamkeit kann einen in schweren depressiven Phasen in den Freitod treiben ... wer leben will, sollte versuchen gegen die Einsamkeit anzukämpfen!

Was bedeutet Einsamkeit in der Depression? Die Entfremdung von sich selbst und von allen anderen. Das Gefühl eines vollständigen Abgeschnittenseins von jedem menschlichen Wesen. Das absolute Verlassensein von dem Selbst, das man kannte. Viele Depressive sehen in ihrer inneren und/oder äußeren Einsamkeit, die oftmals auch latent schon ein Leben lang bestehen kann, den eigentlichen Grund für ihre depressive Erkrankung. Dabei bedingen Rückzug, Einsamkeit und Isolation einander gegenseitig in einem Teufelskreis:

Micky	Einsamkeit in der Depression? Ich bin durch die Einsamkeit depressiv. Das Internet ist der einzige Ort, an dem ich soziale Kontakte habe. (...)

Tänzerin des Lichts	Ich vermisse es so, nach einem langen und anstrengenden Arbeitstag in den Arm genommen zu werden, mich beim Einschlafen anzukuscheln oder einfach getröstet zu werden. Wie oft komme ich nach Hause, mir ging es schon den ganzen Tag nicht gut, schließe die Tür auf und mich empfängt nur gähnende Leere. Das tut so weh ...

4

Einkeitsam	Wenn mich das Alleinsein total eingeholt hat, weine ich mich in den Schlaf … weil ich merke, wie schlecht ich doch sein muss, weil keiner etwas mit mir zu tun haben will, wie sinnlos mein Leben ist und wie einsam ich schon immer war. (…) Ich gehe allein durchs Leben. Keiner ist vor mir, keiner hinter mir und keiner neben mir …
	Es tut so weh, zu wissen, dass man allein ist.

Aramea	Ein Thema, das für viele Depressive extrem bedrückend ist: Einsamkeit.
	Auch ich finde es schrecklich, allein zu leben. Niemand, der sich um einen kümmert, wenn man Schmerzen und Angst hat, verzweifelt ist, sich nicht mehr versorgen kann. Niemand, der einen einmal streichelt, in den Arm nimmt. Niemand, der einem Hoffnung macht. Nicht einmal die Idee von Zweisamkeit in einer wieder gesunden Zukunft. Ohne Job und mit einer lähmenden Depression ist es verdammt hart, allein zu sein. Sicher, man kann auch in Beziehungen einsam sein, das stimmt. Aber ganz allein zu sein, über eine lange Zeit, mit dem Gedanken: »Wenn das Schlimmste passiert, würde es nicht einmal jemandem auffallen …« – das ist schon sehr schwer zu ertragen. Ich bin 40 und erlebe, wie schwer es ist, neue Menschen kennen zu lernen. Mal ganz abgesehen von dem fast nicht mehr vorhandenen Selbstvertrauen, das diese Krankheit langsam aber sicher auffrisst.

4.1.2   Einsamkeit verstehen

Wird dem Kranken in einer depressiven Phase seine Einsamkeit bewusst und wird dieses Gefühl von Verlassenheit durch die Depression potenziert, ist es zunächst sehr schwer zu erkennen, ob wirklich das Fehlen von menschlichem Kontakt die Depression bedingt oder ob erst das depressive Fühlen und Verhalten zu Vereinsamung führt. Das stark empfundene Gefühl von völligem Alleinsein ist in der Depression oft so vorherrschend, dass Liebe, Freundschaft und Partnerschaft dem allein lebenden Depressiven als einzige Lösung erscheinen, diese tiefe Traurigkeit aufzulösen:

Giulio	Heute ist Silvester. Ich fühle mich schon seit Wochen total alleine. Die meisten meiner Freunde sind in einer Beziehung und genießen die traute Zweisamkeit. Manchmal weiß ich wirklich nicht, wozu ich noch kämpfen soll, habe das Gefühl, die Depression und die (daraus entstehende?) Einsamkeit kleben an mir wie ein Fluch …

Katze66	Mein eigentliches Thema ist meine Einsamkeit, die mich umfängt wie ein schwarzes Tuch und aus der ich im Moment auch kein Entkommen sehe. Selbst hier im Forum habe ich schon jetzt das Gefühl, meine Meinung und auch mein Leid interessieren sowieso niemanden. (…) Auch nach draußen mag ich kaum noch gehen, und seitdem ich mich mit meiner Depression geoutet habe, habe ich auch Freunde verloren. Wie schafft ihr es, wieder neue Freunde zu finden oder wie überwindet ihr eure Einsamkeit, ganz ohne Menschen … geht das überhaupt?

Die Frage dieser Posterin enthält eigentlich schon die Antwort: Jedem leuchtet sofort ein, dass man, um den Zustand von Einsamkeit zu verändern, auf andere Menschen zugehen muss. Das fällt allerdings selbst Gesunden oft schwer, schließlich ist es eine Frage des Selbstbewusstseins, inwieweit man dazu in der Lage ist.

Für Depressive ist es oft unmöglich, da diese Erkrankung das Selbstwertgefühl nahezu auslöschen kann. In unzähligen Erfahrungsberichten fällt immer wieder auf, dass Depressive sich selbst für unzureichend halten. Die Selbstwahrnehmung, zu schlecht, zu dumm, zu hässlich, zu traurig etc. zu sein, empfinden sie meist als unumstößliches Faktum und schließen daraus: »So kann ja gar niemand ein Interesse an mir haben!«

In der Annahme, dass man »nicht gut genug« sei, führt die Vorstellung, selbst Kontakt zu suchen oder sogar überhaupt Menschen zu treffen, zur völligen Überforderung: Man will sich Freunden oder gar Unbekannten nicht so zeigen, wie man sich innerlich fühlt: tot, lustlos, negativ … als eine einzige Last.

Deshalb lässt man es lieber gleich:

Fata Morgana	Ich grüble zwar immer darüber nach, wie allein und einsam ich mich fühle. Andererseits bin ich, wenn es mir so schlecht geht, lieber allein, weil ich zu nichts zu gebrauchen bin, nicht normal funktioniere und mir nichts Spaß oder Freude macht. Ich denke dann, ich wäre für andere nur eine Belastung und sie würden mich dann schnell fallen lassen, und das würde mich noch mehr in den Abgrund stürzen.

A-Hörnchen	Ich bin nicht liebenswert, die anderen sind es aber, und weil ich verdammt nochmal aufgrund diverser, nicht veränderbarer Eigenschaften niemals die angenommenen Grundbedingungen dafür, liebenswert zu sein, erfüllen kann, wird mir das Reich der Liebe lebenslang verschlossen bleiben.
	Wirkliche Liebe kann in der Abneigung gegenüber dem, was oder wie wir sind, nicht stattfinden.
	Das Außen kann nicht bereitstellen, was im Innen nicht existiert!

Es mag verschiedene Ursachen dafür geben, warum depressive Menschen so oft von Einsamkeit gequält werden. Eine Erklärung, von vielen im Forum immer wieder selbst angeführt, ist das fehlende Vertrauen zu sich selbst. Es wird in der Kindheit durch die Bezugspersonen entsprechend geprägt; gibt es in dieser Phase Störungen, so kann sich der Selbstwert des Kindes nicht zu einem starken, stabilen Gefühl entwickeln. Zu begreifen, dass man nicht die Schuld daran trägt, sich unzulänglich zu fühlen, sondern dass äußere Faktoren dazu geführt haben, ja sogar: dass man gar nicht unvollkommen ist, sondern dies nur irrtümlich sein ganzes Leben lang glaubte, ist eine wichtige Stufe auf dem Weg zur Selbstannahme. Der Weg dorthin braucht allerdings Zeit, Geduld, und einen guten »Lehrer« …

Angstschleier	Ich habe eigentlich, seit ich denken kann, um Liebe gekämpft und irgendwie nie so richtig bekommen (…) die Menschen, die mir wichtig waren, denen war ich meistens egal. (…) Immer wieder höre ich, was für ein liebenswerter Mensch ich doch sei, aber trotzdem habe ich keine wirklichen Freunde.
	Meine Therapeutin sagt, ich müsse erst mal lernen, mich selbst zu lieben. Aber: WIE MACHT MAN DAS?

Verbena	Mein Kopf sagt mir, dass auch ich ein liebenswürdiger und wertvoller Mensch bin, doch ich kann es einfach nicht in mir spüren. Ich denke immer, ich müsste etwas Besonderes dafür tun, um geliebt zu werden … Einfach nur, weil ich existiere … deshalb allein kann man mich doch noch nicht gern haben?
	Ich bin auch immer für meine Freunde da, helfe, wo ich kann. Das einmal für mich selbst in Anspruch zu nehmen kann ich mir aber nicht vorstellen.
	Ich habe das Gefühl, dass ich bloß nichts Falsches sagen oder tun darf, um die, die mich vielleicht doch mögen, nicht zu verlieren. Und dass ich froh sein muss, wenn mich überhaupt mal jemand mag. Wie kann ich nur so über mich denken? So bin ich doch nie authentisch! Ich weiß, dass darin der Schlüssel liegt: mich endlich zu akzeptieren und zu lieben.

Eine mögliche Komponente für eine Anfälligkeit für Depressionen ist die seelische Vulnerabilität (Anlage zu leichter seelischer Verletzbarkeit). Das trifft wahrscheinlich nicht auf jeden Depressiven zu. Und doch scheint es bei vielen unter Einsamkeit Leidenden so zu sein. Sich selber wertschätzen – das kann in der Regel nur jemand mit einem starken Selbst. Menschen mit einem instabilen seelischen Gerüst dagegen haben meist gar nicht gelernt, ihren eigenen Wert zu spüren. Daraus entstehen häufig Probleme, engen Kontakt zu Mitmenschen aufbauen oder halten zu können. In der Depression nimmt zudem das Gefühl der eigenen Wertlosigkeit noch derart zu, dass der Kranke schließlich sehr leicht in Isolation und Vereinsamung abrutscht. Es ist wichtig, daran zu arbeiten, die Selbstwertdefizite auszugleichen. Mithilfe einer Psychotherapie kann man lernen zu erkennen, dass man Wert besitzt. Man muss allerdings wirklich daran arbeiten, damit diese Erkenntnis irgendwann nicht nur im Kopf, sondern auch emotional wirkt: damit man irgendwann auch fühlt, dass man ein Mensch mit einer bedingungslosen Daseinsberechtigung und einem unbedingten Anspruch auf Glück ist:

Palaver	Ich kenne meinen Hunger nach Gehaltenwerden, Nähe, Geborgenheit, ‚Aufgenommensein' aus der Säuglingszeit. Der damalige kann nicht mehr gestillt werden, dieser Schmerz bleibt mir.
	Aber der jetzige ist sehr wohl stillbar! Das voneinander zu trennen finde ich nicht nur wichtig und logisch richtig, sondern auch hilfreich. Eigentlich erst durch das differenzierte Wahrnehmen der Ebenen des Hungers ist es mir möglich, in der Gegenwart dafür zu sorgen, dass er gestillt wird.

Luisa M.	Sich selbst lieben ... Ja, das kann wirklich schwer sein. Ich habe mich jahrelang gehasst, habe auch nach Anerkennung gebettelt, etc. (...) Das größte Problem war ein quasi nicht vorhandenes Selbstbewusstsein.
	Es ist für Therapeuten und Mitmenschen immer einfach, zu sagen: Sie müssen sich erst einmal selbst lieben! Vielleicht geht es euch ähnlich: Das Problem ist klar, die Lösung aber nicht einmal ansatzweise vorhanden ... (...)
	Es gibt immer noch Dinge, die ich an mir nicht mag, es gibt immer noch Verhaltensweisen, die ich nicht gutheiße und trotzdem nur schwer abstellen kann. Aber darum geht es ja auch nicht. Ich glaube, dass jeder gesunde Mensch das auch kennt. Der Unterschied liegt darin, dass »unsereins« solche Dinge immer verallgemeinert und daraus ableitet, eine durch und durch nicht liebenswerte Person zu sein. Ich kann mittlerweile trennen zwischen: »Jemand ärgert sich über mich und kann mich insgesamt nicht leiden« und »Jemand ärgert sich über etwas Bestimmtes an mir, mag mich aber trotzdem«. Diese Trennung einzuhalten, ist sehr schwer und es hat bei mir echt lange gedauert und sehr genaue Beobachtung und Analysen erfordert, um das herauszufinden ...

4.1.3 Einsamkeit überwinden

Hat man verinnerlicht, dass man in Ordnung ist, so wie man ist, folgt auch die Erkenntnis, dass die eigenen Bedürfnisse Berechtigung haben. Dass es wenig Sinn macht, zu warten, bis andere diese Bedürfnisse erfüllen und dass man sich aktiv auf die Suche nach dem Glück begeben muss. Für sich selbst zu sorgen, versuchen zu erreichen, wonach man sich sehnt, ist etwas, das viele Depressive nur schwer in die Tat umsetzen können. Lernen, sich selbst zu lieben, ist hierfür der Anfang. Leider bewegen sich Menschen in einer akuten depressiven Phase aber häufig in einem Teufelskreis der ständigen Selbstentwertung.

| Maskenball | Bei einem bin ich mir absolut sicher: Es kann keinen natürlichen, in dir selbst liegenden Grund geben, dich nicht zu mögen. Sich nicht zu mögen ist immer eine Störung, kann aber nie daher rühren, dass wir tatsächlich aus irgendwelchen objektiven Gründen nicht liebenswert sind. Sich nicht lieben zu können zwingt dazu, sehr genau hinzuschauen und sehr gut mit sich in Kontakt zu kommen, um das zu überwinden. Das kann dazu führen, dass du viele neue Eigenschaften an dir entdeckst, sich Chancen entwickeln, und das deshalb, weil du sie jetzt mit Wohlwollen und Liebe anschauen kannst, sodass sie aufblühen können. Vorher waren sie ganz unbeachtet oder sogar abgewertet, sodass du dich innerlich ganz arm fühltest. Ich habe es so erlebt. |

Ein schlecht entwickeltes Selbstwertgefühl nährt also die negative Sichtweise auf sich selbst. Zur Überwindung der Einsamkeit ist es deshalb auch wichtig, diese pessimistischen Denkweisen abzuändern. Jeder kennt das Phänomen: Wir strahlen aus, wie wir uns selbst empfinden; schrecken andere damit ab – oder gewinnen sie für uns.

4

Zar der Nacht	»Niemand mag mich«. Das ist eben deine innere Überzeugung. Und ich glaube, du denkst zu viel darüber nach, wie du dich für andere attraktiver machen könntest. Ich hatte diese Überzeugung auch, sehr lange hatte ich die, bis ich eben Depressionen bekam (mit 40), was ja kein Wunder ist, wenn man solche Überzeugungen hat. Aber weißt du was, das ist Quark und es war schon immer Quark. Die Sache lief, zumindest bei mir, genau umgekehrt. Ich tat einfach alles dafür, mich ungemocht zu fühlen. Hast du dir schon einmal überlegt, was man alles anstellt, um sich ungemocht zu fühlen?

- Meine Schlange im Supermarkt ist immer die längste.
- Niemand wird so unfreundlich bedient wie ich.
- Meine Bekannte nimmt mich nicht im Auto mit, weil sie mich nicht mag.
- Keiner ruft mich an (das muss aber so laufen, ICH rufe nicht an).
- Hat jemand keine Zeit für mich, dann natürlich deshalb, weil ich doof bin.

Lässt sich unbegrenzt fortsetzen. Glaub mir, deine Erwartungshaltung wird von den anderen gespürt. Sie spüren deinen Hunger und deine Enttäuschung. Und deshalb wollen sie sich nicht einlassen, weil sie eine Verpflichtung fürchten.

Zusätzlich zu Minderwertigkeitsgefühlen und Bedürftigkeit kommt bei manchen eine stark ausgeprägte Angst vor Nähe dazu. Die Ambivalenz der Sehnsucht nach Nähe auf der einen und der Panik davor auf der anderen Seite verhindert die Auflösung dieses Konflikts: Viele schwanken zwischen diesen zwei Polen hin und her, und falls es tatsächlich dazu kommt, dass Depressive ihre Furcht überwinden und versuchen, auf andere zuzugehen, passiert es häufig, dass sie z. B. in letzter Minute die Verabredung absagen. Am Ende siegt die Angst, nicht zu genügen, abgelehnt zu werden oder den Anforderungen nicht standhalten zu können. Die meisten oder vielleicht alle erkennen durchaus, dass Gesellschaft ihrer Seele gut täte, verhindern letztlich aber doch, sich Kontakte zu ermöglichen. Der Überdruss seiner selbst, das Sich-nicht-ertragen-Können sind die vordergründigen Gefühle, die den Mut zu zwischenmenschlichem Austausch in Resignation und Rückzug wandeln. Dahinter stehen tiefe Selbstunsicherheit und eine Seele, die verzweifelt darum kämpft, nicht unterzugehen:

Oda	Eigentlich spüre ich, dass es für mich ein Grundbedürfnis ist, unter Menschen zu sein, damit es mir gut geht. Ich sehne mich regelrecht nach einem lustigen Abend mit Freunden. Doch ich halte gesellige Runden kaum aus, weil ich mich so nichtig fühle und meistens total verkrampfe. Deswegen passiert es total oft, dass ich im letzten Moment absage, weil ich mich einfach nicht gut fühle. (...)

Ich mag nicht mehr die Initiative ergreifen und Leute zu etwas einladen, weil ich mich so oft so müde fühle, dann passiert es mir nämlich auch ganz leicht, dass ich jammere. Dann schäme ich mich wiederum im Nachhinein, dass ich wieder nur so ein elendes Etwas war und niemanden aufheitern oder unterhalten konnte.

Und so drücke ich mich vor den Menschen. Ich fahre mit dem früheren Zug, um Bekannten nicht zu begegnen. Ich halte mir die Zeit für jedes Wochenende frei, damit ich mit den Terminen nicht in Bedrängnis komme. Und jedes Mal, wenn ich dann keine »Termine« habe, sitze ich am Samstag zu Hause, schaue mein Handy an und verzweifle, weil mich keiner anruft. Raus gehen und selbst etwas unternehmen macht mir dann keinen Spaß mehr.

Liriope	Warum ist es eigentlich in einer depressiven Phase so schwer Nähe auszuhalten? Hängt es damit zusammen, dass man sehr mit sich selbst beschäftigt ist, oder hat es etwas mit einer Abgrenzungsproblematik zu tun?

Goldmund	Mich macht die Einsamkeit heute total fertig, deshalb habe ich vorhin einige Bekannte angerufen. Ich ertappte mich dabei, wie ich mich am Telefon verstellte und Heiterkeit vortäuschte. Ich traf eine Verabredung, von der ich weiß, dass ich sie an dem betreffenden Tag wahrscheinlich aus Angst vor Nähe wieder absagen werde. Oder vielleicht auch aus Angst, endlich einmal sagen zu müssen, wie es wirklich in mir aussieht.

Die meisten wissen ja, dass sie Kontakt zu anderen brauchen und wollen ihn auch. In einer Selbsthilfegruppe für Depressive kann man sich beispielsweise mit Menschen austauschen, die verstehen, wie man sich mit dieser Krankheit fühlt. Selbsthilfegruppen gibt es in jeder größeren Stadt, unter http://www.nakos.de kann man Adressen in Deutschland herausfinden. (Österreich: http://www.selbsthilfe.at, Schweiz: http://www.kosch.ch). Manchen ist jedoch selbst dieser Austausch noch zu »nah«. Das Internet bietet da eine Zwischenlösung, sozusagen eine riesige, virtuelle Selbsthilfegruppe: In Foren kann man völlig anonym erzählen, wie es einem geht. Hier muss man sich weder verstellen, noch Anforderungen erfüllen. Man kann nicht wegen seines Aussehens abgelehnt werden und trifft in themenbezogenen Foren immer auf ein Verständnis, das man »draußen« nicht bekommt. Hier kann man sich ein Gefühl von Gemeinsamkeit und Anteilnahme abholen. Das führt zwar oft dazu, dass sich einige nur noch in dieser Welt bewegen. Meist verliert sich dieses Bedürfnis jedoch mit Besserung des Zustandes: dann, wenn man nach und nach wieder mehr am »real life« teilnimmt. Im Forum des »Kompetenznetzes Depression« wird von den Nutzern immer wieder auf diese enorm wichtige Funktion hingewiesen. Nicht nur der Erfahrungsaustausch wird geschätzt, auch der mitmenschliche Kontakt überhaupt.

Tränenherz	Es tut so gut, hier im Forum Gedanken zu lesen, die andere auch haben. Man fühlt sich verstanden, gut aufgehoben, beschützt. Und man erkennt, dass man nicht allein ist mit dieser Krankheit. (...) Hier muss ich keine Angst haben und kann so sein, wie ich bin. Mit allen meinen schlechten Gefühlen, der Angst und der Verzweiflung.

Sofern man nach Abklingen der depressiven Episode seine realen Kontakte wieder pflegt, kann der Austausch in Foren und Chatrooms in der Phase des Rückzugs die wichtige Funktion erfüllen, überhaupt wieder mit anderen zu kommunizieren und von Erfahrungen anderer zu lernen. Trotzdem kann der Internet-Kontakt natürlich kein gleichwertiger Ersatz für eine reale Freundschaft oder gar Liebesbeziehung sein. Er bietet aber eine Möglichkeit, in der Isolation, welche die Krankheit mit sich bringt, überhaupt irgendwo Verständnis und Anteilnahme zu bekommen. Und das Gefühl, nicht allein zu sein:

Wegsucher	Ich glaube, dass mein schlimmstes Problem meine Schüchternheit ist. Ich bin jetzt 35 Jahre alt und hatte noch nie eine Beziehung zu einer Frau. Das macht mich momentan ziemlich fertig. Meine einzigen sozialen Kontakte bestehen zu meinen Kollegen im Beruf und zu meinen Eltern. Ansonsten habe ich keine Freunde. Ich habe auch keine Ahnung, wie man Freunde gewinnen soll. Es fällt mir schwer, auf andere zuzugehen.
	Bei Kontakt mit anderen Menschen habe ich immer Angst, irgendetwas falsch zu machen. Ich versuche anderen deshalb aus dem Weg zu gehen. Das geht so weit, dass ich mir im Supermarkt lieber die schlechter schmeckenden Aufbackbrötchen kaufe, nur um den Kontakt mit der Verkäuferin an der Backwarentheke zu vermeiden. (...)
	Bei meinen Streifzügen im Netz habe ich irgendwo einen Satz über Depressionen gelesen. Sinngemäß lautete er, dass man seine Depression willkommen heißen soll und hören soll, was sie zu sagen hat. Ich glaube, meine Depression sagt mir, dass ich mir Freunde suchen sollte. Ich habe momentan keine Ahnung, wie ich das machen soll. Ich will versuchen, erstmal mit den einfachen Dingen anzufangen. Vielleicht schaffe ich es, im Web Freunde zu gewinnen?

Münchner	(...) Ich hab' den Schritt, Freunde im Netz zu finden, schon hinter mir. Es ist ein schönes Gefühl, auf diese Weise (so weit anonym, wie man möchte) seine Seele offenbaren zu können. Andererseits ist es eine Freundschaft, die dir eben nicht viel mehr bringt, als diesen unverbindlichen Austausch. Daher ist es wesentlich besser zu versuchen, irgendwo in der Nähe einen Freundeskreis aufzubauen. Aber das ist eben die Kunst: sich auch im wirklichen Leben an andere heranzuwagen ...

4.1.4   Einsamkeit und Partnerschaft

Viele Depressive fühlen sich allein, weil sie ohne Partner leben. Wie weiter oben bereits angesprochen, scheint ihnen die Beziehungslosigkeit der wahre Grund für die Erkrankung zu sein. Einsamkeit kann tatsächlich krank machen, das wissen wir heute. Hohe Scheidungsraten und die wachsende Zahl an Single-Haushalten gehen Hand in Hand mit abnehmender Unterstützung im Miteinander und einem immer dünner werdenden sozialen Netz. Allein zu leben kann (neben anderen Faktoren) also durchaus depressiv machen. Stimmt demzufolge dann der Umkehrschluss, dass Liebe Depressionen heilen oder sogar verhindern kann?

Meier0815	(...) Seit langer Zeit mache ich (m, 26) mir schon Gedanken, ob meine Unfähigkeit, eine Beziehung einzugehen, der Grund dafür ist, dass es mir immer schlechter geht. Und dabei sehne ich mich so sehr nach einem lieben Menschen!! Schon viele Jahre geht das nun so und ich werfe mir vor, dass ich es nicht einmal ausprobiert habe mit einem Mädchen.
	Dabei bin ich nicht hässlich oder habe sonstige Makel, und mir geht es von den Lebensumständen her auch relativ gut. Doch es ist schon so weit gekommen, dass ich so alleine nicht mehr weiterleben will. Vielleicht hat jemand ein ähnliches Problem? Bitte schreib.

Patient	(...) Ich habe schwerste Depressionen bekommen, weil ich nie eine Beziehung hatte. Der Wunsch nach einer solchen hat mich beinahe in den Tod getrieben. Bewusst wahrgenommen habe ich die Depression mit 30 Jahren. Mittlerweile bin ich 45 und immer noch allein und einsam.

ToBi	Ich halte diese Einsamkeit einfach nicht mehr aus, kann kaum noch klar denken, leide teilweise schon an Wahnvorstellungen. (...) Manchmal laufen mir mitten auf der Strasse die Tränen, wenn ich nur ein Paar Hand in Hand spazierengehen sehe. Und dabei bin ich schon weit über 40 und erkenne immer mehr, dass ich völlig am Leben vorbei gelebt habe.

Frauenversteher	(...) Das Leben ohne Partner ist für mich prinzipiell sinnlos. Ich existiere zwar, aber ohne Interaktion, mithin ohne jeglichen Sinn und Zweck. (...) Ich habe echt keine Ahnung, woher diese ganz tiefe Gewissheit in mir kommt, dass ich allein (ohne Liebe empfangen und geben zu können) nicht wirklich glücklich werden kann. Kann dieses Gefühl falsch sein? (...) Ich halte es für völlig normal, dass man Depressionen bekommt, wenn dieses Grundbedürfnis der Seele für längere Zeit oder gar dauerhaft unerfüllt bleibt. So, wie man eben stirbt, wenn Grundbedürfnisse des Körpers (Essen, Trinken, Schlafen), nicht gestillt bzw. verrichtet werden können.

So verständlich die Annahme auch ist, dass ausschließlich eine Liebesbeziehung die Einsamkeit auflösen kann, so irreführend kann sie sein. Sie lenkt den Fokus des Kranken nach außen, auf die Suche nach einem potenziellen Partner. Manche einsame Depressive betreiben das obsessiv – und nur selten erfolgreich. Stattdessen ist es weitaus sinnvoller, den Blick nach innen zu richten und nach den Gründen zu forschen, die diese Einsamkeitsgefühle auslösen, sowie nach den Mechanismen, die einen in der Isolation halten. Solange man das nicht getan hat, kann auch eine Partnerschaft die Einsamkeit in der Depression nicht heilen:

Annamaria	Ich möchte mal etwas Grundsätzliches zum Thema »Alleinsein« und »Einsamkeit« erzählen, das mir unheimlich geholfen hat: Ich habe mich vor ca. 15 Jahren das erste Mal mit philosophischen Fragen beschäftigt. Da ging es unter anderem um die Theorie des »existenziellen Alleinseins«. Diese Theorie besagt, dass jeder Mensch sein Leben lang allein ist, egal mit wie vielen Menschen er sich umgibt. (...) Das heißt, dass nur DU dein Leben leben kannst, dass nur DU deine Gefühle fühlen kannst und dass nur DU deine Gedanken denken kannst ... Jeder Mensch ist allein mit sich und das ist nichts Schlechtes, sondern liegt in der Natur der Sache. (...)

Nur meiner selbst kann ich sicher sein. Wenn man das akzeptiert, dann kann man nicht mehr einsam sein oder sich allein fühlen, weil man ja »sich« hat. Wenn mir klar ist, dass alles, was mich ausmacht, unteilbar ist, also nur für mich bestimmt ist, gehe ich auch bewusster und sorgsamer mit mir um. (...)

Als ich diese Gedankengänge nach einiger Zeit verstanden und verinnerlicht hatte, war das wie ein Befreiungsschlag. Ich fühlte mich freier, unabhängiger und selbstsicherer. Und der Umgang mit anderen Menschen hat sich auch verändert bzw. verbessert. Du kannst dich mit lieben Menschen umgeben, mit ihnen lachen und weinen, sie lieben oder hassen, aber du bist nicht von ihnen abhängig. Diese Unabhängigkeit spürt auch deine Umwelt und wird alle Leute von dir fernhalten, die versuchen, dich abhängig zu machen.

Mc Dreamy

(...) Da ich keine 15 mehr bin, ist mir natürlich klar, dass eine Beziehung Depressionen nicht heilt. So etwas würde ich nie erwarten, ich interpretiere da nicht zu viel hinein. Aber ich wünsche mir sehr, nach den kalten und dunklen Jahren, mal wieder etwas Schönes zu erleben. Braucht man doch ... die Seele verreckt doch ohne Liebe! (...)

Auch diese beiden Forumsmitglieder haben Strategien entwickelt, um der Einsamkeit besser begegnen zu können:

Rosella

Ich lebe auch alleine und hatte auch schon so manches Mal meine liebe Not damit. Bis ich gemerkt habe, dass das Problem nicht im »Alleinleben« lag, sondern in meiner Denkweise! Alleinsein hat nämlich überhaupt nichts mit Einsamkeit zu tun.

Alleinsein bedeutet, gerade keinen Menschen um sich herum zu haben. Alleinsein kann aber zur Einsamkeit werden, wenn ich immer nur über die Nachteile nachdenke, sprich: nicht fertig werde damit. Das kann dann ein Gefühl der Einsamkeit werden, das in die Depression führen kann. (...)

Also nehme ich mein Alleinsein an. Ich befasse mich bewusst mit schönen Dingen, mit einem Hobby oder mache einfach nur Entspannungsübungen, die mich innerlich ruhig und gelassen werden lassen. Dann denke ich bewusst positiv, weil ich weiß, dass meine Gefühle von meinen Gedanken gesteuert werden! So kann ich ein negatives Gefühl in ein positives wandeln. Das braucht etwas Übung, denn der Körper hat sich ja auch lange an das Negative gewöhnt. Und siehe da: Wenn ich fröhlich bin und positiv gepolt, dann entwickeln sich die Kontakte. Ich weiß, wovon ich rede. War ich doch lange genug in meine negative, manchmal traurige und vor allem unzufriedene Sichtweise verstrickt.

Junimond

Einsamkeit tut weh. Sehr weh. Und wenn dann die Tränen raus wollen, hast du auch Grund dazu. Also weine. Und zwar ohne Beschämung. Und ohne anschließende Selbstkasteiung. Es ist eben einfach scheiße, einsam zu sein. Punkt. Aber: Was tun? Mit hungrigem Blick rumlaufen? Auf Teufel komm raus Kontakte schließen wollen? ES erzwingen? Das klappt nicht. Druck erzeugt Gegendruck. Man wird verkrampfter und verkrampfter. Das Gegenüber merkt das und läuft weg.

Ich glaube, man sollte sich erstmal mit diesem Zustand der Einsamkeit abfinden. Es akzeptieren. Die Zeit für sich nutzen. (Ja ja, leicht gesagt, denkst du wahrscheinlich. Aber ich spreche aus Erfahrung darum erlaube ich es mir, so zu sprechen).

Also: Das tun, was man allgemein mit »loslassen« meint.

Lass das Thema Einsamkeit los!

Im Forum des »Kompetenznetz Depression« liest man auch von einer anderen Art der Einsamkeit: der Einsamkeit innerhalb der Beziehung oder Familie sowie von Beziehungen, die krank machen. Menschen in Lebensgemeinschaften sind nicht geschützt vor Einsamkeit oder Depression. Das ist ein weiterer Beleg dafür, dass die Einsamkeit in uns ist und viel mehr mit unserer Einstellung zu uns selbst zu tun hat, als mit dem Alleinleben an sich. Eine feste Partnerschaft kann eine Stütze sein, ist aber kein Garant für das Glück. Wenn unfreiwillige Singles ehrlich sind, müssen sie zugeben, dass es in Beziehungen auch viel Negatives gibt: Zugeständnisse, Abhängigkeiten, Verletzungen. Werden Probleme in der Partnerschaft verdrängt und bleiben emotionale Konflikte mit dem Partner unbearbeitet, kann sich das im schlimmsten Fall auch durch Krankheit äußern. Man kann depressiv werden durch fehlende Zuwendung, aber ebenso durch eine Partnerschaft, die nicht funktioniert.

Freundlichkeit	Einsamkeit – ein Thema, das ich sehr gut kenne. Ich meine, Depression macht einsam. Ich fühle mich einsam, ob ich alleine bin oder auch nicht. Man kann auch gemeinsam einsam sein. (...) Einsamkeit bedeutet für mich schwarze Leere und nichts kann mich da herausholen. Einsamkeit in der Gemeinsamkeit (Familie) kenne ich seit Beginn meines Lebens. Ich habe lange darüber nachgedacht, was denn schlimmer sei: die Einsamkeit in der Einsamkeit oder die Einsamkeit in der Gemeinsamkeit. Ich bin zu keiner Antwort gekommen. Einsamkeit ist erstmal mein Gefühl und nur mein Gefühl. Keiner kann mir helfen, nur ich alleine kann es.

Sadwoman	(...) In einer Beziehung kann man sich sicher genauso einsam fühlen, wie ein Single. Das Gefühl von Einsamkeit kommt immer von innen heraus. (...)

Lucinda	(...) In einer Partnerschaft kann man sich auch verdammt einsam, leer und unverstanden fühlen ... manchmal unverstandener und leerer, als wenn man allein wäre. Weil man den Kontrast sieht: Da ist zwar jemand, aber irgendwie ist er gar nicht da.

Füxlein	(...) Ehepartner sind nicht selten der Auslöser der Depression.

Kosmonaut	(...) Da war keinerlei Unterstützung oder Verständnis durch meine Frau, im Gegenteil. Wir waren 18 Jahre lang zusammen, haben 2 Kinder und ich habe mich vor 6 Monaten von ihr getrennt. Ein Teil meiner Depression war sicher das Resultat dieser Beziehung ... jetzt merke ich langsam, wie mich diese Geschichte jahrelang belastet hat.

4

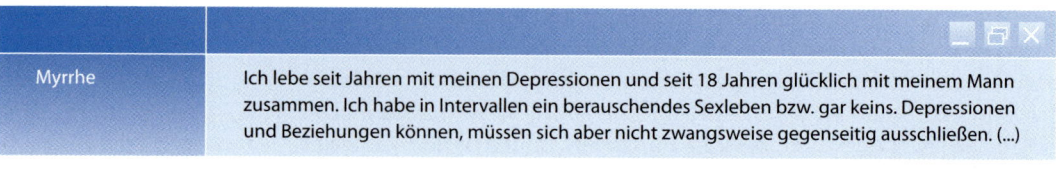

| Myrrhe | Ich lebe seit Jahren mit meinen Depressionen und seit 18 Jahren glücklich mit meinem Mann zusammen. Ich habe in Intervallen ein berauschendes Sexleben bzw. gar keins. Depressionen und Beziehungen können, müssen sich aber nicht zwangsweise gegenseitig ausschließen. (...) |

Ungelöste Konflikte mit dem Partner können krank machen, ebenso wie ungelöste Konflikte mit sich selbst. Menschen in einer Beziehung können sich einsam fühlen, ebenso wie Menschen, die allein leben. Ein Leben ohne Liebe ist vielleicht nicht vollwertig, aber nicht wertlos. Um das zu sehen, muss man nur die Betrachtungsweise ändern. Keinen Partner zu finden heißt nicht, versagt zu haben. Es heißt nicht, zu uninteressant zu sein. Es heißt aber zu akzeptieren, dass es nun mal nicht allein in unserer Hand liegt. Denn Liebe lässt sich nicht erzwingen, sie ist ein Geschenk und kommt ganz von selbst. Wir können nur den Weg bereiten, auf dem sie kommen wird. Die Botschaft: »Nur wer sich selbst liebt, ist liebenswert« ist zwar reichlich überstrapaziert. Und doch liegt die ganze Wahrheit darin. Nichts kann überzeugender sein als ein Mensch, der mit sich selbst glücklich ist. Jeder von uns ist schon Personen begegnet, die äußerlich vielleicht nicht besonders attraktiv waren, von innen heraus aber strahlten und eine magnetische Anziehungskraft besaßen. Das Ziel sollte also sein, sich sich selbst zuzuwenden, nach innen zu schauen, anzufangen, sich selbst zu mögen, mit allen guten und auch weniger guten Seiten. Das zu reparieren, was in einem schon lange kaputt ist, damit man wieder heil und ein Ganzes werden kann:

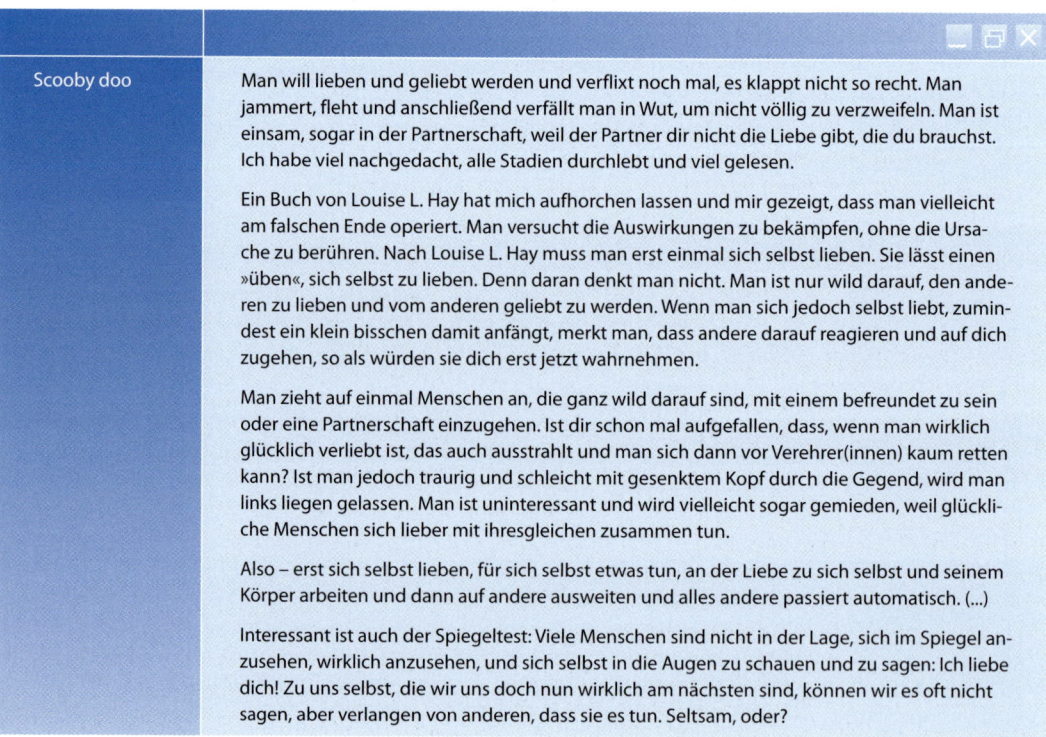

Scooby doo	Man will lieben und geliebt werden und verflixt noch mal, es klappt nicht so recht. Man jammert, fleht und anschließend verfällt man in Wut, um nicht völlig zu verzweifeln. Man ist einsam, sogar in der Partnerschaft, weil der Partner dir nicht die Liebe gibt, die du brauchst. Ich habe viel nachgedacht, alle Stadien durchlebt und viel gelesen.
	Ein Buch von Louise L. Hay hat mich aufhorchen lassen und mir gezeigt, dass man vielleicht am falschen Ende operiert. Man versucht die Auswirkungen zu bekämpfen, ohne die Ursache zu berühren. Nach Louise L. Hay muss man erst einmal sich selbst lieben. Sie lässt einen »üben«, sich selbst zu lieben. Denn daran denkt man nicht. Man ist nur wild darauf, den anderen zu lieben und vom anderen geliebt zu werden. Wenn man sich jedoch selbst liebt, zumindest ein klein bisschen damit anfängt, merkt man, dass andere darauf reagieren und auf dich zugehen, so als würden sie dich erst jetzt wahrnehmen.
	Man zieht auf einmal Menschen an, die ganz wild darauf sind, mit einem befreundet zu sein oder eine Partnerschaft einzugehen. Ist dir schon mal aufgefallen, dass, wenn man wirklich glücklich verliebt ist, das auch ausstrahlt und man sich dann vor Verehrer(innen) kaum retten kann? Ist man jedoch traurig und schleicht mit gesenktem Kopf durch die Gegend, wird man links liegen gelassen. Man ist uninteressant und wird vielleicht sogar gemieden, weil glückliche Menschen sich lieber mit ihresgleichen zusammen tun.
	Also – erst sich selbst lieben, für sich selbst etwas tun, an der Liebe zu sich selbst und seinem Körper arbeiten und dann auf andere ausweiten und alles andere passiert automatisch. (...)
	Interessant ist auch der Spiegeltest: Viele Menschen sind nicht in der Lage, sich im Spiegel anzusehen, wirklich anzusehen, und sich selbst in die Augen zu schauen und zu sagen: Ich liebe dich! Zu uns selbst, die wir uns doch nun wirklich am nächsten sind, können wir es oft nicht sagen, aber verlangen von anderen, dass sie es tun. Seltsam, oder?

Salasso	Wie soll ich anfangen, mich zu mögen?
	Eine ganz schlechte Strategie ist es, den eigenen Wert daran zu messen, was du für andere tun bzw. für sie leisten kannst. Ein guter Anfang wäre, lieber gar nichts zu denken, als dauernd schlecht von sich selbst. Dann kann sich die Körperchemie mal von dem Gift der permanenten Selbstkritik erholen. (...)
	Mir ist auch aufgefallen, dass sich viele Depressive irgendwie so gar nicht spüren. Wie auch immer man mit sich Kontakt aufnimmt: Es ist der Beginn einer aufregenden Beziehung! Ich rede beispielsweise mit mir selbst, um meine Aufmerksamkeit auf meine Bedürfnisse zu richten. (...)
	Dauernd über andere nachzudenken, ist irgendwie eine Flucht vor sich selbst, wahrscheinlich stehst du unter dem bösen Bannfluch: NIMM DICH JA NICHT ERNST! (...)
	Deshalb ist wohl die Sehnsucht nach Liebe so groß, denn dann nimmt uns wenigstens ein anderer wichtig. Nur: Selbst das reicht nie aus, um diese innere Leere aufzufüllen, denn nur wir selbst wissen über unsere wahren Wünsche und Bedürfnisse Bescheid, ... und dann muss auch das Innere nicht mehr so laut schreien, um gehört zu werden.

Anti alles	(...) Ich glaube, ich bin momentan sehr intensiv auf der Suche nach Liebe.
	Ich befürchte allerdings, dass ich dort draußen nicht das finde, was ich suche.
	Manchmal glaube ich auch, dass ich schlicht auf der Suche nach mir selbst bin ...

Die Einsamkeit in der Depression trifft also sowohl Erkrankte, die in einer Beziehung leben, als auch solche, die alleine leben. Gerade bei den allein lebenden Depressiven ist das Gefühl von völliger Vereinzelung jedoch extrem stark ausgeprägt und eine der vorherrschenden Qualen, die diese Krankheit mit sich bringen kann. Denjenigen, die noch nie in ihrem Leben eine Partnerschaft gelebt haben, erscheint die Einsamkeit sogar oft als der eigentliche Grund für ihre Erkrankung. Vielleicht haben sich diese Einsamen in ihrer Herkunftsfamilie nie verwurzelt gefühlt und haben deshalb auch kein »Zuhause« in sich selbst. Dieses Fehlen einer Heimat, eines inneren Ortes, dem man sich zugehörig fühlt, entzieht den festen Boden von Sicherheit und Geschütztsein. Nicht nur die Abwesenheit von Zuwendung, Sexualität und Körperkontakt martern den Einsamen. Es ist das Gefühl, zu niemandem zu gehören, von niemandem gebraucht zu werden und wirklich vollständig allein zu sein. Das ist ein chronischer, manchmal lebenslanger Schmerz, der nur sehr schwer zu ertragen ist. Umso mehr darf der depressive Einsame den Versuch nicht aufgeben, dieses Vakuum in sich zu füllen. Inwieweit die Entwicklung unserer modernen Gesellschaft mit ihrer Förderung von Individualismus, der Verherrlichung von Leistung zu Lasten eines sicheren sozialen Verbunds sowie der Zunahme von Single-Haushalten möglicherweise Anteil hat an der steigenden Zahl Depressiver in Europa, behandeln wir in ▶ Kap. 6 (▶ Abschn. 6.1.5).

Im Gegensatz zu den gesellschaftlichen Faktoren, die zu verändern selten möglich sind, liegt die Bearbeitung der innerpsychischen Auslöser für die Verzweiflung über das Alleinsein aber sehr wohl in unserer Hand: Zwar lässt speziell diese Erkrankung das – oft schon von jeher – schwache Selbstwertgefühl zu einem Nichts zusammenschrumpfen. Umso mehr bedeutet es einen ungeheuren Kraftakt, sich der Aufarbeitung der Gründe zu stellen und diese nicht im Außen, sondern im Innen zu suchen. Diese Arbeit wird letztlich belohnt, denn um dem Gefühl von Einsamkeit zu entkommen, gilt es, erst sich selbst zu entdecken und vor allem zu lernen, sich zu mögen. Das kann zu einer wunderbaren Erfahrung werden und erhöht die Chancen enorm, dann, irgendwann, eine Partnerschaft leben zu können. Eine erfüllte Partnerschaft mit sich selbst – und mit anderen. Das zu erkennen, kann eine der wichtigen Aufgaben sein, welche die Depression uns stellt.

Rosenkavalier	Wäre »sich selbst verlassen« nicht eine treffliche Beschreibung für ... Depression?

Erfahrungen zum Weiterlesen:

Anemone	Ich habe den Eindruck, gerade etwas Wunderbares erlebt zu haben. Ich wollte eigentlich nur ein bisschen in den Schnee. Hab dann unterwegs einen Schneemann gebaut und mit Schneebällen um mich geworfen. Dann hab ich im Wald einen Bach gefunden und der war wunderschön zugeschneit und größtenteils zugefroren. Und dann hab ich mein inneres Kind herausgelassen.
	Bin auf dem Eis geschlittert, habe Stöcke geworfen, bin über Baumstämme balanciert und hätte fast gequiekt vor innerer Freude (das Empfinden von Freude klappt also doch noch).
	Und dann habe ich mich auf einen Baumstamm gesetzt und bin total melancholisch geworden. So von wegen: Kindheit vorbei und irgendwie wohl in der falschen Welt gelandet oder im falschen Körper (nämlich in dem eines Erwachsenen). Ich wollte gerne weinen, aber es ging nicht wirklich. In dem Moment wäre ich am liebsten sitzen geblieben und hätte mich einschneien lassen. Aber dann bin ich später doch aufgestanden und nach Hause gelaufen. Dort hab ich heiß geduscht, zwischendurch auf eiskalt gestellt (ich lebe!), mich danach wie wild trocken gerubbelt und mich eingecremt. Und dann habe ich gerade angefangen, meinen Freunden zu mailen, ob sie Lust haben, am Samstag mit Schlittenfahren zu kommen. Und jetzt hab ich das Gefühl, endlich wieder zu leben.

Innenansicht	Versucht doch einmal, in euch hineinzuhorchen. Ist hier ein großes Warten auf jemanden, der eure Leere ausfüllen kann? Wenn ja, dann möchte ich euch zu bedenken geben, dass es nur eine Person auf der Welt gibt, die eure Leere ausfüllen kann, und das seid ihr selbst.
	Jeder Mensch kann und darf Verantwortung dafür übernehmen, dass es ihm gut geht. Diese Funktion kann kein Partner auf der Welt übernehmen, sogar wenn er/sie es möchte. In euch selbst liegt die Möglichkeit, ein erfülltes Leben zu führen. Wie du schon richtig bemerkt hast, braucht es dazu manchmal professionelle Hilfe. (…) Manchmal sind unsere Möglichkeiten unter einer Schicht von Verletzungen, Krankheit und vielem mehr verborgen. Aber diese unsere Möglichkeiten lassen sich mit viel Geduld herausschälen.

Gundula Gaukeley ▼	Ich kann mich enorm gut erinnern an die Zeit, als ich mich fühlte wie ein voller Brunnen, aus dem niemand trinkt. Ich selber war zwar kaum fähig, mich um Freunde zu kümmern, geschweige denn eine Beziehung zu ertragen, aber diese Sehnsucht hat trotzdem in mir gewütet. Denn ... Liebe ist etwas Heilendes, aber gerettet hätte es mich damals wohl nicht (…)

Ich habe erkannt, wie viel Angst und Verzweiflung in meiner Sehnsucht nach Liebe steckt (...).

Als ich dann anfing, mir zuzuhören, mich wahrzunehmen, habe ich gelernt, mich selbst zu lieben. (...) Ich könnte jetzt den Zeitpunkt nicht mehr nennen, an dem sich alles gewandelt hat, ich denke es war ein schleichender Prozess, aber heute kann ich mich absolut nicht über mangelnde Zuwendung beklagen. Die Depression war mir der beste Lehrer, und anscheinend genau das, was ich gebraucht habe, um ein zufriedener, manchmal sogar glücklicher Mensch zu werden. Und wenn sie wieder über mich kommt, dann meist, weil ich mich überfordert habe und mich eigentlich um mich selbst kümmern sollte, um meine Tanks wieder zu füllen ...

| Ferner Traum | Ich sehe die Liebe nicht als einzigen Lebenssinn. O.K. ... sie gehört dazu, aber dann bitte schön auch die EIGENLIEBE! |
| | Suche nicht das Glück. Das Glück findet dich. Und bis dahin kannst du dich mit einem wunderbaren Menschen beschäftigen: Mit dir selbst! |

4.2 Beruf und Existenzfragen

Depressive Phasen sind leider nicht selten langwierig und es ist zumeist kaum absehbar, wann sie wirklich vorbei sind und sich das Leben wieder normalisiert. Für eine Anzahl Betroffener bedeutet das, dass sie sich mit Fragen ihrer beruflichen Zukunft und mit ihrer Existenzsicherung auseinandersetzen müssen.

- Wie soll ich mich am Arbeitsplatz verhalten?
- Soll ich meinen Arbeitsplatz aufgeben?
- Ist mein Beruf mit ein Auslöser für meine Depression?
- Soll ich einen Rentenantrag stellen und was bedeutet das für mich?
- Welche Rechte und Pflichten habe ich gegenüber der Agentur für Arbeit?
- Was bringt mir die Beantragung eines Behindertenausweises?

Ein Teil dieser Fragen wird sich sicherlich nur in einigen Fällen stellen und viele Depressionen werden überwunden, ohne dass diese Probleme spruchreif werden. Besonders sehr langwierige Depressionen können aber dazu zwingen, über eine berufliche Veränderung nachzudenken und sie können, je nach Lebenssituation, auch zu finanziellen Engpässen führen.

4.2.1 Verhalten am Arbeitsplatz

| Schlaflos | Gestern rief mich eine Kollegin an, die mir im Büro gegenüber sitzt und das Gespräch war irgendwie ziemlich ätzend. Ich hatte mir eigentlich überlegt, zwei Kolleginnen (diese und noch eine andere) mal zum Kaffee zu mir nach Hause einzuladen und wollte versuchen, ihnen ein bisschen zu erklären, was los ist mit mir. Was ist eine Depression (obwohl ich gar nicht weiß, ob ich das so richtig weiß)? Aber trotzdem, wenigstens versuchen. Ich dachte mir, dann wäre ich, wenn ich dann hoffentlich irgendwann mal zur Arbeit zurückkehre, nicht ganz so auf verlorenem Posten. Aber da fielen dann Sachen wie »Du kannst nicht einfach vor der Arbeit weg- |
| ▼ | |

rennen« und sie hat auch mal einen schlechten Tag und nun müsste mein Team meine Arbeit mitmachen und so weiter. So ein Mist. Ich fühle mich echt schlecht. Ich kann mir einfach nicht vorstellen, irgendwann wieder zur Arbeit zu gehen, und das wäre doch so verdammt wichtig. Ich denke schon, dass die momentane Situation in der Firma und mein Arbeitspaket Auslöser für die Depression sind, aber ich hatte echt gehofft, wenn ich die Depression gut behandelt bekomme und es mir besser geht, dass ich auch den Mut und die Kraft finden würde, das wieder anzugehen und jetzt – ich weiß es nicht.

Dass die Situation depressiv erkrankter Menschen leider häufig nicht richtig eingeschätzt wird, kann gerade im Arbeitsleben zu einer bitteren Erfahrung werden. Die Kollegin deutet Drückebergerei an und scheint nicht zu verstehen, in welch einer verzweifelten Lage sich ihre Kollegin befindet. Die Posterin wünscht sich ja in Wirklichkeit nichts mehr, als endlich wieder normal arbeiten zu können, aber ihre Krankheit lässt es nicht zu. Ihr Vorhaben, die beiden Kolleginnen einzuladen und ihnen zu erklären, was sie hat, wäre wahrscheinlich hilfreich.

In vielen Fällen mangelt es schlicht an den richtigen Informationen, die helfen würden, die Wirklichkeit depressiver Erkrankungen besser zu verstehen. Oft ist aber der Kranke selbst kaum in der Lage, eine so komplexe Krankheit verständlich zu erklären. Eine gute und leicht verständliche Broschüre kann hier sehr hilfreich sein. Zu empfehlen ist z. B. die Broschüre, die im »Kompetenznetz Depression« zum Download bereitsteht (http://www.kompetenznetz-depression.de) und die man ggf. dazu einsetzen kann, bei den Kollegen aber auch bei Freunden und Angehörigen ein besseres Verständnis dieser Erkrankung zu bewirken.

Ein wichtiger Faktor, um die Probleme am Arbeitsplatz besser in den Griff zu bekommen, ist eine **Person des Vertrauens**. Wen schätzt man als sozial kompetent ein? Wer verhält sich fair gegenüber anderen und ist vertrauenswürdig? Zu wem hat man eine vertrauensvolle Beziehung? Gibt es einen Kollegen oder eine Kollegin, die schon einmal längere Zeit gefehlt hat und vielleicht auch eine Depression hatte? Eine Vertrauensperson kann sehr hilfreich dabei sein, zwischen der Arbeitswelt und dem Kranken zu vermitteln. Sie kann vielleicht aufklärend auf andere Kollegen und Kolleginnen einwirken oder auch, falls das angezeigt ist, den Chef über die wahren Umstände des langen Fehlens aufklären. Natürlich ist es immer besser, wenn man das als Betroffener selbst machen kann. Manchmal ist die Angst davor aber einfach zu groß.

Ist es aber überhaupt vernünftig, dem Chef reinen Wein einzuschenken? Diese Frage lässt sich kaum mit einem Ja oder Nein beantworten – es wird immer vom Einzelfall abhängen. Beides kann Vor- und Nachteile haben (▶ Abschn. 6.4):

Pro:
- Ständiges Vorschieben anderer Erkrankungen wie Kopfschmerzen etc. belastet das Vertrauensverhältnis und macht den Chef zunehmend misstrauisch.
- Das Sich-Hangeln von Woche zu Woche und immer neue Krankschreibungen sind sehr belastend für den Kranken. Sieht er das Ende seiner Krankschreibungszeit auf sich zukommen, kann ein enormer Druck

entstehen. »Ich muss ab morgen wieder funktionieren«. Das ist für die Genesung nicht förderlich. Weiß der Chef Bescheid und ist er/sie einigermaßen über das Problem Depression informiert, kann dadurch viel Druck weggenommen werden.

— Ein Chef mit sozialer Kompetenz wird Verständnis haben und es dem Betroffenen danken, dass man ihm die Chance gibt, die entstehende Lücke zu füllen. Auch er hat seine Sorgen und muss seine Aufgaben erledigen. Als guter Chef wird er versuchen, nach Kräften hinter dem erkrankten Mitarbeiter zu stehen. Voraussetzung dafür ist aber Offenheit.

Adina	Ich habe den Mut aufgebracht, meinem Chef zu erzählen, dass ich an einer Depression leide. Zuvor habe ich mich mit meinem Arzt beraten, er hat dem zugestimmt. Es war ein längeres Telefongespräch und nicht so schrecklich, wie ich es mir ausgemalt hatte. Ich habe meinem Chef vorgeschlagen, eine Kündigung auszusprechen. Er hat versucht herauszufinden, ob ich nicht doch evtl. in Kürze fähig sein könnte, zu arbeiten und hat mir auch ein anderes Aufgabengebiet angeboten. Ich weiß nicht, ist mein Chef verständnisvoll oder ist er insgeheim erleichtert über mein Angebot mit der Kündigung? Er wollte darüber nachdenken und mir dann Bescheid geben. (…) Ich hatte angenommen, er würde sofort darauf eingehen. Ehrlich, ich bin ziemlich durcheinander. Gut, ich habe gesagt, ich würde aller Wahrscheinlichkeit nach in Kürze noch nicht wiederkommen können, also noch länger ausfallen.

Contra:

— Die Diagnose »Depression« hat für manchen Chef etwas Unberechenbares. Er mag auch annehmen, dass es sich dabei um so etwas wie Schwäche handelt oder er will überhaupt niemanden in seinem Betrieb beschäftigen, der etwas »Psychisches« hat. Manche verfallen auch auf unfaire Mittel, um den vermeintlich schwierig gewordenen Mitarbeiter loszuwerden, wenn sie von einer psychischen Erkrankung hören.

— Oftmals bestehen Vorurteile hinsichtlich der beruflichen Eignung, wenn jemand mal eine Depression gehabt hat. Von da an gilt man möglicherweise als nicht mehr belastbar und als seinen Aufgaben nicht gewachsen. Depression kann ein Stigma sein. Andererseits lässt sich aber auch beobachten, dass sich die Informationslage in der Gesellschaft bessert und die Akzeptanz der Krankheit nicht mehr ganz so mangelhaft ist wie früher.

Eisenkraut	Ich musste heute bei meinem Chef antreten. Es ging um krankheitsbedingte Fehlzeiten. Ich bin seit über zehn Jahren in der Firma. Im Zuge eines »Krankenrückkehrer- und Wiedereingliederungsmanagements« wünscht die Geschäftsleitung, dass ich meine sämtlichen behandelnden Ärzte und meine Krankenkasse von der Schweigepflicht befreie und die komplette Kopie der Krankenakten meiner gesamten Beschäftigungszeit offen lege. Ich sollte mich von jetzt auf gleich entscheiden, habe mir aber Bedenkfrist ausgebeten. Ich will am Montag gleich mit meinem Hausarzt sprechen und eventuell auch mit der Gewerkschaft (wg. Rechtsschutz). Das Problem ist nur, dass ich am Montag garantiert keinen Termin mehr zur Rechtsberatung bekomme.
	Muss ich, muss ich nicht zustimmen? Und was kann mir passieren, wenn ich nicht zustimme? Und wenn ich zustimme und die Prognose ist negativ, was dann?

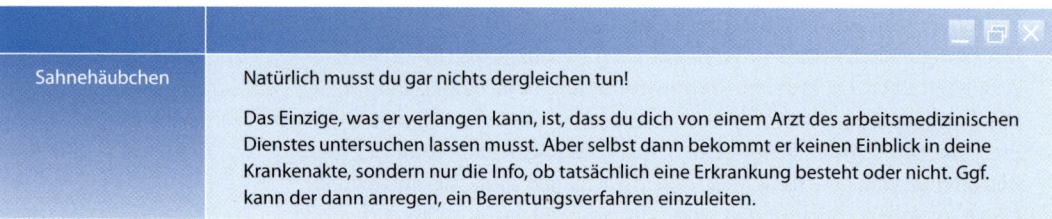

| Sahnehäubchen | Natürlich musst du gar nichts dergleichen tun! |
| | Das Einzige, was er verlangen kann, ist, dass du dich von einem Arzt des arbeitsmedizinischen Dienstes untersuchen lassen musst. Aber selbst dann bekommt er keinen Einblick in deine Krankenakte, sondern nur die Info, ob tatsächlich eine Erkrankung besteht oder nicht. Ggf. kann der dann anregen, ein Berentungsverfahren einzuleiten. |

Die Abwägung, wie offen man mit der Erkrankung Depression umgehen sollte, ist also nicht einfach zu treffen und eine Frage des Gesichtspunktes (s. hierzu auch ▶ Abschn. 6.4). Man sollte aber immer auch bedenken, dass ein zu starres Festhalten am Arbeitsplatz bzw. am Beruf sich negativ auf die Erkrankung auswirken kann. Eine Spirale aus Angst, Überforderung und neuen Krankheitsschüben kann die Folge sein. Besonders dann, wenn es sich abzeichnet, dass es der Beruf selbst ist, der die Depression auslöst oder begünstigt, kann ein Schnitt die beste Lösung sein.

4.2.2   Die Angst vor dem »Versagen« am Arbeitsplatz

Für den Kranken und seine Angehörigen bedeuten die Ängste vor einem Versagen am Arbeitsplatz oft große Unsicherheit. Existenzielle Probleme wie ein drohender Arbeitsplatzverlust stellen für sich genommen schon Situationen dar, in denen manche Menschen an Depressionen erkranken. Für die Betroffenen, die sich vielleicht seit geraumer Zeit mit ihrer Depression herumquälen müssen, werden sie nicht selten zu einem ernsthaften Hindernis für die Genesung.

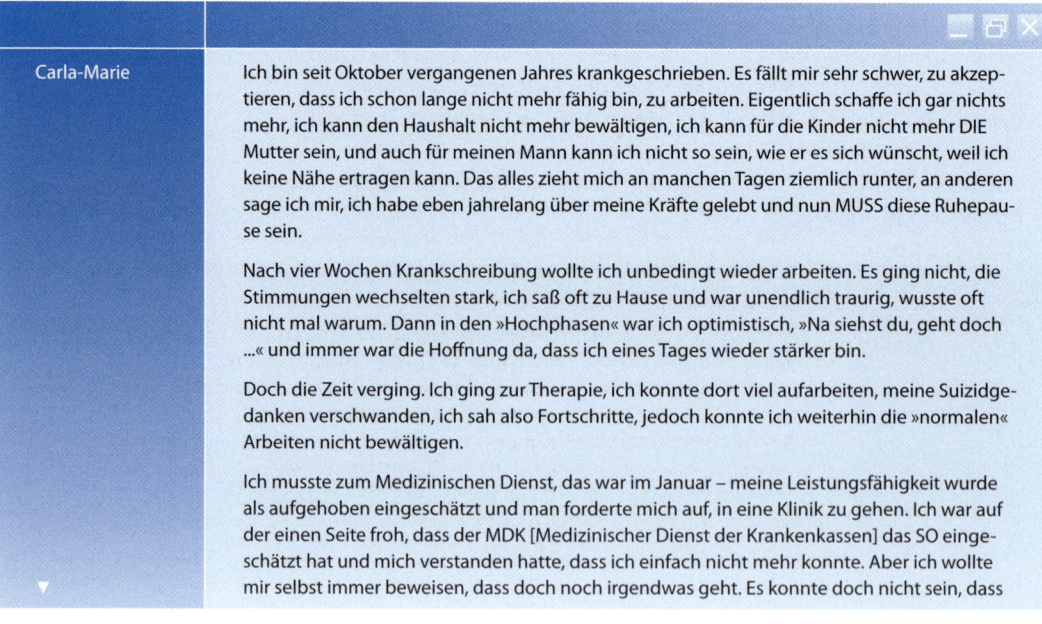

Carla-Marie	Ich bin seit Oktober vergangenen Jahres krankgeschrieben. Es fällt mir sehr schwer, zu akzeptieren, dass ich schon lange nicht mehr fähig bin, zu arbeiten. Eigentlich schaffe ich gar nichts mehr, ich kann den Haushalt nicht mehr bewältigen, ich kann für die Kinder nicht mehr DIE Mutter sein, und auch für meinen Mann kann ich nicht so sein, wie er es sich wünscht, weil ich keine Nähe ertragen kann. Das alles zieht mich an manchen Tagen ziemlich runter, an anderen sage ich mir, ich habe eben jahrelang über meine Kräfte gelebt und nun MUSS diese Ruhepause sein.
	Nach vier Wochen Krankschreibung wollte ich unbedingt wieder arbeiten. Es ging nicht, die Stimmungen wechselten stark, ich saß oft zu Hause und war unendlich traurig, wusste oft nicht mal warum. Dann in den »Hochphasen« war ich optimistisch, »Na siehst du, geht doch ...« und immer war die Hoffnung da, dass ich eines Tages wieder stärker bin.
	Doch die Zeit verging. Ich ging zur Therapie, ich konnte dort viel aufarbeiten, meine Suizidgedanken verschwanden, ich sah also Fortschritte, jedoch konnte ich weiterhin die »normalen« Arbeiten nicht bewältigen.
	Ich musste zum Medizinischen Dienst, das war im Januar – meine Leistungsfähigkeit wurde als aufgehoben eingeschätzt und man forderte mich auf, in eine Klinik zu gehen. Ich war auf der einen Seite froh, dass der MDK [Medizinischer Dienst der Krankenkassen] das SO eingeschätzt hat und mich verstanden hatte, dass ich einfach nicht mehr konnte. Aber ich wollte mir selbst immer beweisen, dass doch noch irgendwas geht. Es konnte doch nicht sein, dass

ich GAR NICHTS mehr machen kann, kein Staubwischen, kein Staubsaugen, keinen langen Spaziergang … alles strengte mich ungeheuer an. Ich fing an, dies zu akzeptieren.

In der Klinik kam dann mein größtes Problem zum Vorschein: Ich konnte nicht unter Menschen sein, ich konnte ihre Nähe nicht ertragen und meine körperlichen Schmerzen nahmen zu.

Nun sah ich es ganz deutlich, ich KONNTE in meinem Beruf mit diesen Beschwerden nicht arbeiten, denn ich bin IMMER unter Menschen. Ich beriet mich mit meiner Ärztin und stellte einen Rentenantrag. Dies war bitter und erleichternd zugleich, denn ich spüre, dass ich nicht mehr kann, doch dass ich mal in SO eine Lage komme, hätte ich nie gedacht.

Ich bekam Albträume, von der Arbeit, meinem Chef, alle grinsten mich an und verhöhnten mich. Ich wünschte mir so, dass DAS nicht mehr kommt, aber es hört nicht auf und es quält mich fast jede Nacht und ich zweifle, ob dieser Schritt überhaupt richtig war.

Nun warte ich schon seit einem Monat auf den Bescheid der LVA [Landesversicherungs-anstalt, heute Deutsche Rentenversicherung]. Die Ungewissheit, die Warterei, ist kaum auszuhalten. Heute finde ich ein Schreiben vom MDK im Briefkasten, ich soll eine Arbeits-platzbeschreibung ausfüllen und man wolle mir helfen, meine Arbeit zu erhalten. Ich fühle mich wieder einmal unverstanden, und ich weiß auch nicht, was das soll. Ich fühle mich unter Druck gesetzt, bedrängt … was hat der MDK mit meinem Rentenantrag zu tun?

Ich habe große Angst, wieder funktionieren zu müssen, Angst vor einem Gutachter, der in zehn Minuten über mein weiteres Leben entscheidet.

Ich hoffe nur, dass meine Kraft noch reicht, DIES auszuhalten.

Die beruflichen Probleme, die eine länger anhaltende Depression sehr wahrscheinlich auslösen wird, üben Druck auf den Betroffenen und seine Angehörigen aus. Es sind nicht nur die Sorgen um den evtl. Verdienstausfall oder eine drohende Kündigung, die die Lage des Kranken weiter verkomplizieren. Nicht mehr arbeiten zu können, trifft auch sein Selbstbewusstsein. Seine Gedanken kreisen häufig um die »Schande«, so lange krank zu sein, um die Kollegen, die er »im Stich gelassen hat«, den Chef, den er »enttäuscht« hat und seine »Unfähigkeit«, die Familie zu ernähren.

Viele Postings im Forum zeigen, dass der Bereich »Arbeit und Beruf« neben der Familie die meisten Sorgen bereitet und viele Anlässe bietet, sich minderwertig oder sogar als Sozialschmarotzer zu fühlen, der anderen auf der Tasche liegt.

Ananas

Ich hoffe, dass mir vielleicht jemand Mut machen kann. Ich bin so verzweifelt.

Nachdem ich sechs Wochen krankgeschrieben war (ich weiß, für eine Depression ist das noch keine so lange Zeit, aber war trotzdem zeitweise sehr heftig), bin ich heute eigentlich ziemlich gestärkt (dachte ich zumindest) zur Arbeit gegangen. Erst ging es ja noch einigermaßen. Aber nach sechs Wochen habe ich da angefangen, wo ich aufgehört hatte und das hat mich immer mehr unter Druck gesetzt, bis zur Verzweiflung. Ich dachte, ich schaffe es einfach nicht und ich kann nicht mehr. Ich konnte gerade noch meine Tränen zurückhalten und bin nach Hause gefahren. Aber wie soll es nur weitergehen. Ich hab solche Angst.

Ich funktioniere einfach nicht so, als wäre alles in Ordnung. Alle anderen sehen gleich aus und ich für die anderen wohl auch. Aber in mir schreit alles: »Hilfe, ich kann nicht, ich versteh das nicht, das ist mir zu viel« – und ich fühle mich damit so einsam. Gute Miene zeigen, weil man ja funktionieren muss, aber innerlich drehe ich immer mehr ab. Dabei ist Arbeit doch so

4

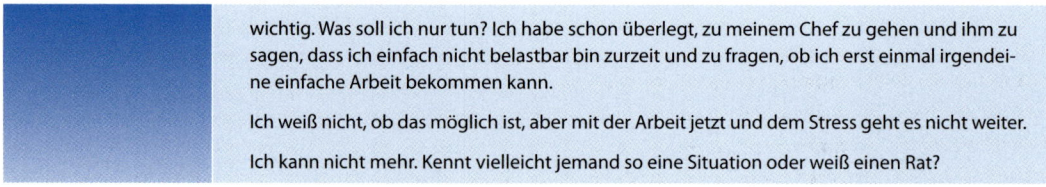

wichtig. Was soll ich nur tun? Ich habe schon überlegt, zu meinem Chef zu gehen und ihm zu sagen, dass ich einfach nicht belastbar bin zurzeit und zu fragen, ob ich erst einmal irgendeine einfache Arbeit bekommen kann.

Ich weiß nicht, ob das möglich ist, aber mit der Arbeit jetzt und dem Stress geht es nicht weiter.

Ich kann nicht mehr. Kennt vielleicht jemand so eine Situation oder weiß einen Rat?

Die Ausheilung von Depressionen erfolgt nicht selten stufenweise und mit vielen Aufs und Abs (▶ Abschn. 5.2.1). Bestimmte Symptome können bereits verschwunden sein oder sich doch sehr gebessert haben. Im häuslichen Umfeld oder auch nach einem Klinikaufenthalt fühlt sich der Kranke deshalb häufig schon wieder recht gut und will verständlicherweise so schnell wie möglich sein normales Leben auch am Arbeitsplatz wieder aufnehmen. Hier stellt er aber nicht selten fest, dass ihm seine Leistungsfähigkeit noch nicht wieder so wie früher zur Verfügung steht …

Dora S.	Ich sollte für eine Kollegin Belege zusortieren, die sie bearbeitet hatte. Es ging nur darum, zu kontrollieren, ob die von ihr vorgenommenen Berichtigungen o.k. waren. Das heißt, ich musste nur zwei Zahlen vergleichen. Ich habe es nicht geschafft, die Zahlen jeweils einmal anzuschauen und zu erkennen: richtig oder Differenz. Je höher die Zahl, desto schlimmer die Unfähigkeit zu erkennen. Z. B. konnte ich nicht 12,87 mit 12,86 vergleichen und sagen: o.k., da ist nur ein Cent Differenz. (…) Ich kann einfach immer noch nicht akzeptieren, dass für mich im Moment sogar diese einfache Tätigkeit überaus anstrengend ist.

Diese Erkenntnis ist für viele schmerzlich und verwirrend und manchmal kommen Befürchtungen auf, die Krankheit noch gar nicht überwunden oder sogar irreversible Schäden davongetragen zu haben. Besonders der gerade genesende Kranke ist in Gefahr, sich zu überfordern und sich einem zu großem Druck auszusetzen. Schlimmstenfalls kann es dann zu einem Rückfall kommen. Die Idee der Posterin, ihrem Chef reinen Wein einzuschenken und um eine einfachere Arbeit zu bitten, ist in dieser Situation eine vernünftige Überlegung.

Auch eine stufenweise Wiedereingliederung ins Arbeitsleben ist möglich. Die Krankenkassen unterstützen die Betroffenen in solchen Fragen und arbeiten zusammen mit dem behandelnden Arzt einen Wiedereingliederungsplan aus.

In diesem Zusammenhang hat das sog. »Hamburger Modell« von sich reden gemacht. Dabei handelt es sich um eine auf maximal zehn Monate begrenzte Lohnsubvention. Die Agentur für Arbeit gewährt für einen gewissen Zeitraum einen abgabefreien Zuschuss zum Lohn und zwar an Arbeitnehmer und Arbeitgeber, um den Wiedereinstieg ins Berufsleben attraktiver für beide Seiten zu machen. Voraussetzung ist ein sozialversicherungspflichtiges Arbeitsverhältnis zwischen wenigstens 15 Wochenstunden und einer Vollbeschäftigung.

Aber gerade in der Gesundungsphase können auch regelmäßige 15 Stunden wöchentlich noch zu schwierig sein. Manchmal geht es ohne

Probleme, dann wieder gibt es Wochen, in denen so gut wie nichts mehr geht. Eine flexible Teilzeitlösung kann hier die bessere Wahl sein. Man sollte sich nicht scheuen, mit dem Arbeitgeber darüber zu sprechen und ihm klar zu machen, dass der Gesundungsprozess eben mit Hochs und Tiefs verläuft. Wenn er mitspielt, liegen die Vorteile auf der Hand: Der gewohnte Arbeitsplatz bleibt erhalten und somit bleibt auch die Anforderung erspart, sich auf einen neuen Arbeitsplatz und ggf. auf Druck von der Agentur für Arbeit einstellen zu müssen. Wenn es die Chance gibt, langsam wieder in die alten Verhältnisse hineinzuwachsen, wird das in vielen Fällen der leichteste Weg sein.

Wer das Gefühl hat, seinem alten Beruf nicht mehr gewachsen zu sein, sollte darüber nachdenken, ob dieser Eindruck nicht doch aus Resten depressiver Ängste stammt, die im Laufe der Zeit auch wieder verschwinden können. Auch der Autor hielt es lange Zeit nicht für möglich, noch einmal seine alten Aufgaben zu bewältigen, tut dies heute aber ebenso gut wie vor der Erkrankung. In Fällen, in denen der Beruf selbst möglicher Auslöser der Depression ist (▶ Abschn. 4.2.3) oder wenn klar wird, dass die alte Form so schnell nicht mehr erreichbar ist, kann eine Umschulung die richtige Maßnahme sein. Dann sollte man die Agentur für Arbeit nach Berufsfindungsmaßnahmen fragen.

4.2.3 Macht mich mein Beruf krank?

Großglockner	Doch immer wieder kam und komme ich in der Schule in Phasen, wo Schule und Schüler für mich nur noch Überforderung, Kampf und Antipathie bedeuten. Dieser Druck, Stress und diese Spannungen haben meine Depression zwar nicht verursacht, aber zu einem großen Teil mit ausgelöst. Fünf bzw. dreieinhalb Jahre Erfahrung in diesem Beruf reichen um festzustellen: Ich bin diesem Beruf psychisch auf Dauer nicht gewachsen. Hinzu kommt, dass ich – rückblickend – seit etwa zehn Jahren eine Dysthymie, also eine leichte chronische Depression mit mir herumschleppe. Daher fehlt mir die Erfahrung, wie es sich anfühlt, aus einer depressiven Episode wieder ganz heraus zu sein. Inzwischen bin ich mir wirklich ganz sicher, dass der Lehrerberuf nicht das Richtige für mich ist, weil ich ihn nicht bewältigen kann.
	Gleichzeitig bleibt die Frage, was ich überhaupt beruflich machen möchte (und kann), ob ich mit meiner Depressionsgeschichte überhaupt eine Chance auf dem Arbeitsmarkt habe und ob ich den Anforderungen in einem anderen Berufsfeld oder gar in einer neuen Ausbildung gewachsen bin.

Wenn ein anstrengender Beruf die eigenen Resourcen immer wieder überfordert oder wenn, wie in diesem Fall, eine depressive Dauerverstimmung vorliegt, kann ein Berufswechsel die richtige Maßnahme sein. Manchmal ist auch eine leichtere Aufgabe am gleichen Arbeitsplatz eine mögliche Option. Beides wird selten ohne ein längeres Ringen um die richtige Entscheidung abgehen. Aber Depressionen verschlechtern die Lebensqualität oft in sehr hohem Maße und dahinter können Erwägungen wie z. B. Karriere oder finanzielle Einbußen auch zweitrangig erscheinen.

4

Die Posterin entschloss sich kurze Zeit später, Ihren Lehrerberuf aufzugeben und fand einen Ausbildungsplatz für eine weniger nervenaufreibende Tätigkeit. Seitdem geht es ihr gesundheitlich erheblich besser.

4.2.4 Auseinandersetzungen mit Ämtern und Versicherungen

Unser Gesundheitssystem gehört trotz aller Kritik mit zu den besten der Welt und es bietet einen vergleichsweise guten Schutz – auch bei einer komplizierten Erkrankung wie der Depression. Dem stehen aber in vielen Fällen ein undurchschaubares Regelwerk und ein bürokratischer Apparat gegenüber, der schon psychisch Gesunden einiges Kopfzerbrechen bereiten kann. Oft gilt es, Anträge zu stellen, Fristen zu wahren und evtl. gutachterliche Urteile anzufechten. Aber wie soll das ein depressiver Mensch bewerkstelligen, dem es vielleicht sogar schwer fällt, am Morgen seinen Tag zu beginnen? **Er wird Unterstützung dabei benötigen und er sollte sich diese unbedingt holen.** Man kann Entscheidungen mit Angehörigen oder Freunden diskutieren, aber man muss als Betroffener nicht alle Briefe selbst formulieren oder Telefonate führen, sondern man kann Freunde und Angehörige darum bitten. Das Gespräch mit anderen kann eine sehr große Hilfe bieten und eigene Ängste abbauen helfen. Im Forum findet das immer wieder statt und sehr oft erweist sich das als die entscheidende Hilfestellung. Zudem gibt es auch für viele Fragen Beratungsmöglichkeiten über Vereine oder öffentliche Einrichtungen. Die Kommunen unterhalten einen Sozialpsychiatrischen Dienst, der sich solcher Probleme annimmt. Auskunft gibt das Landratsamt.

Im Folgenden wollen wir die häufigsten Fragen anschneiden, denen sich ein Langzeitkranker gegenüber sieht. Je nach Beruf und persönlicher Situation wird es aber manchmal spezielle Probleme geben, die hier nicht behandelt werden können. Die angegebenen Zahlen und Regeln galten bei Drucklegung des Buches und in Deutschland.

Krankenkasse

Die gesetzlichen Kassen zahlen nach Ende der Entgeldfortzahlungspflicht des Arbeitgebers (sechs Wochen) ein Krankengeld von bis zu 70% des Bruttolohnes und max. 90% des Nettolohnes. Wird das Krankengeld wegen ein und derselben Erkrankung gezahlt, ist es auf eine Dauer von 78 Wochen innerhalb eines Zeitraumes von drei Jahren begrenzt. Wenn das Krankengeld ausgeschöpft wurde, ist die Krankenkasse nicht mehr für die Existenzsicherung zuständig – man spricht von Aussteuerung. Allerdings wird sie auch weiterhin für alle Krankheitskosten aufkommen, wie gewohnt.

Jetzt ist die Agentur für Arbeit der zuständige Ansprechpartner. Sie wird in der Regel nun durch einen Agenturarzt feststellen lassen, ob eine Erwerbsfähigkeit noch gegeben ist. An dieser Stelle muss man beachten, dass das Krankengeld wegen einer **Berufsunfähigkeit** gezahlt wurde und nicht wegen einer **Erwerbsunfähigkeit.** Deshalb kann es durchaus dazu kommen, dass die Agentur, dem Entscheid des Agenturarztes folgend, die

Erwerbsfähigkeit feststellt und den Betroffenen als vermittelbar betrachtet, obwohl die Krankenkasse vorher Krankengeld bezahlt hatte und die Arbeitsunfähigkeit anerkannte. Sollte die Erwerbsfähigkeit nicht bestehen, wird die Agentur dazu auffordern, eine EM-Rente (Erwerbsminderungsrente) beim Rententräger zu beantragen.

Solange Krankengeld bezahlt wird, müssen keine Krankenversicherungsbeiträge entrichtet werden. Übrigens muss ein Arbeitnehmer seine Krankschreibungen dem Arbeitgeber auch nach Ablauf der sechswöchigen Entgeldfortzahlungspflicht vorlegen. Der Versicherte hat außerdem die Pflicht, Krankschreibungen seiner Kasse innerhalb einer Woche vorzulegen. Andernfalls kann das Krankengeld ausgesetzt werden.

Privat Versicherte haben nicht automatisch Anspruch auf ein Krankentagegeld sondern nur dann, wenn dieser Versicherungsschutz auch vereinbart wurde.

Die gesetzlichen Krankenkassen unterhalten den MDK (Medizinischer Dienst der Krankenkassen), den sie einschalten, wenn sie eine Überprüfung der gesundheitlichen Lage des Versicherten für angebracht halten. Der Versicherte muss der Aufforderung des MDK nachkommen, vorstellig zu werden. Es empfiehlt sich, bei diesem Termin alle Unterlagen und Atteste mitzubringen, eine aktuelle Einschätzung des behandelnden Arztes kann ebenfalls hilfreich sein. Private Versicherungen unterhalten ähnliche Einrichtungen, die gutachterlich tätig sind.

Der MDK kann u. U. zu einer anderen Einschätzung kommen, als der behandelnde Arzt und kann beispielsweise feststellen, dass die Arbeitsunfähigkeit nur teilweise besteht oder dass eine Reha-Maßnahme angezeigt ist. Die richtige Beurteilung des Gesundheitszustandes und damit der Arbeitsfähigkeit eines depressiven Menschen gelingt nicht immer zufriedenstellend. Dann kann es zu Entscheidungen kommen, mit der der Kranke so nicht leben kann und gegen die er sich ggf. zur Wehr setzen muss. Der Widerspruch sollte von einem ärztlichen Attest gestützt werden, aus dem hervorgeht, warum die Einschätzung des MDK-Arztes so nicht zutreffend ist.

Forteresse	Ich bin ratlos. Meine Krankenkasse hat mich zum MDK geschickt, damit geprüft werden kann, ob ich noch weiterhin Krankengeld bekomme oder wieder arbeitsfähig bin.
	Ich habe bereits eine Klinikzusage für ein Krankenhaus für Psychosomatik und Psychotherapie, um die ich mich seit Wochen bemüht habe. Auch mein Arzt befürwortet diesen Klinikaufenthalt.
	Der medizinische Dienst kam zu folgendem Ergebnis: Ich sei drei Stunden täglich für leichte körperliche Arbeit arbeitsfähig.
	Die Krankenkasse lehnte daraufhin den geplanten Klinikaufenthalt ab (was sie auch schon vorher wollte) und ich bekomme ab 1. Februar auch kein Krankengeld mehr. Meine Gesundheit verschlechtert sich immer mehr, die ambulante Therapie reicht in keiner Weise aus.
	Wie kann ich Einspruch einlegen? Mein Arzt will zwar was schreiben aber meint, ich solle auch selbst an die Krankenkasse schreiben.
	Nach den schlechten Erfahrungen, dass man mir nicht richtig glaubt bzw. meine Angaben umdeutet, sodass angeblich das Gegenteil zutrifft, bin ich da ziemlich mutlos.
	Außerdem bekomme ich das MDK-Gutachten nicht zu Gesicht. (…)

4

HarveyJ

Du solltest auf jeden Fall Widerspruch einlegen. Es ist schon gut, dass dein Arzt dich unterstützen will, dennoch ist es wichtig, dass du alles genau aufschreibst, was dir zurzeit Probleme macht und der Krankenkasse mitteilst, dass du dich nicht in der Lage fühlst, die von dir geforderten Leistungen (3 Stunden) zu erbringen.

Sowohl der Sozialverband (http://www.reichsbund.de/) als auch der VdK (http://www.vdk.de/) können dich unterstützen. Lass dir einen Termin für eine kostenlose Beratung geben.

Ich denke, dass es auch wichtig ist, dass dein Arzt erwähnt, dass er den stationären Aufenthalt für dringend erforderlich hält und ambulante Behandlung nicht ausreicht.

Du könntest auch versuchen, einen Antrag auf eine Reha-Maßnahme beim Rentenversicherungsträger (LVA/BfA) zu beantragen. Das dauert zwar etwas länger, dafür spielt es keine Rolle, was die Krankenkasse dazu meint.

Wenn dein Arzt dich weiterhin als arbeitsunfähig einschätzt, dann bist du auf jeden Fall für die Zeit des Einspruchs/Widerspruchs krankgeschrieben. Ich habe die Erfahrung gemacht, dass man unbedingt darauf achten sollte, welcher Facharzt einen begutachtet. Es sollte schon jemand sein, der sich auch mit der Diagnose, die zu der Krankschreibung geführt hat, auskennt. Mich hat mal ein Internist begutachtet. Dieser stellte keine Einschränkungen fest, nach der Depression hat er gar nicht erst gefragt. Seitdem frage ich bei jeder Untersuchung erst, mit welcher Art Arzt ich es zu tun habe.

Unter dem Gesichtspunkt des hohen Kostendrucks auf Kassen und Rentenversicherung ist es nachvollziehbar, dass zunächst versucht wird, kostspielige Maßnahmen zu vermeiden. Bei leichter einschätzbaren Krankheiten ist meist klar, was für Maßnahmen notwendig und vertretbar sind – bei Depressionen fällt das häufig schwerer. Man sollte deshalb auf keinen Fall die Flinte ins Korn werfen, sondern von seinem Recht auf Widerspruch Gebrauch machen. Ein guter Rat ist es, den eigenen Krankheitsverlauf zu dokumentieren und der Krankenkasse vorzulegen. Wenn auch noch der behandelnde Arzt unterstützend mitwirkt, kann es zu einer Revidierung des Bescheides kommen.

Weil psychische Erkrankungen zunehmen, entsteht bei den Kassen ein erhöhter Bedarf an Beratung für die besondere Situation der Betroffenen. Die AOK bietet einen sozialen Dienst an, bei dem man sich von Sozialpädagogen beraten lassen kann.

Reha-Maßnahmen

Die gesetzliche Rentenversicherung unterscheidet zwischen 4 Arten von Reha-Leistungen: die medizinischen Leistungen zur Rehabilitation, die Leistungen zur Teilhabe am Arbeitsleben wie Umschulungen oder Weiterbildungen, die ergänzenden Leistungen, beispielsweise Übergangsgeld oder Kosten für Haushaltshilfen, und die sonstigen Leistungen wie Rehabilitationen nach Krebserkrankungen sowie Heilbehandlungen für Kinder von Versicherten.

Sie müssen bei Antragstellung *eine* der nachfolgenden versicherungsrechtlichen Voraussetzungen erfüllen:

- Wartezeit von 15 Jahren
- 6 Kalendermonate mit Pflichtbeiträgen in den letzten 2 Jahren
- Bezug einer Rente wegen verminderter Erwerbsfähigkeit
- allgemeine Wartezeit von 5 Jahren bei verminderter oder in absehbarer Zeit gefährdeter Erwerbsfähigkeit

━ Anspruch auf große Witwenrente beziehungsweise Witwerrente wegen
verminderter Erwerbsfähigkeit.
(Quelle: Internet-Auftritt der Deutschen Rentenversicherung)

Eine Reha-Maßnahme kann in vielen Fällen geeignet sein, beruflich oder gesundheitlich wieder Fuß zu fassen. Es sind dabei sowohl ambulante als auch
stationäre Maßnahmen denkbar. Wünsche zu Art und Ort der Maßnahme
können genannt werden. Für Antragsteller im Rheinland oder in Westfalen
wird im Auftrag des Rententrägers ein Gutachten erstellt. Für alle anderen
Bundesländer gilt, dass ein ärztlicher Befundbericht einzureichen ist. Das
schließt gleichzeitig mit ein, dass der behandelnde Arzt die Reha-Maßnahme befürworten sollte. Weil Reha-Maßnahmen kostspielig und die Kassen
leer sind, werden die Anträge nach den Berichten der Forumsteilnehmer
nicht selten abgelehnt. Dagegen kann Widerspruch eingelegt werden.

Immer wieder hört man, dass die Krankenkassen darauf drängen, einen
Reha-Antrag zu stellen. Dem muss in der Regel Folge geleistet werden, weil
es ansonsten zur Einstellung des Krankengelds kommen kann (Rechts-
grundlage ist der §51 Abs.1 SGB V).

Abendfrieden	Ich hatte sehr viel Hoffnung in eine stationäre Reha-Leistung gesetzt um meine Probleme in den Griff zu bekommen. Heute bekam ich aber die Absage der BfA. (…)
	Noch möchte ich nicht aufgeben und Widerspruch erheben.
	Hat hier jemand Erfahrungen mit Widersprüchen bei Reha-Anträgen? Ich meine, kennt jemand Argumente, die doch ziehen könnten? Ich habe mal einen Teil des Bescheides abge-tippt. Falls jemand eine Idee hat, würde ich mich über Antwort sehr freuen.
	Ihr Antrag auf Leistungen zur medizinischen Rehabilitation kann nicht entsprochen werden.
	[...]
	Die Auswirkungen der bei ihnen festgestellten Gesundheitsstörungen – Depression; Medikamen-tenmissbrauch; somatoide Störung – auf das Leistungsvermögen sind nicht so schwerwiegend, dass eine vorzeitige medizinische Leistung zur Rehabilitation im Sinne § 15 SGB VI aus gesundheit-lichen Gründen dringend erforderlich ist.

Hier wird also festgestellt, das Krankheitsbild sei nicht schwerwiegend genug,
um eine Reha-Maßnahme zu rechtfertigen. Nicht immer wird aber deutlich,
auf welcher Grundlage eine solche Einschätzung erfolgte. Es lohnt sich deshalb, weitere Beweise für die Schwere der Erkrankung beizubringen.

Auguste	Dass Reha-Maßnahmen eher abgelehnt als zugestimmt wird, ist derzeit eher die Regel als die Ausnahme.
	Das sollte dich aber nicht daran hindern, Widerspruch einzulegen. Ich bin selbst diesen Weg oft gegangen und habe gemerkt, dass erst dann dem Antrag die nötige Aufmerksamkeit geschenkt wird. Die Ablehnung setzt sich meist aus immer wiederkehrenden Textbausteinen zusammen und wird, so meine Erfahrung – vom Schreibtisch aus entschieden.
	Vielleicht kann dich dein Arzt dabei unterstützen und dir bestätigen, dass es DRINGEND erfor-derlich für dich ist, an einer Reha-Maßnahme teilzunehmen …?
	Gib auf keinen Fall auf!!

Für den Fall, dass eine Reha-Maßnahme nicht durchgesetzt werden kann, weiß ein Forumsmitglied trotzdem Rat:

Bergschlucht	Um trotzdem eine stationäre Behandlung zu bekommen, gibt es schon eine Möglichkeit. In Deutschland gibt es ein paar wenige psychosomatische Akutkliniken, die KEINE Reha anbieten (wichtig ist, dass die Klinik wirklich keine Rehabilitation nach § 111 SGB V anbietet). Diese psychosomatischen Akutkliniken (Versorgungskrankenhaus nach § 108 Absatz 3 SGB V) werden ausschließlich von den Krankenkassen bezahlt. Für diese Kliniken reicht eine Einweisung vom behandelnden Arzt. Informiere dich im Internet und bei deinem behandelnden Arzt darüber!

EM-Rente

Die medizinischen Voraussetzungen für eine Rente wegen **teilweiser Erwerbsminderung** liegen bei Ihnen vor, wenn Sie wegen Krankheit oder Behinderung mindestens 3 aber weniger als 6 Stunden täglich auf dem allgemeinen Arbeitsmarkt arbeiten können.

Die medizinischen Voraussetzungen für eine **volle Rente wegen Erwerbsminderung** liegen bei Ihnen vor, wenn Sie wegen Krankheit oder Behinderung weniger als 3 Stunden täglich auf dem allgemeinen Arbeitsmarkt arbeiten können.

Die Deutsche Rentenversicherung prüft das anhand ärztlicher Unterlagen. Eventuell fordert sie weitere Gutachten an und stellt dann Ihr Leistungsvermögen fest.

Neben den medizinischen sind außerdem folgende versicherungsrechtlichen Voraussetzungen erforderlich:

Sie müssen mindestens 5 Jahre versichert sein (Wartezeit).

In den letzten 5 Jahren vor Eintritt der Erwerbsminderung müssen 3 Jahre mit Pflichtbeiträgen für eine versicherte Beschäftigung oder Tätigkeit belegt sein.

(Quelle: Internetauftritt der Deutschen Rentenversicherung)

Zum 1.1.2001 trat eine Änderung des Rentenrechts in Kraft. Vor diesem Zeitpunkt bestand ein Versicherungsschutz für Erwerbsunfähigkeit *und* Berufsunfähigkeit. Wer einen Anspruch bis zum 31.12.2000 angemeldet hat, wird auch weiterhin nach altem Recht behandelt. Nach dem neuen Recht ist der Fall der Berufsunfähigkeit nicht mehr versichert. Das hat zur Folge, dass der krankheits- oder unfallbedingte Verlust der Fähigkeit, einen bestimmten Beruf auszuüben, keinen besonderen Schutz mehr genießt (Eine Ausnahme bilden Versicherte, die vor dem 2.1.1961 geboren sind). Es kommt nur noch darauf an, ob eine Krankheit oder ein Unfall die **Erwerbsfähigkeit** beeinträchtigt. Der Begriff der Erwerbsunfähigkeitsrente (EU-Rente) wurde im neuen Recht durch den der Erwerbsminderungsrente (EM-Rente) ersetzt.

Die Erfahrungen mit einem Rentenantrag (er kann z. B. bei der Gemeinde eingereicht werden, die auch die Formulare bereithält) sind recht unterschiedlich.

Kalimera	Ich persönlich habe echt Glück gehabt mit meinem Antrag.
	Nach ca. vier bis fünf Wochen musste ich zum Gutachter und nach insgesamt knapp drei Monaten hatte ich den Antrag durch. Ist alles total problemlos verlaufen. Die Rente ist mir für insgesamt eineinhalb Jahre genehmigt worden.
	Ich bin erst 31 und die Rente wurde genehmigt aufgrund von Essstörung, Depression und Persönlichkeitsstörung.

| Aurelia | (…) Ich habe vor zwei Jahren den EU-Rentenantrag gestellt, da ich das zweite Mal aus der Klinik entlassen war, und weil man mir das nahe gelegt hatte, da man nichts mehr für mich tun konnte. Kurz darauf bekam ich Termin zum Gutachter, einige Wochen später die Ablehnung. Dann mein Widerspruch, neuer Gutachter, das zog sich bis Anfang des darauffolgenden Jahres hin. Dann wieder Ablehnung, inzwischen war ich das dritte Mal in der Klinik, beauftragte dann den Rechtsanwalt. Es wurden von den behandelnden Ärzten wieder Berichte angefordert und bisher habe ich noch keinen Bescheid. Ich habe auch über den Rechtsanwalt in meine Gutachten und BfA-Stellungnahmen Einblick erhalten. Dort wird mir zwar auch bescheinigt, dass ich nur noch zwei Stunden arbeiten kann, aber Rente bekomme ich trotzdem nicht. Musste mich – da ich auch ausgesteuert war – beim Arbeitsamt melden. (…) |

Doriana	Hallo, ich freue mich auch für alle, die die Rente bewilligt bekommen haben.
	Aber ist das auch genug um über die Runden zu kommen?
	Wie viel bekommt man denn ungefähr vom letzten Gehalt in Prozent?
	Mir reicht das schon ganz grob.
	Es ist doch aber ein furchtbarer Gedanke darauf angewiesen zu sein. Rente mit 40!
	Und kommt man danach überhaupt wieder rein in den Arbeitsmarkt?
	Oder bleibt man gar für immer Rentner?

Eine EM-Rente ist eine Zeitrente und wird längstens für drei Jahre bewilligt. Danach kann ein neuer Antrag gestellt werden. Wird auch der dritte Antrag in Folge bewilligt, kommt es wahrscheinlich zu einer unbefristeten Bewilligung der EM-Rente. Die Bewilligung der Rente kann je nach Sachlage aber auch für weniger als drei Jahre erfolgen. In Fällen, in denen eine Wiedereingliederung ins Berufsleben aus medizinischen Gründen ausgeschlossen erscheint, wird sie auch zeitlich unbegrenzt (bis zum Eintritt der Altersrente) gewährt. Da dies bei reinen Depressionen kaum in Frage kommt, muss also davon ausgegangen werden, dass eine unbefristete Rente nicht gewährt wird. Ein anderer Aspekt bei der Gewährung der Rente ist die Situation am Arbeitsmarkt. Erscheint es unwahrscheinlich, dass ein Arbeitsplatz gefunden werden kann, kann aufgrund dieser Einschätzung die EM-Rente bewilligt werden. In diesem Fall ist eine unbefristete Bewilligung nicht möglich.

Die Höhe der Rente wird wesentlich durch die sog. Zurechnungszeit mitbestimmt. Bei der Ermittlung der anrechnungsfähigen Versicherungsjahre (maßgeblich für die Höhe der Rente) werden dabei die zwischen dem Eintritt des Versicherungsfalles und der Vollendung des 60. Lebensjahres fehlenden Versicherungsjahre berechnet und danach bewertet, wie lange und wie viel der Betroffene vor Eintritt des Versicherungsfalles in die Rentenkasse eingezahlt hat. Ein gut Verdienender wird also eine höhere EM-Rente erhalten. Die Zurechnungszeit kann sich in erheblichem Maße rentensteigernd auswirken, sodass sich oft erst durch ihre Berücksichtigung eine ausreichend hohe Rente ergibt.

Die EM-Rente wird gekürzt, wenn sie vor dem 63. Lebensjahr beginnt und zwar um 0,3% für jeden Monat, den die Rente vor dem 63. Lebensjahr in Anspruch genommen wird – höchstens jedoch um 10,8 % (das entspricht 36 Monaten).

Durch die Antragstellung wird es häufig zu einer Vorladung bei einem Gutachter kommen, der man auch Folge leisten muss. Dies liegt im Ermessen des Rententrägers und wird auch davon abhängen, welche Unterlagen eingereicht werden, und wie eindeutig und glaubhaft diese die Krankheitssituation wiedergeben.

Ein Hinzuverdienst bis maximal 350 € führt nicht zu einer Kürzung der EM-Rente.

Wer Fragen zu rentenrechtlichen Problemen hat, sollte einmal die kostenlose Hotline der Deutschen Rentenversicherung versuchen. Der Autor hat es selbst ausprobiert und war positiv überrascht von der Sachkompetenz und Freundlichkeit des Gesprächspartners.

Schwerbehindertenausweis

Ein Schwerbehindertenausweis kann formlos beim Versorgungsamt beantragt werden. Dabei empfiehlt es sich, eine ärztliche Bescheinigung über die Art der Behinderung beizulegen und mit dem Arzt zuvor die Beantragung des Ausweises zu besprechen. Ein Schwerbehindertenausweis wird unter bestimmten Voraussetzungen gewährt – bei der Depression ist es in der Regel das Merkmal »Minderung der Erwerbsfähigkeit um wenigstens 50%«. Das Versorgungsamt prüft den Anspruch über ärztliche bzw. gutachterliche Aussagen und stellt bei Gewährung den Ausweis unter Angabe des GdB (Grad der Behinderung) aus. Wer im Besitz eines Schwerbehindertenausweises ist, kann u. U. auf eine Reihe von Vorteilen zurückgreifen (sog. Nachteilsausgleich).

Im Falle einer depressiven Erkrankung können sich im Wesentlichen steuerliche und arbeitsrechtliche Vorteile, wie längerer Urlaubsanspruch und besonderer Kündigungsschutz, ergeben. Ein Schwerbehindertenausweis kann sich deshalb bei der Arbeitssuche allerdings auch negativ auswirken, weil die Pflicht besteht, den Arbeitgeber darüber zu informieren. Er kann aber zurückgegeben werden, wenn man seine Vorteile nicht mehr nutzen möchte. Ein kundiger Poster fasst es so zusammen:

| Hakumi | Zum Thema Schwerbehindertenausweis gibt es einiges zu bedenken. Grundsätzlich hat der Grad der Schwerbehinderung keine Aussage auf den Grad der Erwerbsminderung. Also auch 100% Schwerbehinderung könnten laut Gesetz immer noch, von Fall zu Fall, eine geeignete Vollbeschäftigung zulassen. |

Ebenfalls darf eine Schwerbehinderung dem Arbeitgeber oder aber dem Arbeitsamt nicht verschwiegen werden. So gesehen könnte ein Schwerbehindertenausweis negativen Einfluss auf den Arbeitsplatz oder aber bei einer Neueinstellung haben. Die Vorteile wie mehr Urlaub, Kündigungsschutz usw. kennst du ja schon. Es bleibt also individuell für jeden Fall unterschiedlich zu bewerten, ob ein Antrag auf Schwerbehinderung mehr Nutzen oder mehr Nachteile bringt. (…)

Berufsunfähigkeitsversicherungen

Eine privat abgeschlossene Berufsunfähigkeitsversicherung leistet vertraglich vereinbarte Zahlungen unter bestimmten Bedingungen. Man hört immer wieder, dass einigen Versicherten nicht bewusst ist, dass sie eine solche BU-Versicherung besitzen, weil sie als Teil ihrer Lebensversicherung abgeschlossen wurde. Ein Blick in die entsprechenden Unterlagen kann sich also lohnen.

- *Berufsunfähig im Sinne der Versicherungsbedingungen ist, wer wegen Krankheit, Unfall oder Kräfteverfall seinen Beruf zu mindestens x% nicht mehr ausüben kann.* Das ist eine Standardformulierung in einem BU-Versicherungsvertrag. Für x wird häufig 50% eingesetzt, es gibt aber auch andere Verträge mit einer abweichenden Quote. Das bedeutet für eine Vollbeschäftigung mit acht Stunden, dass der Versicherungsfall dann eintritt, wenn man weniger als vier Stunden täglich arbeiten kann.
- Der Leistungsbeginn kann entweder mit Eintritt der Berufsunfähigkeit einsetzen oder aber mit dem Datum der Meldung bei der Versicherung. Das kann einen sehr großen Unterschied machen! Deshalb sollte man nicht zögern, den Eintritt der Berufsunfähigkeit zu melden. Viele Verträge sehen eine Zahlung erst nach einer Karenzzeit von z. B. sechs Monaten vor.

Leider gibt es auch hier nicht nur gute Erfahrungen mit den Versicherungen.

Duncan	Ich habe wieder eine negative Erfahrung gemacht, was das Verstehen der Krankheit Depression betrifft. Es geht um eine Berufsunfähigkeitsversicherung, die ich vor elf Jahren abgeschlossen habe. Laut Vertragsbedingungen tritt die Versicherung in Kraft, wenn man länger als sechs Monate krankgeschrieben ist ODER seinen Beruf zu mindestens 50% nicht mehr ausüben kann.
	Beides trifft bei mir zu, so steht es auch im zuletzt erstellten Gutachten, das der Versicherung vorliegt. Leider wird es nicht akzeptiert und nun kommt der Haken der Sache: Bei mir wurde die Depression erst 2001 diagnostiziert, obwohl schon seit vielen Jahren Symptome – eher körperliche – auftraten. In dem Gutachten wurde es jedoch so dargestellt, als wenn ich schon die ganzen Jahre depressiv war. Im Nachhinein hat das auch seine Richtigkeit, doch ich wusste es damals nicht, weil die Krankheit nicht als solche erkannt wurde. Die Versicherung stellt es nun so hin, als wenn ich ihr vor elf Jahren, bei Antragstellung, vorenthalten habe, dass ich die Krankheit bereits hatte und erklärt den Versicherungsvertrag als nie dagewesen, was bedeutet, dass ich weder die Leistungen aus der Berufsunfähigkeitsversicherung bekomme noch weiteren Versicherungsschutz habe (diese BU war kombiniert mit einer Risiko-Lebensversicherung) (…)

4

Chinabaum	Ich habe genau das, was du jetzt beschreibst, im letzten Jahr durchgemacht. Kurz in Stichworten:
	— Antrag auf Leistungen aus der BU
	— Formulare ausfüllen, Gutachten abwarten etc.
	— Fast ein Jahr später dann der Bescheid von der Versicherung, dass nicht nur keine Leistung erbracht wird, sondern auch der gesamte Vertrag angefochten und gekündigt wird, weil ich meine Erkrankung absichtlich nicht angegeben hätte (abgeschlossen hab ich die Versicherung fünf Jahre zuvor).
	— Habe mir dann über die Sozialarbeiterin der Klinik eine Anwältin für Sozialrecht empfehlen lassen. Die Anwältin hat erstmal Einspruch eingelegt (das muss innerhalb eines halben Jahres passieren!) und der Versicherung nahe gelegt, weitere Informationen von meinem Arzt einzuholen.
	— Die Versicherung hat den Arzt angeschrieben, der hat ein zusätzliches Gutachten verfasst und dieses von der Rechtsanwältin gegenlesen lassen, bevor er es an die Versicherung geschickt hat.
	— Schließlich kam dann ein Schreiben, dass die Vertragsaufhebung rückgängig gemacht wurde und der Antrag nun medizinisch geprüft wird (bis zu dem Moment hat offensichtlich noch kein Arzt den Antrag zu Gesicht bekommen!!!)
	— Wenig später hatte ich dann die Bestätigung im Briefkasten, dass die Versicherung zahlt.
	Also: Sich wehren lohnt sich!

Agentur für Arbeit

Wer während der Arbeitslosigkeit an einer Depression erkrankt und krankgeschrieben wird, fällt unter die gleichen Regeln, als wäre er erwerbstätig. Es wird also nach Ablauf von sechs Wochen Krankengeld gezahlt. Solange die Krankschreibung besteht, steht der Bezieher von Arbeitslosengeld nicht für den Arbeitsmarkt zur Verfügung und muss sich nicht um einen Arbeitsplatz bemühen. Anders sieht es aus, wenn die Krankschreibungen aufhören, man sich aber noch nicht wieder voll auf der Höhe fühlt. Ein Arzt wird irgendwann die Krankschreibung nicht mehr vertreten wollen, wenn er den Eindruck hat, dass eine Rückkehr in die Normalität nicht länger hinausgezögert werden sollte. Zur Zeit der Drucklegung dieses Buches übte die Agentur für Arbeit häufig hohen Druck aus, um Arbeitslose zu vermitteln (obwohl es kaum Arbeit gab). Besondere Rücksichten auf die psychische Situation werden alleine schon aus Zeitmangel und wegen Überarbeitung der Sachbearbeiter nicht zu erwarten sein. Diese stehen unter einem hohen Erfolgsdruck und haben Richtlinien umzusetzen. So kann es häufig passieren, dass sich das Räderwerk der Agentur für Arbeit ungerührt dreht und immer neue Aufforderungen zu mehr Aktivität und Jobsuche oder zur Teilnahme an sog. Fortbildungsmaßnahmen im Briefkasten liegen.

Coco	Nach meiner Aussteuerung beantragte ich Rente bei der LVA und meldete mich beim Arbeitsamt. Zurzeit bekomme ich noch Arbeitslosengeld.
	Das Arbeitsamt stellte damals fest, dass ich nicht arbeitsfähig bin.
▼	Zwischenzeitlich bekam ich 40% Schwerbehinderung vom Versorgungsamt.
	Die LVA lehnte die Rente ab, mit der Begründung, dass ich mindestens noch sechs Stunden am Tag arbeiten kann.

Daraufhin legte ich Einspruch ein (es ist noch kein Bescheid gekommen).
Gleichzeitig wendete sich das Arbeitsamt an die LVA, um festzustellen, wer zahlen muss.

Heute bekam meine Ehefrau, die mich beim Arbeitsamt vertritt (ich bin selbst nicht in der
Lage unter Menschenmengen zu gehen und mit den öffentlichen Verkehrsmitteln zu fahren,
wegen Panikattacken und Angstzustände), auch haben wir kein Auto, zu hören, dass das
Arbeitsamt sich dem Gutachten der LVA angeschlossen hat, der § 125 SGB nicht mehr zutrifft
und ich wieder arbeiten gehen soll, allerdings nur unter folgenden Voraussetzungen: Höchstens sechs Stunden, kein Stress, kein Heben und Tragen, kein langes Stehen und Sitzen usw.
Ich habe meine Arbeitsstelle noch.

D.h., ich soll jetzt meine Arbeitsstelle anrufen und fragen, ob sie einen passenden Arbeitsplatz
haben, dies wird mit Sicherheit abgelehnt und die Kündigung droht.
Wenn das nicht klappt, soll ich mich laut Arbeitsamt anderweitig bewerben, allerdings teilte
die Bearbeiterin meiner Frau schon mit, dass ich keine Chance haben werde und somit dann
komplett in die Arbeitslosigkeit (bzw. Arbeitslosenhilfe) rutsche.

Was ich jetzt allerdings nicht verstehe ist: Laut meinem Psychiater und meiner Therapeutin
bin ich noch gar nicht arbeitsfähig.

Ach ja, über den Einspruch der LVA wurde wie gesagt noch nicht entschieden, aber ich soll
demnächst noch zur Kur.
D.h., ich soll jetzt arbeiten gehen und gleichzeitig zur Kur fahren. Das ist doch kompletter Irr-
sinn. Was soll ich jetzt machen?

Ich möchte doch eigentlich nur wieder arbeiten gehen, auch volle acht Stunden, zumal ich
auch Kinder habe, aber dazu muss ich doch erstmal wieder gesund werden.

Aus diesem Bericht wird deutlich, dass die bürokratischen Strukturen von
Ämtern und Versicherungen nicht nur einen psychisch Kranken vollkommen überfordern können. Für den Letzteren können sie zu einem Alb-
traum werden. Die genannten Institutionen stehen zueinander z. T. auch
noch in einer Art Konkurrenz, weil sie die Kosten möglichst nicht bei sich
sehen wollen, um ihre engen Budgets nicht zu sprengen. Dadurch fehlt der
Ansprechpartner, der die Interessen des Kranken im Auge hat – dieser wird
zu einem lästigen Faktor, einem »Fall«, den jeder lieber heute als morgen
loswerden möchte. Mit der Einführung von Hartz IV verschärften sich die
Belastungen weiter. Da kann es vorkommen, dass ein schwer depressiver
Mensch aufgefordert wird, sich eine andere Wohnung zu suchen, weil er
den Höchstbetrag für die Wohnungsmiete überschreitet. Was einen gesunden Menschen schon ziemlich belasten dürfte, das ist für einen depressiven
Menschen sicher ungleich schwerer zu ertragen. Auseinandersetzungen
mit verschiedenen Institutionen auf der Grundlage einer komplizierten
Rechtssprechung können von einem psychisch Kranken einfach nicht
geleistet werden, sind solche Fragen doch selbst für Fachleute nicht selten
eine Herausforderung.

Wer während des Leistungsbezugs von Arbeitslosengeld erkrankt und
nach ärztlicher Meinung für mehr als 6 Monate vermindert erwerbsfähig
ist, hat Anspruch auf Arbeitslosengeld. Geregelt wird dies durch den § 125
SGB III. Vermindert leistungsfähig im Sinne des Gesetzes ist, wer »mindestens 15 Stunden wöchentlich umfassende Beschäftigungen nicht unter den
Bedingungen ausüben kann, die auf dem für ihn in Betracht kommenden
Arbeitsmarkt ohne Berücksichtigung der Minderung der Leistungsfähigkeit üblich sind.« Der Anspruch auf Arbeitslosengeld besteht aber nur

dann, »wenn verminderte Erwerbsfähigkeit im Sinne der gesetzlichen Rentenversicherung nicht festgestellt worden ist.«

Im Klartext bedeutet dies, dass die Agentur für Arbeit auch dann Arbeitslosengeld bezahlt, wenn man als Bezieher von Arbeitslosengeld aus gesundheitlichen Gründen nicht mehr in der Lage ist, wenigstens 15 Stunden wöchentlich zu arbeiten, dieser Zustand seit wenigstens sechs Monaten besteht und die Rentenversicherung noch keine Erwerbsminderung festgestellt hat. Die Agentur für Arbeit ist verpflichtet, den Arbeitslosen unverzüglich aufzufordern, einen Antrag auf Leistungen zu einer Reha-Maßnahme zu stellen bzw. EM-Rente zu beantragen. Dieser Antrag ist innerhalb eines Monats nach Aufforderung zu stellen, nur dann wird das Arbeitslosengeld ungekürzt ausgezahlt (Mitwirkungspflicht).

Es gibt also drei entscheidende Instanzen, die über das Schicksal eines Langzeitkranken zu entscheiden haben: Krankenkasse, Rentenversicherung und die Agentur für Arbeit. Rechte und Pflichten dieser Instanzen sind in einer Vielzahl von Gesetzen und Regelungen festgelegt, die nur ein Fachmann wirklich durchschauen kann – zumal sich diese auch ändern können. In einer Zeit, in der die Kassenlage sehr angespannt ist, kann es nicht ausbleiben, dass die Auslegung dieser Regelungen häufig an den Interessen der kranken Menschen vorbeigeht und sich vor allem auf Einsparpotenziale richtet. Das ist sicherlich falsch und bedauerlich, aber doch Realität. Deshalb noch einmal der dringende Appell, sich Hilfe zu holen. Es ist wichtig, angesichts von Bescheiden nicht passiv zu bleiben und sein Schicksal nicht einfach hinzunehmen. Einem depressiven Menschen wird gerade das aber schwer fallen. Es besteht sogar die Gefahr, dass er krankheitsbedingt dazu neigt, passiv zu bleiben und dadurch Einspruchsfristen u. Ä. zu versäumen. Deshalb kommt es darauf an, die Augen vor diesen Problemen nicht zu verschließen, sondern sie mit jemandem zu besprechen. Die Mühe lohnt sich, denn in vielen Fällen kommt es schließlich doch zu einer befriedigenden Lösung.

Bully	Jetzt hat für mich das Warten endlich ein Ende. Ich habe meinen Erwebsunfähigkeits-Rentenbescheid heute erhalten. Der soziale Abstieg auf Grund meiner Krankheit ist nun erst mal vom Tisch. Da bin ich erst mal froh darüber.

Es geht aufwärts

5

Viele Betroffene können sich mitten in einer Depression nur sehr schwer vorstellen, dass sich dieser Zustand jemals wieder ändern wird und dass sie aus der oftmals lähmenden Hoffnungslosigkeit überhaupt wieder herausfinden können. Depressionen sind ein dynamisches Geschehen, zudem ist keine Depression wie die andere. Die Wege aus der Depression heraus sind so verschieden wie die einzelnen Menschen selbst. In diesem Kapitel beschreiben wir, wie solche Wege aussehen können. Es gibt selbstverständlich keine allgemeingültige »Anleitung«, wie der Betroffene vorzugehen hat. Aber viele Erkrankte können wieder etwas Hoffnung schöpfen, wenn sie wissen, wie andere Menschen diese Strecke zurückgelegt haben und werden angeregt, sich auf die Suche nach »ihrem« Weg zu machen.

5.1 Erste Lichtblicke

5.1.1 Anfangserfolge

Beginnen die Therapie/n und/oder eine geeignete Medikamenteneinstellung zu greifen, erfährt der Betroffene im Idealfall nach einiger Zeit bereits kleinere Momente von Entlastung. Zu Beginn der Besserung umfassen diese Phasen vielleicht nur eine Zeitdauer von einigen Minuten oder ganz wenigen Stunden, treten auch nur sehr sporadisch und eher unerwartet auf. Die zentnerschwere Last der Depression erscheint jedoch ein klein wenig leichter, sie drückt den Kranken nicht mehr so unfassbar tief nieder wie zuvor. Man stellt möglicherweise auch mit Erstaunen fest, dass das permanente Grübeln, das ständige verzweifelte Suchen nach neuen Lösungsmöglichkeiten zeitweilig zurückgehen. Der Kopf wird freier, der massive Druck und die starken seelischen Schmerzen lassen etwas nach.

In zunächst noch geringem Umfang tauchen evtl. auch wieder einige positive Gefühle auf: ein wenig Freude, Optimismus und Zuversicht werden spürbar. Möglicherweise verbessert sich auch das Schlafverhalten, oder man kann wieder einfachere, kurzfristige Planungen für die nächsten Stunden oder Tage vornehmen, aus unerwünschter Isolation ausbrechen, ein kleineres Treffen mit Verwandten oder Freunden organisieren, eine Einladung annehmen, spontan einen Abend außer Haus verbringen oder sich einer Selbsthilfegruppe anschließen.

Man fühlt sich – wenn auch zunächst nur in geringem Umfang – erleichtert:

| Seegras | (...) Mir geht es jetzt ein wenig besser, ich schaffe das schon. Irgendwo ist auch mein Licht am Ende des Tunnels, (...) Ich muss es nur suchen, und dann finde ich es auch (...). |

Neuland	(...) Im Augenblick habe ich das Gefühl, dass es mit der Genesung langsam weitergeht. Es bewegt sich etwas, kaum spürbar, aber wenn ich die letzten drei Tage zusammen anschaue, kann ich Schritte erkennen. (...) Manchmal habe ich kleine Lichtblicke. Doch gerade gestern bemerkte ich, dass ich dem letzten Sommer nachtrauere, in welchem es mir viel besser ging. (...) Ich habe jedoch beschlossen, mich ab sofort mehr im Heute zu orientieren, da die Vergangenheit einfach vorüber ist. In dieser Haltung der Konzentration auf das Heute bemerke ich ganz leichte Verbesserungen, und ich spüre manchmal, dass ich diese auch trotz Depression mitgestalten kann. (...) Ich kämpfe weiter und probiere, meinen Mut nicht zu verlieren. (...)

Belting	(...) Ich habe vor einigen Wochen hier ab und zu mal geschrieben in tiefster Verzweiflung. Ich musste einsehen, dass ich ohne einen Klinikaufenthalt nicht mehr weitermachen konnte. Jetzt bin ich seit fünf Wochen in der Klinik und ich mache nur gute Erfahrungen. Ich erfahre Hilfe und mein Medikament schlägt langsam an. Ich spüre das Leben langsam wieder, ich freue mich mal wieder über gute Luft, einen Vogel oder über nette Menschen. Ich entrinne langsam der Hölle. Meine Stimmung ist zwar ziemlich wackelig, noch mit Höhen und Tiefen, aber es gibt wieder kleine Lichtblicke und ich spüre, ich komme heraus aus dem Tief! (...)

El Drago	(...) Mir ging es heute etwas besser, ich war (...) unterwegs und habe etwas Sonne getankt. Danach konnte ich einige kleine Dinge erledigen und fühle mich nun nicht mehr ganz so nutzlos und deprimiert. (...) Ich habe das Gefühl, wenn ich einige schöne Vorhaben plane, komme ich besser zurecht und falle nicht ganz so tief wie vorher. Da ist immer noch etwas Zuversicht im Hinterkopf, sozusagen ein kleiner selbstgebastelter Halt. Für morgen habe ich mir auch einiges vorgenommen, nicht viel, sondern Schritt für Schritt. (...)

Bannock	(...) Ich versuche Ursachenforschung im Hinblick auf meine Depression zu betreiben, (...), indem ich in mich gehe, mich mir selber stelle, obwohl das sehr schwer ist. Ich verweigere mir selbst noch Antworten, aber manchmal habe ich auch Lichtblicke, in denen ich kurzzeitig zu mir selbst finde (...).

Auch wenn sich diese Ansätze zu einer Verbesserung zunächst nur in sehr schwacher, evtl. diffus wahrnehmbarer Form einstellen sollten, so kann ihre motivierende Kraft für die Weiterarbeit am Genesungsprozess dennoch nicht hoch genug eingeschätzt werden. Die tiefsten Abgründe der Hoffnungslosigkeit scheinen durchschritten zu sein.

Das folgende Posting belegt in beeindruckender Weise, wie nun Ermutigung schrittweise an die Stelle der vorherigen Mutlosigkeit treten kann:

5

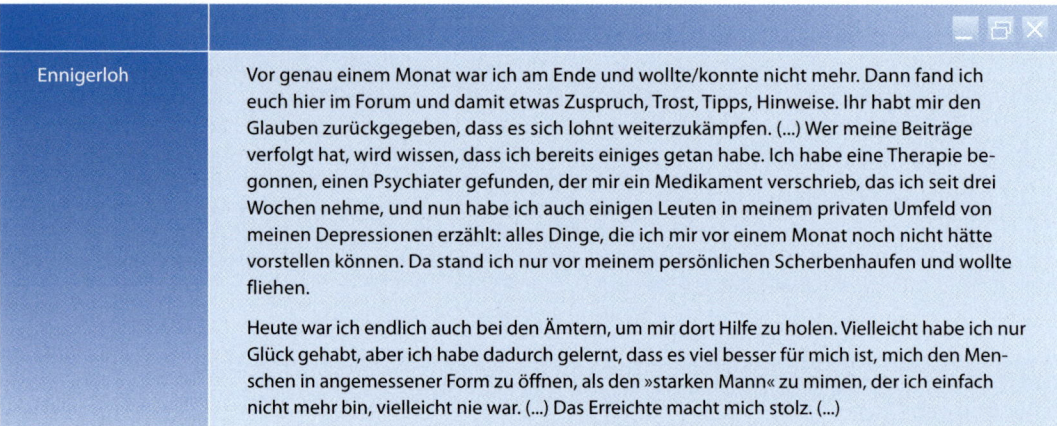

| Ennigerloh | Vor genau einem Monat war ich am Ende und wollte/konnte nicht mehr. Dann fand ich euch hier im Forum und damit etwas Zuspruch, Trost, Tipps, Hinweise. Ihr habt mir den Glauben zurückgegeben, dass es sich lohnt weiterzukämpfen. (…) Wer meine Beiträge verfolgt hat, wird wissen, dass ich bereits einiges getan habe. Ich habe eine Therapie begonnen, einen Psychiater gefunden, der mir ein Medikament verschrieb, das ich seit drei Wochen nehme, und nun habe ich auch einigen Leuten in meinem privaten Umfeld von meinen Depressionen erzählt: alles Dinge, die ich mir vor einem Monat noch nicht hätte vorstellen können. Da stand ich nur vor meinem persönlichen Scherbenhaufen und wollte fliehen.

Heute war ich endlich auch bei den Ämtern, um mir dort Hilfe zu holen. Vielleicht habe ich nur Glück gehabt, aber ich habe dadurch gelernt, dass es viel besser für mich ist, mich den Menschen in angemessener Form zu öffnen, als den »starken Mann« zu mimen, der ich einfach nicht mehr bin, vielleicht nie war. (…) Das Erreichte macht mich stolz. (…) |
|---|---|

Wenn der Betroffene in dieser Phase schon wahrnehmen könnte, welchen Aktivitäten, Beschäftigungsmöglichkeiten oder Hobbys er sich erneut zuwenden oder welche er erstmalig ausprobieren könnte, wäre auch dies eine große Hilfe auf dem begonnenen Weg zur Genesung. Sportliche Betätigung bietet jetzt einen guten Ausgleich zu einer evtl. von der Krankheit aufgezwungenen Inaktivität der vergangenen Monate oder Jahre. Wesentlich erscheint nun, dass der Betroffene ganz bewusst in sich hineinhört, welche individuell gestalteten Aktivitäten ihm Freude bereiten, seinen Aktionsbereich erweitern und zu einem höheren Maß an seelischer Ausgeglichenheit beitragen könnten:

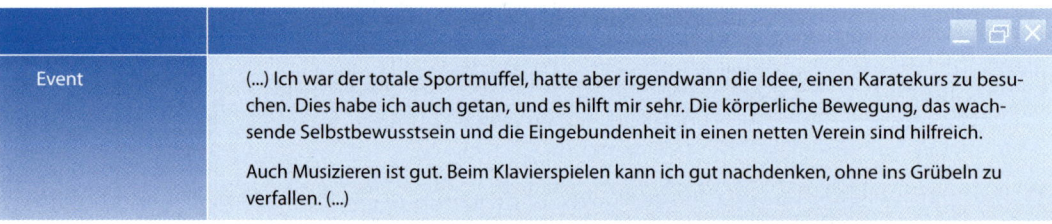

| Event | (…) Ich war der totale Sportmuffel, hatte aber irgendwann die Idee, einen Karatekurs zu besuchen. Dies habe ich auch getan, und es hilft mir sehr. Die körperliche Bewegung, das wachsende Selbstbewusstsein und die Eingebundenheit in einen netten Verein sind hilfreich.

Auch Musizieren ist gut. Beim Klavierspielen kann ich gut nachdenken, ohne ins Grübeln zu verfallen. (…) |
|---|---|

So gelingt es dem Kranken leichter, auch selbst an der Verbesserung seiner Motivation mitzuwirken und die dringend notwendige Mitarbeit am Genesungsprozess weiterhin leisten oder/und sogar intensivieren zu können. Kreatives Denken – auch jenseits schon längst eingefahrener Gleise – und neu gewonnener Mut sind gefragt, um die positive Veränderung der Lage in jeder nur möglichen schöpferischen Weise zu unterstützen.

Vielen Betroffenen hilft es auch gerade jetzt in erheblichem Maße, wenn ihnen die Angehörigen, Partner und Freunde unterstützend zur Seite stehen, sie beispielsweise zu gemeinsamen Unternehmungen einladen, sie loben und ermutigen und ihnen das Gefühl geben, für sie da zu sein.

Vorinka	(...) Bei mir werden Kräfte mobilisiert, wenn mir ab und zu mal jemand sagt, dass ich auf einem guten Weg bin und so weitermachen soll, wenn also meine Fortschritte auch bemerkt werden. Außerdem brauche ich in solch einer depressiven Phase auch jemanden, der mir etwas auf die Sprünge hilft und mich begeistern kann für kleine Unternehmungen. (...) So nach und nach gelingt es einem, große Steine aus dem Weg zu rollen, auch wenn es enorm viel Kraft kostet, (...).
	Da es mir jetzt wieder etwas besser geht, entschließe ich mich meistens, über die Mittagszeit (...) an die frische Luft zu gehen. Danach fühle ich mich gut (...).

Von unschätzbarem Wert ist auch ein guter Rückhalt am Arbeitsplatz:

Lustrafjord	(...) Es gibt (...) Lichtblicke für mich. Meine Arbeitgeberinnen haben mir signalisiert, dass sie zu mir stehen werden und sehr zufrieden mit meiner Arbeit sind. Sie sagten, ich würde auf keinen Fall die Kündigung bekommen, wie ich befürchtet hatte. Das baut mich unheimlich auf. (...)

5.1.2 Wie geht es weiter?

In dieser Phase der Krankheit wäre es ungünstig, dem naheliegenden Irrtum zu verfallen, der weitere Verlauf der therapeutischen und/oder medikamentösen Behandlung könnte bereits zu diesem Zeitpunkt relativ rasch aufgegeben werden, beispielsweise aus Gründen der Kosten- oder Zeitersparnis. Der bereits in Gang gekommene Genesungsprozess wird sich vermutlich nicht zwangsläufig von alleine fortsetzen. Daher ist es wesentlich, trotz der erkennbaren Anfangserfolge z. B. die Therapiestunden auch weiterhin regelmäßig zu besuchen und zwischen den einzelnen therapeutischen Sitzungen zu Hause in verstärktem Maße Eigenarbeit zu leisten. Ansonsten könnte das stetige Fortschreiten auf diesem Wege wieder gefährdet werden. Gespräche mit dem/den Behandler/n über die Auswirkungen der Fortschritte sind hilfreich. Auch die Frage nach der Notwendigkeit der Weiterführung einer medikamentösen Behandlung sollte mit dem jeweiligen Facharzt erörtert werden:

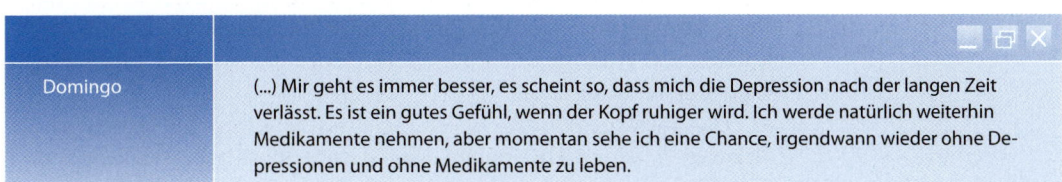

Domingo	(...) Mir geht es immer besser, es scheint so, dass mich die Depression nach der langen Zeit verlässt. Es ist ein gutes Gefühl, wenn der Kopf ruhiger wird. Ich werde natürlich weiterhin Medikamente nehmen, aber momentan sehe ich eine Chance, irgendwann wieder ohne Depressionen und ohne Medikamente zu leben.

Mit den erreichten Fortschritten sollte man als Betroffener jedoch äußerst vorsichtig und behutsam umgehen. Zu viel innerer oder äußerer Druck, zu hohe Erwartungen an die Beschleunigung der Genesung und andere negative Einflüsse können sich u. U. leicht als kontraproduktiv erweisen, wie im folgenden Posting beispielhaft belegt:

Turn-up	(...) Es sollte mir eigentlich schon bewusst sein, dass ich mich nicht unter Druck setzen sollte, denn ich höre dies nicht zum ersten Mal. Das ist leichter gesagt als getan. Ich habe es bisher nicht wirklich gelernt, geduldiger und »gnädiger« mit mir zu sein.
	Ich fürchte die Resignation und meine Selbstkritik. Kleine Schritte, so ich sie denn mache und als solche erkenne, könnten mir helfen, denke ich. (...)

Arvika	(...) Deine Versuche, dich an kleine Lichtblicke zu klammern, sind wichtig als »Behelfsanker«, nur leider setzt du dich auch unter Druck. (...)
	Gehe es langsam an. Depressionen brauchen lange, um zu wachsen, sie brauchen leider auch eine Weile, um zu verschwinden. (...)

Gerade jetzt gilt also die Devise des bewussten, langsamen Gehens »step by step«: Auch sehr kleine, kaum wahrnehmbare Schritte können in ihrer Gesamtheit zielführend und wegweisend sein. Sie können sich letztlich sogar als stabilisierender erweisen als einige wenige, jedoch zu groß geratene Schritte. Schon ein kleines Plus an innerer Zufriedenheit ist ein Erfolg und sollte als solcher auch bei sich selbst Anerkennung finden. Häufigeres Ausruhen, Nachdenken, Innehalten und das Analysieren der bereits erzielten Teilerfolgsschritte können zu mehr Gelassenheit und innerer Ruhe beitragen und insgesamt gesehen eine positive Wirkung entfalten.

Viele Betroffene spüren nun nach und nach, dass ihre Genesung zwar langsam, aber stetig voranschreitet. Ergeben sich Rückfälle, sollte man diese als durchaus normale Begleiterscheinungen dieses so schwierigen Prozesses betrachten (▶ Abschn. 6.2.2).

Es eröffnen sich nun möglicherweise ganz neue Handlungsspielräume, und die im Verlauf der Depression und ihrer Behandlung gewonnenen Erkenntnisse können immer besser in die Realität umgesetzt und in das vielfältige Spektrum der eigenen Verhaltensweisen eingebaut werden. Die enorme Belastung durch die Krankheit geht peu à peu zurück. Diese Prozesse werden sich zwar noch über längere Zeiträume hinweg erstrecken und können die Geduld des Betreffenden noch des Öfteren auf eine harte Probe stellen. Aber die Fortschritte sind doch bereits unverkennbar vorhanden und ermutigen den Betroffenen dazu, den von ihm eingeschlagenen Weg weiterzugehen.

Das folgende Posting ist ein sehr lesenswertes und ermutigendes Beispiel für eine sich langsam verändernde, positivere Denkweise und den Tiefgang der dabei ablaufenden inneren Prozesse im Denken und Fühlen:

Radix	(...) Heute habe ich wieder einmal gelernt, dass das Leben oft die Lösungen für uns bereithält, wenn wir sie auch nicht immer erkennen können.
	In der letzten Zeit habe ich immer öfter das Gefühl gehabt, am Leben zu verzweifeln, nicht in dem Maße, mich ihm nicht mehr stellen zu wollen, aber ich bin doch sehr erschöpft, sehe den Weg nicht mehr und fühle mich von einem Strudel erfasst, der keine guten Gefühle mehr in mir lässt. Jeder Schritt auf dem Weg nach Hause in mein Herz ist von Schmerz, Angst, Traurigkeit und Hoffnungslosigkeit begleitet.
	Trotz allem denke und fühle ich jedoch, dass meine Seele es gut mit mir meint. Und heute meine ich wirklich, an dem Punkt angelangt zu sein, dass ich ein wenig genauer hinhöre. Das hat ein Buch in mir wachgerufen, das ich mir vor drei Jahren gekauft hatte, in einem Jahr, in welchem mein Leben durch zwei für mich bedeutsame Schicksalsschläge erschüttert wurde. (...)
	Ich habe mich heute entschieden, bewusster mit der Dankbarkeit umzugehen. Statt nur zu sagen »Ich bin unglücklich. Ich bin arm dran. Ich bin in einer Sackgasse. Ich bin im Stich gelassen worden. Ich bin äußerst skeptisch. Ich bin hier verkehrt. Ich bin zu spät dran. Ich bin hässlich. Ich bin ein Versager. Ich bin erschöpft.« usw., will ich versuchen, diese Kräfte in die umgekehrte Richtung zu lenken. Ich will versuchen, dankbar zu sein. Zunächst einmal für viele kleine Dinge, die mir gerade so einfallen. Aber da es ja darum geht, endlich aufzuräumen im Leben, setzte ich mir durchaus das Ziel, für alles dankbar zu sein, auch für den Schmerz und die Gefühle, die ich nicht immer einordnen kann zur Zeit, die mich aber dazu auffordern, mich mit dem zu beschäftigen, was meine Seele eigentlich von mir will. (...)
	Ich bin u. a. dankbar für neue Türen, die sich oft unerwartet öffnen, wenn ich sie brauche; für meine Arbeit, meine geschäftlichen Angelegenheiten, meine Fähigkeiten. Meiner Familie bin ich dankbar, denn ich glaube, trotz all der Traurigkeit, die ich aus meiner Kindheit mitgenommen habe, begleitet sie mich doch auf dem Weg, mein Herz zu öffnen, (...). Ich bin dankbar für den Wunsch, nicht aufgeben zu wollen, und damit letztendlich auch für die Aufgaben, die das Leben uns stellt, auch wenn sie nicht das repräsentieren, was wir gerne mögen.
	Ich hoffe, ich kann auf diesem Pfad eine Weile bleiben, um wieder klarer zu sehen, jeden Tag ein kleines Stück mehr Dank zu empfinden für das, was mir das Leben geschenkt, aber auch an Lektionen mitgegeben hat, die mich weiter wachsen lassen.
	Ich halte vielleicht noch ein Weilchen Ausschau nach dem Zauberer, der mir den Weg zeigt oder der mir die Antworten geben soll, ich hoffe aber, dass ich das, wonach ich suche, bereits in mir trage.
	Ich bin liebenswert. Ich schließe mein Herz auf. (...)

Erfahrungen zum Weiterlesen:

Friedstein	(...) Es gibt doch auch immer wieder Lichtblicke. (...) Gesten, Ereignisse, Vorfälle, Gegenstände, Kleinigkeiten, die in einem Tief trotzdem mal ein Lächeln hervorrufen, die ein bisschen Wärme spüren lassen oder wenigstens mal eine ruhige Traurigkeit an Stelle der lähmenden Gleichgültigkeit und Antriebslosigkeit. (...)

Norfolk	(...) Mir geht es seit vier Wochen jeden Tag besser. Wenn ihr mich nach dem Unterschied fragt, dann fragt ihr nach dem Unterschied zwischen einer Leiche und einem lebendigen Lebewesen, das den Frühling genießen kann und sich auf die Wärme des nahen Sommers freut. (...) alles scheint in einem helleren Licht, die dunklen Schatten der Depression und die bleierne und träge Zeit liegen hinter mir. (...)

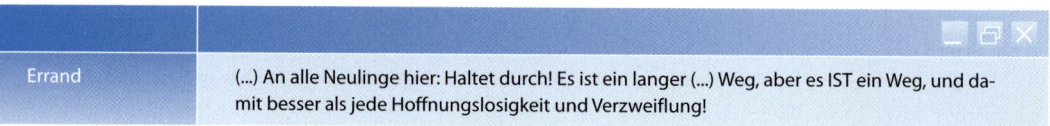

| Errand | (...) An alle Neulinge hier: Haltet durch! Es ist ein langer (...) Weg, aber es IST ein Weg, und damit besser als jede Hoffnungslosigkeit und Verzweiflung! |

5.2   Hochs und Tiefs

5.2.1   Schrittweise Heilung

Der Heilungsverlauf einer Depression ist höchst unterschiedlich und es ist kaum möglich, genau zu bestimmen, wann eine Depression als ausgeheilt gelten kann. Letzten Endes ist dies eine Frage des zusammenhängenden Zeitraums, in welchem es dem Patienten gut geht, und von dem er selbst sagt, dass er die Krankheit überstanden hat. Eine Rolle spielt auch die Verlaufsform der Depression, also ob es sich um eine einmalige Episode, eine rezidivierende Depression oder um eine Dysthymie handelt (▶ Abschn. 2.3). Eine depressive Episode kann sowohl abrupt enden, als auch in einer Wellenbewegung zwischen Hoch- und Tiefphasen abklingen (häufiger).

In diesem Kapitel soll es um den Zeitraum innerhalb einer depressiven Episode gehen, in welchem die quälenden Symptome abklingen und es zu einer langsamen Besserung kommt. Diese Phase der Erkrankung bringt einerseits die lang ersehnte Besserung, andererseits ist es aber auch nicht unwahrscheinlich, dass noch nicht alles ausgestanden ist. Sie kann z. B. dann eintreten, wenn ein Medikament endlich zu wirken beginnt. Dies ist ein großer Augenblick für den Kranken, der oft schon jede Hoffnung auf Besserung aufgegeben hatte. Endlich Land in Sicht! Nun weiß er wieder, dass es besser werden kann und schöpft neue Hoffnung. Aber es muss eben auch damit gerechnet werden, dass es vorübergehend wieder abwärts geht. Das Wechselbad der Gefühle, dem die Betroffenen dabei ausgesetzt sind, kann an den Nerven aller zerren.

Gerade dann wenn eine Depression schwer ist, und man über lange Zeit hinweg ohne Freude, Hoffnung und Lebensmut war, stellen die ersten Tage, an denen die Gefühle zaghaft zurückkehren und wieder Lebendigkeit und Wärme empfunden wird, ein ganz besonderes Ereignis dar. Es lässt sich mit den Gefühlen eines Menschen vergleichen, für den sich nach langer Zeit die Tore seines Gefängnisses öffnen und der zum ersten Mal nach Jahren in die Freiheit tritt. Würde man einem solchen Menschen am Tag nach seiner Entlassung mitteilen, dass er leider noch einmal für unbestimmte Zeit einsitzen müsse, so käme dies einer seelischen Grausamkeit gleich. Aber solcher Art sind die Gefühle des Kranken, der sich schon auf dem aufsteigenden Ast wähnte und vielleicht schon am nächsten Tag wieder ganz unten landet. Die Enttäuschung darüber kann so groß sein und eine solche Verzweiflung auslösen, dass in dieser Zeit die Suizidgefahr erhöht sein kann (▶ Abschn. 1.6). Besonders stimulierende Antidepressiva können bei Wirkungseintritt eine erhöhte Suizidgefährdung mit sich bringen, die aber nicht als eine direkte Nebenwirkung des Medikaments anzusehen ist, sondern welche daher rührt, dass die Hemmung und Antriebslosigkeit des

Kranken nachlassen und er dadurch in die Lage versetzt wird, einen Suizid zu planen oder gar durchzuführen. Deshalb sollten die Angehörigen und Freunde wissen, dass in der Zeit der abklingenden Symptome einer Depression besondere Aufmerksamkeit angebracht ist (▶ Abschn. 2.4).

Elmira	Das Schwierige, aber auch Gute an meiner Situation ist, dass ich sehr labil bin. Gestern war Weltuntergang. Ich kam kaum aus dem Bett, habe es nicht geschafft, mich zu duschen, Pflanzen zu gießen etc. und habe mich immer wieder unter die Bettdecke verzogen. Es war nicht nur draußen kalt und eklig.
	Heute fühle ich mich plötzlich ganz gut, die Sonne scheint, ich werde nette Leute treffen und denke mir dann so »ach, das geht schon alles wieder ...« Übermorgen kann es aber wieder sein, dass ich kurz davor bin, nicht zur Arbeit zu gehen. (…)

Acre	(…) Ich kann mir außerhalb der depressiven Phasen nicht vorstellen, wie es darin war. Was es war, was mich so denken und fühlen ließ etc.

Tatsächlich ist dies eine sehr häufige Erfahrung. Außerhalb depressiver Episoden erscheint die durchlittene Krankheit wie ein seltsamer Traum und man fragt sich verwundert »Wie war das alles möglich, wie konnte ich nur so denken und fühlen?« Das ist einerseits natürlich sehr gut so, denn es bedeutet ja, dass die Krankheit einen ganz verlassen hat und man wieder ganz der/die Alte ist. Aber es steckt doch auch ein Risiko darin, nämlich die während der Krankheit oder der Therapie gewonnenen Erkenntnisse zu wenig in die Tat umzusetzen, und sich wie früher zu überfordern oder sich in Situationen zu begeben, die einem nicht gut tun.

Fladenbrot	Ich muss gerade mal ein paar ungeweinte Tränen rauslassen und die Enttäuschung über mich selbst.
	Ich habe hier vor vielen Wochen geschrieben, dass ich von mir selber glaube, dass es bergauf geht. Jetzt ist es mir schon fast peinlich, dass ich mich da ziemlich getäuscht habe.
	Vielleicht versuche ich zu erklären, wieso es so war. Meine Therapie war zu Ende und ich hatte ein Gefühl, dass man nicht beschreiben konnte. Abschiedsschmerz und das Gefühl auf mich alleine gestellt zu sein. Dann kam noch der Erwartungsdruck von außen dazu. Ich kann es ja verstehen, dass mein Freund oder meine Eltern denken, die Therapie ist zu Ende, jetzt ist alles wieder gut. Aber leider ist nicht alles gut. Ich habe am Anfang das Spiel mitgespielt. Und jetzt kommt der bittere Einbruch. Ich kann nicht mehr. Ich bin am Ende meiner Kräfte. Ich schaffe es nicht mehr zu kämpfen. Oder vielleicht schaffe ich es nicht mehr, es allen recht zu machen.
	Ich habe mit Erschrecken festgestellt, dass wieder einige Symptome zurückkommen, die ich am Anfang der Depressionen hatte. Mein Hautjucken, dass ich kratze, bis es blutet, mein Kloß im Hals und mein Grübeln, dass ich Angst vor dem Einschlafen habe.
	Ich ziehe mich wieder immer mehr zurück in mein kleines Schneckenhaus.
	(…) Ich kann mich noch nicht einmal über die ersten warmen Sonnenstrahlen freuen. Ich habe mir gerade ein paar Dinge von der Seele geschrieben. Ich habe Angst, dass wieder alles von vorne anfängt. (…)

Zu einem Rückfall nach einer Zeit der Besserung kommt es häufig deshalb, weil das Umfeld des Kranken nach der nicht selten langen Krankheitszeit so erleichtert über die Genesung ist, dass nun wieder Anforderungen an den Kranken gestellt werden, die so noch nicht erfüllt werden können. Die Gesundheit ist noch nicht stabil, sondern gleicht eher einer dünnen Eisdecke, die noch nicht tragfähig ist. Der gerade etwas erholte Patient will seinerseits aber niemanden enttäuschen – denkt er insgeheim ja ohnehin, dass er an allem Schuld habe – und achtet nicht ausreichend darauf, was ihn belastet. Er will sich auch selbst nicht eingestehen, dass er noch nicht so kann, wie er möchte und treibt sich selbst dazu an, nun endlich wieder zu funktionieren. Das ganze schlechte Gewissen, die anderen so lange »im Stich gelassen« zu haben, macht ihn blind dafür, dass er immer noch Schonung benötigt. Bemerkungen wie »Ja, ich dachte, du bist jetzt wieder gesund, warum kommst du dann heute nicht mit auf diese Party?« tun ein Übriges. Diese Angst davor, zu früh wieder funktionieren zu müssen, bringt manche sogar dazu, eine Verbesserung ihres Zustandes zu verheimlichen, weil sie fürchten, damit Erwartungen zu wecken, die nicht erfüllbar sind. Es ist deshalb auch für Angehörige und Freunde ganz wichtig zu wissen, dass der gute Eindruck, den der genesende Patient möglicherweise macht, nicht bedeuten muss, dass die Krise endgültig vorbei ist. Es ist noch über Wochen und Monate erforderlich, einfühlsam zu sein und unbedingt ernst zu nehmen, wenn eine Überforderung signalisiert wird. Ist es schon während der Krankheit ganz kontraproduktiv, den Kranken antreiben zu wollen, so ist es in dieser Phase der Genesung noch viel wichtiger, allen Druck zu vermeiden.

Immer wieder ist im Forum zu lesen, dass Angehörige berichten, der kürzlich noch schwer depressive Kranke sei zwar wieder gesund, aber deshalb sei es eben völlig unverständlich, dass gewisse Dinge immer noch nicht wieder so sind wie früher. So kann es z. B. sein, dass Sexualität nach wie vor noch nicht so möglich ist wie gewohnt oder dass vorübergehend noch eine Scheu besteht, sich mit den Freunden zu treffen – um nur zwei Beispiele zu nennen. Bei den Angehörigen kann dieses Verhalten auf Unverständnis stoßen oder zu Befürchtungen führen, wie z. B. der Kranke habe sich durch die Krankheit dauerhaft von ihnen entfremdet. Dabei ist aber die Erwartung, die Depression sei nun in jeder Hinsicht vorbei, so nicht unbedingt richtig. Es kann durchaus sein, dass die Genesung in den verschiedenen Bereichen von Körper und Psyche verschieden schnell verläuft. Manchmal ist es der Antrieb, der zuerst zurückkehrt, und die innere Anspannung lässt nach, man schläft endlich wieder durch, fühlt sich nicht mehr so elend und hat wieder Mut und Hoffnung zur Zukunft. Dagegen kann eine vollständige Erholung des Gefühlslebens noch auf sich warten lassen. Bis die gesamte Bandbreite an Gefühlen wieder zurückgekehrt ist, kann es manchmal noch eine Zeitlang dauern, besonders dann, wenn die Depression schwer war und lange gedauert hat. Auch diese stufenweise Wiederherstellung aller Gefühlsbereiche ist Schwankungen unterworfen. Man glaubt vielleicht schon, alles sei wieder so wie früher. Dann aber kann es sich doch ergeben, dass man z. B. beim Betrachten einer schönen Landschaft feststellt, dass es sich noch nicht so anfühlt wie früher, dass noch eine Art von Fremdheit übrig geblieben ist, und man noch nicht überall wieder zu Hause ist. Das kann den Betroffenen einen schmerzhaften Stich versetzen und manchmal vermeiden sie es deshalb, altbekannte und geliebte Orte aufzusuchen oder bestimmte Gewohnheiten wieder aufzunehmen, gewohnte Spaziergänge wieder zu machen. Hier hilft nur Geduld, denn im Laufe der Zeit werden auch diese blinden Flecken im Gefühlsleben verschwinden.

Pechmarie	Hallo, ich habe das schon ähnlich erlebt. Ich war in der Klinik, mit mir viele Mitpatienten, die anscheinend spielend wieder zu einer gewissen Stabilität gefunden haben.
	Sie wurden glücklich und albernd entlassen. Ein großer Bahnhof beim Abschied und viel Trara. Ich dachte dann auch, die haben es geschafft, ganz im Gegensatz zu mir. Ich bin mit meinem Bündel wieder nach Hause gegangen, fast so wie ich gekommen war, teilweise noch schlimmer.
	Ob sie es wirklich geschafft haben, das weiß ich nicht. Diejenigen, zu denen ich noch Kontakt habe, erleben nach wie vor Berg- und Talfahrten, haben Eingewöhnungsprobleme, fühlen sich überfordert und erleben Rückfälle. Bei manchen haben sich neue berufliche oder private Chancen aufgetan, sie gehen es an, ob es gelingt, da ist jeder auf seine Art abwartend und kritisch.
	Ich habe vor etwa zwei Monaten meine Reha beendet und arbeite immer noch an dieser Zeit. Diesmal dauert es auch bei mir etwas länger. Wir sind zum Glück nicht alle gleich und sollten uns deshalb auch von den angeblich schon Gesunden nicht unter Druck setzen lassen. Wie schnell Rückfälle eintreten können, das wissen wir ja auch alle. (…)

Klinikpatienten unterliegen deshalb, weil sie ihrer Alltagsprobleme entwöhnt sind, einem gewissen Risiko, nach der Entlassung aus der Klinik unter der Belastung des Alltags, oder weil sie nun wieder ihren alten Problemen begegnen, einen Rückfall zu erleiden. In vielen Kliniken wird daher angestrebt, den Patienten durch Wochenendurlaub nicht ganz von seinem häuslichen Umfeld zu entwöhnen.

Gelatine	Ein zehnwöchiger Aufenthalt in einer Klinik ist schon ein längerer Zeitraum, in welchem viele neue Eindrücke auf einen einstürmen. Da braucht es auch viel Zeit hinterher, die ganzen therapeutischen Gespräche zu verkraften und zu verdauen. Das kann durchaus viel länger dauern als der Zeitraum von vier Wochen, der inzwischen nach deiner Entlassung verstrichen ist.
	Du sagst, du hast im Prinzip keinen Bezug mehr zu den Erkenntnissen der Therapie in der Klinik. Du könntest Folgendes versuchen: Nimm ein Blatt Papier und versuche nach und nach (evtl. über mehrere Tage hinweg) aufzuschreiben, was dir aus dieser Zeit in den Sinn kommt. Anschließend kannst du das alles ordnen und nach Wichtigkeit strukturieren. So kannst du vielleicht die Erinnerung daran wieder besser aufgreifen und dir erneut zugänglich machen. Dann versuche, dir selbst ein paar Fragen zu diesen Erkenntnissen und zu der Problematik der Umsetzung in die Praxis zu stellen. Solche Fragen könnten z. B. sein: — Welche Gefühle/Gedanken/Empfindungen verhindern, dass ich die Erkenntnisse in die Tat umsetze? — Wie wichtig sind mir diese Gefühle etc.? Kann und muss ich selbständig noch daran weiterarbeiten?

5

— Welche anderen Hemmnisse gibt es, z. B. Angst vor der Kritik anderer, Angst vor Konsequenzen im täglichen Leben?
— Wie berechtigt/unberechtigt ist diese Angst überhaupt? Oder habe ich nur Angst vor der Angst?
— Wie würde ich mich fühlen, wenn ich es schaffen würde, die Veränderungen tatsächlich umzusetzen?
— Welche Vorteile würde mir das bringen für mein tägliches Leben?

Diese Fragen können dir helfen, mehr Klarheit und Systematik zu schaffen. Den Sprung ins kalte Wasser muss man trotzdem einfach mal wagen, man wird sehen, inwieweit man Erfolge hat damit. Änderungen können dann neu überlegt und neu angepasst werden, werden wahrscheinlich auch ständig notwendig bleiben. Aber das Verharren in einer Situation ist auch keine Lösung auf Dauer.

Die Erwartung, nach einem Klinikaufenthalt sei alles wieder in bester Ordnung und man könne nun direkt dort anknüpfen, wo man vor der Krankheit stand, erfüllt sich oftmals nicht (▶ Abschn. 2.7.4). Das muss aber nicht bedeuten, dass die Krankheit wieder ausbricht, sondern es ist eine seelische Reaktion auf den Wechsel von der Geborgenheit der Klinik in die raue Wirklichkeit. Man sollte sich Zeit lassen und gut darauf achten, sich nicht zu überfordern.

Doppeladler	Genau diese Tage, an denen das depressive Gefühl fehlt und ich mich »normal« fühle, lassen mich weitermachen, geben mir die Gewißheit: Es ist möglich. Und ich hoffe, es werden mehr solche Tage und die schlimmen Zeiten dazwischen kürzer. Als ich dies zum ersten Mal bewusst wahrgenommen habe, war es ein wirklich erhebendes Gefühl!

5.2.2 Rückfälle

Rückfälle als wichtige Teilelemente eines Prozesses

Genesung kann ein langwieriger Prozess sein. Dieser kann in unterschiedlichen Ausprägungen verlaufen, langsam gleitend oder in klarer erkennbaren Episoden. In der Regel ist es jedoch kein geradliniger Prozess, der völlig ohne kleinere oder größere »Umwege« auskommt. Nahezu jeder Betroffene, der bereits einige Schritte nach vorne gegangen ist, kennt sie daher gut: die Angst vor Rückfällen. Man glaubt, man dürfte auf gar keinen Fall mehr in eine akute Krankheitsphase abgleiten. Die Befürchtung, erneut innerlich wie gelähmt zu sein, wieder unter Inaktivität und heftiger Depressivität leiden zu müssen, ist bedrückend.

Es gibt vielfältige Anlässe, die in dieser noch instabilen Krankheitsphase einen Rückfall auslösen können: Manche Erlebnisse »triggern« den Kranken, d. h. sie lösen einen negativen Reiz, beispielsweise in Form einer Erinnerung an ähnliche schmerzliche Erlebnisse in der Vergangenheit, und damit auch wieder negative Gefühle aus. Auch eine unerwartete Begegnung, eine aufwühlende Therapiestunde, ein Medikamentenwechsel, die Übergänge der Jahreszeiten, kirchliche oder allgemeine Festtage wie

z. B. Weihnachten oder Ostern, ein Ortswechsel und eine Vielzahl weiterer Ereignisse können Rückfälle begünstigen oder auslösen. Auch positive Situationen und Erlebnisse können erneute Stimmungstiefs und depressive Verstimmungen zur Folge haben.

Ein häufiger Auslösefaktor ist Überforderung (▶ Abschn. 6.3):

Huamo	(...) Wir haben geglaubt, dass meine Frau die Depression überwunden hat, welche in ihrer Familie begründet lag. Nach einem großen Familienfest, das wir organisieren mussten und welches bei uns stattfand, da ansonsten niemand die Möglichkeit dazu hatte, war die geballte Kraft der Depression bei uns wieder anwesend. Danach spürte ich den Rückschlag. Meine Frau wurde zusehends in sich gekehrter (...).
	Nun hat sie sich zurückgezogen und gibt mir im Moment wenig Chancen, an sie heranzukommen. Es war wohl doch zu viel und zu früh.
	Es lief in den vergangenen Monaten recht gut (...). Aber der Rückschlag ist sehr krass, und ich hoffe, dass sie bald wieder aus dem Tief herausfindet. (...)

Recount	(...) Das Thema der gestrigen Therapiestunde lautete u. a. »Überforderung«. Ich merke immer wieder, dass ich meine Grenzen hinsichtlich meiner Belastbarkeit oft erst zu spät wahrnehme – wenn überhaupt. Da ist ein Ehrgeiz in mir, die anstehende Aufgabe um jeden Preis zu schaffen (...). Wahrscheinlich (oder sicher?) ist es so, dass ich die relativ niedrige Belastungsgrenze nicht wahrhaben will und sie deshalb unbewusst ignoriere. (...)

In solchen Situationen wird sich die Frage, ob und wie man den Rückfall überwinden kann, u. a. auch daran entscheiden, wie geschickt man mit der erneut verschärften Krankheitsproblematik umgeht: Man sollte sich zum einen ernsthaft darum bemühen, nicht wieder in die tiefste Hoffnungslosigkeit abzugleiten. Zum anderen sollte man sich der Tatsache bewusst sein, dass Rückfälle in der Regel eine oder auch mehrere Ursache/n haben. Es mag sein, dass man diese nicht immer sofort klar erkennen, analysieren und verstehen kann. Arbeitet man jedoch an der Erforschung und Hinterfragung dieser Gründe, kann man u. U. zu sehr wertvollen Erkenntnissen gelangen, welche es einem ermöglichen, auf dem Weg zur Genesung neue, bewusstere und effizientere Schritte gehen zu können.

Sellingo	(...) Selbst wenn man die akute Phase der Depression überwunden hat, muss man noch lange austesten, was und wie viel man eigentlich kann. Ich glaube, das ist das Problem vieler Depressiver, dass sie dieses Maß einfach nicht haben und es erst einmal lernen müssen. (...)

Farnham	(...) Mir geht es etwas besser insofern, als das Schlimmste der Depression wohl überwunden ist. Aber das Eis, auf welchem man sich danach bewegt, ist noch sehr, sehr dünn. (...) In der Zwischenzeit besinne ich mich auf mich und versuche Wiederaufbauarbeit zu leisten. Das ist dringend notwendig, nachdem ich in meine Einzelteile zerschmettert war. (...)

Rückfälle werden von den Betroffenen häufig als regelrechte »Rück-Schläge« empfunden, und zwar im wahrsten Sinne des Wortes. Viele Patienten interpretieren den Rückschritt als einen weiteren Tiefschlag, der die Angst vor erneuter Erkrankung massiv fördert und leicht den Anschein erweckt, alles Vorangegangene sei nun völlig umsonst gewesen. Doch diese Angst ist in der Regel unbegründet.

Fernweh	(...) Zu den Rückschritten möchte ich aus eigenem Erleben Folgendes erzählen: Ich mochte in den Zeiten, in denen es sehr dunkel war für mich, das Wort »Rück-Schlag« nicht. Ich hasste es abgrundtief. Als ich es dann neu benennen konnte, wurde es mir um einiges wohler: Jetzt sind es für mich die »Rück-SCHRITTE«. Es sind Schritte zurück, um das bisher Erreichte, Erlernte nochmals überblicken zu können. Einfach ist es noch immer nicht, wenn es wieder retour geht. (...) Doch ganz so bitter wie die allerersten Male, als es ganz dunkel war, sind die Rückschritte meistens nicht, und das Schlimmste hatte ja überlebt werden können. In diesem Wissen liegt eine große Ressource: Ich habe das Schlimmste des Schlimmen gesehen und die Kraft gehabt (inklusive der Kraft, Hilfe anzunehmen und einzufordern), es zu durchleben.
	Heute weiß ich – und Gott sei Dank bleibt es mir im Gedächtnis –, dass ich nach solchen Rückschritten wieder auftauche. Und ich erinnere mich dann auch daran, dass es eben (...) Geduld braucht mit mir selbst. (...)

Die bereits geleistete therapeutische Arbeit kann trotz der akuten Verschlechterung weiterhin Früchte tragen. Man könnte sogar sagen, dass gerade die schwierige Situation eines Rückfalls die Möglichkeit bietet, die Wirksamkeit der therapeutischen Maßnahmen gezielt auszutesten und bewusst an die eigenen Bedürfnisse anzupassen. Der Kranke sollte sich nicht scheuen, den Rückschritt ggf. ausführlich mit seinem Therapeuten zu besprechen, sofern er die Hintergründe der deprimierenden Situation oder Gefühlslage noch nicht selbstständig genug beleuchten kann.

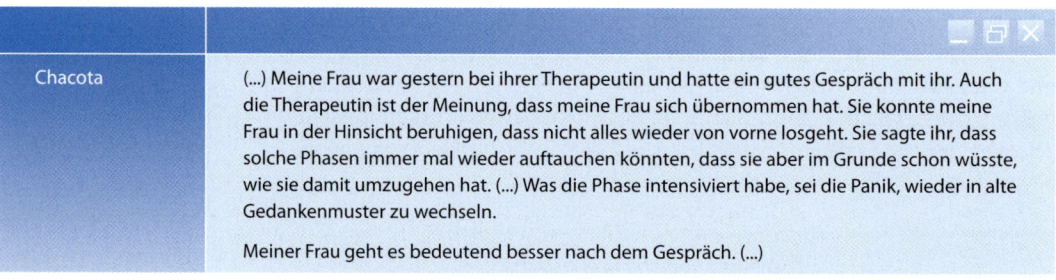

Chacota	(...) Meine Frau war gestern bei ihrer Therapeutin und hatte ein gutes Gespräch mit ihr. Auch die Therapeutin ist der Meinung, dass meine Frau sich übernommen hat. Sie konnte meine Frau in der Hinsicht beruhigen, dass nicht alles wieder von vorne losgeht. Sie sagte ihr, dass solche Phasen immer mal wieder auftauchen könnten, dass sie aber im Grunde schon wüsste, wie sie damit umzugehen hat. (...) Was die Phase intensiviert habe, sei die Panik, wieder in alte Gedankenmuster zu wechseln.
	Meiner Frau geht es bedeutend besser nach dem Gespräch. (...)

Rückfälle als Zeichen von innerer Bewegung

Rückfälle können ihre Aufgabe dann erfüllen, wenn man sich bemüht herauszufinden, welche Botschaft sie einem vermitteln wollen. Ihre Aussageabsicht kann ganz offen auf der Hand liegen, sie kann aber auch versteckt und schwer zu erkennen sein. In der Zeit des Herausfindens aus der Krankheit trennt man sich des Öfteren ganz bewusst und entschieden von Schädlichem oder Überflüssigem, probiert Neues aus, überprüft es, revidiert es wieder, verändert es erneut, baut es in seine sonstigen Handlungsstrukturen mit ein, passt es an die eigene Persönlichkeit an. Diese Arbeit ist kein Kinderspiel, sondern kann eine immense Herausforderung an den Willen, den Mut und die Kraft des Betroffenen darstellen. Gefühle wie Ärger, Wut, Aggression und Enttäuschung gehen mit dieser anstrengenden Arbeit typischerweise einher. Der Bedarf an weiterer Überarbeitung und Feinmodifizierung der neuen Denk- und Handlungsmuster ist immer noch groß. Die Psyche kann auf diese intensive Arbeit mit Überlastungsanzeichen reagieren, die Rückfälle sprechen hier mitunter eine deutliche Sprache. Sie decken z. B. auf, wo Stressfaktoren liegen, in welchen Bereichen noch Handlungsbedarf besteht, welche Details noch krank machende Wirkung entfalten können, wo Grenzen gesetzt und besser eingehalten werden müssen etc. Der Kranke könnte glauben, Rückfälle seien seine Feinde, dabei sind sie – richtig genutzt und interpretiert – viel eher seine Freunde. Es wäre unangemessen, sie zu missachten oder zu verdrängen. Ein offensiver, aufmerksamer, sensibler Umgang mit ihnen bringt den Betroffenen seiner Genesung ein gutes Stück näher:

Friendship	(...) Bei meinen eigenen Rückschritten ist mir damals nach und nach folgendes aufgefallen:
	Rückfälle sind aus sich heraus betrachtet nichts Negatives, auch wenn es auf den ersten Anschein natürlich so aussehen mag, als sei genau dies der Fall. Aber sie haben eine ganz besondere Funktion: Sie helfen einem, das Gelernte immer wieder einmal zu überdenken und auf seine Realitätsbezogenheit, den aktuellen Praxisbezug, die allgemeine und spezielle Durchführbarkeit im eigenen Leben etc. zu beleuchten. Was man in der Therapie gelernt hat, ist häufig gezwungenermaßen eine Art »Standardhilfe« für bestimmte Situationen, also z. B. »nein« zu sagen. Im täglichen Leben gibt es jedoch viele sehr unterschiedliche Situationen, in denen ein generelles Nein beispielsweise gar nicht unbedingt zielführend wäre. Durch die Rückfälle wird man also immer wieder gezwungen, diese allgemeinen Standardhilfen auf ihre ganz individuelle Praktikabilität und ihren Nutzen für die jeweilige Lebenssituation zu überprüfen und weiterzuentwickeln zu einem individuell günstigeren Handeln.
	Am Anfang, als ich das Gefühl hatte, auf dem Weg zur Genesung zu sein, haben mich starke Rückfälle immer erneut in Angst und Schrecken versetzt. Als ich dann schon etliche solcher Situationen hinter mich gebracht hatte, habe ich einen Rückfall bereits mit ganz anderen Augen betrachten können, nämlich viel eher mit einer Art neugierigem Interesse, was mir da eigentlich gerade (erneut?) gesagt werden soll/muss von dieser Situation. Immerhin muss man ja auch bedenken, dass man sich durch die Therapien ganz neue Verhaltensmuster zugelegt hat, die man vor der Therapie gar nicht kannte. Das althergebrachte Handeln vor und in der Krankheit war einem vertraut, daran war man gewöhnt. Aber die neuen Handlungs- und Denkweisen aufgrund der Therapie sind einem noch fremd, wirken ein wenig aufgesetzt und manchmal sogar ganz »falsch« am Anfang. An ihre Benutzung im täglichen Leben muss man sich daher erst allmählich gewöhnen. Man muss sie »passend« machen – immer schön Schritt für Schritt.
	Deshalb sind Rückfälle eigentlich eine sehr gute und wichtige Sache. Sie stabilisieren das Gelernte und verfestigen es in positiver Weise. (...)

Lerngewinn und -erfolg aus schmerzhaften Rückfällen können erstaunlich groß sein. Sie sind geeignet, den Betroffenen dazu zu animieren, den achtsamen und sensiblen Umgang mit der eigenen Befindlichkeit zu einem gewohnheitsmäßig verankerten, alltäglichen Handlungsmuster zu vertiefen. Rückfälle »fallen« einem nicht »in den Rücken«, sondern sie stärken einem vielmehr den Rücken, wenn man bereit ist, ihre Botschaft zu hören.

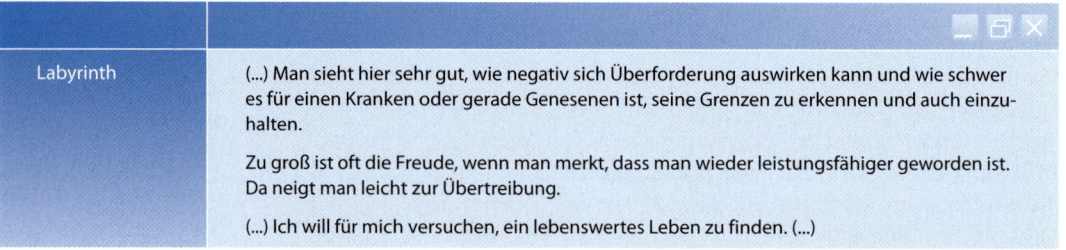

Labyrinth	(...) Man sieht hier sehr gut, wie negativ sich Überforderung auswirken kann und wie schwer es für einen Kranken oder gerade Genesenen ist, seine Grenzen zu erkennen und auch einzuhalten.
	Zu groß ist oft die Freude, wenn man merkt, dass man wieder leistungsfähiger geworden ist. Da neigt man leicht zur Übertreibung.
	(...) Ich will für mich versuchen, ein lebenswertes Leben zu finden. (...)

Krankheitsfördernde Denk- und Verhaltensweisen, wie z. B. die Unfähigkeit, eigene Grenzen zu erkennen und zu beachten, können trotz intensiver therapeutischer Gegenmaßnahmen von enormer Hartnäckigkeit geprägt sein. Ein über viele Jahre hinweg antrainiertes und praktiziertes Handeln ist nicht immer leicht über Bord zu werfen, auch wenn man rein rational die Notwendigkeit neuer, geeigneterer Handlungsstrukturen durchaus einsieht und auch schon ansatzweise übernommen hat. Man sollte bedenken, dass es u. U. vielfacher Übung bedarf, bis man zu nachhaltig veränderten Strukturen gelangt. Die Uraltmuster können von Zeit zu Zeit nochmals auftauchen, das Verhalten des Betroffenen erneut beeinflussen und sogar stark prägen, auch wenn er selbst damit vielleicht gar nicht mehr gerechnet hat und schon glaubte, sie endgültig überwunden zu haben.

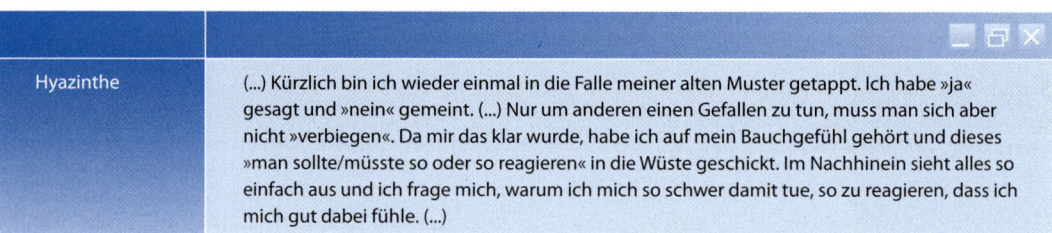

| Hyazinthe | (...) Kürzlich bin ich wieder einmal in die Falle meiner alten Muster getappt. Ich habe »ja« gesagt und »nein« gemeint. (...) Nur um anderen einen Gefallen zu tun, muss man sich aber nicht »verbiegen«. Da mir das klar wurde, habe ich auf mein Bauchgefühl gehört und dieses »man sollte/müsste so oder so reagieren« in die Wüste geschickt. Im Nachhinein sieht alles so einfach aus und ich frage mich, warum ich mich so schwer damit tue, so zu reagieren, dass ich mich gut dabei fühle. (...) |

So mancher depressive Mensch erfährt hier wieder einmal hautnah, wie viel harte Arbeit in einer grundlegenden Veränderung stecken kann. Genau in dieser durchgreifenden Veränderung liegt aber auch eine bemerkenswerte Chance. Rückfälle im Speziellen bieten bei dieser komplizierten Aufgabe die wichtige Möglichkeit, diese Veränderungen in kleinen Schritten praxisnah regelrecht »trainieren« zu können. In solchen Situationen bietet sich einem die Möglichkeit zu beobachten, wie es sich denn nun genau »anfühlt«, sich zu verändern. Man kann die damit verknüpften Erfahrungen sorgfältig unter die Lupe nehmen, für erstrebenswert oder nicht erstrebenswert erachten, beibehalten oder sie durch bessere Muster ersetzen. Dies ist ein bedeutsamer Schritt in die richtige Richtung, auch wenn noch häufig Angstgefühle damit einhergehen können:

Tegueste	(...) Sei geduldig mit dir, setze dich nicht unter Druck. Eine Depression nimmt sich die Zeit, die sie braucht. Ich glaube, da kann man nichts machen. Vielleicht vesuchst du dich auch vor etwas zu schützen, indem du der Depressivität verfällst, anstatt dem Leben ins Auge zu sehen. Zumindest mir geht das so, glaube ich. Eine Depression ist nicht einfach nur da, sie ist aus einem bestimmten Grund da. Mein Rat an dich: Lass dir Zeit. Habe Geduld. Du bist auf dem richtigen Weg (...).

Tilca	(...) Es ist nicht einfach, mit dieser Angst vor Tiefphasen leben zu lernen und sie zu beherrschen, zumal wenn man weiß, was einen in der Depression erwartet. Ich habe es als schwierig empfunden, mit normalen Tiefphasen zurechtzukommen, einfach weil diese Angst da war. Aber das wird besser werden mit jedem Erfolgserlebnis, weil man spürt, dass man nicht mehr so gelähmt ist. Man weiß, dass es auch wieder besser wird. (...)

Encouragement	(...) Solange die Angst vor einem Wiederauftreten einer depressiven Episode noch stark ist, ist die Genesung nach meinem Empfinden auch noch nicht erreicht. Denn die Angst zeigt, dass noch viel Unsicherheit vorhanden ist, ob man tatsächlich schon gelernt hat, in kritischen Situationen entschieden genug für sich selbst zu sorgen. Wichtig ist immer, dass man aus jedem Rückfall seine Erkenntnisse zieht darüber, was offensichtlich ein sehr sensibler Punkt ist und wie man geschickter damit umgehen könnte. (...)

Die mehrfache erfolgreiche Überwindung von Rückfällen wirkt letztlich stabilisierend und festigend, ermutigend und aufbauend. Man lernt und behält leichter im Gedächtnis, dass man zwar wieder ein Tief haben kann und darf, dass man aber auch wieder herausfindet. Die Angst vor weiteren Rückfällen wird mit der Zeit geringer, Selbstvertrauen und Selbstwertgefühl werden gestärkt. Der Genesungsprozess nimmt dadurch an Dynamik zu, nicht ab. Der Betroffene kann spüren, wie es ist, seinen Weg aus der Krankheit immer selbstständiger und unabhängiger zu gehen. Die dazu erforderlichen Veränderungen in der Denkweise und Lebensführung gewinnen nun an Struktur, Klarheit, Effizienz, Durchschlagskraft und Systematik, und aufgrund dessen auch an Nachhaltigkeit. Der Wille, die neu gewonnenen Erkenntnisse auch tatsächlich in die Realität umzusetzen, wird gefördert. Fehler werden klarer erkannt, bereitwilliger angeschaut und intensiver bearbeitet. Die Verbesserung und Stabilisierung der Stimmungslage nach der Überwindung eines erneuten Rückfalls können als Bestätigung dafür angesehen werden, dass der eingeschlagene Weg ein guter Weg ist.

Erfahrungen zum Weiterlesen:

La Orotava	(...) Jeder Rückfall stärkt einen auch, weil man merkt, es wird wieder besser. Es dauert nur seine Zeit.

5

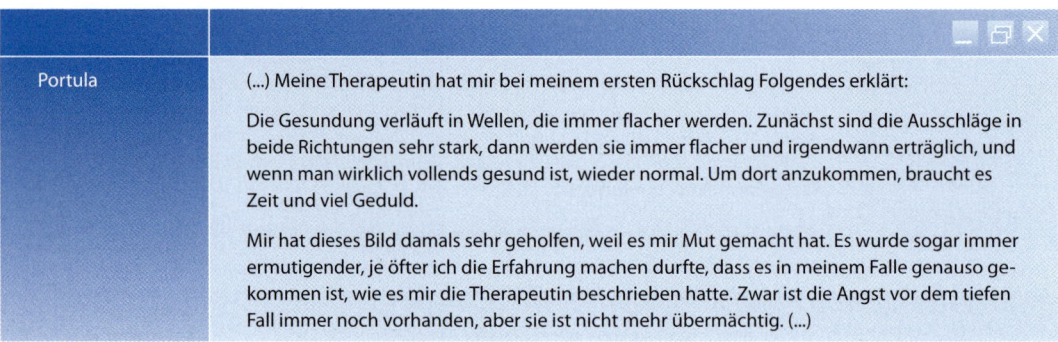

| Portula | (…) Meine Therapeutin hat mir bei meinem ersten Rückschlag Folgendes erklärt:

Die Gesundung verläuft in Wellen, die immer flacher werden. Zunächst sind die Ausschläge in beide Richtungen sehr stark, dann werden sie immer flacher und irgendwann erträglich, und wenn man wirklich vollends gesund ist, wieder normal. Um dort anzukommen, braucht es Zeit und viel Geduld.

Mir hat dieses Bild damals sehr geholfen, weil es mir Mut gemacht hat. Es wurde sogar immer ermutigender, je öfter ich die Erfahrung machen durfte, dass es in meinem Falle genauso gekommen ist, wie es mir die Therapeutin beschrieben hatte. Zwar ist die Angst vor dem tiefen Fall immer noch vorhanden, aber sie ist nicht mehr übermächtig. (…) |

5.3   Depression als Chance?

Eine Erkrankung bringt Schmerzen, Verzweiflung, Angst und oft eine massive Beeinträchtigung des Lebens mit sich. Seit es Krankheit gibt, fragt sich der Mensch, welche Bedeutung hinter dem Leiden steht. Er kann sich nur schwer damit abfinden, dass die erlittenen Qualen einfach nur auf organischen Störungen beruhen sollen. Liegt dem schweren Leiden nicht auch eine tiefere Sinnhaftigkeit zugrunde?

5.3.1   Kann eine Depression auch positive Nebenwirkungen haben?

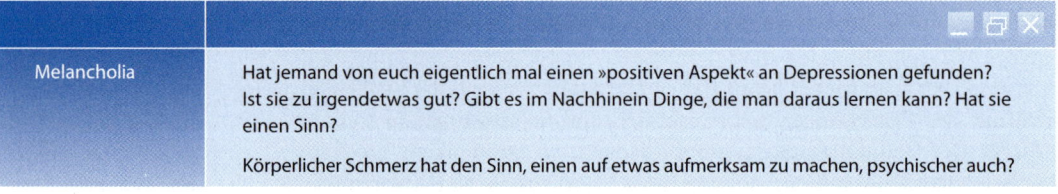

| Melancholia | Hat jemand von euch eigentlich mal einen »positiven Aspekt« an Depressionen gefunden? Ist sie zu irgendetwas gut? Gibt es im Nachhinein Dinge, die man daraus lernen kann? Hat sie einen Sinn?

Körperlicher Schmerz hat den Sinn, einen auf etwas aufmerksam zu machen, psychischer auch? |

Spricht man mit Menschen, die Depressionserfahrung haben, dann hört man oft, dass diese Erkrankung für sie einen Sinn hatte. Kaum vorstellbar, dass eine schwere, mitunter lebensbedrohliche Krankheit auch etwas Gutes haben soll, doch für einige verhält es sich tatsächlich so. Natürlich gibt es auch Depressive, die in ihr keinerlei Bedeutung entdecken können und sie einfach als schicksalhafte Erkrankung begreifen, z. B. weil sie keinen Kontakt zu ihren seelischen Vorgängen haben oder wollen, und deshalb auch keinen Grund sehen für eine Auseinandersetzung damit.

Man muss auch bedenken, dass es Depressive gibt, deren Krankheitsursache nicht in psychischen Konflikten zu suchen ist, sondern rein organisch bedingt ist (beispielsweise durch depressionsauslösende Medikamente, andere organische Erkrankungen oder eine reine Dysbalance der Neurotransmittersysteme; ▶ Abschn. 2.4.1). Für sie kann eine längere Sinnsuche durch Psychotherapie frustrierend ergebnislos bleiben, die medikamentöse Therapie dagegen rasch die ersehnte Hilfe bringen.

Der größere Teil spürt aber, dass die Depression eine klare Funktion hat. Viele sagen sogar, dass sie ihr Ich 'nach der Depression' nicht mehr tauschen möchten gegen ihr Ich 'vor der Depression'. Mitten in einer depressiven Episode ist der Kranke in der Regel natürlich noch nicht in der Lage, das zu erkennen. Sobald es aber bergauf geht, stellen sich viele die Frage, welche Botschaft eigentlich hinter der Krankheit steckt. An sie wendet sich der nachfolgende Text.

Irrlicht	Am Anfang habe ich mich immer gefragt: »Warum? Warum ICH?«
	Ich habe immer nach der Antwort gesucht, wofür ich bestraft werde, dass ich diese Krankheit habe. Heute denke ich anders darüber. Du hast gefragt, welche Bedeutung Depressionen für unseren Lebensweg haben: Ich denke, sie SIND unser Lebensweg. Jeder hat halt einfach seinen Weg im Leben zu gehen. Das ist so, das kann man nicht ändern. Man kann nur entscheiden, WIE man ihn geht.

Eine schwere Erkrankung annehmen können, einen Sinn dahinter sehen, hilft das Leiden besser zu bewältigen. Viele Depressive verstehen aber auch speziell diese Erkrankung als einen deutlichen Hinweis darauf, dass mit ihnen und ihrem bisherigen Leben etwas nicht stimmt. In sehr vielen Fällen liegen der Erkrankung seelische Konflikte zugrunde: krank machende Verhaltensmuster, extrem belastende Lebensumstände oder Ereignisse, die der Kranke ohne die tiefe Leiderfahrung der Depression gar nicht bewusst als solche erkannt hätte:

Närrin	Genauso wie ein körperlicher Schmerz, ist auch eine Depression (ich nenne es »Seelenschmerzen«) ein Hinweis darauf, dass etwas nicht stimmt, dass man etwas in Ordnung bringen muss oder das Leben und die Einstellung zu sich selbst so verändern muss, wie es für einen am besten ist.
	Gleichzeitig ist unser Seelenschmerz die Chance (wenn auch oft sehr leidvoll) für einen Neubeginn, für ein Umdenken und ein Überprüfen von Wertvorstellungen. Plötzlich achtet man auf Kleinigkeiten – auf einen schönen Morgenhimmel, auf das Herbstlaub – Dinge, die man vielleicht früher im Alltag vergessen hat. Ich persönlich habe ein neues Selbstbild bekommen und habe die Grenzen dessen, was ich tun kann und muss, kennengelernt.

Entspannung	Eine Depression hat nach meiner Erfahrung unter anderem auch den Sinn, dem Betreffenden klar zu zeigen, dass Veränderungen notwendig sind. Der Leidensdruck in der Depression kann so hoch sein, dass selbst sehr starke Ängste vor den notwendigen Veränderungen endlich einmal überwunden werden können. Insofern kann sie eine sehr hilfreiche und erkenntnisreiche Krankheit darstellen. Das ganze Leben ist ein immer währendes Sich-Verändern. Kompletter Stillstand ist ungesund, die Ängste vor der Veränderung können angemessen, aber auch völlig unangemessen und deshalb hinderlich sein.

Diese Hinweise der Seele können vielfältig sein. Jeder Depressive kann eine ganz individuelle Botschaft in seiner Erkrankung entdecken. So kann

5

z. B. eine belastende Lebenssituation, die über eine lange Zeit ertragen und deren Unerträglichkeit nie bewusst wahrgenommen wurde, durch die Depression sichtbar gemacht werden:

junger mann	Ich habe mich vor zwei Jahren von meiner Frau getrennt, obwohl ich in einer depressiven Phase steckte und habe diesen Schritt bis heute nicht bereut.
	Ohne Krisensituation hätte ich es nicht geschafft, diese Entscheidung schließlich zu treffen. (...)
	Sicherlich spricht auch vieles für die These, keine grundlegenden Entscheidungen in der Depression zu treffen. Ich kann nur sagen, dass ich den Leidensdruck brauchte, um schließlich das zu tun, was ich vermutlich ohne diesen nie getan hätte. (...)

Für manche hat die Depression vielleicht den Impuls dafür gegeben, endlich eine längst überfällige Lebensentscheidung zu treffen. Für andere kann sie auch primär die Funktion eines »erzwungenen Innehaltens« haben. Der Mensch, der seine Belastungsgrenzen nicht mehr spürt, wird durch den Zustand der völligen Lähmung in der Depression aus dem ihn belastenden Kreislauf herausgenommen:

Igor	Nach all den vielen Jahren, die ich an der Depression leide, habe ich erkennen müssen, dass die Krankheit mit einer elektrischen Sicherung zu vergleichen ist. Wenn die Belastung im Stromkreis zu groß wird, fällt die Sicherung aus und schützt somit die Leitungen vor der Zerstörung. Nach all meinen vielen Belastungen in Beruf und Familie war und ist die Depression eine Rückzugsmöglichkeit.

Hier hat sie die Funktion eines Frühwarnsystems, um dem Menschen aufzuzeigen, wo er seine Grenzen missachtet hat. Das können ganz verschiedene Belastungen sein: Überforderung im Beruf, in der Familie, im Konflikt mit sich selbst.

Frau ohne Seele	Wenn ich tief in der Depression steckte, dann hatte ich auch ständig das Gefühl, dass das alles keinen Sinn macht und dieses Leiden ungerecht und unerträglich ist. Ja, tiefe und schwere Depressionen sind meistens nicht zu ertragen!!
	Allerdings ungerecht finde ich sie nun nicht mehr.
	Ich habe für mich herausgefunden, dass meine Depressionen wie ein Kompass sind. Sie leiten mich und zeigen mir, wo ich wieder einmal zu wenig auf mich selbst und zu viel auf andere geachtet habe. Sie zeigen mir, dass ich die Wunden meiner Seele wieder einmal ignoriert habe und sie mahnen mich zur Ruhe.
	»Wenn du es eilig hast, dann gehe langsam«: Dieser Satz ist dann mein Mantra.
	Ich sehe die Depression nicht mehr als meinen Feind an, der mein Leben zerstören will. Ich glaube, dass es mein ganz tiefes ICH ist, das mir sagt, wenn ich mich wieder einmal verirrt habe.

So wie diese Posterin erkennen auch viele andere durch die Erkrankung, dass ihnen das Bewusstsein ihrer eigenen Wünsche, ihrer Träume und Bedürfnisse abhanden gekommen ist und sie ein Leben führen, das durch äußere Zwänge und Regeln bestimmt oder sogar zu einer reinen Erfüllung der Ansprüche anderer geworden ist.

Flüchtender	Ich bin mir sicher, dass gerade diese Missachtung der eigenen Lebensinhalte eine Hauptursache vieler Depressionen ist. Eine schwere Krise wie eine Depression eröffnet hier wirklich die Chance, neu über alles nachzudenken, Prioritäten zu setzen, die von innen kommen und nicht von außen.
	Allerdings glaube ich, und so war es bei mir selbst auch, dass gerade Menschen, die durch ihre zu starke Orientierung nach außen eine Depression entwickeln, sich grundsätzlich schwer tun überhaupt zu wissen, was »Ihres« ist.
	Es ist leider nicht so einfach, nach der Depression jetzt endlich das zu tun, was man schon immer wollte, weil man es nämlich nicht kennt und nicht weiß, was man »wirklich« will. Und dann läuft man Gefahr, wieder in die alten Strukturen zurückzugleiten, weil die ja wenigstens die Sicherheit des Bekannten bieten.
	Sich etwas anderes zu trauen und zu seinen Lebensinhalten zu stehen, ist ja gerade oft das Grundproblem der Depression, das die Betroffenen jahrelang oder lebenslang durch eine Orientierung nach außen umgangen haben, nach dem Motto »Sag du mir, was ich will«.
	Da hilft nur, die zarten und schwachen Impulse, die heimlichen Wünsche, immer ernster und ernster zu nehmen und ihnen Gehör zu schenken gegen den Widerstand aller möglichen Bedenken und auch gegen den Widerstand der Umwelt, die fast immer Gegenargumente bereit hält und ermahnt, was man alles für Pflichten habe. Es wird ein Kompromiss werden müssen in den meisten Fällen, aber das ist ja auch o.k. Es muss ja kein kompletter Umbau sein, kein völlig anderes Leben!

Das sich-wieder-Spüren, die eigenen Gefühle wahr- und ernst nehmen, sich Bedürfnisse erfüllen, das alles gehört zu einem gesunden Umgang mit sich selbst. Auf der Ebene des körperlichen Erlebens kann man z. B. durch Massagen, Entspannungstechniken und Sport seine verloren gegangene, positive Selbstwahrnehmung neu entdecken. Auf der Ebene des psychischen Erlebens findet man durch die geduldige Arbeit mittels Psychotherapie und ständiger Reflexion zu den ursprünglichen Wurzeln des eigenen Ichs zurück. Das alles erfordert Zeit und Arbeit, die der Mensch in den meisten Fällen offenbar erst durch ein leidvolles Erlebnis zu investieren bereit ist.

Plum	Das kommt mir so bekannt vor: nicht zu wissen, wer man ist. Glaub mir, ich weiß es noch lange nicht. Ich musste wegen zwei chronischen Krankheiten meine Arbeit aufgeben und da habe ich gemerkt, dass ich außerhalb der Arbeit eigentlich gar nicht da bin. Ich hab mich nicht gefunden. Ich hab in mich reingehorcht, Tagebuch geschrieben, alte Briefe gelesen und gegrübelt. Da war einfach nichts. Auch die Frage nach dem, was ich im Leben möchte, konnte ich nicht beantworten. Ich wusste nichts.
▼	Mir hat dann die Therapie sehr viel geholfen. Ganz langsam habe ich Dinge gefunden, die wirklich zu mir gehören. Habe gelernt, meine Gefühle wahrzunehmen und mich getraut, auf

> sie zu hören. Es ist noch ein weiter Weg, und es geht dauernd rauf und runter, aber ich habe ein paar Schritte in die Richtung gemacht. Es geht eben nicht, einfach zu beschließen, jetzt einfach mal man selbst zu sein. Man muss es ganz mühsam lernen ... Und durch die Depression wird man dazu gezwungen, damit zu beginnen. Hast du schon etwas in dieser Richtung gemacht? Es lohnt sich!

Nicht wenige Betroffene haben die Theorie, dass ein depressiver Mensch, der die krank machenden Faktoren in seinem Leben nicht ausräumt, wieder erkranken kann.

Tilly 81

> (...) Die Chance der Depression liegt meiner Meinung nach nicht nur in einem intensiveren Erleben, sondern man ist auch gezwungen, etwas zu VERÄNDERN, sich weiterzuentwickeln, wenn man dieser Krankheit entkommen will.

Inger

> Was auch immer uns in Lebenskrisen stürzt: Unser eigenes Verhalten, unsere eigene Reaktion auf eine krank machende Situation bedingt, wie und wann wir da wieder herauskommen. Der erste Schritt ist sich zu erkennen. Der zweite sich dem Leben wieder zu stellen und es besser zu machen, und zwar so, dass man diesmal damit gut klar kommt. Dazu gehört natürlich auch, dass man das eine oder andere Trugbild aus dem Leben vor der Krankheit enttarnt. Ob das nun Leistungsdenken war und Überforderung oder eine unglückliche Beziehung. Egal, was einen krank gemacht hat: Der einzige Mensch, der das, was schief gelaufen ist, verändern kann, ist man doch selbst! Und was hilft es da, die Gesellschaft zu verdammen, die Kollegen, die Familie? Was hilft es, den Schuldigen zu finden?
>
> Denn auch wenn wir tausendmal das beklagen, was uns krank gemacht hat, so werden wir davon nicht wieder gesund. Es kommt nur darauf an, für sich zu erkennen, was einen glücklich macht, was einen in sich ruhen lässt. Und sein Leben dahingehend auch konsequent zu verändern! Nur so wird man die Depression besiegen.
>
> Die Angst davor, Veränderungen im Leben auch wirklich vorzunehmen, ist oft sehr groß, sie zu überwinden ist aber unausweichlich, wenn man wieder ohne Krankheit leben will.

Für viele kann die Depression mehr sein, als nur eine Erkrankung. Man kann sie lesen wie eine Flaschenpost der Seele. Wenn ein Mensch den Zugang zu seinen Gefühlen verloren hat und sein Erleben zum großen Teil vom Verstand geleitet ist, kann eine Depression als seelischer Hilferuf, als Notbremse verstanden werden. Ein Hinweisschild auf ein inneres Problem, das für jeden Depressiven individuell ist und das bisher nicht angeschaut und verdrängt wurde. Es scheint so zu sein, dass eine notwendige Veränderung der Lebensumstände oder eines Verhaltens von vielen erst dann ernsthaft erwogen wird, wenn sie durch eine Leiderfahrung sozusagen dazu gezwungen werden. Und die existenzielle Grenzerfahrung einer depressiven Erkrankung ist ein solcher Zustand.

Ballerina	Die Depression ist eine Lähmung, eine Blockade. Die Gründe dafür sind vielfältig, aber ich komme langsam zu dem Schluss, dass Wegrennen nichts bringt. Vermutlich musst du dich auch genau diesem Problem stellen: Der Job war der falsche, der Leistungsanspruch generell zu hoch. Es muss was anderes sein in Zukunft, das Leben muss neu geordnet werden.
	Vielleicht ist es wirklich so, dass die Krankheit einen zwingt, endlich gut zu sich zu sein. Und wenn man nicht gut zu sich ist, dann bleibt die Dame in Schwarz eben so lange zu Besuch, bis man es endlich ist …

Erfahrungen zum Weiterlesen:

Asana	Die Chance in der Depression sehe ich darin, zu sich zu finden und genau hinzugucken, was man im Leben möchte und wie man sein Leben in Zukunft gestalten sollte, um nicht wieder in eine Depression zu rutschen. Ich finde schon, dass ich seit der letzten Depression, die für mich ganz schrecklich war – nun mehr bei mir bin, und ich freue mich über viele Kleinigkeiten!
	Heute Abend, als es gerade dunkel wurde, bin ich mit meinem Hund Gassi gefahren. Auf dem Rückweg bin ich durch einen Wald, es war dunkel und ich hatte kein Licht am Fahrrad und dann sah ich überall Glühwürmchen im Wald herumfliegen. Das war so schön, es sah aus wie in einem Zauberwald, in dem lauter Silbertaler vom Himmel fallen. Ich fühlte mich wohl und es war ein schönes zufriedenes Gefühl in mir. (…)
	Ich schreibe das jetzt, weil ich seit meiner schlimmen letzten Depression vor jetzt fast zwei Jahren gelernt habe, wie wichtig das Fühlen ist. Und ich bin dankbar für jedes glückliches Gefühl und ich glaube, so was nimmt man wahrscheinlich erst so bewusst wahr, wenn man schon mal in einer sehr tiefen Krise wie einer Depression oder einer anderen schweren Erkrankung steckte.
	Schon allein das ist für mich auch ein positiver Aspekt der Depression!

Frau von K.	Wozu sollte denn die Krankheit gut gewesen sein, wenn wir nicht klüger aus ihr entstehen, und menschlicher? Man kann nur versuchen, etwas daraus zu machen … und der Kälte um uns im Kleinen etwas entgegensetzen, und sei es ein Lächeln für einen Fremden oder ein Handeln in Mitgefühl.
	Mir kommt es im Moment so vor, als hätte ich mich, als es mir noch schlecht ging, ständig gegen den Wind gestemmt, voller Wut, Hass, Verzweiflung auf die Krankheit und die anderen und mich selbst. Da ist meine ganze Energie für draufgegangen. Jetzt bin ich mit dem Wind …
	Ja, ich glaube absolut, dass die Depression aus mir einen »besseren« Menschen gemacht hat. Einmal natürlich, weil ich durch sie einen Weg zu meinen Gefühlen gefunden habe und gelernt habe, nicht nur Kopf zu sein, sondern auch mal Bauch. Und mich selbst ernst zu nehmen!
	Zum anderen habe ich viel von meiner Härte verloren und habe unheimlich viel gelernt über Leid. (…) Wenn ich an die Zeit vor der Depression denke, bin ich mir sogar manchmal regelrecht fremd … Aber jetzt, wo ich aufgrund deiner Frage darüber nachdenke, glaube ich schon, dass einem das, was man durch die Krankheit lernt, nicht mehr genommen werden kann.
	Etwas ist umprogrammiert im System … und auch wenn mal der Strom ausfällt, bleibt es bei der Konfiguration. Ich stimme dir darin zu, dass die Krankheit auch Gutes hat. Ich würde sogar sagen, ich möchte die Depression nicht mehr missen, denn durch sie wird mein zukünftiges Leben besser werden und ich, hoffentlich, endlich verstehen, wer ich bin.

5

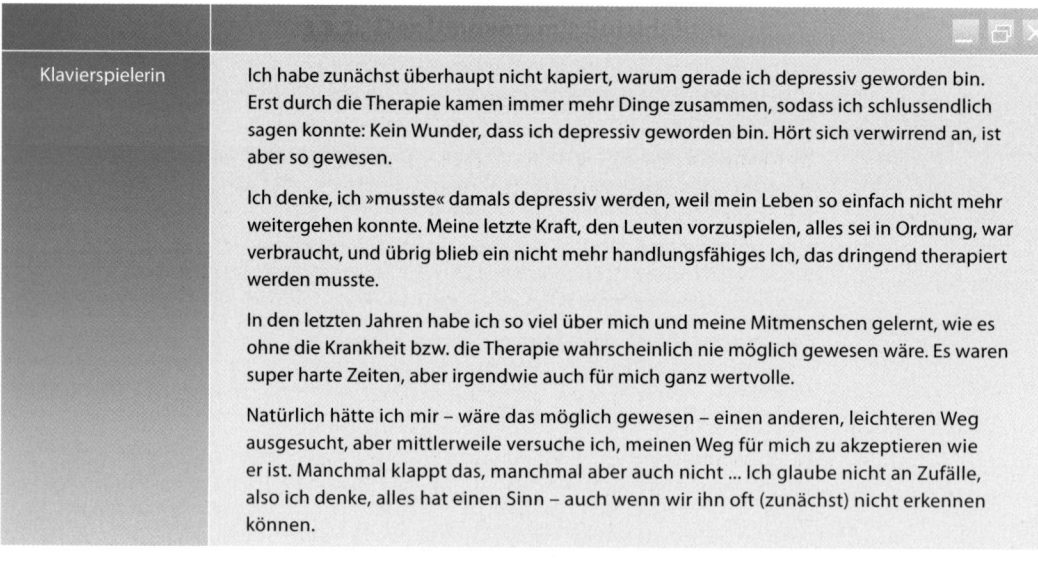

Novela

(...) Ich habe viel gelesen – Bücher, Erfahrungsberichte, die mir zeigten, dass es einen Weg gibt, mit der Krankheit umzugehen, die mir auch Mut machten, nicht alles hinzuschmeißen, sondern weiterzumachen ... Heute denke ich, dass die Depression dazu da ist, auf ein Ungleichgewicht hinzuweisen. Das Leben, das man führt, die Dinge, die man tut, sind nicht die, die »passend« für einen sind.

Es kommt darauf an, herauszufinden, was in »Schieflage« geraten ist. Familie, Beruf, Beziehungen – alte Muster, Verhaltensweisen, die anerzogen/gelernt worden sind, die wir nie hinterfragt haben, können die Ursache sein.

Erst in dem Moment, wenn unser Körper rebelliert, wenn wir uns psychisch leer und antriebslos fühlen, taucht die Frage auf, ob etwas nicht stimmt. Wenn wir es dann schaffen, einen Arzt, im besten Fall einen Psychiater, aufzusuchen, der unsere Not erkennt und der die richtige Diagnose stellt, kann der Weg der Heilung beginnen.

Einzelkind

Meine ehemalige Psychologielehrerin hatte damals gesagt: Eine Depression ist in den meisten Fällen eine gesunde Reaktion unseres Körpers auf eine für den Betroffenen krank machende Situation. Ich kann nur für mich selber sprechen und bei mir trifft es zu. Vor ein paar Tagen hatte ich meine erste Stunde bei meiner »Wunschtherapeutin«. Sie fragte mich, unter welchem Gefühl ich am meisten leide und ich antwortete »Diese Leere tief im Inneren finde ich grausam«.

Sie hat mir folgenden Gedankenanstoß gegeben: Wenn die schlechten Erfahrungen noch so in meinen Gedanken und Träumen sind, mein Innerstes jedoch LEER ist, dann kommt die Zeit, in der ich diese Leere neu füllen kann. Sie munterte mich dazu auf, meinem Körper die Zeit der Regeneration zu geben, mir aber der Möglichkeit des Neu-Füllens bewusst zu sein.

Ist das vielleicht MEIN Sinn??? Altes und Schlechtes hinter mir zu lassen und mich neu zu füllen? Wenn ja, dann werde ich um einiges reicher aus dieser Sache hervorgehen.

Klavierspielerin

Ich habe zunächst überhaupt nicht kapiert, warum gerade ich depressiv geworden bin. Erst durch die Therapie kamen immer mehr Dinge zusammen, sodass ich schlussendlich sagen konnte: Kein Wunder, dass ich depressiv geworden bin. Hört sich verwirrend an, ist aber so gewesen.

Ich denke, ich »musste« damals depressiv werden, weil mein Leben so einfach nicht mehr weitergehen konnte. Meine letzte Kraft, den Leuten vorzuspielen, alles sei in Ordnung, war verbraucht, und übrig blieb ein nicht mehr handlungsfähiges Ich, das dringend therapiert werden musste.

In den letzten Jahren habe ich so viel über mich und meine Mitmenschen gelernt, wie es ohne die Krankheit bzw. die Therapie wahrscheinlich nie möglich gewesen wäre. Es waren super harte Zeiten, aber irgendwie auch für mich ganz wertvolle.

Natürlich hätte ich mir – wäre das möglich gewesen – einen anderen, leichteren Weg ausgesucht, aber mittlerweile versuche ich, meinen Weg für mich zu akzeptieren wie er ist. Manchmal klappt das, manchmal aber auch nicht ... Ich glaube nicht an Zufälle, also ich denke, alles hat einen Sinn – auch wenn wir ihn oft (zunächst) nicht erkennen können.

5.3.2 Muss ich mein Leben ändern?

Ist eine Veränderung des Lebens erforderlich, um aus einer Depression herauszufinden?

Diese Frage lässt sich natürlich nicht generell beantworten. Will man jedoch eine Depression überwinden, kann es im wahrsten Sinne des Wortes not-«wendig« sein, ihre Ursachen zu erkennen und intensiv zu bearbeiten. Zu diesem Zweck kann es auch erforderlich werden, das eigene Leben, althergebrachte Ansichten und Denkweisen sowie lange eingefahrene Verhaltensmuster grundlegend zu überdenken und gegebenenfalls abzuändern. Diese Arbeit kann den Kranken vor schwierige Herausforderungen stellen. Gewohnheitsmäßig verankerte Verhaltensmuster sind nicht immer leicht zu überwinden.

Der Entschluss, das eigene Leben einer harten, ehrlichen Revision zu unterziehen und notfalls in wesentlichen Bereichen zu verändern, kann weitreichende Folgen haben. Für manche Menschen bedeutet dies, einschneidende Entscheidungen fällen zu müssen, z. B. eine wichtige Beziehung abzubrechen oder wieder aufzunehmen, einen Wohnort- oder Arbeitsplatzwechsel vorzunehmen oder sich mit Traumata auseinanderzusetzen, die Jahre oder Jahrzehnte zurückliegen können.

Sich und sein Leben auf den Prüfstand zu stellen, setzt Entscheidungswillen und -fähigkeit voraus. Gerade diese sind aber in der Depression häufig mehr oder weniger stark eingeschränkt. Angstgefühle können allgegenwärtig sein: Zum einen verspürt man möglicherweise bereits Angst vor der Auseinandersetzung mit den Problemen, zum anderen leidet man auch unter der Angst, es könnte nach einer solchen intensiven Phase der Problembearbeitung evtl. noch »schlimmer« kommen, als es ohnehin gerade schon ist. Den Ist-Zustand kennt man. Was noch kommt, ist aber möglicherweise fremd und neu, kann in seinen Auswirkungen nur schwer oder noch gar nicht eingeschätzt werden und wird mitunter als bedrohlich empfunden. Das nachfolgende Posting beschreibt die damit einhergehenden inneren Konflikte in eindringlicher Weise:

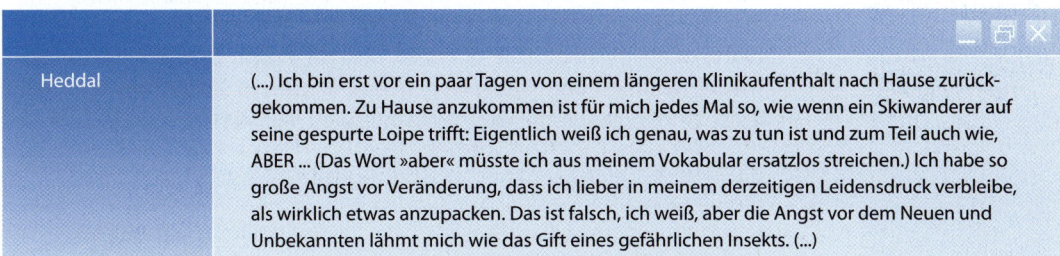

Heddal: (...) Ich bin erst vor ein paar Tagen von einem längeren Klinikaufenthalt nach Hause zurückgekommen. Zu Hause anzukommen ist für mich jedes Mal so, wie wenn ein Skiwanderer auf seine gespurte Loipe trifft: Eigentlich weiß ich genau, was zu tun ist und zum Teil auch wie, ABER ... (Das Wort »aber« müsste ich aus meinem Vokabular ersatzlos streichen.) Ich habe so große Angst vor Veränderung, dass ich lieber in meinem derzeitigen Leidensdruck verbleibe, als wirklich etwas anzupacken. Das ist falsch, ich weiß, aber die Angst vor dem Neuen und Unbekannten lähmt mich wie das Gift eines gefährlichen Insekts. (...)

Der Leidensdruck einer Depression kann jedoch so heftig sein, dass es dem Kranken schließlich doch gelingt, seine Angst zu überwinden und die Bereitschaft zu entwickeln genau hinzuschauen, worin die Probleme begründet liegen. Damit wendet man sich von der Bearbeitung der »Randproblematik« hin zu der Bearbeitung der entscheidenden Kernproblematik einer Depression, wie hier beispielhaft ausgeführt wurde:

Garachico	(...) Ich befinde mich gerade in einer mehr oder minder schlimmen Depression und stelle mir die Frage, ob meine Depression nicht eine Flucht vor für mich unlösbaren Problemen ist? Zurzeit ist es ein Beziehungsproblem, ein anderes Mal war es ein Problem am Arbeitsplatz (...). Kann es sein, dass (...) meine Psyche als Reaktion auf Probleme auf Rückzug stellt, weil der Druck sonst zu groß würde? (...)

Sind Probleme tatsächlich unlösbar, nur weil man sie – auch und gerade in der Depression – für unlösbar hält?

Eine Depression muss nicht zwangsläufig nur Fragen aufwerfen. Es kann sich auch erweisen, dass sie ganz neue, vielleicht sogar äußerst überraschende und ermutigende Antworten bereithält. Sie bietet dem Betroffenen eine wichtige Chance, sich dem eigenen Ich, der eigenen Persönlichkeit, den eigenen Bedürfnissen und Wünschen bewusster anzunähern. Eine Depression kann somit auch ein entscheidender Schritt hin zum eigenen Ich sein.

Federbusch	(...) Die Krankheit hat mich gezwungen, mich mit mir und meinem Leben auseinanderzusetzen. Immer wieder frage ich mich:
	Was macht mich aus?
	Welches sind meine Bedürfnisse?
	Kann ich mich akzeptieren, auch mit meinen Fehlern und Schwächen?
	Woher nehme ich immer wieder die Kraft, die Dinge zu verwirklichen, die mir wichtig sind?
	Worin besteht der Sinn meines Lebens?
	Was heißt für mich Glücklichsein? usw.
	Auch mein Verhältnis zu anderen Menschen hat sich verändert. Von einigen habe ich mich getrennt, andere sind mir wichtig geworden. Auch hier gibt es viele offene Fragen:
	Welche Menschen sind mir wichtig?
	Was kann ich anderen Menschen geben?
	Was erwarte ich von den Menschen, die mit mir zusammen sind?
	Muss ich mit jedem auskommen?
	Wie schaffe ich es, auch im Zusammenleben mit anderen meine Grenzen zu leben? (...)

Viele Patienten machen die Erfahrung, dass es einem enormen Kraftakt gleichkommen kann, sich zu raumgreifenden Veränderungen zu entschließen und sie zu realisieren. Häufig fühlt man sich wie blockiert, spürt gefühlsmäßige und rationale Grenzen, die den Willen zur Befreiung immer wieder hemmen und lähmen können. Die inneren Zwiespälte sind nicht leicht zu ertragen. Außerdem kann viel harte Selbstkritik vonnöten sein.

Skyline	(...) In dieser Phase hatte ich häufig das Gefühl, einen schweren Betonklotz an meinem Bein hängen zu haben. Ich wusste, dass nun der Moment gekommen war, in welchem Veränderungen zwingend notwendig waren, aber wo sollte ich damit anfangen? Und vor allem wie? Zur Selbstanalyse und -kritik war ich durchaus bereit, schonte mich hierbei auch keineswegs, aber wie konnte ich die gewonnenen Erkenntnisse in die Realität umsetzen? Und welche Auswirkungen würde dies alles auf mein Leben haben? Würden die Folgen tatsächlich weitestgehend positiv sein, oder würden sich möglicherweise zusätzliche, noch gar nicht vorhersehbare Probleme ergeben? Die vielen ungelösten Fragen schienen mich aufzufressen. Mein Inneres war ein einziger brodelnder Kessel. Ich fühlte mich buchstäblich wie auf einem Vulkan. Ich musste erst lernen, die Ängste schrittweise zu überwinden. (...)

Hereward	(...) Die Frage, ob man tatsächlich will, dass es einem besser geht, ist in der Tat eine entscheidende Frage. Es ist seltsam. Gerade jetzt merke ich, dass ich mich eigentlich gar nicht mit dieser Frage auseinandersetzen möchte, denn anderenfalls könnte ich ja auf den Gedanken kommen, dass ich gar keine Veränderung will. Bisher liegt ein schönes, gemütliches Verdrängen dieses Gedankens vor, und ich kann mich damit beruhigen, dass ich ja etwas zur Änderung beitrage (Medikamente, Therapie). Es ist ein einfaches Beiseiteschieben und Wegsehen nach dem Motto: Ich tue ja schon, was ich kann. Aber trotzdem ist der Vorwurf an mich selbst vorhanden, dass eigentlich mehr von mir ausgehen müsste. (...) Bloß nicht zu viel »Anstrengung« investieren, es könnte ja helfen. (...)

Noch in der Depression zu verharren, kann demnach auch eine gewisse Art von »Geborgenheit« vermitteln. Aber diese Geborgenheit kann sich als trügerisch erweisen. Wie gelingt es, sich weiterzubewegen?

5.3.3 Ist eine Lebensveränderung nur negativ zu bewerten?

Mit alteingefahrenen Mustern zu brechen und Neuland zu betreten, erzeugt viel Unsicherheit. Das Leben ist jedoch generell ständig in einem Wandel begriffen. Neue Lebensphasen bringen häufig bisher unbekannte Aufgaben, Einsichten und Wertevorstellungen mit sich. Dies ist ein ganz normaler Prozess des Lebens. Stillstand bedeutet leider oft Rückschritt. Warum sollte man es also nicht doch einmal wagen, die Fragwürdigkeit mancher Dinge klar zu benennen und sie Schritt für Schritt zu verändern? Die Wirkung der Veränderung kann man dabei genau beobachten und als günstig oder ungünstig bewerten. Danach steht es einem frei, sie erneut zu korrigieren und bei Eignung zu integrieren in seine alltäglichen Denk- und Verhaltensmuster. Ein Vorgehen dieser Art muss nicht nur schmerzlich sein. Es kann auch interessant, spannend und lehrreich sein, gänzlich neue Erfahrungen vermitteln, neue Kontakte mit sich bringen, erstaunlich ermutigende Erkenntnisse bereithalten. Veränderungen können den Menschen spüren lassen, dass es sich lohnt, alte Wege zu verlassen, sich auf Neues einzulassen, das Leben tatsächlich auch zu »leben« und selbst zu gestalten, es nicht nur zu »ertragen« oder zu »erleiden«.

Nicht jeder Betroffene muss zwangsläufig sein Leben in wesentlichen Bereichen grundlegend verändern, um eine Depression hinter sich lassen zu können. Aber sein Leben zu verändern, kann die Genesung evtl. in hohem Maße fördern. Diese Arbeit wird irgendwann nicht mehr als belastend empfunden, sondern als gewinnbringend.

Hat man sich bereits einige Male zu Veränderungen durchringen können, kann man bei erneut anstehenden Entscheidungen immer deutlicher ein angenehmes Gefühl von Neugier und Freude in sich verspüren, das den Platz der Angst Stück für Stück einnehmen kann und wird. Die positiven Gefühle sind eine gute Basis, sich auch in noch größerem Maße auf Veränderungen einlassen zu können. Fehler sind dabei unvermeidlich. Doch ein Mensch, der sich aufgrund des leidvollen Schattendaseins in der Depression für Veränderungen entscheiden musste, wird auch lernen, sich Fehler auf seinem neuen Weg leichter zuzugestehen, seinen

Perfektionsanspruch an sich selbst auf ein gesünderes Niveau zu senken und insgesamt lockerer mit den Prozessen des Wechsels umzugehen. Vielleicht ist ihm seine Unbefangenheit mit neuen Lebensabschnitten abhanden gekommen. Vielleicht hat er sich auch eine größere Vorsicht zu Eigen gemacht, denn die Erfahrungen mit der Depression prägen ja noch sein tägliches Leben. Die »Narben« auf der Seele werden vermutlich von Dauer sein. Das Interesse an einem aktiv und eigenmächtig gestalteten Leben kann aber trotz allem wieder wachsen und in vielfacher Hinsicht Früchte tragen. Dies wiederum wird sich auf die Depression heilsam auswirken. Wie nachfolgend beschrieben, können sich die inneren Vorgänge als raumgreifend erweisen:

Duque	(...) Ich setze auf eine Änderung meines bisherigen Lebens, begleitet durch Therapie. (...) Die Behandlung kann nur dann dauerhaft erfolgreich sein, wenn gleichzeitig eine ehrliche, innere Inventur stattfindet: Vergangenheit/Gegenwart/Zukunft, wer war ich / wer bin ich / wer will ich sein, Umgang mit mir selbst, mit anderen, mit eigenen Gedanken, Gefühlen, eigenem Verhalten, womit bin ich unzufrieden, was muss/sollte/will ich ändern.
	Nur wenn die BEREITSCHAFT vorhanden ist, etwas in meinem Leben zu ändern, kann ich das auch. Aber das geht nicht von heute auf morgen. Das ist ein langer, vermutlich ein lebenslanger Prozess. (...)

Auch diese beiden Forumsteilnehmer suchen nach Antworten auf aktuell drängende Fragen:

Tilling	(...) Ich bin vor einiger Zeit wegen eines neuen Jobs umgezogen, und das war ein Riesenschritt. Er hat mich zunächst auch einmal tief fallen lassen. Doch ich sollte es wohl eher als Chance statt als Bedrohung sehen und diese Chance auch nutzen. (...) Ich habe zwar Angst, den Ansprüchen nicht gerecht zu werden ..., aber ich hoffe, dass es für mich eine Möglichkeit darstellt, auf die Beine zu kommen. (...)

Dianthus	(...) Den Ansprüchen nicht zu genügen – diese Angst kenne ich auch. Manchmal stehen mir dabei die Ansprüche an mich selbst regelrecht im Weg. Immer perfekt zu sein, ist nicht möglich. Fehler zu machen, ist menschlich ...

Sein Leben zu ändern, kann schließlich auch beinhalten, die Krankheit als eine Art »Schutz« vor der notwendigen Auseinandersetzung mit Problemen bewusst aufzugeben.

Sutero	(...) Man kann sich fragen, was man »Positives« von einer Depression hat und wozu sie einem dient. Krank zu werden, ist ja auch ein Ausweg aus allzu belastenden Lebensumständen. (...)
▼	Auch ich habe mich schwer damit getan, wirklich gesund zu werden, und dafür gab es Gründe. Es gibt viel zu tun, wenn man sein Leben ändern will, und ich glaube, man spürt instinktiv

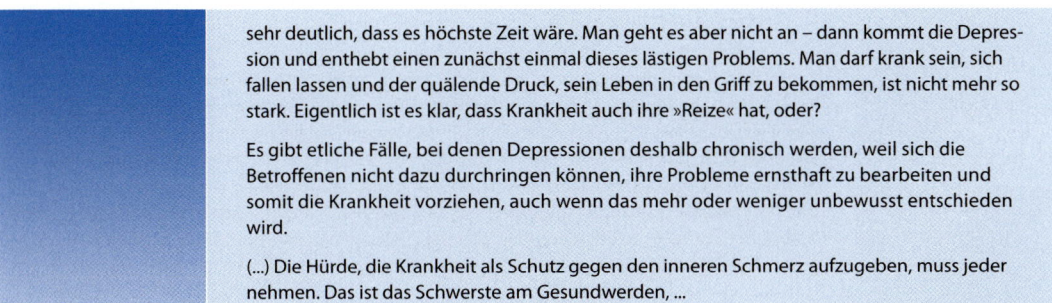

sehr deutlich, dass es höchste Zeit wäre. Man geht es aber nicht an – dann kommt die Depression und enthebt einen zunächst einmal dieses lästigen Problems. Man darf krank sein, sich fallen lassen und der quälende Druck, sein Leben in den Griff zu bekommen, ist nicht mehr so stark. Eigentlich ist es klar, dass Krankheit auch ihre »Reize« hat, oder?

Es gibt etliche Fälle, bei denen Depressionen deshalb chronisch werden, weil sich die Betroffenen nicht dazu durchringen können, ihre Probleme ernsthaft zu bearbeiten und somit die Krankheit vorziehen, auch wenn das mehr oder weniger unbewusst entschieden wird.

(...) Die Hürde, die Krankheit als Schutz gegen den inneren Schmerz aufzugeben, muss jeder nehmen. Das ist das Schwerste am Gesundwerden, ...

Loszulassen von dem Vertrauten, auch wenn es schmerzlicherweise mit Depressionen verknüpft ist, und dabei sozusagen ohne »Netz und doppelten Boden« arbeiten zu müssen, ist keine leichte Aufgabe, wie hier sehr eindrucksvoll beschrieben wird:

Apricot

(...) Depression als Chance?
Für mich ist dies zunächst ein Widerspruch. Warum? Weil ich mich genauso wie andere dagegen wehre, dass eine Krankheit – egal welche – eine Chance sein kann/ist. Und doch: Tief vergraben in meinem Inneren erahne ich, dass da etwas dran ist, nur kann ich es derzeit weder greifen noch erfassen.

Die Depression zwingt mich, auf Dinge zu sehen und zu achten, die mir in meinem alten, normalen Leben im Traum nicht eingefallen wären. An der Tatsache, dass dies für mich sehr schmerzhafte Erkenntnisse sind, trägt die Krankheit keine Schuld. Das Problem liegt wie so oft in mir. Ich kann all das, was da in mir brodelt (...), nicht annehmen, kaum ertragen. Mein schönes Kartenhaus würde mit einem »ja, so ist es – du führst ein verlogenes Leben« mit viel Krach und Gepolter einstürzen. Das Einzige, was mir scheinbar noch einen gewissen Rahmen bietet und mir einen gewissen Halt gibt, würde wegbrechen, nicht mehr da sein, und was wäre dann?

Genau das ist mein derzeitiger Punkt. Ich kann einfach nicht über diese Klippe gehen, mir Dinge eingestehen, annehmen, damit umgehen. Nur – so lange mir das nicht möglich ist, werde ich nicht gesund werden. Das Schlimme ist: Nur ich kann diesen Weg gehen, niemand kann das für mich tun. Ob es der richtige ist oder – wie schon so oft in meinem Leben – der falsche, werde ich erst sagen können, wenn ich irgendwann einmal angekommen bin. Die Angst davor, wieder das Falsche getan zu haben, lähmt mich und lässt mich (noch) in meinem tiefen Loch verharren. Aber dennoch kann auch eine Erkrankung eine Chance sein. Gerne möchte ich daran glauben. (...)

Das Leben ist jedoch kein abgeschlossener Turm, in dem man vor allen Stürmen sicher ist. Wagnisse muss man eingehen, um daran wachsen und reifen zu können. Es gibt keinen »Hochsicherheitstrakt«, in welchem man vor allem Unangenehmen gefeit ist, es sei denn, man sperrt sich selbst in seinem Inneren ein.

Eine Depression kann – richtig verstanden – einen Prozess der inneren Befreiung in Gang setzen. Man kann in positiver Weise lernen, warum und wie man in seinem eigenen Leben der wichtigste Mensch sein darf, ohne ein Egoist zu sein:

5

Kantor	(...) Auch ich kenne diese Gratwanderungen beim Umsetzen des Gelernten. (...) Es kostet Kraft, immer wieder sich selbst, das eigene Verhalten und das Verhalten der anderen zu hinterfragen, zu reflektieren, einzuordnen, zu interpretieren und gegebenenfalls zu korrigieren. Es kostet Kraft, sich eben nicht mehr in die »alten Rollen« pressen zu lassen, ohne »brechen« zu müssen. Es kostet Kraft, sich der Situation immer und immer wieder zu stellen, sich auseinanderzusetzen mit anderen, zu kämpfen für das eigene Ich, den eigenen Selbstwert, die Selbstachtung, nicht zu flüchten, nicht alles herunterzuschlucken. Aber auch zu erkennen, wann eine Situation zwecklos ist, wann es ein sinnloses Unterfangen wäre, in eine Auseinandersetzung zu gehen bzw. daran festzuhalten. Weiterhin kostet es Kraft, sich rechtzeitig abzugrenzen oder/und Gelassenheit zu üben.
	(...) So langsam gelingt mir manches. So bin ich z. B. nicht mehr nur enttäuscht, nur wütend, sondern kann verzeihen, mich versöhnen, aussöhnen ... aber eben fair und nicht nur auf meine Kosten! (...)

Erfahrungen zum Weiterlesen:

Sito	(...) Sich auf die Gegebenheiten einzulassen, heißt auch, sich loszulösen von Vergangenem. Das wiederum kann sich anfühlen, als wenn ein Stück Sicherheit und Beständigkeit verloren geht. (...) Es fühlt sich oft an wie dünnes Eis, und wir haben Angst, weitere Schritte zu gehen. Für mich ist es jedoch wichtig herauszufinden, wohin meine »Reise« geht, und was ich vom Leben erwarte. Da tun sich eine Unmenge an Fragen auf, und ich habe heute auf einige von ihnen noch keine Antwort. Das macht Leben aus und es kann mich dahin führen, wo ich mich gut und sicher fühle. Wichtig ist die Entscheidung, leben zu wollen. (...)

Experience	(...) Nach einer schweren Depression ist es wichtig, sein Leben neu anzugehen. Das ist zumindest meine Erfahrung. Man muss nicht vorsichtiger im Sinne von »ängstlicher« leben, aber sehr viel bewusster und entschiedener. Damit meine ich, dass man z. B. ein deutliches Gefühl dafür entwickeln muss, was man will und was nicht, und dass man sich ganz bewusst nicht zu dem überreden lässt, was man nicht will, zumindest dann nicht, wenn momentan keine unüberwindbaren Sachzwänge dagegen stehen.
	Man sollte jedoch vorsichtiger leben im ganz wörtlichen Sinne von »Vor-Sicht«. Man sollte also möglichst gut erspüren und voraussehen können, welche Ereignisse, Geschehnisse etc. sich in welcher Weise auf den Gemütszustand auswirken können. Dann kann man sich ganz anders darauf einstellen und vorbereiten, sofern man sie nicht überhaupt in eine völlig andere Richtung lenken kann. (...)

Gedanken zur Depression

6

Neben dem Austausch über fachliche Informationen, Probleme in der Behandlung oder einfach dem menschlichen Miteinander ist das Forum auch eine Plattform für spirituelle, philosophische oder soziologische Themen und bietet somit auch die Möglichkeit, die Depression in einem größeren Zusammenhang zu betrachten. Einige Fragestellungen tauchen wiederholt im Forum auf und finden jedes Mal großen Widerhall. Eine Auswahl davon möchten wir in diesem Kapitel vorstellen, weil wir meinen, dass der eine oder andere Ansatz vielleicht hilfreich sein könnte auf dem Weg, die Krankheit für sich besser zu verstehen.

6.1   Depressionsfördernde Faktoren

Eine Frage, die jeden Betroffenen brennend interessieren dürfte, ist die nach den Ursachen seiner Depression. Allerdings lässt sich diese Frage nur sehr selten auch eindeutig beantworten, denn eine Depression ist zumeist weder auf der psychischen noch auf der physischen Ebene alleine erklärbar. Sinnvoller ist die Annahme, dass beide Ebenen am Krankheitsgeschehen beteiligt sind, denn wäre es anders, könnte man die Erkrankung nicht sowohl medikamentös als auch psychotherapeutisch behandeln. Es drängt sich der Vergleich mit den zwei Seiten einer Medaille auf – je eine für Körper und Geist. Wie Körper und Geist nun zusammenhängen, wie sie voneinander abhängen und sich bedingen, das ist eine Fragestellung, die sich bis in die Antike zurückverfolgen lässt und die bis heute nicht befriedigend geklärt ist. Es ist also durchaus eine gewisse Vorsicht angebracht, wenn man nach den Ursachen der Depression forscht. Es gibt eine Vielzahl von Faktoren und jeder ist für sich alleine genommen schon recht komplex und noch nicht in allen Fällen ausreichend erforscht.

Ein möglicher Risikofaktor besteht in **Einflüssen aus der Herkunftsfamilie**, wobei sowohl Erbfaktoren als auch die soziale Vererbung durch das Verhalten eines oder beider Elternteile eine Rolle spielen. Für Kinder mit einem psychisch erkrankten Elternteil ist das Störungsrisiko um den Faktor zwei bis drei gegenüber einer gesunden Vergleichsgruppe erhöht. Für den Einfluss des Vererbungsfaktors durch einen depressiven Elternteil schätzt man, dass das Risiko gegenüber unauffälligen Eltern um das Drei- bis Sechsfache erhöht ist. Sind beide Elternteile depressiv veranlagt, liegt das Erkrankungsrisiko bei 70%.

Potenzierend auf das vererbte Risiko wirkt sich eine emotionale Beziehungsstörung aus, die durch den belasteten Elternteil in seinem Verhältnis zum Kind auftreten kann. Wie stark sich dieser Faktor auswirken wird, hängt wiederum vom Wesen des Kindes ab. Bringt es eine eher selbstbewusste und kontaktfreudige Wesensart mit, wird der Einfluss geringer sein, als wenn es sich um ein zurückgezogenes und schüchternes Kind handelt. Nicht zuletzt ist es von Bedeutung, wie der belastete Elternteil selbst mit seiner Erkrankung umgeht. Offenheit und altersgerecht erklärende Worte helfen dem Kind zu verstehen, worin die Probleme bestehen und dass es nicht selbst gemeint ist, wenn die emotionale Beziehung nicht so ist, wie sie idealerweise sein sollte. Ein stabiles Familienklima und eine wertschätzende Beziehung der Eltern zueinander trotz der bestehenden Schwierigkeiten werden ebenfalls helfen, das Risiko einer Erkrankung zu mindern.

Weitere Ursachen für Depressionen können auch andere Erkrankungen, Medikamente und saisonale Einflüsse sein (mehr dazu in ▶ Abschn. 2.2.1).

Im weiteren Verlauf dieses Kapitels wollen wir ausführlicher auf die sozialen Ursachen der Depression eingehen und zeigen, wie sich diese auch auf der körperlichen Ebene manifestieren. Die Beschreibungen der Betroffenen lassen erkennen, dass es auffällige Ähnlichkeiten in deren Lebensgeschichten oder Lebensumständen geben kann. Allerdings reichen diese Indizien nicht für Vorhersagen darüber aus, unter welchen Umständen ein Mensch an Depressionen erkranken wird. Allein die unterschiedliche Ausgangslage hinsichtlich des Erbguts oder anderer Merkmale wie geistig-seelischer Eigenschaften lässt im Einzelfall keine Aussage darüber zu. Im Grunde ist die Situation hier nicht anders als bei anderen Krankheiten auch. Es gibt bekannte Risikofaktoren, an Depressionen zu erkranken, aber diese Einflüsse lassen sich lediglich als statistischer Wert darstellen.

Bei den psychogenen Faktoren einer körperlich-seelischen Erkrankung wie der Depression sind die Aussagen der Betroffenen die wichtigste Information. Niemand ist ja näher am Krankheitsgeschehen dran als die Betroffenen selbst und niemand ist besser in der Lage als sie, die spezifische Logik (wenn man das so nennen kann) ihrer eigenen Welt zu verstehen, auch wenn sie manchmal die Hilfe eines Außenstehenden wie eines Therapeuten dazu benötigen. Wenn beispielsweise jemand das Gefühl hat, seine Depression sei die Folge einer trostlosen Kindheit, wer wollte das eher widerlegen oder bestätigen können als der Betroffene selbst?

Andererseits findet sich immer eine Auffälligkeit in einer Lebensgeschichte. Es gibt immer einen wunden Punkt, dem man die Depression anlasten könnte, und die Versuchung dazu ist nicht gerade klein. Depressiv zu sein ist wie ein schwarzer Fleck und man wird immer wissen wollen, woher er kommt – alleine schon deshalb, um eine Wiederholung zu vermeiden. Da mag es vorkommen, dass man sich in eine vermutete Ursache verrennt und froh darüber ist, diesen vermeintlichen Makel dort einordnen zu können, wo Fremdverschulden nahe liegt. Dafür kommen beispielsweise die Eltern, der Lebenspartner, der Chef oder als problematisch erlebte Lebensumstände in Frage. Sie alle bieten praktisch immer Angriffsflächen für die Vermutung, dort könnte der tiefere Grund für die Erkrankung liegen. Aber man sollte bedenken, dass wir mit all diesen Personen oder Situationen in Interaktion sind. Wir sind immer auch selbst mit all den Stärken und Schwächen unserer Veranlagung beteiligt.

Das Ziel bei der persönlichen Ursachenforschung kann deshalb nicht sein, einen Schuldigen zu finden, dem wir unsere Depressionen anlasten können. Das Ziel sollte sein, zu verstehen, warum wir als der Mensch, der wir sind, nicht zurechtkommen konnten mit dem, was uns krank machte. Diese Erkenntnis ist der erste und wichtigste Schritt, um neue Einstellungen zu entwickeln. Das soll nicht ausschließen, hadern zu dürfen, wütend sein zu dürfen oder zu trauern – im Gegenteil. Aber doch ist es so, dass die wesentliche Ursache der Depression in uns selbst liegt. Es wäre allerdings nicht richtig, dies als eine Schuld zu begreifen. Damit soll nur gesagt wer-

6

den, dass wir den äußeren Auslöser meistens nicht ändern können – häufig ist der ohnehin schon Vergangenheit. Ändern und heilen können wir uns letzten Endes nur selbst, ggf. mit Hilfe von außen (Therapie). Die Ursachen, die wir finden, sind die Anhaltspunkte dafür, was wir nicht ausreichend integrieren konnten, sodass unsere Psyche und unser Körper mit Krankheit reagiert haben. Auch wenn uns die vermutete Ursache oft mit Recht als das eigentlich Kranke erscheinen wird, ändert das nichts an der Tatsache, dass wir jetzt selbst krank sind. Bei uns müssen wir auch ansetzen, um Lösungen dafür zu finden, wie wir unser Leben so gestalten können, dass es zu uns passt, anstatt uns krank zu machen.

6.1.1 Gibt es typische Verhaltensweisen, die das Krankheitsrisiko erhöhen?

Wenn man eine Vielzahl von Berichten Betroffener auswertet, stellt man in der Tat einige Gemeinsamkeiten fest, die den Schluss nahe legen, dass bestimmte Verhaltensweisen das Krankheitsrisiko erhöhen können:

- eine ausgeprägte Hilfs- oder Aufopferungsbereitschaft in Verbindung mit der Unterdrückung eigener Interessen (für andere leben);
- eine übertriebene Orientierung an den Wertmaßstäben anderer (es allen recht machen wollen);
- die Unfähigkeit sich durchzusetzen und sich das zu nehmen, was man für sich benötigt, und die Überzeugung, man dürfe niemals egoistisch sein (die anderen kommen immer zuerst);
- die Abwertung eigener Leistungen und die Unfähigkeit, sie wahrzunehmen und sich darüber zu freuen (andere können sowieso alles besser als ich);
- Schwierigkeiten bei der Abgrenzung gegen zu viel Belastung, Stress und seelische Verletzung und damit verbunden die Unterdrückung von Wut und Ärger (alles schlucken müssen);
- eine überdurchschnittliche Sensibilität für das Leid und die Probleme anderer, überdurchschnittliche Empathie und Identifikation mit den problematischen Seiten des Weltgeschehens (die Welt ist so nicht gut und es ist meine Pflicht, sie zu verbessern, ohne Rücksicht auf meine eigenen Interessen);
- ein Hang zum Perfektionismus aus der Angst heraus, etwas falsch zu machen, Fehler zu begehen oder weil man befürchtet, sonst nicht akzeptabel zu sein (ich muss ohne Makel sein).

Mit dieser Aufzählung soll allerdings nicht gesagt werden, dass es beispielsweise ungesund sei, sich für andere einzusetzen oder dass Empathie keine positive menschliche Eigenschaft sei. Ein Problem kann dann daraus werden, wenn solche altruistischen Haltungen und Überzeugungen von der Vernachlässigung eigener Interessen begleitet werden. Häufig stellt sich in der therapeutischen Arbeit dann heraus, dass dahinter eine versteckte Ablehnung der eigenen Person die treibende Kraft ist, die mit einer unangemessen starken Überbewertung der Interessen anderer kompensiert wird. Man kann sich nur dann wertvoll fühlen, wenn man für andere da ist und das tut, was von einem erwartet wird, ohne dabei an sich zu denken. Im Grunde zielen diese Verhaltensweisen auf die – manchmal sogar vorauseilende – Absicherung zwischenmenschlicher Beziehungen ab. Sie haben zum Ziel, das Wohlgefallen der anderen zu sichern und hinter diesem Verhalten steckt die Angst davor, nicht anerkannt oder verlassen zu werden – meist vor dem Hintergrund eigener negativer Erfahrungen im Verlauf der frühen lebensgeschichtlichen Entwicklung. Es war der deutsche Psychiater Hubert Tellenbach, der in den 70er Jahren den Zusammenhang zwischen Wertorientierung, Arbeitseifer und Hilfsbereitschaft und einem erhöhten Depressionsrisiko erkannte.

Bent	Ich weiß nicht, wie es weitergehen wird. Sicher, ich werde arbeiten gehen wie immer, ich werde den Haushalt versorgen wie immer, ich werde für andere da sein wie immer, alles wie immer. Nur wann werde ich zu mir finden und einen Alltag haben, mit dem ich auch leben kann und nicht nur vegetieren und funktionieren. Ich habe nicht die geringste Ahnung. Vielleicht besteht ja Leben auch nur aus Funktionieren. Wer sagt denn, dass das Leben schön ist. Wie heißt es in einem Lied: »Ich hab dir nie einen Rosengarten versprochen«.

Ionesco	Depressionsauslöser für mich sind und waren:

— Zu hohe Erwartungen an mich selbst und andere. Um nicht immer wieder in diese Depressionsfalle zu geraten, war es wichtig für mich, die Erwartungen zu minimieren (in jeglicher Hinsicht), das erspart Enttäuschungen und so manches Tief.

— Kritik, oft vom Gegenüber auch gut gemeint, lässt mich oft denken: Ich mache ALLES falsch, die Folge: Selbstzweifel und wenig Mut, es noch mal zu versuchen.

— Unausgesprochene Wünsche, nicht gelebte Bedürfnisse (mich selbst nicht wichtig nehmen, die Bedürfnisse des/der anderen über die eigenen stellen) mit der Folge: Wachsende Unzufriedenheit und das Gefühl »Niemand versteht mich«.

— Die Angewohnheit, es allen recht machen zu wollen (was ja eigentlich nicht geht) mit der Folge: Erschöpfung, kaum Erfolgserlebnisse, wachsende Unzufriedenheit.

— Konflikte/Probleme/Schwierigkeiten nicht ausdiskutieren, sondern unter den Tisch kehren (totschweigen) mit der Folge: Ein Kummerberg wächst heran, der bald jegliche Kommunikation unmöglich macht. (…)

— Die Vorstellung, immer und überall keine Fehler machen zu wollen und 150%ige Ausführung von Aufgaben (perfektionistisches Denken und Handeln) mit der Folge: Man kommt nie ans Ziel, Fehler und Schwächen werden als Mangel angesehen.

— Wenn etwas schief läuft oder jemand ärgerlich reagiert, die Ursache nur bei mir zu suchen.

Probleme nicht anzusprechen, um andere zu schonen: »Es könnte ihn/sie zu sehr belasten, er/sie hat schon mit sich genug zu tun«. Dabei ignoriere ich völlig, wie es mir damit geht.

Hahnenfuß	— Dinge, für die ich Lob und Anerkennung erhalte, betrachte ich als selbstverständlich und empfinde das Lob als übertrieben, unnötig und vielleicht sogar als nicht wirklich echt gemeint, sondern als bewusst eingesetzt, um mich aufzubauen. Da ich das Gelobte nicht als »Leistung« empfinde, fühle ich mich schlecht.
	— Mit Lob verbinde ich auch Erwartungen des Lobenden, diesen Level mindestens zu halten. Wenn das mal nicht geht – Gefühl des Versagens, Gefühl, nicht mehr »piep« sagen zu dürfen, bevor ich wieder etwas geleistet habe.

— Ich werde momentan viel dafür gelobt bzw. es wird anerkannt, dass ich viel reflektiere, mich mit mir auseinandersetze, »ins Leben zurück will« und dafür an mir arbeite. Insgeheim für mich registriere ich das auch, aber wenn ich es zu hören bekomme, steigt Panik auf, dass mehr von mir erwartet wird als ich kann und man mir nicht die Zeit lässt, die ich brauche.
— Auch wenn ich selber von Fortschritten berichte, kann es sein, dass unmittelbar darauf ein Absturz folgt und die Depression mich vor weiteren Anforderungen »schützt«. Dieser Mechanismus ist zurzeit ziemlich ausgeprägt, da ich mit dem Reha-Antrag einen großen Schritt getan habe und prompt überzeugt bin, das nicht zu schaffen. Alles ist schwerer, ich bin deutlich weniger belastbar seitdem.

Warum verhalten sich manche Menschen so selbstschädigend, was für ein Selbstverständnis liegt da zugrunde? In vielen Fällen dürfte es an ihrer Sozialisation liegen, an dem Selbstverständnis, das ihnen als Kind vermittelt wurde und das im späteren Leben zur Richtschnur eigenen Handelns wird.

6.1.2   Lebensgeschichtliche Einflüsse

Vom ersten Atemzug an wird ein Mensch von seiner Umwelt geprägt. Er besitzt im frühen Kindesalter noch nicht den Schutz seiner späteren Persönlichkeit, die ihm Maßstäbe bietet und Erfahrungen, auf die er zurückgreifen kann. Diese Persönlichkeit muss sich erst bilden und sie kann sich nur aufgrund der Erfahrungen bilden, die ein Mensch macht. Dabei gilt es nicht nur, die Umwelt zu begreifen und zu verstehen, wie sie funktioniert, sondern auch, welche Position der werdenden Persönlichkeit selbst in dieser Umwelt zukommt. Ist sie dort willkommen und erlebt sie sich selbst als akzeptiert und aufgehoben oder wird ihr vermittelt, dass sie schwierig, unbequem und nicht liebenswert ist? Diese Erfahrungen bilden den Hintergrund, auf dem die Außenwelt wahrgenommen und interpretiert wird, und somit sind sie ein zentrales Element im seelischen Gerüst eines Menschen. Sie bestimmen darüber, wie ein Mensch sich selbst in seiner Beziehung zur Umgebung und besonders auch zu anderen Menschen erlebt.

Im späteren Leben werden diese Prägungen die Verhaltensmuster dafür abgeben, wie jemand seine eigene Rolle unter Menschen zu gestalten versucht. Man wird es dann häufig als normal empfinden, wenn diese Rolle ebenso ausfällt, wie es der eigenen Prägung entspricht. Das ist selbst dann so, wenn man sich damit unwohl fühlt und unglücklich ist. Es gibt ja ein Vorbild in einem selbst, das vorzugeben scheint, wie man sich fühlen darf und wie nicht. Waren diese Erfahrungen schmerzlich, passen schmerzliche Gefühle besser zu diesem Vorbild als angenehme und deshalb treffen sie auf eine erhöhte Akzeptanz – sie werden nicht so selbstverständlich abgewehrt. Sie erscheinen als etwas Natürliches und als etwas, was man gut kennt. Es ist, als würden die alten Erfahrungen wie ein Wegweiser immer dorthin zeigen, wo sich Ähnliches wiederholt.

Durch diesen Mechanismus kann es zu einer Wiederholung der früheren Erfahrungen in vielen Lebenssituationen kommen. Man erlebt Freundschaften, in denen man ausgebeutet wird, Partnerschaften, in denen vor allem der andere sein Recht bekommt, und berufliche Karrieren, in denen man viel leistet, aber eher andere die Lorbeeren davontragen. Der Wunsch nach Anerkennung und Liebe ist aber niemals ganz gestorben, sondern es wird versucht, durch angepasstes Verhalten – durch gutes Funktionieren und Bedürfniserfüllung der anderen – die ersehnte Aufmerksamkeit doch noch zu erhalten. Eigene Wünsche und Bedürfnisse, soweit sie überhaupt noch gefühlt werden können, werden hintenan gestellt. Das Ergebnis dieser Anpassung ist aber in aller Regel nicht die ersehnte Anerkennung, sondern solche Menschen werden ganz im Gegenteil schnell zu Opfern von Ausbeutung und Respektlosigkeit. Im Berufsleben werden meist nicht diejenigen gemobbt, die sich wehren und selbstbewusst sind, sondern viel eher die angepassten, stillen und geduldigen Kollegen.

So finden sich solche Menschen schließlich in einer Lebenssituation wieder, in der sie viel Energie aufwenden, um gut zu funktionieren und die Erwartungen aller bestmöglich zu erfüllen, ohne aber dafür selbst das zu bekommen, was sie sich am meisten wünschen.

Auf einem solchen Hintergrund können sich Depressionen entwickeln und nicht selten ist es so, dass erst die Depression die Selbstschädigung offenbart, die in diesem Mechanismus liegt. Dann kann sich nach ihrer Überwindung die Möglichkeit zu einem selbstbestimmteren Leben eröffnen (▶ Abschn. 5.3.2). In diesen Fällen kann davon gesprochen werden, dass durch eine depressive Erkrankung ein Selbstheilungsprozess angestoßen wurde. Das gilt besonders dann, wenn es gelingt, mit Hilfe einer Therapie diese Mechanismen zu durchschauen und das eigene Verhalten so zu ändern, dass es nicht mehr selbstschädigend ist, sondern Rücksicht auf eigene Bedürfnisse und Wünsche nimmt.

Farouche	Ich hab irgendwo in einem Buch gelesen, man behandle sich selbst das ganze Leben lang, wie es die Eltern mit einem getan haben. Ja ich glaube für mich trifft es zu. Sie haben mich alleine gelassen, mit allen Problemen, die einem Kind so widerfahren. Und jetzt, seit vielen Jahren, mache ich dasselbe mit mir. Ich lasse mich alleine. Gehe nicht raus aus dem Haus, wenn ich nicht unbedingt muss. Ja, es wird schon wieder, es vergeht, sagt ein Stimmchen in mir. Dann starre ich die Tür an und denke, sie werden schon kommen, irgendjemand wird kommen und mich hier rausholen, verdammt.

Grasse	Ich habe vor einigen Wochen eine Therapie angefangen und mache auch die Erfahrung, dass ich immer die Helfende, Verstehende, Verständnisvolle bin. Ich habe genau diese Eigenschaft so entwickelt, weil ich früh zuständig war für meine Mutter und ihre Sorgen. Dann konnte ich meinem Vater nichts recht machen, es gab immer etwas zu nörgeln. Ich war immer für die Zufriedenheit meiner Eltern zuständig. Jetzt in der Therapie beginne ich, dies klarer zu sehen und mich ganz langsam davon zu lösen. Ich versuche wahrzunehmen: Was ist gut für mich, was belastet mich. Ein weiterer Punkt, der für mich wichtig ist, ist wieder zu lernen, Dinge zu tun (aktive Sachen), die mich meine Lebendigkeit wieder spüren lassen. Ich habe schon den Eindruck, dass die Depression einem Hinweise gibt, wo die persönlichen Probleme liegen. Nur nimmt man sie in der Akutphase total übersteigert wahr. (…)

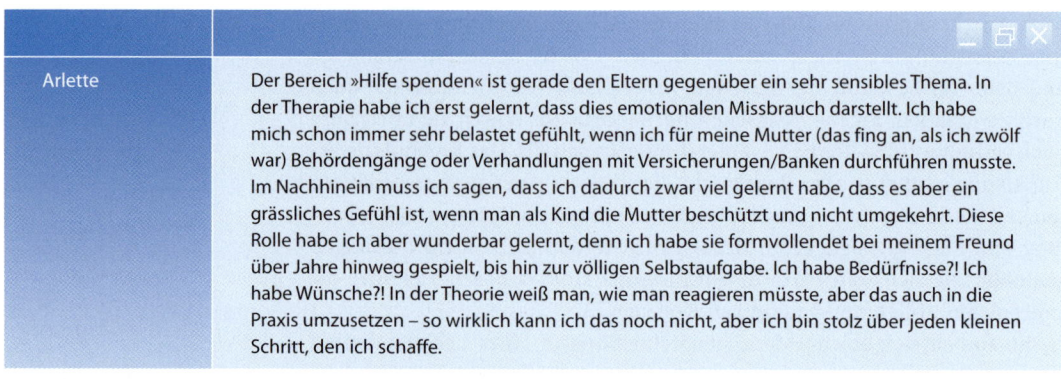

Arlette	Der Bereich »Hilfe spenden« ist gerade den Eltern gegenüber ein sehr sensibles Thema. In der Therapie habe ich erst gelernt, dass dies emotionalen Missbrauch darstellt. Ich habe mich schon immer sehr belastet gefühlt, wenn ich für meine Mutter (das fing an, als ich zwölf war) Behördengänge oder Verhandlungen mit Versicherungen/Banken durchführen musste. Im Nachhinein muss ich sagen, dass ich dadurch zwar viel gelernt habe, dass es aber ein grässliches Gefühl ist, wenn man als Kind die Mutter beschützt und nicht umgekehrt. Diese Rolle habe ich aber wunderbar gelernt, denn ich habe sie formvollendet bei meinem Freund über Jahre hinweg gespielt, bis hin zur völligen Selbstaufgabe. Ich habe Bedürfnisse?! Ich habe Wünsche?! In der Theorie weiß man, wie man reagieren müsste, aber das auch in die Praxis umzusetzen – so wirklich kann ich das noch nicht, aber ich bin stolz über jeden kleinen Schritt, den ich schaffe.

Chocolat	Ich bin überzeugt, dass ein von Kindheit an übersensibles Verhalten und äußere Einflüsse sich gegenseitig bedingen und beeinflussen. Meine Mutter hat mich im Alter von sechs Jahren für drei Jahre zur Großmutter in eine andere Stadt gegeben, weg von ihr und meinen Geschwistern. Erst im Laufe einer jahrelangen Therapie habe ich begriffen, dass das damals ein furchtbarer Verlust war, den ich mir nie eingestand. Und seit damals habe ich konsequent jede schmerzliche Erfahrung bis hin zum Tod meines Vaters vor ca. 20 Jahren vor mir selbst geleugnet. Ich nahm alles ganz cool hin, in vorauseilendem Gehorsam machte ich alles mit. Wer mich erlebte, konnte nicht ahnen, wie verletzt und einsam ich war. Fast muss ich den Depressionen, die immer stärker wurden, dankbar sein, dass ich diese Lebenslüge erkannt habe und so langsam lerne, meine wirklichen Gefühle wahrzunehmen.

6.1.3 Neurobiologische Folgen lebensgeschichtlicher Einflüsse

Hinterlassen lebensgeschichtliche Einflüsse ihre Spuren im Gehirn? Diese wichtige und spannende Frage lässt sich heute eindeutig mit einem Ja beantworten. Unser Buch kann sich nicht eingehend mit diesem faszinierenden Forschungsfeld befassen, einige grundlegende Dinge sollen jedoch zur Sprache kommen. Wer sich intensiver mit diesen Themen befassen möchte, dem sei das Buch von Prof. Dr. Joachim Bauer »Das Gedächtnis des Körpers« empfohlen.

Neuronale Netzwerke

Die weiter oben angesprochenen Erfahrungen eines sich entwickelnden Menschen führen im Gehirn zur Erzeugung sog. neuronaler Netzwerke, in denen diese Erfahrungen ein Abbild hinterlassen. Schon im zweiten Drittel der Schwangerschaft beginnen sich solche Netzwerke zu bilden, die den gesamten Erfahrungsschatz eines Menschen repräsentieren. Später dienen sie dazu, eine aktuelle Situation zu erfassen – blitzschnell und unbewusst wird jede neue Wahrnehmung mit bereits bestehenden neuronalen Netzwerken verglichen und entschieden, wie diese einzuordnen ist. Es erfolgt eine Bewertung, ob es sich um eine angenehme oder unangenehme, gefährliche oder ungefährliche Situation handelt. Wenn sich bestimmte Erfahrungen im Laufe der Zeit wiederholen, werden die damit verknüpften Netzwerke verstärkt, d. h. ihre Aktivierung führt dazu, dass ihr Einfluss immer bleibender wird. Umgekehrt können selten aktivierte Netzwerke sich auch zurückbilden und dadurch an Einfluss verlieren. Letzteres bedeutet, dass sich Erfahrungen auch »verlernen« lassen. Die Bildung und Rückbildung neuronaler Netzwerke erfolgt also nach dem einfachen Prinzip, dass häufig auftretende Erfahrungen die Realität besser abbilden als solche, die weniger häufig auftreten. Bedrohliche Erfahrungen werden schwerer gewichtet, weil sie ein Gefahrenpotenzial haben, das dem Selbsterhaltungsinteresse des Organismus entgegensteht.

Die Existenz neuronaler Netzwerke führt dazu, dass die Bewertung einer aktuell auftretenden Situation in ganz ähnlicher Weise erfolgt wie entsprechende Vorerfahrungen, wenn diese sich häufig wiederholt haben. Waren diese schlecht im Sinne von schmerzhaft oder bedrohlich, entsteht eine Folgeerfahrung, d. h. das Gehirn entscheidet, dass die schon einmal gemachte Erfahrung jetzt wieder auftritt – es kommt zu einer Verstärkung dieses aktivierten Netzwerks und somit zu einer erneuten Erfahrung des Schmerzes oder der Bedrohung, es kommt zu einer biologischen Stressantwort (s. unten). Dieser Zusammenhang kann beispielsweise eine Erklärung dafür liefern, warum jemand in einer ganz alltäglichen Beziehungskrise panikartige Verlassensängste durchlebt und kaum mehr in der Lage ist, die Situation mit der gebotenen Portion Sachlichkeit zu behandeln. Verfügt er nämlich über einschlägige lebensgeschichtliche Vorerfahrungen, die entsprechend schmerzhaft waren (z. B. wird es von kleinen Kindern als lebensbedrohlich wahrgenommen, alleine gelassen zu werden), so wird er sich in der aktuellen Situation daran erinnert fühlen und in eine ähnliche Gemütsverfassung geraten, wie sie auch bei der früheren Erfahrung herrschte. Es ist nicht einmal notwendig, dass er sich dieses Zusammenhangs bewusst ist, denn die Bewertung durch die neuronalen Netzwerke geschieht unbewusst.

Weil das erneute Erleben dieser Erfahrungen auch die dahinter stehenden neuronalen Netzwerke wiederum verstärkt, wächst gleichzeitig die Wahrscheinlichkeit einer weiteren Wiederholung dieser Erfahrung. In jeder Beziehung wird es auch einmal Konfliktsituationen geben, die dann möglicherweise als ebenso katastrophal eingestuft werden wie die gemachten Vorerfahrungen, obwohl der aktuelle Konflikt eventuell weitaus harmloser ist. Dazu kommt, dass vielleicht kaum noch positive Erfahrungen gemacht werden können, weil solche im Repertoire des Erfahrungsschatzes nicht oder nur unzureichend vorkommen. Die gute Nachricht dabei ist aber, dass mit Hilfe einer Psychotherapie die Bedeutung solcher Erfahrungen beeinflusst werden kann und sich die verursachenden neuronalen Netzwerke abschwächen lassen. Indem beispielsweise gelernt wird, den Focus mehr auf die zweifellos auch vorhandenen positiven zwischenmenschlichen Signale zu richten, anstatt diese abzuwerten oder zu übersehen, können sich neue neuronale Strukturen bilden.

Was geschieht aber im Körper unter dem Einfluss neuronaler Netzwerke und wie können diese zu einer Erkrankung wie der Depression führen?

Die biologische Stressantwort

Es gehört zu den ständigen Aufgaben unseres Gehirns, die über die fünf Sinne vermittelten Umgebungsbedingungen zu analysieren und zu bewerten. Man kann sich das als einen permanenten Strom hereinkommender Daten vorstellen, die mit Hilfe der bereits angesprochenen neuronalen Netzwerke mit beeindruckender Geschwindigkeit interpretiert werden. Bei der Interpretation dieses Datenstromes liegt eine besonders wichtige Aufgabe darin, bedrohliche Situationen schnell und zuverlässig zu erkennen, um die Alarmsysteme des Gehirns möglichst umgehend oder sogar vorauseilend (antizipierend) zu aktivieren.

Während frühere Annahmen davon ausgingen, dass die Reaktion des Körpers auf Stress im Wesentlichen durch vererbte Mechanismen gesteuert wird, ergibt sich nach neueren Erkenntnissen ein ganz anderes Bild. Demnach ist die sog. Stressantwort eine individuelle Reaktion, die in hohem Maße von den Vorerfahrungen eines Menschen abhängt. Dabei kann nicht mehr davon gesprochen werden, dass es zu einer objektiven Bewertung einer Situation kommt. Vielmehr ist die subjektive Bewertung aufgrund bestehender Erfahrungen entscheidend. Es scheint, mit Ausnahme eindeutig gefährdender Situationen wie z. B. einer Bedrohung für Leib und Leben, keine objektiven Maßstäbe dafür zu geben, was für ein Individuum gefährlich ist, sondern dies hängt davon ab, was die lebensgeschichtliche Prägung dafür an Maßstäben gesetzt hat. Als »gefährlich« bzw. »nicht zu bewältigen« wird eine aktuelle Situation dann eingestuft, wenn sie Erinnerungen an frühere Situationen wachruft, die entweder vom Betroffenen selbst oder einer engen Bezugsperson nicht bewältigt werden konnten. Oder wenn die Hilfe anderer ausblieb oder dem Betroffenen klar gemacht wurde, dass ihm eine Bewältigung der Situation nicht zuzutrauen ist.

Sobald das Gehirn eine Situation als alarmierend einstuft, kommt es zu massiven körperlichen Reaktionen, bei denen die sog. Stressachse, ein Alarmsystem des Gehirns, eine große Rolle spielt. Damit ist eine spezifische Abfolge biochemischer Reaktionen gemeint, die schließlich zu einer Erhöhung der Konzentration des Hormons Kortisol im Blut führen – ein Stoff, der eine Vielzahl körperlicher Vorgänge steuert.

Weil Vieles darauf hindeutet, dass Stress Depressionen sehr begünstigt, würde ein Nachweis erhöhter Kortisolkonzentration bei depressiv Erkrankten die Vermutung erhärten, dass Depressionen eine besondere Art von »Stresskrankheit« sein könnten. Tatsächlich gelang dieser Nachweis schon in den 80er Jahren durch Prof. Dr. Florian Holsboer. Weitere Forschungen bestätigten diesen Befund und ergaben außerdem, dass es noch weitere Alarmzentren im Gehirn gibt, die im Rahmen einer Depression aktiviert sind.

Zusammenfassend ergibt sich daraus folgendes Bild: Bedrohliche oder schmerzvolle Erfahrungen in der lebensgeschichtlichen Entwicklung prägen sich dem Organismus durch die Bildung spezifischer neuronaler Netzwerke ein. Treten im späteren Leben Situationen auf, die vor dem Hintergrund früherer Erfahrungen als bedrohlich interpretiert werden – und dabei spielen zwischenmenschliche Beziehungen eine besonders große

Rolle –, kann es zur Aktivierung körpereigener Alarmsysteme und in der Folge davon zu einer biologischen Stressantwort kommen, die zahlreiche massive körperliche Reaktionen nach sich zieht. Neben einer Schwächung des Immunsystems und Risiken für Herz und Kreislauf scheinen auch Depressionen eine Folge sich oft wiederholender Stresssituationen sein zu können.

Da Medikamente wie Antidepressiva zwar die direkten biochemischen Ungleichgewichte regulieren können, nicht aber die neuronalen Verknüpfungen beeinflussen, wird hier die große Bedeutung der Psychotherapie deutlich. Sie ist durchaus in der Lage, beim Patienten das Verlernen früherer Erfahrungen, z. B. durch die Verhaltenstherapie oder die interpersonelle Therapie, zu leisten. Dabei zeigen Untersuchungen, dass diese Lernerfolge sich auch durch Veränderungen der Hirnstruktur nachweisen lassen. Ein Beispiel dafür ist ein Gehirnareal mit der Bezeichnung Gyrus cinguli, das zum limbischen System gehört und das gleichsam der Sitz des Selbstgefühls, aber auch der Fähigkeit zum Mitgefühl ist. Durch bildgebende Verfahren wie z. B. die Positronenemissionstomographie, kurz PET, konnte man Veränderungen in diesem Bereich bei bestehenden Depressionen zeigen. Dies korreliert mit der Tatsache, dass Depressionen fast immer von einer sehr massiven Veränderung des Selbstgefühls begleitet sind. Im Rahmen einer Psychotherapie bilden sich diese Veränderungen im Gyrus cinguli wieder zurück, was ein starkes Indiz dafür ist, dass Psychotherapie auch auf der körperlichen Ebene Spuren hinterlässt.

6.1.4 Depression und Vererbung

Die Erkenntnisse über die Bedeutung und Funktion unseres Erbmaterials haben sich seit der Entdeckung ihrer biochemischen Strukturen durch Francis Crick und James Watson 1953 grundlegend verändert. Die von ihnen entdeckte DNS als Träger aller Erbinformationen wurde zunächst wie ein festgelegtes Schema aufgefasst, nach dem alle Vorgänge im menschlichen Körper gesteuert werden und von dem es keine Ausnahme gibt. Seit man jedoch entdeckte, dass die einzelnen Abschnitte der DNS, die Gene, keinesfalls immer aktiv sind, sondern in vielen Fällen erst durch »Genschalter« aktiviert werden müssen, hat sich dieses Bild grundlegend gewandelt. Man entdeckte, dass bestimmte Signalstoffe die Aktivierung oder Deaktivierung der Gene steuern, und dass diese Signalstoffe biochemische Antworten auf Umweltreize sind. Diese als »Genregulierung« bezeichnete Fähigkeit des Organismus, auf Umweltreize zu reagieren, hat weit reichende Folgen für das Verständnis seelisch-körperlicher Zusammenhänge. Das Gehirn antwortet auf seelische Erlebnisse wie Gedanken, Gefühle und sinnliche Wahrnehmungen durch die Freisetzung der erwähnten Signalstoffe. Diese docken an bestimmten Rezeptorstellen der Gene an und bestimmen dadurch, ob und in welcher Menge die sog. Proteine produziert werden. Proteine (oder Eiweißstoffe), von denen es im menschlichen Organismus etwa 35.000 Varianten gibt, haben im menschlichen Organismus vielfältige Aufgaben, insbesondere regeln sie alle wichtigen biochemischen Reaktionen des Stoffwechsels. Die Regulation der Genaktivität ist also maßgeblich daran beteiligt, welche Proteine und in welcher jeweiligen Menge produziert werden, und dies hat entscheidenden Einfluss auf unser Befinden und unsere Gesundheit – durch Proteine werden z. B. das Herz- und Kreislaufsystem, das Hormon- und das Immunsystem sowie das Nervensystem gesteuert.

Somit ist ein Gen also nicht nur Regulator, sondern es wird selbst reguliert und zwar durch Einflüsse wie unseren Lebensstil, durch unsere Gedanken, Gefühle und Erlebnisse. In gewisser Weise scheint die Biochemie also abzubilden, was wir seelisch erleben. Sie ist die Antwort unseres Körpers auf unser seelisches Erleben und sie bedient sich dabei eines festen Rahmens, der uns durch die vererbte DNS mitgegeben wurde. Diese spielt nun aber nicht mehr die Rolle eines vorgegebenen Schemas, sondern sie ist eher wie ein Instrument, auf dem je nach seelischer Befindlichkeit immer andere Melodien gespielt werden.

Durch diese neue Sichtweise wird auch ein alter Streit gegenstandlos: Ist es die Umwelt oder sind es die Gene? Habe ich etwas vererbt bekommen oder wurde ich durch Erfahrungen geprägt? Das eine lässt sich vom anderen nicht trennen – beides zusammen macht erst die Realität aus.

Die Existenz von Erbinformationen, die Depressionen begünstigen, erscheinen auf dem Hintergrund der Regulierung der Gene in einem anderen Licht. Sie haben nicht mehr den schicksalhaften Charakter früherer Jahre, sondern sie erscheinen nun als ein Risikofaktor, der durch eigenes Zutun aber beeinflussbar ist. Besonders für die Psychotherapie ergibt sich dadurch eine neue Grundlage und Daseinsberechtigung, die ihr mit dem Aufkommen hochwirksamer Medikamente mancher streitig machen wollte: »Warum jahrelange Psychotherapie, wenn es mit einem modernen Antidepressivum auch schneller und billiger geht?« Nun wird immer klarer, dass nur der aktive Umgang mit dem eigenen Ich zu wirklichen Änderungen führen kann. Nur neue Erkenntnisse über sich selbst und das Einüben anderer Verhaltensweisen können zu neuen Verknüpfungen innerhalb der neuronalen Netze führen, ein Medikament ist dazu nicht in der Lage. Trotzdem bleibt das Medikament zur Regulierung gestörter Abläufe im Gehirn ein unverzichtbares Hilfsmittel.

6.1.5 Depression und Gesellschaft

Manche sagen, Depressionen würden ständig zunehmen. Andere halten dagegen, das könne man nicht nachweisen, weil die gestiegene Anzahl an Behandlungen auch auf eine verbesserte Diagnostik zurückgeführt werden kann. Fest steht aber, dass die Anzahl von Krankmeldungen wegen Depressionen seit Jahren kontinuierlich ansteigt. Im Gesundheitsreport 2004 des Bundesverbandes der Betriebskrankenkassen sind Depressionen eine der häufigsten Einzeldiagnosen überhaupt – während der Krankenstand insgesamt sinkt. Worunter leiden Menschen in dieser Gesellschaft? Gibt es auch gesellschaftlichen Risikofaktoren der Depression und welche könnten das sein? Ein Poster fasst das so zusammen:

Darian	Seit Beginn der neunziger Jahre hat in der Gesellschaft ein grundlegender Wandel stattgefunden.
	Früher gab es eine Gesellschaft des Miteinanders, man suchte im beruflichen wie im privaten Leben den Kontakt mit anderen Mitmenschen. Der Mensch ist ja bekanntlich ein soziales Wesen und braucht daher auch soziale Kontakte.
	Mit Beginn der Neunziger begann der Einzug der Globalisierung, eine Gesellschaft des Gegeneinanders entstand, und die Menschen traten in den Konkurrenzkampf. Interessengruppen versuchen sich auf Kosten der Allgemeinheit zu bereichern und es werden immer neue Keile zwischen die Menschen getrieben (z. B. Jung gegen Alt, Arm gegen Reich, Kinderlose gegen Familien und so weiter). Die soziale Kälte hat Einzug gehalten, Arbeitsplätze werden für die Gewinnmaximierung gestrichen. Die Arbeitsbedingungen verschlechtern sich zusehends. Viele Arbeitgeber halten es fast für ihr selbstverständliches Recht, ihre Beschäftigten schlecht zu behandeln, zu übervorteilen, auszunutzen.
	Ich war schon seit langer Zeit depressiv, aber diese »neuen« Bedingungen haben meine vorhandene Depression so weit verstärkt, dass ich zeitweilig arbeitsunfähig wurde und auch heute noch wenig belastbar bin.
	(…) Ich glaube nicht, dass die Menschen generell kränker sind, sondern immer mehr Menschen fallen meines Erachtens dem Leistungsdruck und den immer unsozialeren Bedingungen zum Opfer.
	Ich halte es deswegen für sehr wichtig, dass wir, die Betroffenen, auch bessere Lebens- und Arbeitsbedingungen einfordern. Es ist, glaube ich, nicht der richtige Weg, wenn wir uns immer nur in unser Schneckenhaus zurückziehen und den Grund für unsere Erkrankung immer nur in uns suchen.

Campanile	Ich teile die Auffassung, dass es eine Sackgasse wäre, die Gesellschaft als Ursache für die eigene Krankheit heranzuziehen. Aber nicht unbedingt deshalb, weil das grundsätzlich falsch wäre, sondern weil das Einzige, was wir beeinflussen können, wir selbst sind und eben nicht die Gesellschaft. Das heißt, ganz unabhängig von der Verantwortlichkeit bleibt die Arbeit immer den Kranken.
	Aber (…) wir können nicht einfach übersehen, dass wir in unserer Umwelt einer immer krasseren Entmenschlichung ausgesetzt sind. Jeder Mensch benötigt für eine gesunde Psyche eine Art von Wertesystem. Ganz besonders während der Zeit der Persönlichkeitsbildung muss dieses System in der Lage sein, glaubwürdig und vertraut zu sein, es muss Vertrauen geben (…). Die Familie ist das wichtigste System, das dies leisten muss, aber die kann eben nicht im luftleeren Raum existieren, sondern hängt sehr stark von der großen Familie Gesellschaft ab. Je nachdem, wie authentisch ein Familienverbund ist, werden gesellschaftliche Werte mehr oder weniger übernommen und genau mit denen sieht es recht düster aus.
	Das wichtigste Credo unserer westlichen Gesellschaft ist der Glaube an die unbedingte Notwendigkeit wirtschaftlichen Erfolges, und für den gibt es nur eine wirklich starke Antriebskraft, das ist die Gier. Gier, ich bin doch nicht blöd, Geiz ist geil – das sind die Werte, unter denen unsere Kinder aufwachsen. Menschen werden aufeinander gehetzt im Wettbewerb um den tüchtigsten Bürger, der am meisten konsumiert. Man muss sich schon fast als Volksschädling sehen, wenn man nicht ständig Geld für unnötiges Zeug ausgibt. (…)

Diese zwei Meinungen beschreiben ganz ähnliche Probleme. Vom Fehlen zwischenmenschlicher Wärme ist die Rede, das Miteinander weicht Konkurrenzdenken, das Vertrauen in die Gesellschaft scheint zu schwinden.

Diese Entwicklung wird als Ergebnis einer erfolgsorientierten Gesellschaft gesehen, in der materieller Gewinn eine immer größere Rolle spielt. Und es muss auch wirklich bedenklich stimmen, wenn große Konzerne zwecks Gewinnmaximierung anscheinend bedenkenlos Arbeitsplätze streichen, denn Arbeitslosigkeit ist ein guter Nährboden für Depressionen. Manche Psychiater geben an, das Risiko, an einer Depression zu erkranken, sei für Arbeitslose doppelt so hoch wie für Berufstätige.

In der Arbeitswelt herrscht eine immer größer werdende Konkurrenz – die Angst geht um, entlassen zu werden und das vielleicht aufwändige Leben nicht mehr finanzieren zu können. Die Arbeitgeber nutzen nicht selten diesen Umstand geschickt aus, um immer mehr Leistung wie unbezahlte Überstunden von ihren Angestellten zu verlangen. Da kann es passieren, dass man in einer Atmosphäre aus Angst und Druck über seine persönlichen Grenzen geht und schließlich »ausbrennt«, wie es das Modewort »Burnout« andeutet. Burnout ist aber nichts anderes als eine spezifische Verlaufsform der Depression.

Diese Entwicklung verläuft parallel zu einem staatlichen Sozialabbau, der die Unterschiede zwischen Arm und Reich verschärft und immer mehr entwurzelte Existenzen hervorbringt, die manchmal innerhalb kurzer Zeit aus einem sicheren Arbeitsumfeld in die Hartz-IV-Kategorie absteigen müssen. Als Folge solcher Entwicklungen bleiben häufig auch Partnerschaften auf der Strecke, Familienstrukturen werden belastet oder zerbrechen.

Eine weitere bedenkliche Nebenwirkung der erfolgsorientierten Gesellschaft ist die Schwächung der Familie. Eine Verschiebung von Wertvorstellungen führt weg von den einfachen Dingen des Lebens, den kleinen Freuden gemeinsamer Erlebnisse und wird ersetzt durch Anspruchsdenken und Geltungsbedürfnis, das nicht selten mit kostspieligen Anschaffungen befriedigt werden soll. Um all das leisten zu können, muss viel Zeit und Arbeitskraft investiert werden – Zeit, die nicht selten dem familiären Miteinander entzogen wird.

Depressionen bei Kindern und Jugendlichen nehmen zu, und fehlende Geborgenheit spielt dabei wahrscheinlich eine große Rolle. Eine immer schwieriger werdende Berufswahl und hoher Leistungsdruck in Schule und Ausbildung stellen für Kinder und Jugendliche ebenfalls ein Risiko dar, an einer Depression zu erkranken.

Unsere Umwelt wird außerdem immer komplexer und verlangt immer mehr Denkarbeit von jedem Einzelnen. Erfindungen wie das Internet, die einst ein leichteres und interessanteres Leben versprachen, haben Nebenwirkungen. Immer mehr Informationen müssen verarbeitet, z. B. E-Mails geschrieben und gelesen werden. Viele Dinge sind ohne Internet kaum noch möglich, es gibt aber nicht wenige Menschen, die damit und mit anderen komplizierten Apparaturen überfordert sind. Manche haben das Gefühl, mit diesen rasanten Entwicklungen nicht mehr Schritt halten zu können und fühlen sich nicht mehr modern, nicht mehr auf der Höhe der Zeit und somit ausgegrenzt. Unser Gehirn ist einer wachsenden Reizüberflutung ausgesetzt und muss immer mehr Leistung erbringen, bekommt aber immer weniger Gelegenheit zu Ruhe und Regeneration.

Stress, Überforderung und Perspektivlosigkeit sind Faktoren, die das Entstehen von Depressionen begünstigen und dafür gibt es nicht nur private Auslöser, sondern auch gesellschaftliche. Das gesellschaftliche Umfeld als Ursache von Depressionen zu bezeichnen, wäre allerdings eine zu einseitige Sichtweise. Trotzdem sollte man nicht übersehen, dass etwas nicht richtig sein kann an der Annahme, dass materieller Wohlstand alleine schon in der Lage wäre, die Grundlage für ein erfülltes Leben zu legen – so wie es uns täglich durch Werbung und Medien suggeriert wird. Auch eine Familie braucht mehr als ein Auskommen, damit man sich in ihr wohl fühlen kann. Für die Gesellschaft scheint Ähnliches zu gelten. Wenn das Unbehagen zu groß wird oder eine Gesellschaft gar als feindselig erlebt wird, kann dieser Umstand dazu beitragen, Depressionen den Weg zu ebnen.

6.2 Das innere Kind

S.M.	WER ist dieses ominöse »innere kleine Kind«??

Der Begriff **inneres Kind** wird in Depressionsforen häufig thematisiert. Für viele Depressive ist dieses Modell ein hilfreicher Ansatz, um einen Zugang zu unterdrückten Anteilen ihrer Persönlichkeit zu finden oder um eigene Verhaltensweisen und Gefühle verstehen, zuordnen und korrigieren zu können. Aus diesem Grund haben wir uns entschlossen, dieses Thema in unserem Buch vorzustellen. Wir möchten hier nur kurz in diese Theorie einführen; wer sich davon angesprochen fühlt, kann die Thematik für sich mit der entsprechenden Literatur weiter vertiefen.

Bekannt wurde der bildhafte Ausdruck »inneres Kind« u. a. durch die Psychotherapeutinnen Erika J. Chopich und Margaret Paul. Auf ihr Buch (Chopich u. Paul 2003) bezieht sich dieses Kapitel. Ihrer These zufolge stecken in jedem von uns ein Erwachsener und ein Kind. Nur wenn diese beiden Persönlichkeitsaspekte in Kontakt miteinander sind, entsteht ein harmonisches Ganzes. Sind diese beiden jedoch voneinander getrennt, äußert sich dies in Gefühlen von Leere und Einsamkeit, Konflikten oder sogar Krankheit. Um eine heile Persönlichkeit zu werden, muss man zunächst die Existenz des inneren Kindes erkennen, es annehmen und schließlich wertschätzen. Wer es schafft, die Gefühle und Erfahrungen des Kindes in das zumeist rational ausgerichtete Leben des Erwachsenen zu integrieren, kann seine innere Leere und den Schmerz schließlich selbst heilen. Denn wer den Kontakt zu einem Teil von sich – dem des Kindes – verloren hat oder ihm seine Existenzberechtigung abspricht, kann sich selbst nicht als Einheit begreifen und hat nur eine unvollständige Verbindung zu sich selbst:

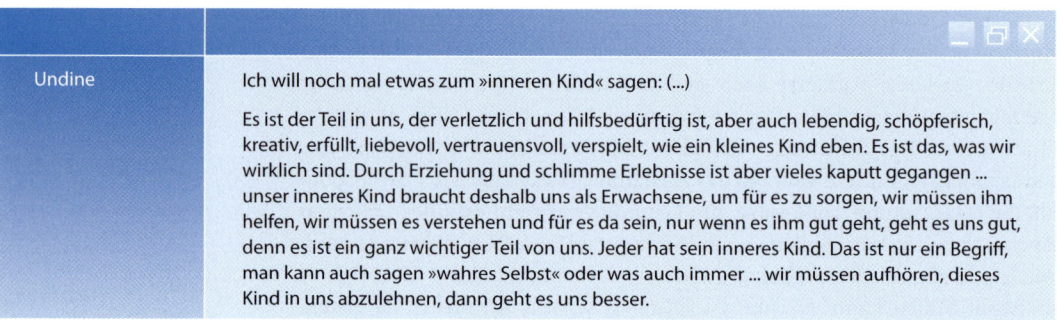

Undine: Ich will noch mal etwas zum »inneren Kind« sagen: (...)

Es ist der Teil in uns, der verletzlich und hilfsbedürftig ist, aber auch lebendig, schöpferisch, kreativ, erfüllt, liebevoll, vertrauensvoll, verspielt, wie ein kleines Kind eben. Es ist das, was wir wirklich sind. Durch Erziehung und schlimme Erlebnisse ist aber vieles kaputt gegangen ... unser inneres Kind braucht deshalb uns als Erwachsene, um für es zu sorgen, wir müssen ihm helfen, wir müssen es verstehen und für es da sein, nur wenn es ihm gut geht, geht es uns gut, denn es ist ein ganz wichtiger Teil von uns. Jeder hat sein inneres Kind. Das ist nur ein Begriff, man kann auch sagen »wahres Selbst« oder was auch immer ... wir müssen aufhören, dieses Kind in uns abzulehnen, dann geht es uns besser.

Das Kind in uns hat sein kindhaftes Denken, Fühlen, Handeln und Erfahren bewahrt. Dazu gehören Lebensfreude, Neugier und Intuition ebenso wie Angst, Wut, und Schmerz. Je nachdem, was wir als Kind erlebt haben: Diese kindlichen Gefühle sind nach wie vor in uns und wirken sich auch heute noch auf unser Verhalten aus. Aber akzeptieren wir sie auch und begreifen sie als einen ernst zu nehmenden Teil von uns? Neigt man als Erwachsener nicht eher dazu, seine kindlichen Gefühle zu entwerten oder zu negieren? Ein Beispiel: Ein traumatisches Erlebnis in der Kindheit hat vielleicht dazu geführt, die Gefühle dazu zu verdrängen und wegzusperren, weil sie zu schmerzhaft waren. Der Heranwachsende hat gelernt, die Verbindung zu seinem inneren Kind abzubrechen, um die »schlechten« Gefühle nicht spüren zu müssen. So verliert er den Kontakt zu seinen kindhaften Schmerzen, aber auch den zu seiner kindhaften Freude.

Wenn man sein inneres Kind abwehrt, dann lehnt man einen Teil von sich selbst ab. Und dieser abgelehnte Teil reagiert – ebenso wie ein wirkliches Kind – traurig und resigniert: Man fühlt sich schutzlos und allein.

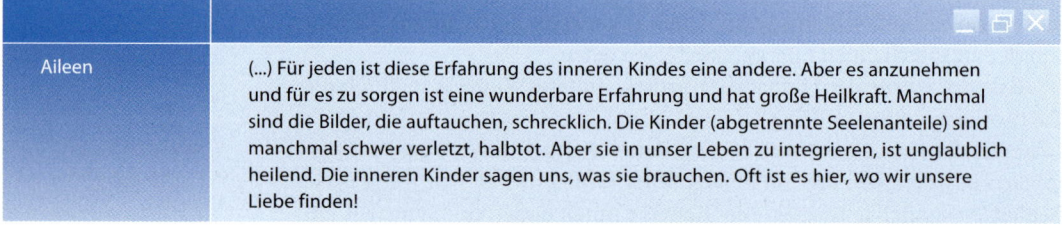

Aileen: (...) Für jeden ist diese Erfahrung des inneren Kindes eine andere. Aber es anzunehmen und für es zu sorgen ist eine wunderbare Erfahrung und hat große Heilkraft. Manchmal sind die Bilder, die auftauchen, schrecklich. Die Kinder (abgetrennte Seelenanteile) sind manchmal schwer verletzt, halbtot. Aber sie in unser Leben zu integrieren, ist unglaublich heilend. Die inneren Kinder sagen uns, was sie brauchen. Oft ist es hier, wo wir unsere Liebe finden!

In der Arbeit mit dem inneren Kind geht es vor allem darum, als Erwachsener die Verantwortung zu übernehmen für die Gefühle des inneren Kindes, sie wahrzunehmen und in das Erleben des Erwachsenen zu integrieren. Nehmen wir folgendes Beispiel: Jemand bekam als Kind zu wenig Liebe und Anerkennung. Daraus resultierten Einsamkeit und große Ängste abgewiesen und verletzt zu werden sowie die ständige, unerfüllte Sehnsucht nach Zuwendung und Bestätigung. Der **lieblose Erwachsene** in ihm hat gelernt, diese Gefühle nicht zuzulassen und straft nun seinerseits sein inneres Kind mit derselben Ablehnung, die er als Kind von den realen Bezugspersonen erfuhr. Diese Gefühle sind aber trotz Abwehr in ihm und beeinflussen unbewusst auch sein heutiges Verhalten. So versucht er vielleicht, sein übergroßes Verlangen nach Liebe in Freundschaften und Beziehungen zu stillen und scheitert immer wieder an seinen immensen Erwartungen oder gerät in emotionale Abhängigkeiten. Um die Zusammenhänge zwischen seinen Erfahrungen als Kind und seinem Verhalten als Erwachsener zu erkennen, muss er sich also zunächst über die Existenz seines inneren Kindes bewusst werden und sich diesem liebevoll zuwenden. Vielleicht kann er ihm dann als **liebevoller Erwachsener** endlich die Anerkennung geben, die es bisher weder von den früheren Bezugspersonen, noch von ihm selbst bekommen hat:

Jewel	(...) Ich bin zu einer Mutter geworden für meine verwundeten Bedürfnisse. Ich spreche mit meinem Kind, nehme es ernst, und vor allem darf es »sein«! Wenn es Angst hat, renne ich vor dieser Angst nicht wie früher davon, sondern ich lasse sie zu. Mein inneres Kind wurde immer zutraulicher. Es gibt doch nichts Schöneres, als wenn ein Kind, das sich immer schuldig gefühlt hat, erkennt, dass es eigentlich wunderbar ist!
	Ich habe früher mein inneres Kind mit meinen »inneren Eltern« bestraft.
	Dadurch unterdrückte ich es weiter.

Wir haben also in der Arbeit mit dem inneren Kind die Chance, einen Kreislauf zu durchbrechen: So, wie wir als Kinder behandelt wurden, behandelt unser liebloser innerer Erwachsener auch unser inneres Kind. Wenn der lieblose Erwachsene jedoch beginnt, sich dem inneren Kind mit Zuneigung zu nähern und ein liebevoller Erwachsener zu werden, dann beginnt er, von den Erfahrungen des Kindes zu lernen, anstatt sich vor ihnen zu schützen. Dieser Prozess ist am Anfang oft mit großen Schmerzen verbunden.

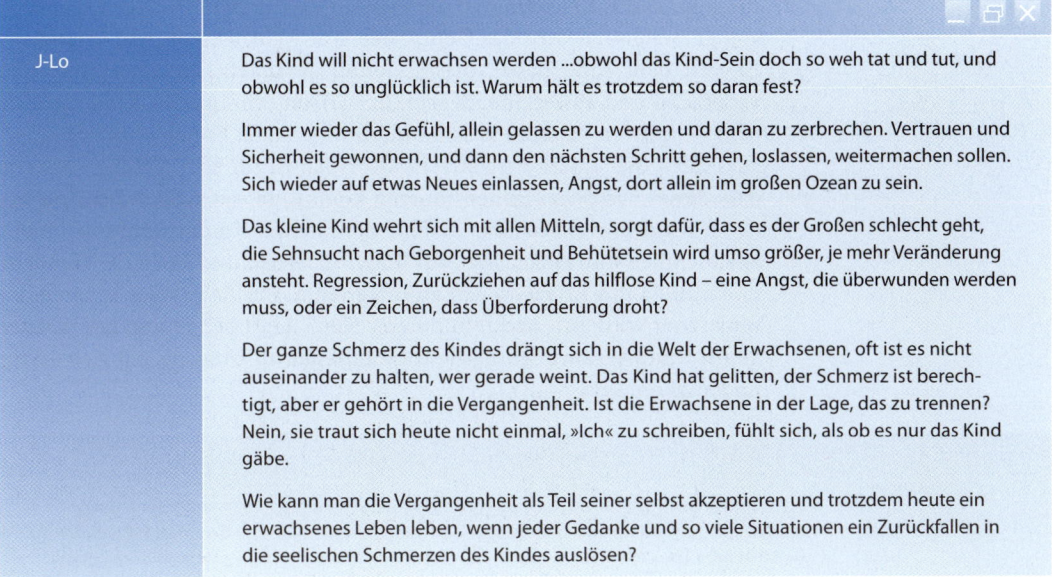

J-Lo	Das Kind will nicht erwachsen werden ...obwohl das Kind-Sein doch so weh tat und tut, und obwohl es so unglücklich ist. Warum hält es trotzdem so daran fest?
	Immer wieder das Gefühl, allein gelassen zu werden und daran zu zerbrechen. Vertrauen und Sicherheit gewonnen, und dann den nächsten Schritt gehen, loslassen, weitermachen sollen. Sich wieder auf etwas Neues einlassen, Angst, dort allein im großen Ozean zu sein.
	Das kleine Kind wehrt sich mit allen Mitteln, sorgt dafür, dass es der Großen schlecht geht, die Sehnsucht nach Geborgenheit und Behütetsein wird umso größer, je mehr Veränderung ansteht. Regression, Zurückziehen auf das hilflose Kind – eine Angst, die überwunden werden muss, oder ein Zeichen, dass Überforderung droht?
	Der ganze Schmerz des Kindes drängt sich in die Welt der Erwachsenen, oft ist es nicht auseinander zu halten, wer gerade weint. Das Kind hat gelitten, der Schmerz ist berechtigt, aber er gehört in die Vergangenheit. Ist die Erwachsene in der Lage, das zu trennen? Nein, sie traut sich heute nicht einmal, »Ich« zu schreiben, fühlt sich, als ob es nur das Kind gäbe.
	Wie kann man die Vergangenheit als Teil seiner selbst akzeptieren und trotzdem heute ein erwachsenes Leben leben, wenn jeder Gedanke und so viele Situationen ein Zurückfallen in die seelischen Schmerzen des Kindes auslösen?

6

Verzweiflung	Ich weiß aus eigener Erfahrung, wie schmerzlich es ist, wenn das Kind in mir »wach« ist und mich dazu zwingt, auf seine Wunden zu schauen. Gefühle der Vergangenheit vermischen sich mit heutigen, es tut weh, ich möchte weinen, ein anderer Teil von mir möchte stark sein und einfach nur leben.
	Warum hindert mich das Kind immer wieder daran, warum lässt es mich nicht in Ruhe – Fragen, die ich mir stelle, auf die ich meistens keine Antwort weiß. Wenn es besonders schlimm ist, wünsche ich mir Geborgenheit, »Nestwärme«, Zuwendung ... und davon ganz viel.
	Das Kind in dir ist sehr verletzt – das ist es, was du immer wieder spürst. Die Wunden der Vergangenheit sind nicht geheilt, sonst würden sich diese Gefühle nicht immer wieder in den Vordergrund drängen. Das Kind bremst uns aus, es will beachtet werden, es will, dass wir seinen Schmerz sehen. Das Kind in uns wird immer das Kind bleiben, es ist ein Teil von uns mit all seinen Schmerzen, aber auch seiner Lebendigkeit, seiner Neugier und seiner Verspieltheit.

Melodram	In der Regel handelt es sich um ein verletztes Kind und plötzlich wird einem dieser Schmerz so stark bewusst, dass man ihn spürt wie den eigenen, als wäre man selbst wieder das Kind von damals.
	Ich fand es unglaublich schwierig und fast erneut traumatisierend, dass sich mein Erwachsenen-Ich und mein Kind-Ich quasi vermischt haben. Ich war sozusagen eins mit dem Kind. (...)
	Das ist eigentlich das Ziel von diesem »Inneren-Kind-Modell«, dass der erwachsene Teil lernt, für den kindlichen Teil zu sorgen, ihn zu umsorgen. Manchmal geht das aber noch nicht, weil der Schmerz zu groß ist. Dann muss man erstmal an seiner Stabilität arbeiten!!!

Der Erwachsene als Entscheidungsinstanz im Handeln muss die Aufgabe der Fürsorge für das Kind übernehmen. Er muss aber auch dem selbstzerstörerischen Verhalten des verletzten Kindes Einhalt gebieten. Beispiel: Das innere Kind ist wütend auf eine andere Person. Der liebevolle Erwachsene wird das Gefühl der Wut wahrnehmen und verstehen. Er hilft dem Kind dabei, dieses Gefühl auszudrücken, ohne impulsiv, verletzend und abwertend zu sein. Er verlässt sein inneres Kind nicht in dem »negativen« Gefühl Wut, sondern unterstützt es darin zu erkennen, dass nicht die andere Person verantwortlich ist für sein Gefühl, sondern dass dieses aus dem eigenen Inneren kommt. In der Arbeit mit dem inneren Kind ist das Ziel, die Gefühle des inneren Kindes wahrzunehmen, anzunehmen und zuzulassen, aus ihnen zu lernen und sie in das Handeln und Fühlen des Erwachsenen zu integrieren. Ein liebevoller innerer Erwachsener wird sich und sein inneres Kind selbst lieben und beschützen können und verantwortungsbewusst und gut im Umgang mit sich selbst und anderen sein:

| Neues Leben | Es ist auch für mich schmerzhaft, all das Leid zu spüren, das mir angetan worden ist, doch nun kann ich zum ersten Mal in meinem Leben diese Gefühle zulassen. Gesunde Selbstliebe wächst in mir heran. Ich gebe mir selber Anerkennung und Liebe, kein anderer könnte diese |

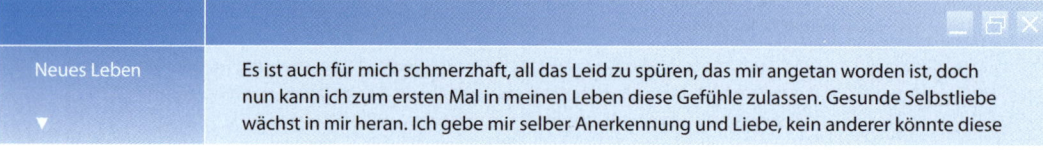

Leere jemals ausfüllen. Ich hoffe, dass du bald stabil sein wirst und das eingesperrte Kind in dir befreist, denn solange du es nicht zulässt, wird es in dir unglücklich sein.

Klar, die Arbeit mit dem inneren Kind bedeutet auch, Verantwortung zu übernehmen und Gefühle herauszuholen, die sich etliche Jahre aufgestaut haben. Doch mit der Verarbeitung dieser schmerzhaften Erfahrungen wird sich eine innere Ruhe in dir bemerkbar machen. (...) Ich habe ein begabtes Kind in mir gefunden, das kreativ ist und es wird von Tag zu Tag größer. Ich nehme es ernst und es ist ein großes Geschenk, da angelangt zu sein, wo meine Eltern mir das Leben nahmen – um nun zu dem zu werden, was ICH bin!

Erfahrungen zum Weiterlesen:

Leuchtfeuer

Ich lese gerade »Aussöhnung mit dem inneren Kind«, habe das Buch aber schon zig Mal in die Ecke geworfen (Wut), weil ich das alles nicht glauben will. (...)

Ich war 40 Jahre lang nicht so, hatte eben keine Gefühle, und das war richtig so, wie es war. Meine Therapeutin ist der Ansicht, dass wenn alle meine in mir vorhandenen Gefühle auf einmal ausbrechen würden, ich etwas Schlimmes tun könnte.

Um aber noch einmal auf das Kind zu kommen, ich kann mir das einfach nicht vorstellen. Wie läuft das in der Praxis ab?? (...)

Neulich, beim ersten Heulkrampf meines Lebens, wäre fast ein Schrei »Mami, hilf mir!« aus mir herausgebrochen. Ich konnte es noch rechtzeitig stoppen ... Scham, Hass auf mich selbst, weil ich so etwas Demütigendes nicht will. Außerdem ist das Verhältnis zu meiner Mutter alles andere, als dass ich sie um Hilfe bitten würde. Aber: Dieses Erlebnis hat mir zu denken gegeben!

Weinfreund

Dem inneren Kind kann man täglich begegnen, weil man in bestimmten Situationen immer noch reagiert wie dieses. Aus irgendeinem Grund war es nicht möglich, in diesem Punkt erwachsen zu werden.

Ich z. B. wechsle ganz schnell auf die Kindebene, wenn mir jemand Vorwürfe macht. Das merke ich daran, dass ich mich spontan schuldig fühle und sofort in die Defensive gehe, manchmal sogar regelrecht Beklemmungen und Schweißausbrüche bekomme. Erwachsen wäre es aber, den Vorwurf erst einmal zu prüfen und sich dann die Jacke anzuziehen oder auch nicht – so weit komme ich in der Regel aber nicht, weil mich diese Reaktion überschwemmt.

Der Grund ist mir auch klar: Als Kind war ich »schuldig«, dass es meiner Mutter so schlecht ging, einfach, weil es mich gab. (...)

Oder Geburtstag haben: Niemand ruft an, zu wenig Glückwünsche und schon ist es da, das innere Kind, und das Gefühl breitet sich aus, dass niemand einen mag.

Es gibt sehr viele solcher Beispiele. Wenn man sich fragt »Warum reagiert der oder die denn jetzt so komisch?«, hat der/diejenige meist eine Begegnung mit dem inneren Kind und sieht die Welt gerade mit Kinderaugen, schmollt, ist traurig oder wütend. Gerade in Beziehungen spricht das innere Kind dauernd mit uns. Und niemand ist so erwachsen, dass er solche Situationen nicht kennen würde.

Das innere Kind hat große Macht über uns und kann unser Leben bestimmen. Trotzig, wütend, uneinsichtig verwickelt es uns in die unmöglichsten Komplikationen.

Wilhelmina	Ich habe aus meiner frühen Kindheit nur wenige Erinnerungen. Aber ich spüre das Mädchen von damals ganz stark in mir. Sie war überaus lebendig, neugierig, sprühend, überfließend, dann aber auch ernst, nachdenklich und feinfühlig. Vor allem aber war sie hundertprozentig sie selbst, ein Wirbelwind, die das Leben eingesogen hat mit allen Fasern.
	Es ist ein Spruch von der Vierjährigen überliefert:
	»Oma, das Leben ist so groß!«
	Und meine Traurigkeit gilt heute diesem Kind. Wo ist die Kraft, die Spontaneität, die Lust geblieben? Sind Menschen dazu da, anderen kleinen Menschen das Leben auszutreiben?? Es ist Traurigkeit, nicht Bitterkeit. Und ich versuche, meine Antwort zu finden.

6.3   Stress, Erschöpfung und Überforderung

Unendlich müde – obwohl man ausreichend geschlafen hat. Völlig erschöpft – obwohl man sich nicht angestrengt hat. Ausgebrannt, nicht mehr belastbar, leistungsunfähig.

Diese Empfindungen kennen viele Depressive. Schon allein der Gedanke an eine bevorstehende Aufgabe führt zu körperlichem und seelischem Stress. Das Gefühl, einfach nicht mehr zu können, lähmt den Depressiven derart, dass er nur noch eines möchte: im Bett liegen, um vielleicht im Schlaf endlich Erholung zu finden:

Nichtlustig	Ich fühle mich oft so ausgelaugt und kraftlos. Ich schlafe bestimmt genug, zwischen acht und zehn Stunden. Oft stehe ich auch ausgeschlafen auf … aber nach zwei, drei Stunden fängt dieses Erschöpftsein wieder an, dann lege ich mich wieder hin, so fühle ich mich dann wohl. (…). Es ist, als ob meine Glieder zentnerschwer wären, jeder Schritt fällt mir schwer. Ich fühle mich krank, obwohl alle Untersuchungen keinen Befund gebracht haben (…).

Geena	Ich frage mich oft, was denn eigentlich das Anstrengende ist, woher dieses Gefühl kommt, dass alles zu viel ist, auch wenn es faktisch nicht viel ist! Ich mache vier Stunden ruhige Büroarbeit täglich und der Rest des Tages reicht dann gerade so, um zu regenerieren. Der Erholungsmechanismus funktioniert nicht mehr. Da ist doch was faul, nur was?

Manchmal führt eine reale Belastung zum Ausbruch einer Depression: Stress und Überforderung am Arbeitsplatz, Mobbing, perfektionistisches Verhalten bei ausbleibendem Erfolg und Anerkennung, lang andauernde familiäre Konflikte, Doppelbelastungen von Beruf und Haushalt oder der Pflege eines Angehörigen. Es gibt viele Gründe, warum Menschen über ihre Grenzen gehen, sich über eine längere Zeit auspowern, ihr Gefühl ignorieren und sich nur noch durch ihr Verantwortungsbewusstsein leiten lassen. Bei manchen kann daraus eine Erschöpfungsdepression entstehen und das Gefühl von Ausgebranntsein ist dabei vorherrschend und wird als primäres Symptom erlebt. (▶ Abschn. 2.2.1).

Erschöpfung kann aber auch einfach als ein depressionstypisches Symptom neben anderen auftreten. Oftmals verstehen die Betroffenen dann überhaupt nicht, warum sie schon wieder so kraftlos sind (▶ Abschn. 1.2.3 und 1.4). Denn im Vergleich zu ihrer Leistungsfähigkeit vor der Erkrankung ermüden sie nun bei weitem schneller und stärker. Dazu kommt, dass keine oder kaum mehr eine Erholung eintritt. Daraus entsteht das Gefühl, generell nichts mehr zu schaffen, und das macht Angst. Nicht selten schätzen Depressive ihre Rückkehr ins Arbeitsleben deshalb als unmöglich ein, erleben die Anforderungen, die sich mit der Ausübung des Berufs wieder einstellen würden, als extrem belastend und überhaupt als depressionsfördernd. Die steigenden Zahlen der Frühberentungen von Depressiven sprechen diesbezüglich für sich.

In einer schweren depressiven Episode kann es passieren, dass der Betroffene das Bett nicht mehr verlässt. Das ist ein sehr quälender Zustand, da oft entweder Schlafstörungen dazu kommen oder aber Schlaf als nicht mehr erholsam erlebt wird. Und doch ist es auch ein Rückzug von der Überforderung und dient der Regeneration des Kranken. Auch wenn es für schwer Depressive kein »Ausruhen« mehr zu geben scheint, so ist die Vermeidung von Anforderungen, Druck und Belastungen sehr wichtig, um wieder gesund werden zu können. Ein depressiv Erkrankter sollte sich überwinden, alles ihn Belastende vorerst abzusagen und abzustellen, um sich das zuzugestehen, was er nun braucht: Ruhe.

Zahara	Wenn es schlimm ist, fühle ich mich dermaßen schwach, dass ich kaum aufstehen kann, mir nichts mehr zutraue und mich fühle, als würde ich eine schwere Grippe bekommen. Ich denke dann auch immer: Verdammt noch mal, ich tue doch gar nichts, wovon bin ich nur so groggy? Mittlerweile sehe ich die Erschöpfung als körperliches Äquivalent zu meiner gemarterten Psyche. Und als letzte Maßnahme meiner Seele, mich zu stoppen, mich lahm zu legen, mich zu einer Pause zu zwingen. In der psychosomatischen Klinik sagten sie mir, dass Erschöpfung auch Ausdruck der enormen psychischen Konflikte ist. Ich habe auch noch nicht herausgefunden, was meine leeren Batterien wieder füllt, sodass ich belastbarer werde. Außer: mir dort Druck wegzunehmen, wo es geht bzw. wo ich es erkenne (denn da hakt es meist).

Bei fortschreitender Genesung und allgemeiner Besserung ihrer Symptomatik haben viele Kranke kein Verständnis für die erneute Rückkehr von Erschöpfungszuständen. Sie fühlen sich insgesamt besser und erwarten, dass sie nun doch auch wieder zu 100% leistungsfähig sein sollten!

QiGong	Gestern war ein schöner Tag. Das erste Mal seit Monaten war ich wieder von morgens bis abends unterwegs (8.00–21.30 Uhr!), erst bei meiner Freundin und ihren 3 kleinen Kindern und nachmittags/abends die Therapiegruppe. Da habe ich dann meine Grenze erreicht, habe mich weitestgehend ausgeklinkt, weil ich wirklich leer war und mir die Hitzewallungen ein deutliches Zeichen gegeben haben: Stopp, mehr geht nicht. Habe dann ein bisschen auf dem Sofa gelegen.
	Heute war ich dann den halben Tag sehr zittrig und absolut erschöpft. Das hatte ich dann doch nicht erwartet! (...).

| Candela | Ich bin traurig, die Gedanken drehen sich im Kreis und ich kann nichts tun. Nicht mal ein Spaziergang oder ein kleiner Einkauf ist drin. Das geht nun schon 3 Tage so, ich bin einfach nur erschöpft, möchte mich ständig ausruhen – wovon?? Und ich weiß nicht, was diese Gefühle mir sagen wollen. |

In solchen Momenten hat der Betroffene oft das Gefühl, dass sich das nie mehr ändert. Dass man den Anforderungen des Lebens nie mehr gerecht werden wird. Dann hilft es, wenn man sich diese tiefen Erschöpfungszustände erklären kann:

| Häsin | Wir haben hier ja schon öfter über Erschöpfung geredet … befindet man sich in ihr, und versteht nicht, warum, wird man wütend und will nur mehr eines: endlich wieder belastbarer, stärker und leistungsfähiger sein. Während der Depression arbeitet es in uns unglaublich – oft gar nicht wahrnehmbar für das Bewusstsein – und deshalb hadern wir so mit der Erschöpfung und verstehen nicht, warum Körper und Seele so müde sind. Wir leisten doch im Grunde Schwerstarbeit … auch wenn die Gefühle, die hochkommen, zunächst schlecht sind und traurig, so bin ich davon überzeugt, dass das Zutagetreten dieser Emotionen ein Schritt von vielen ist in dem Prozess des ‚Aufdeckens‘, des Gesundwerdens! |

| Realization | Das Gefühl totaler Erschöpfung hatte ich auch sehr lange. Die Psyche hatte so schlimm zu leiden, dass jegliche Kraft, auch die des Körpers, in das Aushalten dieses Zustandes geflossen ist. Weil man fast gar keine Regeneration mehr hat, wenn dieser Zustand so lange andauert, kommt man in eine schwere, tiefe Erschöpfung und Kraftlosigkeit hinein. Schon morgens nach dem Aufstehen fühlt man sich entsetzlich erschöpft. Der Schlaf kann diese Defizite dann nicht mehr auffangen. |

Die körperliche und seelische Erschöpfung, das Nicht-mehr-belastbar-Sein sind also Symptome mit einer Bedeutung, einer Ursache und Funktion. Es gibt viele Depressive, die davon berichten, dass auch dieses Symptom mit der allgemeinen Besserung ihres Zustandes weniger wird. Was aber kann man akut tun? Sich das Ausruhen gönnen, das Körper und Seele einfordern, den Ursachen nachforschen (wo habe ich mich aktuell überfordert?), versuchen, das im Leben zu verändern, was die Depression fördert – denn auch ein andauernd bestehender Stressfaktor kann bedingen, dass die Erschöpfung nicht weicht. Und schließlich: Geduld mit sich haben und – vielleicht – Träume verwirklichen:

| Ringelnatz | Manchmal träume ich davon, einfach mal für ein paar Monate weg zu gehen, und dann als glücklicher, besserer Mensch zurückzukommen. Einfach eine Weile Ruhe von dem ganzen Stress – vielleicht stundenlang aufs Meer schauen, ohne dass jemand fragt, warum ich das mache. Das wäre schön. Den Tag einfach in meiner Geschwindigkeit laufen lassen. Und dann zurückkommen, mit neuer Kraft. (…). |

Tamarinde	Warum ertragen wir Belastungen so schwer?
	Die Antwort weiß ich auch immer noch nicht, aber gefragt habe ich mich das jetzt fast zwei Jahre lang, und es wird langsam weniger, je – ja was denn? – je mehr ich auf meine inneren Bedürfnisse achte, auf mich aufpasse, darauf achte, eben nicht in die Mühle zu geraten, sondern selber aktiv zu gestalten, was auch immer ich tue. Immer wieder: Ich muss nicht, sondern ich will – oder eben nicht. Das stärkt das Gefühl, einen Hebel selber bewegen zu können und nicht nur bewegt zu werden, und damit die Möglichkeit zu haben, bei Bedarf anhalten zu können. Damit wird die Sehnsucht nach Ruhe geringer, wenn du weißt, du kannst sie dir (fast) jederzeit selbst schenken! (...). Und immer wieder bewusst mit dem ewigen Vergleichen mit anderen aufzuhören und einen eigenen Maßstab anzunehmen!

Erfahrungen zum Weiterlesen:

Dahlia	Die Erschöpfung ist ein echter Fluch ... ich versteh dich total, wenn du sagst, dass du verzweifelst, nichts mehr leisten zu können. Geht mir genauso, ich werde wütend und fühle mich dermaßen ausgeliefert! Ich habe auch noch nicht die wirklichen Gründe herausgefunden, denn fatalerweise erschöpft mich alles, also selbst schöne Dinge und Unternehmungen schaffen mich manchmal so sehr, dass ich wieder tagelang flach liege.
	Mir ist in den letzten Wochen, als jetzt alles wieder losging, nur klar geworden, dass diese Erschöpfung ja auch die Funktion hat, mich zu einer Pause zu zwingen, da wo mein Kopf mich schon wieder zu Höchstleistungen antreiben will.
	Daran muss ich weiterarbeiten. Gründe sind mir aber auch noch nicht klar.
	Vielleicht ist es wirklich so einfach: Uns geht es schlecht, wir fühlen uns schwach, müde, angespannt, unglücklich, etc. Das saugt nun mal Energie wie der Teufel, deshalb diese Erschöpfung.
	Es gibt ja diese Theorie mit den leeren Batterien ... wenn sie leer sind und durch nichts wieder gespeist werden, dann bleiben sie eben über einen langen Zeitraum leer und ohne Reserven.

Kristen	Manchmal denke ich in letzter Zeit, dass diese Art zu leben vor der Krankheit, dieses sich in den Job stürzen, das Verbissene und Angestrengte, dass dies alles nichts weiter war als Verdrängung. Mein Streben, in allem perfekt, belastbar, etc. zu sein, hat alle Kraft gefressen und damit wunderbar die Sicht verstellt auf das, was fehlt!
	Die Erfüllung meiner eigentlichen Bedürfnisse zum Beispiel ...
	Dieser Mechanismus ist aber so dermaßen einprogrammiert, dass er wie ein Perpetuum mobile immer wieder von selbst abläuft. Ich bin zwar krankgeschrieben und gehe nicht zur Arbeit, aber Ihr solltet mal meine »Erledigungszettel« sehen ... Ich stürze mich in Aktionismus und verliere darüber regelmäßig den Blick auf meine Bedürfnisse, meine Psycho-Probleme, ja, sogar auf die Verbindung zu meinem Körper. Und dann stoppt mich mein Körper immer wieder mit Schmerzen ... und dann bin ich erschöpft und traurig.

6.4 Soll ich mich outen?

Depressionen sind auch heute noch eine Krankheit, über die man nicht selbstverständlich spricht. Wie alle psychischen Störungen sind sie mehr oder weniger tabuisiert und viele Menschen haben falsche Vorstellungen darüber, was Depressionen überhaupt sind. Deshalb ist es verständlich, dass die Betroffenen oft sehr zurückhaltend damit sind, ihre Umwelt darüber zu informieren. Sie haben Angst, in bestimmte Schubladen gesteckt zu werden und diese Angst ist auch nicht unbegründet. Andererseits kann es aber sehr anstrengend sein, ständig eine Maskerade aufrechterhalten zu müssen und gute Miene zum bösen Spiel zu machen. Wann ist es also von Vorteil, sich zu outen und wann sollte man damit besser vorsichtig umgehen? Auch am Arbeistplatz ist diese Frage von großer Bedeutung (▶ Abschn. 4.2.1).

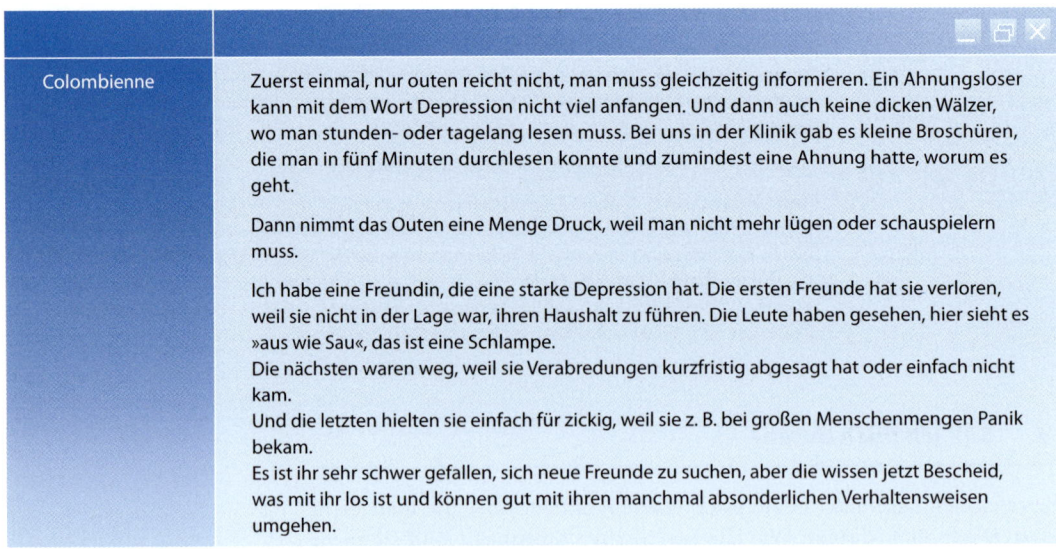

| Kastanienbaum | Es ist mir immer gelungen, die Depressionen geheim zu halten. Allenfalls fand man mich etwas »komisch«. Zwei Leuten, die ich als wirkliche Freunde betrachte, habe ich nun vor einiger Zeit gesagt, was wirklich los ist. Das Dumme ist nur, die können nicht wirklich mit depressiven Menschen umgehen. Es kommen die üblichen Sprüche, die ihr sicher auch kennt. Zusammenreißen und, und, und. JETZT weiß ich nicht mehr, was ich sagen soll. Die »Normalität« ist verloren, es ist alles anders, kein harmloses Gespräch mehr möglich und ich frage nach Euren Erfahrungen. Besser weiter schauspielern? Was bringt ein Outing? |

Wer sich outet und anderen reinen Wein einschenkt, setzt sich auch der Gefahr aus, missverstanden zu werden. Manche Menschen reagieren wenig hilfreich und geben Ratschläge, die schmerzhaft sind, weil sie falsche Tatsachen unterstellen. »Reiß dich zusammen« heißt nichts anderes als »Du kannst, wenn du willst« und dadurch wird indirekt bestritten, dass man eine Krankheit hat. Viele Postings drehen sich im Forum um die Enttäuschung, von guten Freunden, Bekannten oder Angehörigen nicht verstanden zu werden und nicht selten gehen Beziehungen deshalb in die Brüche.

Colombienne	Zuerst einmal, nur outen reicht nicht, man muss gleichzeitig informieren. Ein Ahnungsloser kann mit dem Wort Depression nicht viel anfangen. Und dann auch keine dicken Wälzer, wo man stunden- oder tagelang lesen muss. Bei uns in der Klinik gab es kleine Broschüren, die man in fünf Minuten durchlesen konnte und zumindest eine Ahnung hatte, worum es geht.
	Dann nimmt das Outen eine Menge Druck, weil man nicht mehr lügen oder schauspielern muss.
	Ich habe eine Freundin, die eine starke Depression hat. Die ersten Freunde hat sie verloren, weil sie nicht in der Lage war, ihren Haushalt zu führen. Die Leute haben gesehen, hier sieht es »aus wie Sau«, das ist eine Schlampe.
	Die nächsten waren weg, weil sie Verabredungen kurzfristig abgesagt hat oder einfach nicht kam.
	Und die letzten hielten sie einfach für zickig, weil sie z. B. bei großen Menschenmengen Panik bekam.
	Es ist ihr sehr schwer gefallen, sich neue Freunde zu suchen, aber die wissen jetzt Bescheid, was mit ihr los ist und können gut mit ihren manchmal absonderlichen Verhaltensweisen umgehen.

Aber gerade die Tatsache, dass Beziehungen dadurch möglicherweise zerbrechen, kann sogar eine klärende Wirkung auf das Leben der Betroffenen haben, auch wenn dieser Prozess zunächst schmerzhaft ist. Denn wirklich gute Freunde werden nicht deshalb die Beziehung aufgeben, weil jemand eine Depression hat und vielleicht vorübergehend nicht so unterhaltsam ist wie gewohnt. Immer wieder kann man lesen, wie sich durch die depressive Krise offenbart hat, dass sich die vermuteten echten Freunde als Spaßbeziehungen entpuppten, die einer Krise nicht standhalten können.

Geisterhand	(…) Nachdem ich in die Geschlossene kam, outete ich mich mehr oder weniger automatisch bei allen Bekannten. Dort musste ich erkennen, dass ich in meinem ganzen Leben noch nie eine/n wirklichen FreundIn hatte. Das war bitter – lediglich gute oder sehr gute Bekannte. Dadurch, dass ich dann sehr offen damit umging – das war dann einfach leichter – hat man sich nicht mehr als Floskel nach mir erkundigt (wie geht's), sondern mit wirklichem Interesse. Nach meinem Umzug vor ca. einem viertel Jahr muss ich im Prinzip einen neuen Bekanntenkreis aufbauen und ging gleich offen auf die ersten interessierten Kontakte ein. So besteht jetzt auch die Möglichkeit, gleich die »Spreu vom Weizen« zu trennen und weniger schmerzliche Erfahrungen zu machen.
	Ergo: Outen vereinfacht das Leben nicht nur im eigenen Umgang (auch wenn man das sich selbst gegenüber nicht so eingestehen möchte), sondern auch den Umgang zu Freunden und Bekannten und umgekehrt.

Energika	Das Outen hat mir sehr viel gebracht. Sicher lichtet sich der Freundeskreis etwas, denn viele können nichts damit anfangen. Und auch nicht vor jedem würde ich mich outen, auch aus gewissem Selbstschutz.
	Aber ein offener Umgang ist wichtig, du kannst doch nicht alles, was dich in deiner Krankheit beschäftigt, mit dir alleine ausmachen. Sicher, Arzt und Psychotherapeuten sind in erster Linie gefragt, aber reicht das?
	Ich für mich habe die Erfahrung gemacht, dass ich, seit ich mit meinen Depressionen offener umgehe, nein ich müsste sagen, seit ich zu meinen Depressionen offener stehe, ich sie auch wieder leichter in der Griff bekomme. Da ich keine Kraft mehr dazu brauche, die Depressionen vor den anderen zu verstecken und mir diese Kraft dann für die Heilung bleibt.

Manchmal steckt hinter der Angst sich zu outen, auch etwas anderes: Man kann selbst nicht akzeptieren, diese Erkrankung zu haben und will es deshalb auch vor anderen geheim halten. Wenn man sie einmal akzeptiert hat, wird man es wahrscheinlich ganz von selbst falsch finden, vertrauten Menschen zu verschweigen, dass man krank ist. Denn ohne Schauspielerei kann es dabei kaum abgehen und das kann eine empfindliche Störung für Beziehungen bedeuten.

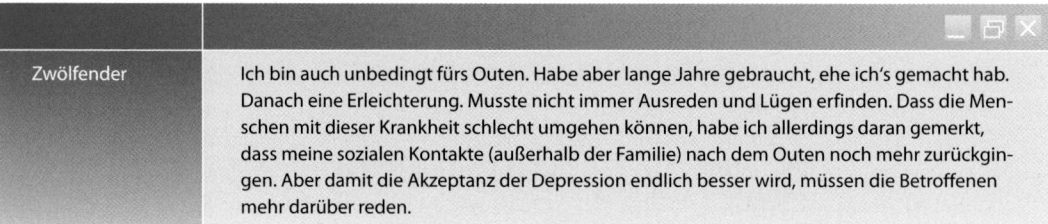

Blauerhund	Ich bin sehr offen mit meinen Depressionen umgegangen, seitdem ich diese Diagnose kenne.

Einige Freunde haben sich entfernt, einige sind verloren gegangen, einige gehen seltsam mit mir um, aber einige Freundschaften sind auch um ein Vielfaches intensiver geworden. Der Nutzen liegt für mich vor allem im ehrlichen Umgang miteinander, darin, dass nicht mehr so viele Anforderungen und Überforderungen an mich gestellt werden und auch darin, dass ich so fast schon gezwungen bin, mich intensiv mit meiner »neuen« Situation zu beschäftigen (krank zu sein, nicht »normal« zu sein, an mir arbeiten zu müssen ...).
Klar weiß nicht jeder von meiner Depression, ich trage das nicht auf einem Schild vor mir her, aber das ist ja wohl auch normal. Ist schließlich schon was Intimes.
Was ich als gut erlebt habe ist, wenn man Freunden gleich ein paar Wünsche, was sie tun oder lassen sollen, mit erzählen kann, weil viele sich nach so einer Information doch recht hilflos zu fühlen scheinen.
Ich glaube, wenn ich wieder vor der Wahl stünde, mich zu outen oder nicht, würde ich's immer wieder tun!

Zwölfender	Ich bin auch unbedingt fürs Outen. Habe aber lange Jahre gebraucht, ehe ich's gemacht hab.

Danach eine Erleichterung. Musste nicht immer Ausreden und Lügen erfinden. Dass die Menschen mit dieser Krankheit schlecht umgehen können, habe ich allerdings daran gemerkt, dass meine sozialen Kontakte (außerhalb der Familie) nach dem Outen noch mehr zurückgingen. Aber damit die Akzeptanz der Depression endlich besser wird, müssen die Betroffenen mehr darüber reden.

Wer anfängt, über seine Depressionen zu sprechen, wird nicht selten auch die Erfahrung machen können, dass der Gesprächspartner verständnisvoll reagiert, weil er selbst bereits Erfahrungen damit hat. Viele Menschen kennen Depressionen auch aus dem Freundes- und Bekanntenkreis oder von Angehörigen und sind sogar froh, einen Gesprächspartner gefunden zu haben. Das Outen ist deshalb auch ein Beitrag zur Enttabuisierung dieser Erkrankung. Trotzdem muss jeder für sich abwägen, wem er was erzählt und was ihm persönlich nützen oder schaden könnte.

Feuerbach	(…) Wenn ich so zurückblicke, war es die einzige Möglichkeit, mich etwas besser zu fühlen.

Dieses Versteckspiel, dieses Tragen einer Fassade ist super-anstrengend und irgendwann habe ich das so nicht mehr hinbekommen. Es hat mich viel Kraft gekostet, die Depression »zu verstecken«.

Ja, die Reaktionen, sie tun nicht unbedingt gut, aber sie bringen Erleichterung. Du wirst auf Menschen treffen, die dich gar nicht verstehen – dich im schlimmsten Fall sogar von dir abwenden. Dann gibt es die, die dir zwar helfen wollen, indem sie dir zuhören, aber dich nicht verstehen KÖNNEN und dann die, die dich zum Teil verstehen und im besten Fall für dich da sind.

Ich kann nicht sagen, welche Reaktionen es in deinem Umfeld geben wird, aber um was für dich zu tun, sage denen, die dir nah sind, was mit dir los ist. So ist jedenfalls meine Erfahrung. Nicht jeder muss alles wissen, aber die mit mir zusammen sind, sollten Bescheid wissen ...

6.5   Depression und Psychosomatik

Eine Depression drückt sich nicht nur durch psychische Symptome aus. Sie äußert sich auch sehr oft in körperlichen Missempfindungen wie z. B. Herzschmerzen, Übelkeit, Muskelverspannungen, u. a. (▶ Abschn.1.4). Diese Beschwerden ergeben in der Regel keinen organischen Befund. Das bedeutet, dass nach der medizinischen Untersuchung des betreffenden Organs keine Ursache gefunden werden kann. Der Patient bildet sich die Beschwerden jedoch nicht etwa ein. Sie sind tatsächlich vorhanden und gelten dann als Teil der depressiven Symptomatik, wenn sie zusammen mit der Depression auftreten und wieder abklingen. Es gibt sehr viele Patienten, die an einem solchen Beschwerdebild leiden, mit und auch ohne Depression. Diese Erscheinungsform der Symptomatik nennt man »somatoforme« oder »funktionelle« Störungen, das medizinische Fachgebiet ist die »Psychosomatik«. Der Begriff setzt sich zusammen aus dem griechischen »psyche« (Seele) und »soma« (Körper). In der psychosomatischen Medizin geht man davon aus, dass Körper und Seele eins sind. Sie werden nicht – wie in der klassischen Medizin – weitgehend voneinander getrennt gesehen. Die Psychosomatik versucht, den Patienten als Ganzes zu betrachten, innerhalb seines individuellen Systems von seelischen, körperlichen und sozialen Vorgängen, die einander gegenseitig beeinflussen. So werden u. a. auch die Auswirkungen familiärer Probleme oder beruflicher Konflikte auf das körperlich-seelische Zusammenspiel berücksichtigt. Ein Bereich der Psychosomatik befasst sich mit dem Aspekt, dass die Entstehung und Aufrechterhaltung eines körperlichen Symptoms durch einen unbewussten psychischen Konflikt ausgelöst und unterhalten werden kann. Dazu muss zuvor diagnostisch ausgeschlossen werden, dass eine organische Erkrankung zugrunde liegt.

Psychosomatische Beschwerden treten sehr häufig auf. Schätzungen gehen davon aus, dass fast die Hälfte aller in einer Hausarztpraxis behandelten Störungen psychosomatischen Ursprungs sind. Leider wird dies meist nicht gleich erkannt, was für den Patienten sehr belastend ist und oft zu zahlreichen Untersuchungen von verschiedenen Ärzten über einen längeren Zeitraum führt. Viele dieser Patienten fühlen sich abgestempelt als Simulanten oder eingebildete Kranke. Erst das Verstehen, wie Seele und Körper zusammenhängen und die Öffnung für das Thema Psyche und Psychotherapie sind Ansätze, diese Beschwerden für sich einzuordnen und zu lindern (▶ Abschn. 2.7.1)

Was aber haben diese somatoformen Störungen mit Depressionen zu tun?

| Libertad | Ich kenne das auch sehr gut mit diesen körperlichen Beschwerden während der Depression. Mir ging es so, dass ich mich echt todkrank fühlte und dachte, ich hätte Krebs. Mir war total übel, ich konnte nichts essen (habe 9 kg abgenommen), hatte in meinem linken Arm, besonders den Fingern, Gefühlsstörungen und noch vieles mehr ... Habe mich auch durchchecken lassen (natürlich war alles in Ordnung) und dachte dann trotzdem: Die Ärzte finden meinen »Tumor« einfach nicht! |
| | Bis ich dann wirklich eingesehen habe, der »Tumor« sitzt in der Psyche. Eine Depression kann alle möglichen körperlichen Beschwerden verursachen ... |

Die Depression ist eine Erkrankung, die oft von Komorbidität (gleichzeitiges Vorkommen von zwei oder mehr unterschiedlichen Krankheiten) begleitet wird. Das kann z. B. eine Suchterkrankung sein. Oft treten Depressionen auch zusammen mit den oben beschriebenen Befindlichkeitsstörungen auf, die Diagnose lautet dann: »Depressive Erkrankung und Somatisierungsstörung«. Hierbei stehen manchmal sogar die körperlichen Symptome völlig im Vordergrund (»larvierte Depression«; ▶ Abschn. 2.2.1) oder werden neben der psychischen Symptomatik der Depression vom Erkrankten als gleichwertig belastend empfunden:

Tabea	Da ich seit Beginn meiner Angst- und Depressionserkrankung vor 20 Jahren an immer vorhandenen, körperlichen Beschwerden leide, möchte ich euch mal fragen ob, oder in welcher Form, ihr das kennt. Immer wieder tritt irgendein Symptom auf:
	Übelkeit, Kreislaufstörungen, Schmerzen im Rücken oder Bauchbereich, Unwohlsein, Missempfindungen im Unterbauch. Ich mache mir dann den ganzen Tag Gedanken darüber. Zum Arzt möchte ich schon gar nicht mehr.
	Diese Beschwerden machen mich natürlich unruhig und nervös und so komme ich auch aus der Depression nicht raus ... ein ewiger Teufelskreis.

Gerade Depressive berichten sehr oft von Schmerzen und anderen körperlichen Leiden. Dabei muss man die oben beschriebenen, rein depressionsbedingten Beschwerden, die auch mit Abklingen der depressiven Episode wieder zurückgehen, unterscheiden von der Symptomatik Depressiver, die stark psychosomatisch reagieren und diese Art von Beschwerden vielleicht schon lange, auch schon aus einer Zeit vor der Depression kennen.

Da diese Beschwerden oft extrem belastend sind, und die Erkenntnis, woher sie kommen, sehr hilfreich sein kann, möchten wir das psychosomatische Modell der funktionellen Störungen hier näher beleuchten.

Denn unerkannt psychosomatisches Leiden verstärkt die in der Depression erlebte Hilflosigkeit und blockiert zusätzlich die Selbstheilungskräfte. Menschen mit somatoformen Störungen bewegen sich oft in einem Kreislauf von Hoffnungslosigkeit, Schuldgefühl, Angst und tiefer Verzweiflung. Das Gefühl, den Schmerzen oder Beschwerden ausgeliefert zu sein und nie zu wissen, wann sie auftreten werden, isoliert die Betroffenen. Verabredungen, die wiederholt abgesagt werden müssen, Reisen, die nicht geplant werden können, Herausforderungen, die nicht gewagt werden, weil man nicht weiß, ob der Körper sie bewältigen wird: Die tiefe Verunsicherung über die Fähigkeiten des eigenen Körpers führt zu einem Vertrauensverlust in sich selbst sowie einer Einengung des Aktionsradius. Der psychosomatisch Erkrankte hat oft keine Hoffnung mehr auf Heilung, da auch etliche Untersuchungen keinen Befund ergaben. Schmerzmittel- oder allgemeine Medikamentenabhängigkeit können eine Folge davon sein. Das Gefühl, dass niemand einem helfen kann, verstärkt die innere Anspannung und erhöht den Druck. Für diese Betroffenen ist die Erkenntnis, woher ihre Beschwerden eigentlich kommen, wie eine Erlösung.

6.5.1 Das psychosomatische Erklärungsmodell

Somatoforme oder funktionelle Störungen werden vor allem durch psychosoziale und seelische Belastungen verursacht und aufrechterhalten. Ihnen liegt keine organische Erkrankung zugrunde, sondern eine dem Patienten nicht bewusste, seelische Ursache. Verdrängte Gefühle und unbewusste Konflikte suchen sich, da sie vom Patienten nicht bewusst zugelassen und gelöst werden, eine Ersatzbühne: den Körper. Insofern haben sie durchaus eine Funktion: sie sind der Versuch der Bewältigung eines ungelösten Konflikts. Bildlich gesprochen kann man das Symptom auch als einen Hilfeschrei der Seele verstehen, als Hinweis auf eine nicht wahrgenommene, emotionale Belastung – die Psyche nutzt den Körper als Sprachrohr:

Willy	Ich hatte Schmerzen am ganzen Körper, wobei ich eigentlich nicht unterscheiden konnte, ob das die Muskeln sind oder die Gelenke. Ganz besonders haben mir auch die Hände wehgetan. Mein Mittel dagegen war, noch mehr zu arbeiten, denn im Ruhezustand hätte ich schreien können, so weh tat das alles. An Schlaf war so gut wie gar nicht zu denken. Dementsprechend wurde ich immer gereizter. Dieses »Gereiztsein« wollte ich natürlich unterdrücken und die Schmerzen wurden immer stärker. Ein Kreislauf. Ärztliche Untersuchungen ohne Ende: Rheuma, Fibromyalgie, Borreliose etc., alles ohne Befund.
	Erst, als ich aus einer Situation weg bin, die ich jetzt nicht näher erläutern möchte, stellte sich heraus, dass das eigentlich eine Depression war, die sich in körperlichen Schmerzen geäußert hat. Die Schmerzen waren weg, aber ich steckte dann in der tiefsten Depressionsphase, die ich in meinem Leben hatte. Heute weiß ich, wenn sich mein Körper mal wieder auf diese Weise meldet, ist irgendetwas im Busch.
	Man muss dahinter schauen, also nicht auf die Schmerzen, sondern was sonst so los ist mit einem.

Rabenschwarm	Auch ich leide zurzeit unter starken körperlichen Beschwerden, für welche die Ärzte keine Ursache finden. Eigentlich weiß ich, dass die Beschwerden psychisch bedingt sein müssen, aber ich bin zurzeit (noch?!) in der Phase, in der ich das einfach nicht akzeptieren kann.

Typisch für Psychosomatiker ist das Nichtakzeptieren der Diagnose »seelisch bedingt«. Zum einen liegt das möglicherweise begründet in einer generell ablehnenden Haltung gegenüber allem Psychischen, zum anderen ist dies eine logische Folge einer Abwehr, sich mit seinem verdrängten Konflikt auseinanderzusetzen. Der Sinn dieser ablehnenden Haltung ist der Schutz vor zu großem seelischem Schmerz. So wollen und können viele dieser Betroffenen den Zusammenhang zwischen ihren Körpersymptomen und ihren emotionalen Problemen nicht sehen und beharren umso mehr auf der Existenz einer organischen Ursache für ihre Beschwerden:

Aranis	Ich habe solche körperliche Einschränkungen, sprich: Schmerzen ... angeblich ohne orga- nischen Befund ... das glaube ich aber nicht! Hat man erst mal erzählt, dass man nicht aus- schließt, auch psychisch etwas zu haben, sind die restlichen Diagnosen wohl einfach ... (...) Ich finde, es ist Vorsicht angebracht ... Das eine muss nicht unbedingt etwas mit dem anderen zu tun haben ... Es könnte sein ... aber muss nicht! Ich habe seit über zwei Jahren Schmerzen und die Ärzte sind einfach nicht in der Lage, mich beschwerdefrei zu machen ... (...)

Dämon	Es hat lange gedauert, bis ich bereit war, bei körperlichen Problemen überhaupt an psychi- sche Ursachen zu denken. Mittlerweile überlege ich, wenn ich mich krank fühle, ob in der Zeit davor etwas passiert ist, was mich belastet hat (ob mein Körper mir sagen will, dass es meiner Seele nicht gut geht). Manche möglichen Ursachen kann man relativ einfach abstellen – man- ches ist schwierig. Aber es lohnt sich, darüber nachzudenken.

Ein ebenso typisches Indiz für das somatoforme Störungsbild ist das Vor-
handensein mehrerer körperlicher Symptome sowie ein »Symptomwan-
del«. So kommt es beispielsweise vor, dass sich ein Symptom, das durch
eine Untersuchung ohne Befund seiner organischen Ursache »beraubt«
– also »enttarnt« wurde –, sich in ein neues Symptom verwandelt. Oder ein
jahrelang bestehendes Symptom verschwindet scheinbar grundlos ... um als
ein anderes Symptom wieder aufzutauchen.

Chrystopas	Ich hatte sehr starke Gelenkschmerzen, meist in den Hand- und Fingerknochen, aber auch in den Ellenbogengelenken und Kniegelenken, zum Teil so schwer, dass die Bewegung einge- schränkt oder sogar unmöglich war. Bei einem Klinikaufenthalt in der Psychosomatik wurde deshalb auf Rheuma getestet, ohne Befund.
	Nach meiner momentanen Einschätzung waren diese Schmerzen psychosomatisch, denn sie verschwanden, nachdem die Untersuchungen ergebnislos waren und sozusagen der Beweis erbracht war, dass ich »nichts« habe ... und ich bekam stattdessen andere Symptome! Nach meinem Erleben lassen die somatischen Beschwerden nach, wenn die Depression besser wird. Ich versuche auch, wenn ich Schmerzen oder ähnliches habe, es einfach hinzunehmen und nicht allzu sehr damit zu hadern, dass ich wieder mal »nicht funktioniere«. Ist schwer, ich weiß. Letztendlich sind Schmerzen, wenn organisch nichts vorliegt (oder vielleicht sogar dann auch), eine Ausdrucksform der Seele. Scheint mir jedenfalls so zu sein.

Ebenso häufig ist auch eine lange Dauer dieser Leiden. Oft können Betroffene gar nicht mehr sagen, wann es angefangen hat, oder diese Beschwerden bestehen scheinbar bereits ein Leben lang.

Sabs	»Geh du vor«, sagte die Seele zum Körper, »auf mich hört er nicht, vielleicht hört er auf dich.« »Ich werde krank werden, dann wird er Zeit für dich haben«, sagte der Körper zur Seele. (...)
▼	Mein Körper hat mir seit vielen Jahren Signale in Form von Schmerzen gesendet. Ich habe zwar viel unternommen, bin von einer Untersuchung zur anderen, aber ich hätte nie ge-

glaubt, dass das mit meiner Psyche zusammenhängt. Ich bin durch die Migräne das erste Mal 1993 in eine psychosomatische Klinik gekommen, in der ich das erste Mal diesen Zusammenhang mit Unterstützung einer Psychologin erkannt habe. Das war so etwas wie eine Wende in meinem Leben oder ein STOPP, der Anfang eines Weges. (...) Mein Körper sagte mir eigentlich sehr deutlich, dass etwas nicht stimmte, aber das nahm ich lange Zeit nicht als Zeichen, etwas zu ändern. Ich sehe heute meinen Körper als »Wegweiser« an, ich höre auf ihn, auch wenn ich heute noch nicht all seine Signale verstehe. Ich kann heute aber den Zusammenhang zwischen meinem Befinden und dem Körpergefühl deutlich wahrnehmen.

Eine Beschreibung der psychologischen Sicht auf dieses Beschwerdebild bietet Volker Faust (2000).

Ein Entstehungsmodell funktioneller Störungen stellt Dietmar Hansch (2003) vor.

6.5.2 Die Behandlung somatoformer Störungen

Zuerst ist ganz klar eine Psychotherapie angezeigt, die den verdrängten Konflikten auf den Grund geht und zunächst einmal das Zusammenspiel von Körper und Seele klarmacht. Der Patient muss sich darüber bewusst werden, dass er an einer körperlichen Störung leidet, die seelisch bedingt ist, und zwar deshalb, weil sie psychisch nicht bearbeitet wird! Je nach Symptomatik können Physiotherapie, Ernährungsumstellung, Schlafhygiene, spezielle medikamentöse Schmerztherapien, Erlernung von Entspannungstechniken sowie Sport zusätzlich unterstützend wirken. Alles, was körperliches Wohlbefinden verursacht, ist hilfreich!

Zur medizinischen Abklärung der Symptome sollte am Anfang eine umfassende Diagnostik erfolgen. Dies kann beim behandelnden Arzt durchgeführt werden, besser jedoch bei einem Arzt für psychosomatische Medizin oder stationär in einer psychosomatischen Klinik (▶ Abschn. 2.7.1). Erst wenn der Patient davon überzeugt ist, dass seinem Leiden keine körperliche Erkrankung zugrunde liegt, wird er die Bereitschaft zeigen, sich einer Psychotherapie wirklich zu öffnen.

Stressmanagement, der Abbau von Überforderung und der ängstlichen Erwartungshaltung im Hinblick auf die Beschwerden (z. B. Angst vor dem nächsten Schmerzschub) sowie die Erfahrung, dass der Patient seine körperlichen Beschwerden durchaus selbst beeinflussen kann, ihnen nicht hilflos ausgeliefert ist, können eine Besserung zusätzlich fördern.

| wonder | Auch ich bin im vorigen Jahr mit starken Rückenschmerzen in eine Schmerzklinik gekommen. Ich hatte sie von früh bis spät, ich konnte weder sitzen, stehen noch mich bewegen ... es war eine Qual und ich hatte das Gefühl, dass SIE mich voll im Griff haben ... und das hatten sie auch! Nun, seit ich die Therapie mache, seit ich mit meinem Mann zur Paartherapie gehe, seit mich meine Familie MIT der Depression akzeptiert, hat sich der Rückenschmerz verzogen ... ich habe einen Schmerzkalender geführt und so den engen Zusammenhang Befinden – Gefühl – Schmerzen erkannt ... Nur so ist es möglich, dass ich jetzt SIE im Griff habe! |

Cinderelle	Auch ich hatte und habe noch ab und zu etliche körperliche Symptome. Meine starken Erschöpfungszustände z. B. hielten fast zwei Jahre an. Und es kommen auch heute immer mal wieder typische Symptome, wenn ich mich überfordert habe oder ein seelischer Konflikt nicht an die Oberfläche kommt. Ich verstehe auch heute nicht immer, warum sich mein Körper manchmal meldet. Aber die Bewusstwerdung meiner selbst, meiner Verletzungen und Bedürfnisse (was ich erst seit einem halben Jahr in der Analyse bearbeite) scheinen endlich die ersehnte Beruhigung meiner körperlichen und seelischen Rebellion zu bringen. Mir hat es etwas geholfen, als ich bewusst losgelassen habe, die Schmerzen akzeptiert habe, ihnen gefolgt bin und mich ausgeruht habe. Nicht mehr dagegen angekämpft habe, sondern sie als Teil von mir akzeptiert, der eine Funktion hat, nämlich mir zu sagen, dass da etwas falsch läuft.

Belladonna	Bei mir machte sich die Depression auch durch organische Beschwerden bemerkbar. Ich bekam eine chronische Gastritis, Asthma, einen Bandscheibenvorfall, eine chronische Entzündung der Schilddrüse und Blockaden der Wirbel. Inzwischen war ich innerhalb von 2,5 Jahren 20 Wochen in der Psychosomatik, bekam Antidepressiva, Psychotherapie und trennte mich letztes Jahr aus einer sehr belastenden Ehe.
	Mittlerweile ist die Gastritis weg, Rückenschmerzen gehören der Vergangenheit an und ich bin am Überlegen, mein Asthmamittel abzusetzen. (...)

Pimpelchen	Ein kluger Therapeut aus der Psychosomatik hat mir einmal gesagt, meine ganzen Schmerzen und Krankheiten seien der einzige Weg, mich aus dem immer schneller werdenden Kreislauf der Selbstüberforderung herauszuholen. Und – Depression ist Blockade! Vielleicht ist es doch so einfach, dass meine Seele keinen anderen Weg mehr sah, sich von dem Diktat des Kopfes zu befreien, als Krankheit und Schmerz zu schicken, und schließlich, als auch das ignoriert wurde, eine Depression?

Pinus	Seitdem ich mein größtes Problem gelöst habe, sind alle gesundheitlichen Probleme weg. Bluthochdruck, Verdauungsbeschwerden etc.
	Eben gerade war ich bei der Radiologin, ich hatte jahrelang hohe Schilddrüsenwerte, immer mehr Knoten und dachte eigentlich, jetzt muss die Drüse raus.
	Und was sagt mir die Frau Doktor?
	»Kaum zu glauben, dass das der gleiche Mensch ist! Alles weg, auch die alten Knoten, komplett in Ordnung, klasse Drüse!«

Gerade das letzte Beispiel belegt sehr anschaulich den Zusammenhang zwischen Soma und Psyche. Erst das Verstehen, warum der eigene Körper auf so eine selbstquälerische, autoaggressive Weise reagiert, und die Entwicklung eines Verständnisses dafür, versetzen den Betroffenen in die Lage, diese Störungen abzubauen. Chronifizierte Beschwerden lassen sich zwar leider oft nicht gänzlich abstellen, ein veränderter Umgang damit führt jedoch oft zu einer verringerten Belastungswahrnehmung. Manchmal genügt auch das ganz zufällige Ende einer schwierigen Lebenssituation, damit funktionelle Störungen wieder verschwinden. In der Regel sind psychosomatische Symptome aber tiefsitzend, eine zunächst fremde Sprache der Seele, die erst verstanden und dechiffriert werden muss. Lässt man sich darauf ein, hat man gute Chancen, das Beschwerdebild zu reduzieren oder gar ganz zu verlieren – um zurückzufinden in ein aktives Leben und ein gutes Körpergefühl.

Visionen

Für Menschen, die an Depressionen erkrankt sind, kann diese Lebensphase eine Zeit ständigen Kampfes, einer manchmal endlos erscheinenden Kette von komplizierten Problemen, Misserfolgen, Frustrationen, ungeklärten Fragen etc. bedeuten. Es wäre wünschenswert, wenn die Behandler (Ärzte und Psychotherapeuten), sowie kirchliche und andere Beratungsstellen folgende Anregungen und Wünsche Betroffener aufgreifen und intensiver in ihre tägliche Arbeit einbinden könnten:

7.1   Interdisziplinärer Austausch

Manche Betroffene stellen mit Enttäuschung fest, dass ihre Behandler zu wenig miteinander kooperieren und zusammenarbeiten. Dies kann z. B. dazu führen, dass ein Kranker jedem einzelnen seiner Behandler die neuesten Entwicklungen selbst mehr oder weniger mühsam erklären und sich dadurch zum Bindeglied der einzelnen Disziplinen machen muss. Viel wertvolle Zeit, Energie und Kraft können so verloren gehen. Im Extremfall könnte der Kranke unter dem diffusen Gefühl leiden, auf der Strecke zu bleiben, da er sich auch noch in der Verantwortung sehen könnte, die nicht immer gleichlautenden Aussagen der Behandler für diese miteinander abstimmen zu müssen. Gerade für einen depressiven Menschen würde dies eine erhebliche Belastung bedeuten. Er sieht einen Loyalitätskonflikt darin, seinem Behandler einen »Irrtum« anzudeuten, indem er ihn von einer anderen Fachmeinung unterrichten soll. Seine Verwirrung steigt, Zweifel und Unsicherheit machen ihm in Folge dessen noch mehr zu schaffen, als dies durch die Krankheit ohnehin schon der Fall ist – keine optimale Basis für ein echtes Fortschreiten auf dem Weg aus der Krankheit.

Die Verfasser der folgenden Postings betonen daher die wesentliche Bedeutung des interdisziplinären Austauschs:

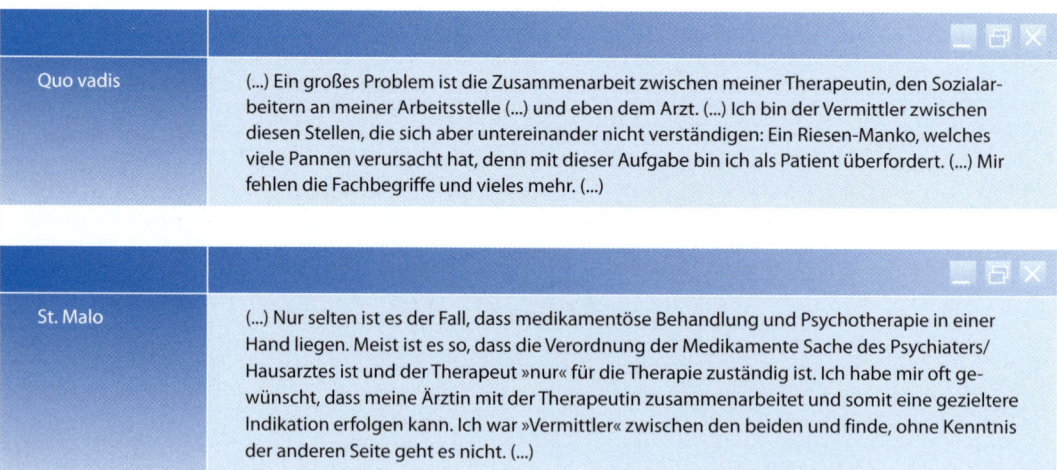

Quo vadis	(...) Ein großes Problem ist die Zusammenarbeit zwischen meiner Therapeutin, den Sozialarbeitern an meiner Arbeitsstelle (...) und eben dem Arzt. (...) Ich bin der Vermittler zwischen diesen Stellen, die sich aber untereinander nicht verständigen: Ein Riesen-Manko, welches viele Pannen verursacht hat, denn mit dieser Aufgabe bin ich als Patient überfordert. (...) Mir fehlen die Fachbegriffe und vieles mehr. (...)

St. Malo	(...) Nur selten ist es der Fall, dass medikamentöse Behandlung und Psychotherapie in einer Hand liegen. Meist ist es so, dass die Verordnung der Medikamente Sache des Psychiaters/ Hausarztes ist und der Therapeut »nur« für die Therapie zuständig ist. Ich habe mir oft gewünscht, dass meine Ärztin mit der Therapeutin zusammenarbeitet und somit eine gezieltere Indikation erfolgen kann. Ich war »Vermittler« zwischen den beiden und finde, ohne Kenntnis der anderen Seite geht es nicht. (...)

Monochord	(...) Wichtig ist in meinen Augen, dass Psychiater und Therapeut zusammenarbeiten, bzw. zumindest in Krisensituationen in Kontakt miteinander stehen. (...)

Eine verbesserte Behandler-Behandler-Interaktion wäre demnach genauso zum ureigensten Wohl des depressiven Menschen wie eine verbesserte Behandler-Patienten-Interaktion.

7.2 Erwünschte Eigenschaften der Behandler

Viele depressive Menschen ziehen sich in sich selbst zurück, vermeiden Kontaktaufnahme zu anderen, werden misstrauisch, sind schwer zugänglich. Es fällt ihnen nicht leicht, sich in eine Therapie zu begeben, sich auf einen völlig fremden Menschen ganz neu einzulassen und ihm ihre geheimsten, intimsten Gedanken und Probleme anzuvertrauen. Von ihrem Arzt und/oder Therapeuten wünschen sie sich, dass er ihnen u. a. mit menschlicher Wärme, Offenheit und Empathie gegenübertritt. Erst eine solche Haltung des Behandlers ermöglicht es vielen Betroffenen, die innere Hemmschwelle zu überwinden, ein tiefer gehendes therapeutisches Gespräch zuzulassen und im Idealfall mitzufördern und mitzugestalten.

Schwertfarn	(...) Ich glaube, es ist schon beim ersten Kontakt von entscheidender Bedeutung, ob eine gut dosierte menschliche Wärme im Spiel ist. Ein Psychiater/Psychologe sollte wissen, wie viel Leid seine Patienten mit sich herumtragen müssen und fähig zu Mitgefühl sein. Einen besseren Katalysator für Medikamente kann ich mir kaum vorstellen.

Stratford	(...) Sich einfühlen zu können, das Mitfühlen bis an die Grenze zum Mitleiden als Empathie, das ist eine Sache, die mit den Mitteln der heutigen Wissenschaft schwer zu erfassen ist. Doch ist es das wichtigste Werkzeug in der Beziehung Therapeut–Patient. Da sind auch Rituale nötig und dienlich, und das kommt in einem Satz meiner Therapeutin zum Ausdruck: »Ich reiche dir die Hand und nehme sie wieder zurück.« Darin liegt ein Versprechen; zunächst habe ich nur den ersten Teil des Satzes wahrgenommen, den zweiten Teil ausgeblendet. Die Hand zu reichen bedeutet, die Bereitschaft zur Nähe, die Möglichkeit zur Übertragung und zur Nachentwicklung zu haben. Es war eine Beziehung auf Zeit, wie ja auch die Eltern-Kind-Beziehung auf Zeit angelegt ist, bis das Kind erwachsen sein wird und auf eigenen Füßen stehen kann. Nur ist die Beziehung zwischen Therapeut und Patient zeitlich gesehen viel kürzer. Es war ein intensiver Austausch, und als die Themen durchgearbeitet waren, wurde der zweite Teil des obigen Zitates Wirklichkeit: die Trennung mit all den dazu gehörenden Schmerzen. Das hat Zeit in Anspruch genommen und ich nehme an, viel Geduld bei meiner Therapeutin. (...) Geduld haben – das ist auch so eine Eigenschaft des Therapeuten. Ich erinnere mich daran, dass mein früherer Therapeut mich eine Sache mehr als einmal gefragt hat, so im Abstand von 14 Tagen, ohne auf eine Antwort zu dringen. Ich habe einfach Zeit gebraucht, um mich mit dem Thema zu befassen, es in meinem Kopf arbeiten zu lassen. (...)

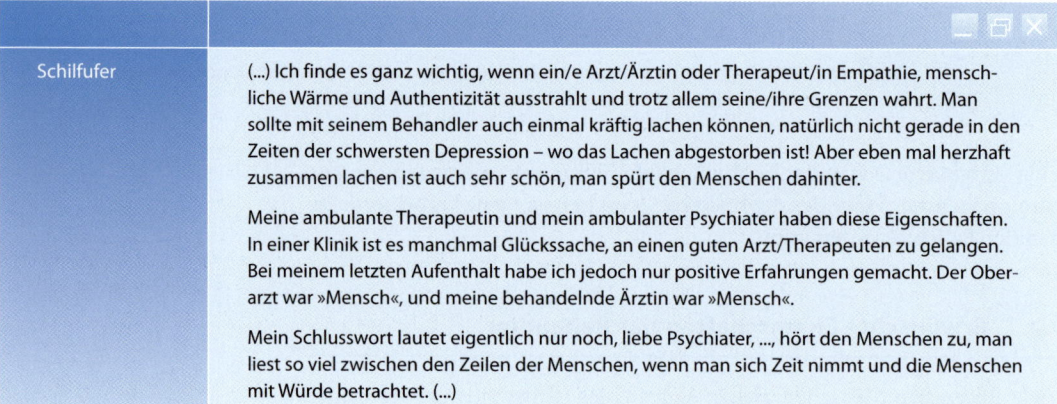

Schilfufer

(...) Ich finde es ganz wichtig, wenn ein/e Arzt/Ärztin oder Therapeut/in Empathie, menschliche Wärme und Authentizität ausstrahlt und trotz allem seine/ihre Grenzen wahrt. Man sollte mit seinem Behandler auch einmal kräftig lachen können, natürlich nicht gerade in den Zeiten der schwersten Depression – wo das Lachen abgestorben ist! Aber eben mal herzhaft zusammen lachen ist auch sehr schön, man spürt den Menschen dahinter.

Meine ambulante Therapeutin und mein ambulanter Psychiater haben diese Eigenschaften. In einer Klinik ist es manchmal Glückssache, an einen guten Arzt/Therapeuten zu gelangen. Bei meinem letzten Aufenthalt habe ich jedoch nur positive Erfahrungen gemacht. Der Oberarzt war »Mensch«, und meine behandelnde Ärztin war »Mensch«.

Mein Schlusswort lautet eigentlich nur noch, liebe Psychiater, ..., hört den Menschen zu, man liest so viel zwischen den Zeilen der Menschen, wenn man sich Zeit nimmt und die Menschen mit Würde betrachtet. (...)

7.3 Anerkennung der Eigenkompetenz der Betroffenen

Nicht selten wird von den Patienten und ihren Angehörigen moniert, dass die Behandler sich so verhalten, als seien sie die sprichwörtlichen »Götter in Weiß«, wüssten alles besser, wären Fragen etc. gegenüber äußerst zurückhaltend und skeptisch, würden auf Kritik an ihren Methoden mit offensichtlichem Unverständnis reagieren. Die depressiv verzerrte Wahrnehmung des Kranken kann seine Skepsis gegenüber den Behandlern ebenfalls noch verstärken.

Selbstverständlich benötigen die Betroffenen an erster Stelle umfassende und gezielte fachliche Hilfe. Doch viele von ihnen wünschen sich auch, dass ihre Eigenkompetenz, worüber sie als Erkrankte ja auch verfügen, von den Behandlern wahrgenommen und akzeptiert wird. Kritische Fragen und Rückmeldungen des Patienten könnten daher im Idealfall von den Behandlern als wichtige Hilfe angesehen und in die Planung der Therapie mit aufgenommen werden, wo dies möglich und sinnvoll erscheint.

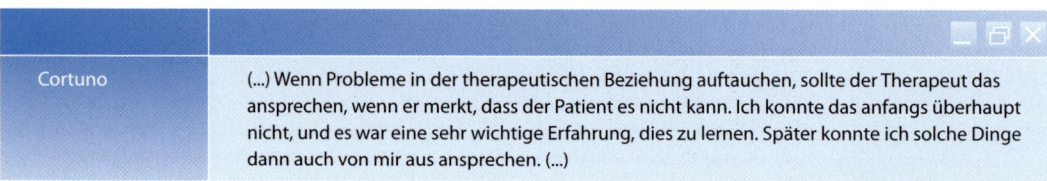

Cortuno

(...) Wenn Probleme in der therapeutischen Beziehung auftauchen, sollte der Therapeut das ansprechen, wenn er merkt, dass der Patient es nicht kann. Ich konnte das anfangs überhaupt nicht, und es war eine sehr wichtige Erfahrung, dies zu lernen. Später konnte ich solche Dinge dann auch von mir aus ansprechen. (...)

Positive Erfahrungen dieser Art sind für einen depressiven Menschen äußerst wertvoll und ermutigend. Er wird auf diese Weise Schritt für Schritt auch dazu angeregt, regelmäßig eine eigene, realistische, detaillierte und ehrliche Überprüfung seiner aktuellen Situation, seiner Fortschritte und ggf. auch seiner Rückfälle vorzunehmen. Sein Selbstvertrauen und Selbstwertgefühl werden gestärkt. Dies alles sind wesentliche Voraussetzungen auf dem anstrengenden Weg zu einem Leben *nach* der Depression.

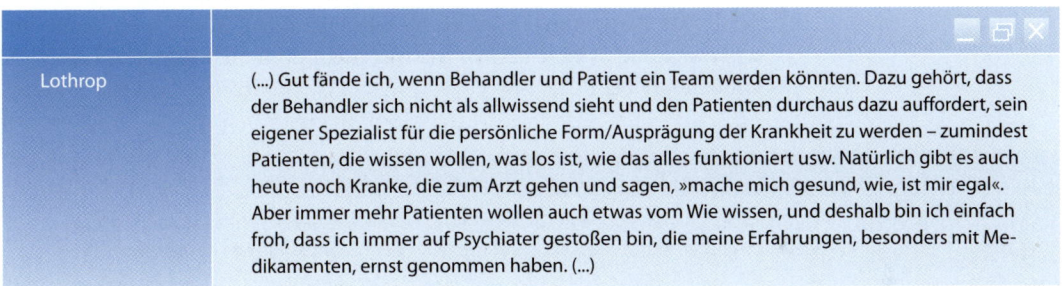

Morsina	(...) Ein megagroßes Lob gilt meinem Hausarzt, einem Internisten. Er hat meine Entscheidungen immer gelten lassen, auch wenn er anderer Meinung war, und das, ohne in irgendeiner Weise gekränkt zu sein – dafür habe ich ein feines Gespür.
	Ich bat ihn um eine Überweisung zum Psychiater für das Antidepressivum. Er schrieb mir eine aus, obwohl er der Auffassung war, mir auch selbst eines verordnen zu können.
	Wenn ich mit psychosomatischen Beschwerden (...) bei ihm vorsprach, wollte er mich meist für drei Wochen aus dem Verkehr ziehen, ließ sich aber auf weniger ein, wenn ich ihn darum bat, weil ich mich besser kenne. (...) Er vermittelte mir stets, dass ich die Kompetenz habe, mit meiner Erkrankung umzugehen. Und das zu einem Zeitpunkt, an dem ich mir dessen selbst noch nicht allzu sicher war.
	Er vermittelte mir auch, dass er die Bedürfnisse, die ich endlich empfand und äußern konnte, ernst nahm und reagierte entsprechend darauf. Auf diese Art und Weise hat er meine Therapeutin genial unterstützt, obwohl sein Therapieansatz ein anderer gewesen wäre. (...)

Depressive Menschen möchten dazu befähigt werden, ihre Genesung selbst zu fördern und sich im Idealfall immer mehr zum »Manager« ihres eigenen Weges aus der Depression entwickeln zu können.

Lothrop	(...) Gut fände ich, wenn Behandler und Patient ein Team werden könnten. Dazu gehört, dass der Behandler sich nicht als allwissend sieht und den Patienten durchaus dazu auffordert, sein eigener Spezialist für die persönliche Form/Ausprägung der Krankheit zu werden – zumindest Patienten, die wissen wollen, was los ist, wie das alles funktioniert usw. Natürlich gibt es auch heute noch Kranke, die zum Arzt gehen und sagen, »mache mich gesund, wie, ist mir egal«. Aber immer mehr Patienten wollen auch etwas vom Wie wissen, und deshalb bin ich einfach froh, dass ich immer auf Psychiater gestoßen bin, die meine Erfahrungen, besonders mit Medikamenten, ernst genommen haben. (...)

7.4 Erwünschte Vorgehensweisen bei ausbleibendem Therapieerfolg

Wie in ▶ Abschn. 2.5 bereits beschrieben wurde, gestaltet sich der Verlauf einer Therapie mitunter als sehr schwierig.

Ein schwerkranker Patient kann sowohl in einer gescheiterten Therapie, als auch in den Unannehmlichkeiten einer erneuten Suche nach einem anderen Behandler ein nahezu unlösbares Problem sehen. Manche Betroffene empfinden diese Situation als äußerst unangenehm.

Karakal	(...) Meine erste mich behandelnde Psychiaterin sagte mir nach einem Dreivierteljahr, ich sei »austherapiert«, sie könne nichts mehr für mich tun. Sie ließ mich allein in diesem Gefühl von Schuld und Verzweiflung. (...)

7

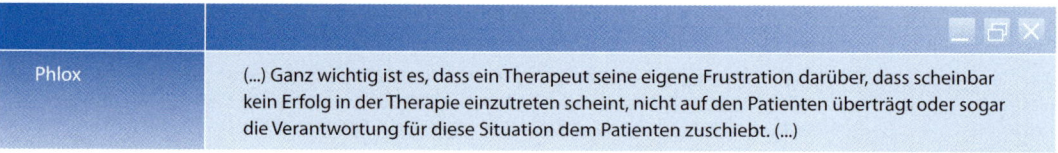

| Phlox | (...) Ganz wichtig ist es, dass ein Therapeut seine eigene Frustration darüber, dass scheinbar kein Erfolg in der Therapie einzutreten scheint, nicht auf den Patienten überträgt oder sogar die Verantwortung für diese Situation dem Patienten zuschiebt. (...) |

Sehr wünschenswert wäre es demgegenüber, wenn im Falle des Nichtgelingens einer Psychotherapie der Behandler ein längeres, ausführliches, zwar kritisch hinterfragendes, jedoch im Grundtenor unbedingt konstruktives Gespräch mit dem Patienten führen würde. Dabei könnten sowohl die Gründe für die Erfolglosigkeit dieser Therapie aus der Sicht beider Personen, als auch mögliche Therapiealternativen aufgezeigt werden. Der Behandler würde Souveränität zeigen, wenn er in einem solchen Gespräch bemerken würde: »Ich konnte Ihnen leider nicht so helfen, wie ich es mir gewünscht hätte. Aber ich bin sicher, dass es auch für Sie Hilfe geben kann«. So könnte der Patient die Praxis verlassen mit der klaren Erkenntnis und wertvollen Akzeptanz der Tatsache, dass der zuletzt eingeschlagene Weg zwar einerseits noch zu keinem Erfolg geführt hat, dass es aber trotzdem berechtigte Hoffnung gibt, andere gangbare Wege finden zu können. Fatal wäre es dagegen, dem Patienten z. B. durch versteckte Andeutungen zu vermitteln, sämtliche Türen seien nun verschlossen und es gäbe keinen Ausweg mehr, weil die Krankheit angeblich »unheilbar« sei.

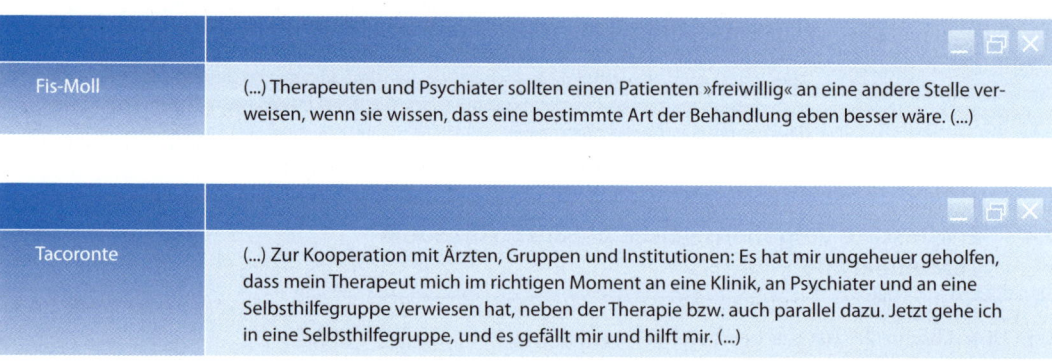

| Fis-Moll | (...) Therapeuten und Psychiater sollten einen Patienten »freiwillig« an eine andere Stelle verweisen, wenn sie wissen, dass eine bestimmte Art der Behandlung eben besser wäre. (...) |

| Tacoronte | (...) Zur Kooperation mit Ärzten, Gruppen und Institutionen: Es hat mir ungeheuer geholfen, dass mein Therapeut mich im richtigen Moment an eine Klinik, an Psychiater und an eine Selbsthilfegruppe verwiesen hat, neben der Therapie bzw. auch parallel dazu. Jetzt gehe ich in eine Selbsthilfegruppe, und es gefällt mir und hilft mir. (...) |

Nicht jeder Behandler kennt alle gängigen oder seltener benutzten Therapiekonzepte, ist nicht in allen Methoden ausgebildet. Hinzu kommt, dass sich im Leben auch manchmal Dinge völlig überraschenderweise verändern und entgegen aller negativen Vorhersagen doch noch zum Guten wenden können. Denn sogar schwerstkranke Menschen, die bereits in tiefer Hoffnungslosigkeit versunken waren, konnten im Gegensatz zu ihren eigenen und auch fremden Einschätzungen im Laufe der Zeit von ihren Depressionen geheilt werden. Dieses Faktum spricht eine deutliche, ermutigende Sprache: Es gibt fast immer einen Weg – auch wenn man ihn vielleicht längere Zeit nicht erkennen oder erspüren kann. Er ist da, auch wenn er evtl. über eine gewisse Durststrecke hinweg im Verborgenen liegen mag und nur schwer zu finden ist. Zum Glück steht sehr vielen Kranken ein kompetenter Behandler und Berater (Therapeut und/oder Arzt) zur Seite, um sie auf diesem manchmal langen und schwierigen Weg zu begleiten.

Erfahrungen zum Weiterlesen:

Tolga
(...) Lasse dich nicht entmutigen von dem Satz, deine Depression sei unheilbar. Nach allem, was ich über diese Krankheit erfahren habe, stimmt das nicht. Man muss nur am Ball bleiben und weiterkämpfen. (...)

Garniso
(...) Ich wünsche dir vor allem, dass du einen Therapeuten findest, bei welchem ... du dich aufgehoben und geschützt fühlen kannst. (...)

Narvik
Für mich ist es wichtig, dass der Therapeut
- Ruhe ausstrahlt,
- mit dem Patienten zusammen nach Perspektiven sucht,
- sich Zeit nimmt,
- arbeitnehmerfreundliche Sprechstunden anbietet,
- versucht, mit dem Patienten zusammen ein Team zu bilden, also auf der Ebene des Patienten bleibt,
- sich für neue Behandlungsmethoden interessiert,
- sich weiterbildet,
- mit dem Patienten zusammen einen Krisenplan erarbeitet, falls dies erforderlich sein sollte,
- sich evtl. mit dem Hausarzt abspricht,
- Kontakt zur Klinik aufnimmt, wenn ein Patient entlassen wird.

Fjell
(...) Ich erwarte, dass nicht »Diagnosen« nach Schema F, sondern Menschen behandelt werden. (...)

Ausgesprochen wichtig ist für mich, erkennen zu können, dass der Therapeut verstanden hat, wie es in mir aussieht, auch wenn er interveniert.

Wenn ich mich durchringe, Dinge auszusprechen, die ich noch niemandem gesagt habe und mir kaum selbst eingestehen kann, ist die Reaktion darauf entscheidend, ob ich mich weiter öffne oder wieder verschließe. Solche Dinge sollten erst einmal stehen bleiben dürfen, ohne irgendwie bewertet zu werden. Die Auseinandersetzung damit muss dann folgen. (...)

Die Rückmeldung, dass es richtig war, in die Klinik zu gehen, und dass meine Probleme jetzt einen bzw. mehrere Namen haben, hat mir unheimlich geholfen. (...)

Sehr positiv habe ich die Medikamenteneinstellung in der Klinik erlebt. Als absolutem Neuling war mir das alles noch unheimlich, aber meine Empfindungen wurden ernst genommen und mit einbezogen. Als ich nach einem Wechsel gar nicht zurecht kam, bat man mich um ein paar Tage Geduld. Als es nicht besser wurde, wurde das Mittel sofort ersetzt, und ich kam aus meinem Loch heraus. (...)

Weder ein Klinikaufenthalt noch ambulante Therapie sind ein Zuckerschlecken, sondern harte Arbeit, die viel Kraft kostet. Meine derzeitige Therapeutin würdigt meine Leistung, ich darf auch einfach mal total k.o. sein, und sie spielt nichts herunter, egal wie schlecht es mir geht, sondern gibt mir die Möglichkeit mich unter Anleitung damit auseinanderzusetzen, und allein davon geht es schon etwas besser. (...)

Summary

(...) Mich würden die Antworten auf folgende Fragen sehr interessieren:

Warum sprechen manche Behandler nicht mit dem Patienten über dessen sich entwickelnde Annahme, dass ihm wohl »niemand mehr helfen könnte«, wenn das Therapiekonzept nicht greift? Warum sprechen sie in diesem Falle nicht immer in klaren und verständlichen Worten mit ihren Patienten darüber, dass es besser sein könnte, ein anderes Therapiekonzept auszuprobieren und geben einen gezielten Hinweis darauf, um welches Konzept es sich dabei handeln könnte? Warum haben manche Patienten in ihren Therapien das Gefühl, nicht als mündige Menschen betrachtet zu werden, die Respekt und jeden hilfreichen Hinweis verdient hätten? Warum fallen wertvolle Hinweise des Patienten bezüglich der offensichtlichen Unwirksamkeit des Konzeptes unter den Tisch? Warum arbeitet man nicht noch enger und intensiver mit dem Patienten zusammen in einer Therapie? ...

Zusammengefasst könnte man auch sagen: Warum haben nicht mehr Behandler den Mut, auch einmal unkonventionelle Wege zu gehen, wenn damit einem MENSCHEN geholfen werden könnte? (...)

Aufruf zur Selbsthilfe

Am Ende dieses Buches ist es den Autoren ein Anliegen, den Leser zur Selbsthilfe zu motivieren.

Die vorangegangenen Kapitel haben alle uns wichtig erscheinenden Aspekte der Krankheit Depression beleuchtet. Zum Schluss bleibt ein Appell an den Kranken, die vielleicht wichtigste Botschaft von uns an alle, die noch am Anfang stehen oder schon mittendrin stecken:

Hole dir Hilfe und hilf dir selbst!

Amanda	(…) Ich habe für mich nun entschieden, dass ich bereit bin, die Hilfe zur Selbsthilfe anzunehmen. Ich brauche einen »Trainer«, der aufpasst, dass ich auch alles richtig mache. Und wenn dann wieder mal ein Rückschritt kommt, kann er aus der Beobachterperspektive vielleicht besser erkennen (analysieren), woran es gelegen hat und mich wieder aufbauen, mir den Rücken stärken. Ich weiß nicht, ob es funktionieren wird. Ich bin aber bereit, daran mitzuwirken, dass es mir bald wieder besser geht. (…)

| Hiob | (…) Ich denke, der letzte Anstoß zum Gesundwerden muss von einem selbst kommen. In jedem Fachbuch kann man ja lesen, dass es der depressiv Erkrankte nicht ohne Medikamente, Therapie, usw. schafft. Das kann ja auch stimmen. Das letzte Stück aber, das geht man allein. (…)

Ich habe mal meinen Arzt gefragt: Was soll ich denn tun, damit ich mich seelisch wieder erhole? Und zu meiner Verwunderung antwortete der Arzt: »Wie Sie seelisch wieder gesund werden, müssen Sie schon selbst herausfinden!«

Das hat mir so viel bedeutet, dass ich es aufgeschrieben und an die Wand gepinnt habe: Er hatte einen Gedanken ausgesprochen, der schon vorher in mir war. |
|---|---|

Sehr viele Depressive beschreiben die Selbsthilfe als zentrale Kraft im Prozess der Bewältigung. Zu Beginn der Erkrankung, und für eine individuell verschieden lange Zeit, können Verzweiflung, Erschöpfung und Konfusion so massiv sein, dass man die Kraft, zu kämpfen und Lösungen zu finden, kaum aufbringen kann. Aber der Zeitpunkt dafür wird kommen.

Das Auftauchen aus der Krise ist ein langwieriger Prozess, ein Zusammenspiel vieler Faktoren, die ihn begünstigen oder behindern. Eine vertrauensvolle Arzt-Patienten-Beziehung, Medikamente und Psychotherapie sind dabei die allerersten, wichtigsten »Krücken« auf dem Weg. Hierbei ist es unerlässlich, dass der Depressive sich überwindet, zunächst einmal Hilfe im Außen zu holen:

»Fremde Hilfe suchen« als Selbsthilfe:

Florentine	(…) Heute Morgen habe ich in der Tagesklinik angerufen und einen Vorstellungstermin für Anfang Oktober bekommen. Damit ist mir schon sehr mulmig, weil es eben ein Schritt in diese unbekannte Welt ist und man wohl von mir erwarten wird, dass ich mein Korsett aus Krankheit langsam loslasse. Gut, dass noch etwas Zeit ist, sonst würde mir vor Angst schlecht werden. Aber ihr seht, ich gehe es an!

Golem	Vor etwa sechs Monaten habe ich endlich erkannt, dass ich wirklich ein Problem habe. Ich war seit Jahren in einem extrem tiefen Loch und konnte da absolut nicht herauskommen. Mir war klar, dass ich Hilfe brauche, und das wusste ich schon seit Jahren. Nur wusste ich nie, wo ich diese Hilfe bekommen könnte, vor allem, weil ich noch zu Hause wohnte und nicht wollte, dass meine Familie etwas davon mitbekommt. Und dann, als ich meine eigene Wohnung hatte, habe ich nie den Mut gefunden und mir eingeredet, dass das »normal« so ist, wie es ist, und ich nichts ändern könne. Aber vor sechs Monaten war ich so am Ende, dass ich endlich zum Psychiater gegangen bin und versucht habe, einen Therapieplatz zu finden.

Diese Hilfe von anderen anzunehmen, ist der erste Schritt.
Doch irgendwann müssen – nach unserer Erfahrung – auch die eigene Arbeit an sich selbst und das Forschen nach den Gründen für die Erkrankung stattfinden.
Warum habe ich eine Depression bekommen?
Was will sie mir sagen?

| icke | (…) Die Depression sagt mir: »Dein innerer Kompass war immer da und ist da und bleibt dir. Du hast ihn nur überhört, nicht wahrgenommen, anderen falschen Vorstellungen und Meinungen mehr geglaubt als deinem Kompass, deinem Selbst, das nun wieder wagt, wahrhaftig zu dir zu sprechen.«

Erst meine Depression hat meiner inneren Stimme die Ohren und Augen und meine Sinne geöffnet. |
|---|---|

Silvie63	(…) Somit denke ich, für mich ist die Depression mit all ihren Höhen und Tiefen eine echte Chance. Die Chance, mich mit mir selbst zu befassen, mich zu ändern, meine Gedanken und Gefühle zu ordnen … und mich am Ende besser zu fühlen. (…)

| Felsenfürst | (…) Es gibt ziemlich viele Fälle, bei denen die Depression deshalb chronisch wird, weil sich die Betroffenen nicht dazu durchringen können, ihre Probleme ernsthaft zu bearbeiten und somit die Krankheit vorziehen, auch wenn das mehr oder weniger unbewusst entschieden wird. (…).

Diese Hürde, die Krankheit als Schutz gegen den inneren Schmerz aufzugeben, muss jeder nehmen. Das ist das Schwerste am Gesundwerden, und wer diese Hürde nicht nimmt, bleibt in seinen alten Mustern stecken und ist immer in Gefahr, wieder krank zu werden. |
|---|---|

Aber wie kann ein neuer Weg aussehen?
Es gibt viele Möglichkeiten, den Prozess der Selbstfindung zu unterstützen.
Die Psychotherapie bietet den Rahmen für eine regelmäßige Auseinandersetzung mit sich selbst und eine Hinführung zu den krankmachenden Themen mit Hilfe des Therapeuten:

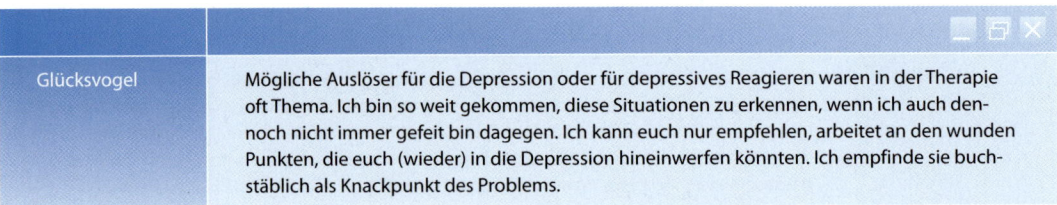

| Glücksvogel | Mögliche Auslöser für die Depression oder für depressives Reagieren waren in der Therapie oft Thema. Ich bin so weit gekommen, diese Situationen zu erkennen, wenn ich auch dennoch nicht immer gefeit bin dagegen. Ich kann euch nur empfehlen, arbeitet an den wunden Punkten, die euch (wieder) in die Depression hineinwerfen könnten. Ich empfinde sie buchstäblich als Knackpunkt des Problems. |

Der Austausch mit anderen Betroffenen fördert das Verstehen dieser Erkrankung. Das kann bei einem Klinikaufenthalt, in einer Selbsthilfegruppe, im Bekanntenkreis oder in themenbezogenen Internetforen sein. Sich informieren, kommunizieren, über die Krankheit lesen ... das lässt das Verständnis wachsen darüber, was da in einem passiert.

Dieses Verstehen ist die Voraussetzung für einen Ausstieg aus dem depressiven Kreislauf:

| Bürger | (…) Noch etwas, was ich neulich als »Grundsanierung der Persönlichkeit« bezeichnete. Die Einstellung zum Leben, die Einstellung zum »Funktionieren«, zur Arbeit, zum Gefallen-Wollen, zum Nicht-Enttäuschen-Wollen usw., das bedarf alles einer gründlichen Untersuchung und Neueinstellung. Das ist das Fundament des neuen Lebens nach der Depression. |

| Mezzosopran | (…) Und ich entdeckte das Forum. Hier habe ich zum ersten Mal erfahren, dass es Menschen gibt, die sich wirklich dafür interessieren, dass es mir schlecht geht, und denen ich damit nicht zur Last falle. Plötzlich gab es Menschen, die mich einfach festhielten, damit ich loslassen konnte, zum allerersten Mal! Und ich begann Kontakte zu knüpfen, die eine vollkommen andere Basis haben, als meine bisherigen Freundschaften. Das war ein erster Schritt! (…) |

| Dr. XY | (…) Ich habe immer ein wenig Probleme mit »Ratschlägen« wie Sport, unter Menschen gehen usw. Ganz sicher hilft vieles davon, das momentane Befinden zu verbessern, mir tut es auch gut, 20 km Rad zu fahren, aber es ändert nichts an meiner Gesamtsituation. Um die zu ändern, ist für mich der einzige Weg der der Auseinandersetzung mit mir, des Verstehens der Ursachen und Erkennens neuer Möglichkeiten, mit den Widrigkeiten des Lebens zurechtzukommen. (…) Und noch größer ist meine Hoffnung, irgendwann so weit mit meinem Leben im Reinen zu sein, dass gar keine Depression mehr nötig ist, um mir zu sagen, dass etwas falsch läuft, weil ich gelernt habe, in mich hineinzuhören und entsprechend zu handeln. Das ist sicher Zukunftsmusik, aber ich spüre schon, dass ich einiges selbst beeinflussen kann. |

Etwas muss dem Betroffenen klar sein: Alles, was die Arbeit an sich selbst unterstützt, erfordert zunächst einmal, aus der passiven Haltung des Depressiven herauszugehen und aktiv zu werden!

| Glasglocke | (…) Habe eine ganze Zeit regungslos im Auto gesessen, habe geheult, bin trotzdem irgendwann losgefahren im Blindflug nach Hause, habe versucht herauszufinden, was es ist. Noch im Auto, Rotz und Wasser heulend, wusste ich plötzlich: Um diese ganzen »banalen« Sachen wie meine Mutter, wie es mir jetzt geht usw., geht es gar nicht! Es geht darum, ob ich LEBEN WILL!!! Alles andere ist nur schmückendes Beiwerk. |
| | Und ICH WILL LEBEN …!!! Das ist neu, bisher wusste ich das absolut nicht so genau, vor wenigen Wochen hatte ich noch ganz andere, gegenteilige, ziemlich konkrete Vorstellungen, was wäre, wenn … (…). |

Es gibt Verhaltensregeln für Depressive, die aus Erfahrung wirksam sind. Hier kommen unsere Ratschläge, die in der schweren Zeit weiterhelfen:

- Erkennen Sie an, dass Sie an einer schweren Erkrankung leiden. Depression hat nichts mit Wehleidigkeit oder einem schwachen Charakter zu tun!
- Erst das Akzeptieren dieser Krankheit bereitet den Boden für eine wachsende Besserung, das reine dagegen Ankämpfen verschlimmert nur die Situation!
- Suchen Sie sich kompetente Partner, die Sie im Prozess der Bewältigung dieser Krankheit begleiten (guten Psychiater und Psychotherapeuten).
- Suchen Sie die Kommunikation mit Betroffenen (Selbsthilfegruppe, Internetforen) und profitieren Sie von den Erfahrungen anderer.
- Sammeln Sie Informationen über die Depression (Psychotherapieformen, Medikamente, Strategien): Wer mehr weiß, kann besser mit der Krankheit umgehen.
- Überprüfen Sie sorgfältig, ob ihr eventuelles Ablehnen von Antidepressiva wirklich gerechtfertigt ist. (Diese Medikamente können eine extrem wichtige Hilfe sein).
- Vermeiden Sie Drogen, dazu gehört auch Alkohol! Stattdessen auf gesunde Ernährung achten, auf ausreichend Schlaf sowie regelmäßige Bewegung an der frischen Luft. Ausdauersport hat positive Auswirkungen auf Depressionen.
- Strukturieren Sie ihren Tagesablauf und halten Sie feste Schlafzeiten ein.
- Nicht den Mut verlieren, wenn es zu erneuten Episoden kommt. Die Krankheit verläuft oft in Wellen mit Tiefs und Hochs. Das bedeutet: Auf jedes Absinken folgt auch wieder ein Auftauchen!
- Kämpfen Sie gegen den Wunsch nach Isolation an! Sich zu überwinden, aktiv zu werden, hat eigentlich immer einen positiven Effekt auf die Stimmung. Kontakt zu anderen ist nun lebenswichtig!
- Haben Sie Geduld und Nachsicht mit sich selbst: Vermeiden Sie Überforderung, Stress und zu hohe Erwartungen. Die Genesung braucht Zeit, die Seele ist keine Maschine, die auf Knopfdruck reagiert!
- Kleine Ziele setzen vermeidet Enttäuschung und ermöglicht Erfolgserlebnisse.
- Unbedingt Pausen für Ruhe und Entspannung einhalten. Nehmen Sie ihr Empfinden von Überforderung ernst!
- Versuchen Sie, die innere Stimme wahrzunehmen, ihre Bedeutung ernst zu nehmen und auch danach zu handeln! Vertrauen Sie Ihrem Gefühl.

Depressive haben oft kein Empfinden dafür, sich selbst etwas Gutes zu tun, auf ihr Seelenheil zu achten und gut mit ihrem Körper umzugehen. Unterstützen Sie sich selbst bei der Genesung, indem Sie eine gesunde Lebensführung einhalten und achtsam mit sich umgehen!

Ist der Prozess der Auseinandersetzung mit den eigenen »Gespenstern« jemals abgeschlossen? Vielleicht nicht.

Aber doch insoweit, als man irgendwann wieder ohne die »Krücken« leben kann:

Das Ende eines Klinikaufenthalts, das Absetzen der Medikamente, die letzte Therapiestunde …

Abschieds- schmerz	(…) Gerade gestern hat mir eine Freundin, die ich letztes Jahr in der Klinik kennen gelernt habe, vom Wegwerfen ihrer »Krücken« berichtet. Ihr ging es schon viele Jahre schlecht mit Depressionen. Seit fünf Jahren macht sie Therapie, mit zwei Klinikaufenthalten, und hat die Ursachen ihrer Depressionen jetzt so weit aufgearbeitet und neue Lebenswege gefunden, dass es ihr seit letztem Herbst kontinuierlich besser geht. Jetzt hat sie ihr Medikament abgesetzt, und es geht ihr weiterhin gut. Als nächstes ist jetzt ihre Therapie zu Ende – davor hat sie etwas Bammel, aber nicht übermäßig, weil sie sich stabil fühlt. Sie hat wirklich schwer geackert, sich intensiv mit sich und ihrer Geschichte auseinandergesetzt und viel in ihrem heutigen Leben verändert – und ist sehr zufrieden und energiegeladen (…)

Gloriosa	(…) Mein Leben wird nie mehr so sein wie früher. Die Krankheit hat mich durch und durch verändert.
	»Einfach« hab ich auch nichts aufgearbeitet, ganz bestimmt nicht. Ich stehe da noch ganz am Anfang eines langen Prozesses. Er wird noch Jahre dauern. Bei mir wird nichts abgehobelt oder geschliffen. Im Gegenteil. Ich will ja lernen, mit meinen Ecken und Kanten zu leben! (…)
	Aber ich weiß, dass ich es schaffen kann. Noch vor kurzem glaubte ich nicht daran, aber hier im Forum gibt es Menschen, die es geschafft haben. Deshalb weiß ich, es MUSS einen Weg geben. (...)

Vero	(…) Ich hatte gestern meine letzte Therapiesitzung nach ca. dreieinhalb Jahren ambulanter Therapie und zwei Klinikaufenthalten. Ich hätte damals, als ich in Therapie ging, niemals gedacht, dass ich irgendwie nochmal heil aus der Sache herauskomme.
	Ich war schwer depressiv, und dazu kam dann noch eine Essstörung, und es endete alles in einer komplexen Persönlichkeitsstörung (offizielle Diagnose der Klinik). (...)
	Ich habe gekämpft wie verrückt, aber es hat sich gelohnt. Ich lebe wieder.
	Und das hätte ich nie gedacht.
	Ich bin noch nicht gesund, zumindest was meine Essstörung angeht, aber alles andere habe ich soweit im Griff, und ich bin so weit stabil. Und jetzt kommt noch das Beste: Ich bin sogar stolz darauf, dass ich es geschafft habe (…). Ich möchte allen ganz viel Mut machen, sich nicht unterkriegen zu lassen – auch wenn es gerade noch so schlimm aussieht.
	Auch ihr könnt es packen, davon bin ich überzeugt!

Wir wünschen allen, dass auch sie es bis dahin schaffen, dass auch sie irgendwann sagen können: Es ist ausgelitten!

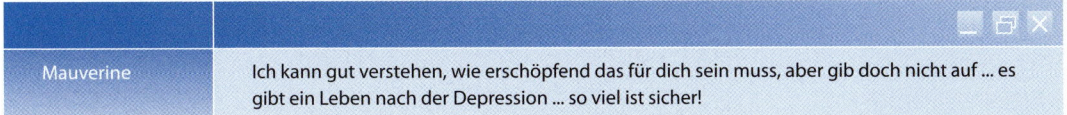

Mauverine	Ich kann gut verstehen, wie erschöpfend das für dich sein muss, aber gib doch nicht auf … es gibt ein Leben nach der Depression … so viel ist sicher!

Unser letztes Wort gilt allen Beteiligten des Forums des »Kompetenznetz Depression«:

DANKE an die Verantwortlichen und Mitarbeiter: Sie ahnen gar nicht, wie wichtig dieses Forum für Depressive ist, als unschätzbarer Wissenspool und auch als Ort der Kommunikation und gegenseitigen Hilfe! DANKE an alle User, die ihre Gedanken, Emotionen und Erfahrungen einer Öffentlichkeit zur Verfügung stellen, die hoffentlich mehr und mehr verstehen wird, was diese Erkrankung wirklich bedeutet.

Erfahrungen zum Weiterlesen:

Berlindepri	Meine Erlebnisse:
	Ich hatte vor dem »eigentlichen« Ausbruch der Krankheit und ihrer Diagnose durch einen Arzt bereits zwei Jahre Gesprächstherapie. Als ich dann die Diagnose hatte, dauerte es ungefähr nochmal eineinhalb Jahre, bis ich die Diagnose »Depression« überhaupt annehmen konnte. Ich war diese eineinhalb Jahre krankgeschrieben, dachte, ich hätte ‚nur‘ ein Burnout-Syndrom, machte eine Verhaltenstherapie über diese ganze Zeit und war völlig verzweifelt: Was war los mit mir? Alles war doch cool, so wie es war, in meinem Leben? Ich hatte doch keine Probleme? Ich habe nichts verstanden und wollte einfach nur, dass ich wieder kräftig wäre, ohne Schmerzen und – leistungsfähig!!
	Dann kam nochmals ein heftiges Tief, ein Klinikaufenthalt, dann endlich meine Entscheidung: Ich nehme die Krankheit an, als einen Teil von mir, ich nehme jetzt mein Gesundwerden und mein Leben selbst in die Hand, und: Ich will leben! (Denn das war vorher eigentlich nicht immer so wirklich entschieden). Ich suchte mir eine Analytikerin und setzte einen nochmaligen Medikamentenwechsel durch – gegen die düsteren Prognosen meiner damaligen Ärztin –, ging wieder zwei Tage die Woche arbeiten, suchte mir einen neuen, empathiefähigen Psychiater, startete eine homöopathische Behandlung, baute genügend Pausen in meinen Tagesablauf ein, nahm meine Erschöpfung als Teil meiner selbst an. (…)
	Aber erst mit der Analyse komme ich an die Wurzeln, erkenne überhaupt, dass unter der dicken Schicht von Unempfindlichkeit und vermeintlicher Stärke Verletzungen liegen und eben doch etwas überhaupt nicht o.k. ist in meinem Leben.
	Ich habe heute noch Tiefs, die allerdings abgeschwächt sind durch das Antidepressivum, und auch immer mal wieder Körpersymptome. Aber es wird besser, seltener und – ich spüre mich seit vielen Jahren wieder, kann fühlen, dass ich endlich auf dem richtigen Weg bin. Ich rätsele auch heute noch über die Auslöser, bin auch noch nicht am Ende, werde auch manchmal noch sauer, wenn mein Körper mir scheinbar grundlos Schwäche oder Schmerzen schickt und ich dann z. B. nicht an einer Party oder Verabredung teilnehmen kann (…).
	Mir ging es besser ab dem Punkt, an dem ich versucht habe, meinem Gefühl zu vertrauen und selber Entscheidungen getroffen habe (neues Medikament/neuer Arzt/neue Therapieform).

8

Seerose	(…) Ich erinnere mich an den Tag, an dem ich zum ersten Mal den Mut aufbrachte, hier von mir zu schreiben: Ich war ziemlich am Ende, alleine, hatte wahnsinnige Angst, habe keinen Sinn mehr gesehen und wusste, dass es so mit meinem Leben nicht weitergehen kann. Seitdem ist eine ganze Menge passiert – zum Glück.

Ich habe hier im Forum Ansprechpartner gefunden, ohne mich zu erkennen geben zu müssen, und das hat mir die Scheu ein wenig genommen. Durch eure Hilfe habe ich erkannt, dass ich es nicht alleine schaffen würde, und so machte ich mich also auf den Weg, auf den Weg der Genesung!

Ich machte einen Termin beim Psychiater und als ich dort zum ersten Mal saß, da kam ich mir schon recht durchgedreht vor. Meine ständigen Gedanken waren: »Was machst du eigentlich hier? Bist du jetzt total durchgeknallt?«. Aber ich zog die Sache durch und versuchte zu beschreiben, wie es mir ging. Meine Vermutung, ernsthaft krank zu sein, wurde dann leider voll bestätigt. Aber dadurch, dass ich jetzt eine Diagnose von »offizieller Seite« hatte, fiel es mir nicht mehr so schwer, damit umzugehen.

Schließlich wusste ich nun, dass es alles keine Einbildung war, bzw. ist. Also befolgte ich den Rat meines Arztes und machte mich auf die Suche nach einem Therapieplatz. So viel Glück, wie ich hatte, ist wohl selten, denn eine Woche später saß ich beim Erstgespräch und konnte dann direkt mit der Therapie beginnen. So, nun nehme ich seit September Medikamente und mache seit Oktober Therapie und so langsam stellt sich tatsächlich eine Besserung ein!! Ich habe gelernt, erst einmal zu akzeptieren, dass man in der Depression nun einmal nicht so leistungsfähig ist, wie normalerweise, und ich habe alles, was im Studium irgendwie Druck macht, auf das nächste Semester verschoben. Gut, ich verliere jetzt etwas Zeit – aber ich glaube, wenn ich die jetzt nicht investiere, dann verliere ich mein Leben – wäre doch ein schlechter Tausch, oder?

Ich habe angefangen, wieder ein wenig an mich zu glauben, die eigenen Ansprüche etwas zurückzusetzen (was gerade MIR unendlich schwer fällt) und vor allem habe ich in der letzten Zeit sehr viel Verständnis erfahren, was unglaublich gut tut!

Auch hier im Forum natürlich, aber glücklicherweise auch im real life, was ja eigentlich fast noch wichtiger ist. Ich stehe zu meinem Problem und ich weiß, dass ich es irgendwann einmal lösen werde, zumindest so weit, dass ich aus der Depri völlig heraus komme. Ich habe das jetzt geschrieben, weil ich heute einen weniger guten Tag habe, aber ich trotzdem guten Mutes bin, dass alles gut wird! Und warum? Weil ich es versuche zu akzeptieren!

Somnambul	Ich bin heute 47 und denke, meine erste depressive Episode mit Selbstmordgedanken hatte ich etwa mit 15. Diagnostiziert wurden die Depris allerdings erst vor gut zwei Jahren. Damals befand ich mich in einer akuten Überlastungssituation. Ich hatte heftigen beruflichen Stress, mein Schwiegervater starb und meine Ehe stand auf der Kippe. Es freut mich, dass ich gerade heute diesen Bericht schreiben kann, denn heute ist unser 15. Hochzeitstag und ich kann heute mit Stolz behaupten, dass unsere Ehe die Krankheit nicht nur überlebt hat, sondern dass unsere Beziehung auch an dieser Krankheit gewachsen ist! Aber der Reihe nach:

Im September 2004 habe ich mich erstmals in die Hände eines Neurologen begeben, der eine mittelgradige Depression feststellte, mir zwei Antidepressiva verschrieb (Antidepressivum 1 zur Stimmungsaufhellung und Antriebssteigerung und Antidepressivum 2 zum Schlafen) und mir eine Psychotherapie empfahl. Ich hatte doppeltes Glück: Die Medikamente brachten relativ schnell Linderung und trotz Antriebsschwäche gelang es mir, recht schnell einen Therapieplatz zu finden. Mache jetzt seit zwei Jahren Verhaltenstherapie und finde das nach wie vor sehr wichtig. Ich betrachte die Antidepressiva als so etwas wie ein Schmerzmittel für die Seele. Akut sehr hilfreich, aber sie ändern langfristig nichts an den verkehrten Denkweisen, die mich in die Depression getrieben haben!

Das waren insbesondere ein zu hoher Anspruch an mich selbst, Perfektionismus, das Gefühl nur geliebt oder anerkannt zu werden, wenn ich etwas dafür leiste … Das führte dazu, dass ich mich immer mehr von meinen eigenen Bedürfnissen entfernt habe, sie eigentlich gar nicht mehr kannte. Und das führte zu einer großen Leere und Sinnlosigkeit in meinem Leben. Diese Einstellungen kann man mit einer Verhaltenstherapie langsam aber stetig verändern. Es erfordert allerdings Geduld.

Im Frühling 2005 konnte ich das Antidepressivum 2 absetzen und im Sommer 2005 setzte ich auch das Antidepressivum 1 ab. Ich machte das jeweils nach Rücksprache mit meinem Arzt und in kleinen Schritten, nicht abrupt. Dann ging es allerdings wieder bergab. Bei meiner Schwiegermutter wurde Hautkrebs festgestellt, was neben vielen Ängsten auch eine Menge Stress bedeutete. Als absehbar war, dass der berufliche Stress auch wieder zunehmen würde, entschloss ich mich nach zwei Monaten Pause, das Antidepressivum 1 wieder zu nehmen. Es war wohl eine richtige Entscheidung, denn es ging mir schnell besser. Danach habe ich bis vor einer Woche noch eine halbe Dosis Antidepressivum 1 als Rückfallprophylaxe genommen und weil es mir immer noch gut geht bin ich gerade dabei, auch diese letzten Milligramm auszuschleichen. Ich denke genau wie viele andere, dass die Depris nie ganz weg sind und immer irgendwie im Hintergrund lauern. Trotzdem bin ich ganz optimistisch, dass ich es künftig ohne die chemische Krücke schaffe, denn ich habe gelernt, meine Gefühle zu beachten und insbesondere meine Gedanken. Ich erkenne heute sofort, wenn ein Gedanke zu meinen Depressionen gehört und dann denke ich eben etwas anderes. Im Beruf habe ich meinem Leistungsdenken abgeschworen und siehe da, es geht auch anders! Trotzdem habe ich natürlich noch so meine Baustellen: Manchmal fühle ich mich noch sehr schlapp und energielos. Dann hänge ich zu sehr vor dem Fernseher ab, anstatt die Dinge zu tun, die ich gerne tun würde und die eigentlich auch meine Batterien wieder aufladen würden. Das will ich ändern!

Was hat mir geholfen:

Zu erkennen, dass ich nicht faul und undiszipliniert bin, sondern krank. Auch für meine Frau war es wichtig, die Depression als Krankheit anzuerkennen. Danach konnte sie anders damit umgehen.

Der Kontakt mit Betroffenen, sei es hier im Forum oder aber in meiner Selbsthilfegruppe. Es tut gut, wenn man weiß, dass es einem nicht nur alleine so geht. An dieser Stelle ein besonderer Dank an alle, die dieses Forum am Leben halten, sei es als Admin oder als Betroffener.

Infos, sei es aus Büchern oder aus dem Internet. Wohl jeder stellt sich irgendwann einmal die Fragen: Was will mir diese Krankheit sagen? Warum trifft es gerade mich? Ein Buch möchte ich hier besonders hervorheben: Josef Giger-Bütler: »Sie haben es doch gut gemeint«. Dieses Buch half mir zu verstehen, was in meiner Kindheit mit mir gemacht wurde und wie daraus später Depressionen wurden. In diesem Buch habe ich mich wie in keinem anderen wiedergefunden!

Meine Frau hat mich sehr unterstützt. Meine Therapeutin sagt immer: »Man wird nicht pflegeleichter durch die Therapie« und da hat sie vollkommen recht. Meine Frau hat sehr viele Veränderungen an mir erlebt in den letzten beiden Jahren. Und die waren für sie nicht immer zum Vorteil.

Meine Arbeitskollegen und mein Chef wissen auch, was mit mir los ist, und sie behandeln mich immer noch wie einen normalen Menschen. Auch das hilft.

Insgesamt kann ich mich heute besser abgrenzen und mehr zu meinen Bedürfnissen stehen. Das führt dazu, dass der Akku nicht so schnell leer wird. Ich weiß, welche Dinge meinen Akku wieder auffüllen und ich bemühe mich, dass diese Dinge im Alltag nicht zu kurz kommen.

Und ich kann mir heute vorstellen, dass ich ein liebenswerter Mensch bin und einen Wert habe, auch wenn ich dafür nichts Spezielles leiste. Das hilft mir, meinen perfektionistischen Leistungsanspruch herunterzuschrauben.

Ich kann heute nicht ausschließen, dass ich auf extremen Stress wieder depressiv reagieren werde. Aber ich denke: Die Grenze für diesen Stress liegt heute höher. Ich würde früher erkennen, was mit mir los ist.

Und ich würde mich in diesem Fall nicht scheuen, mir wieder Hilfe zu suchen und auch erneut Medikamente zu nehmen.

Es gibt einen Weg aus der Depression! Jeder muss seinen eigenen Weg finden, meine Geschichte ist nur ein Beispiel. Der Weg ist nicht unbedingt bequem, aber es gibt auch sehr viel zu gewinnen. Mein Leben ist heute ein anderes und ich möchte mein altes Leben nicht wieder haben, denn das ist es, was mich depressiv gemacht hat ...

8

| Frustana | (…) Ich lernte, dass ich ganz alleine es bin, die diese Situation ändern kann. Ich ganz allein muss meine Fassade ablegen und das Risiko eingehen, mich der Welt zu zeigen. Und wenn ich in ein Loch falle, dann habe ich jetzt ein völlig neues Konzept davon. Mein Bild von Depression sieht so aus, dass ich das Loch mit einem elastischen Boden ausstatte. Und wenn ich hineinfalle, dann federt es zwar nach unten, aber ich kann auch sicher sein, dass ich danach wieder, wie bei einem Trampolin, nach oben katapultiert werde. |

Allerdings muss man dafür etwas tun, es geht nicht von alleine. Und das heißt, dass man, um nach oben zu kommen, auch hüpfen muss.

Mit der Zeit lernte ich, wo der Punkt ist, an dem ich abspringen muss, damit sich der Boden des Trampolins nicht unten verhakt.

Die Grundaussage dabei ist:
Keiner kann dich gesund »machen«. Du musst es selbst in die Hand nehmen!

Manchmal, wenn der Boden an mehreren Stellen verhakt ist, dann schafft man es nicht alleine, alle Haken zu lösen und man braucht etwas Hilfe. Aber die Hilfe kann nicht darin bestehen, dass jemand anderes die Haken löst, sondern dass man Werkzeug gereicht bekommt, mit dem man es schließlich schaffen kann. Und wenn man dann mutig hinausgeht in die Welt, dann stellt man sich hin und sagt: »Hey, hier bin ICH!!« (…)

Also: Ihr müsst mutig sein und euch der Welt zeigen! Ihr müsst selbst die Zügel in die Hand nehmen, anstatt darauf zu warten, dass es auf wundersame Weise plötzlich gut wird! Ihr müsst euch lösen von der Umklammerung der künstlichen Fassade und euch Halt im wirklichen Leben suchen!

Ihr müsst: ABSPRINGEN!!

Anhang

Annekäthi van den Broek wurde 1965 geboren und wuchs zusammen mit ihrem jüngeren Bruder auf. Sie war 18 Jahre verheiratet und begleitete ihren ehemaligen Mann während 15 Jahren durch seine Depressionen. Sie hat drei Kinder. Seit dem Herbst 2006 studiert sie an der Hochschule für Angewandte Psychologie in Zürich. Früher Tätigkeiten als Krankenschwester, Computerkursleiterin und Teamleiterin im Sozialbereich.

Während langer Zeit war ich als Angehörige von der Depression meines ehemaligen Mannes direkt betroffen. Oft fühlte ich mich hilflos zusehen zu müssen, wie mein früherer Partner am Leben verzweifelte. Es war nicht einfach, dass ich nichts dagegen tun konnte. Ich empfand es beispielsweise als schwierig, mich an meinem Leben zu freuen und für mich da zu sein, wenn ein Mensch neben mir leidet.

Trotzdem stellte diese Zeit für mich auch eine große Chance dar. Die schwierige Situation drängte mich dazu, immer wieder Prioritäten für mein Leben zu setzen. Ich lernte auf eine gute Weise, für mich da zu sein. Mehrere Therapien halfen mir dabei. Ich gelangte zur wichtigen Erkenntnis, dass jeder Mensch Eigenverantwortung übernehmen muss. Als Angehörige habe ich das Recht und die Pflicht, die Verantwortung für mich wahrzunehmen. Aber auch meine Mitmenschen müssen Verantwortung für sich selbst tragen.

Rückblickend ist es für mich spannend, welche Schritte ich in meinem Leben gemacht habe. Ich entwickelte mich von einer Frau, die immer für andere da ist, zu einer Frau, die sowohl für sich selbst als auch für andere da ist. Diese Balance erscheint mir wertvoll. Wichtig ist für mich außerdem die Entwicklung von der Abhängigkeit zur Selbstbestimmung. Es ist schwierig zu klären, wie stark die Depression meines ehemaligen Mannes diese Entwicklungen beeinflusste oder ob diese Prozesse im Leben nicht so oder so stattfinden. Aber ich bin überzeugt, dass meine Entwicklung ohne diese Krankheit nicht in derselben Intensität stattgefunden hätte.

Heute kann ich klarer auftreten. Ich habe gelernt, authentischer zu sein, und versuche immer wieder neu, dies auch in schwierigen Fragen zu bleiben. Meine Erfahrung zeigt, dass es einfacher ist, schwierige Sachverhalte zu klären, wenn man gegenüber anderen die eigene Position vertritt. Mit derselben Klarheit kann ich mich auch anderen öffnen. Auch in dieser Hinsicht habe ich eine neue Balance gefunden, über die ich mich immer wieder freue.

Während etwa zweieinhalb Jahren habe ich mich aktiv an den Diskussionen im Forum des Kompetenznetzes Depression beteiligt. Ich habe mich intensiv mit anderen Angehörigen und Betroffenen ausgetauscht. Vieles wurde mir in dieser Zeit klar. Und bis heute bestehen Freundschaften aus diesen Begegnungen.

Das Leben als Angehörige ist schwer. Oft ist es schwerer, als es von außen scheint. Aber es birgt auch Chancen. Ich hoffe, dass wir in unserem Buch vermitteln können, dass es sich lohnt, für sich selbst da zu sein. Aus der Kraft, die wir daraus schöpfen, können wir dann für unsere Mitmenschen und unsere Umwelt da sein.

Mein Leben ist heute farbig. Diese Farben nehme ich umso bewusster wahr, als es diese schwierige Zeit gegeben hat, während der ich meinen früheren Mann durch seine Depressionen begleitete.

Annekäthi van den Broek verfasste Kapitel 3.

Françoise Margue, geboren 1962 in Luxemburg, erkrankte erstmals 1991 an einer depressiven Episode. Einen schweren Rückfall erlitt sie Anfang 1998 und setzt sich seither intensiv mit dem Thema auseinander. Sie hat verschiedene Psychotherapien absolviert, sowohl ambulant als auch stationär, und nimmt bis heute ein Antidepressivum ein. Seit dem Jahr 2002 ist sie im Forum des »Kompetenznetz Depression« als schreibende Teilnehmerin aktiv.

Die diplomierte Apothekerin und Mutter dreier Kinder bezeichnet sich gegenwärtig als weitgehend depressionsfrei, weiß aber um ihre erhöhte Vulnerabiliät in Sachen Depression und beschäftigt sich daher auch jetzt noch intensiv mit dem Thema. Sie möchte ihre durchwegs positiven Erfahrungen, die sie bei der Bewältigung dieser schweren Lebenskrise gemacht hat, an andere Menschen weitergeben und engagiert sich daher besonders für dieses Buchprojekt.

Nach all den Jahren, in denen ich unter dieser schweren Krankheit litt, ist es für mich heute sehr aufschlussreich, eine Art Fazit zu ziehen. Hat diese Erkrankung einen tieferen Sinn, warum hat sie gerade mich heimgesucht, und vor allem: Warum geht es mir jetzt besser? Stehe ich derzeit anders in meinem Leben?

Insgesamt betrachte ich heute meine Depressionen als eine Art Barometer. Sie signalisieren mir, dass etwas aus dem Ruder zu laufen droht. Ich habe gelernt, diese Signale zu deuten, zu verstehen, was sie mir sagen wollen. Ich begreife meine Depressionen als ein Geschehen, welches sich körperlich ausdrückt (durch körperliche Symptome zum Beispiel), weiß mittlerweile aber auch, dass sich in der Regel etwas Tieferliegendes dahinter verbirgt. Auch jetzt noch gilt es für mich, dies immer wieder aufzudecken. Und in all den Jahren habe ich genau das gelernt: In mich hineinhören, hineinspüren, hineinfühlen. Die Depressionen sind Botschaften; an mir liegt es, sie wahrzunehmen und sie in mein Leben zu integrieren. Daher will und kann ich mir heute ein Leben ohne meine Depressionen nicht mehr vorstellen. Sie haben mich gelehrt, mich in diesem Leben zu erden.

Es mag verwunderlich klingen, dass man nach dem Durchstehen von solch teilweise sehr quälenden Zuständen zu der Erkenntnis gelangt, dass dies alles einen Sinn gehabt haben soll. Denn ich stand des Öfteren am Abgrund. Aber ich beantworte diese Frage für mich mit einem klaren »Ja, es musste so sein«. Ich habe allerdings auch das große Glück gehabt, beim Beschreiten dieses steinigen und von vielen Hürden gepflasterten Weges auf manche Unterstützung zurückgreifen zu können. Ich hatte fast durchgängig sehr kompetente und verständnisvolle fachliche Hilfe an meiner Seite. Und ich konnte auf ein berufliches und privates Umfeld zählen, welches mir einen gewissen äußeren Rahmen, und somit eine wertvolle Unterstützung bot, um meine größte Lebenskrise durchzustehen.

Ich weiß aber auch, dass es ohne meine eigene Bereitschaft, mich wirklich sehr ehrlich und schonungslos mit meinem Selbst auseinanderzusetzen, nicht möglich gewesen wäre, heute da zu stehen, wo ich jetzt stehe.

Françoise Margue verfasste folgende Abschnitte in diesem Buch: 2.1–2.4, 2.5.1–2.5.3 und 2.6.1–2.6.3.

Kirsten Hass wurde 1963 in Baden-Württemberg geboren und lebt seit 1986 in Berlin. Bereits während ihres Studiums der Germanistik, Hispanistik und Theaterwissenschaft an der Freien Universität Berlin arbeitete sie in verschiedenen Bereichen und Funktionen beim Fernsehen. Seit 1998 ist sie für RTL Creation als Producerin in Berlin tätig.

2001 erkrankte ich erstmals an einer zunächst unerkannten Depression, die sich bereits seit vielen Monaten durch massive Somatisierungsstörungen angekündigt hatte. Die Diagnose erfolgte 2002 und in den folgenden fast zweieinhalb Jahren war ich arbeitsunfähig, erlitt zwei weitere Episoden, unternahm aber alles, um wieder »gesund« zu werden: Eine Reha-Kur, je ein stationärer Aufenthalt in der Psychosomatik und Psychiatrie, vielfache medikamentöse Versuche, zwei verschiedene ambulante Psychotherapieformen, diverse alternativmedizinische Heilmethoden sowie 2003 einen gescheiterten Wiedereingliederungsversuch an den Arbeitsplatz nach dem »Hamburger Modell«. Erst 2004 konnte ich erfolgreich an meinen alten Arbeitsplatz zurückkehren, der mir dankenswerterweise nicht gekündigt worden war, was bei einer so langen Krankschreibung ganz klar als Einzelfall zu bewerten ist. Das Gelingen dieses zweiten Versuchs einer Rückkehr ins Arbeitsleben war für mich existenziell enorm wichtig, denn ich stand kurz davor, entweder berentet oder zum Sozialfall zu werden. Deshalb begann ich diesmal mit einem sehr reduzierten Teilzeitmodell – und schaffte es.
Erst seit Mitte 2006 bin ich durch das siebte Antidepressivum und eine Psychoanalyse stabil.
Hinter mir liegen fünf Jahre Krankheit, in denen ich erst ganz unten ankommen musste, um neu erstehen zu können. Ich habe zum Teil so sehr gelitten, dass ich den Glauben an mich und das Leben verlor. Die Krankheitsphase hat lange gedauert, Leidensfähigkeit ist oftmals sehr strapazierbar, bis man endlich bereit ist für Veränderung. Es hat sehr lange gedauert, bis ich verstanden habe, dass die Depression ein Teil von mir ist und nichts, gegen das man ankämpfen und schon gar nichts, das man besiegen kann. Erheblichen Anteil an der Länge der Krankheitsdauer trug aber auch eine suboptimale Behandlung. Meine ambulanten Ärzte brachten entweder nicht das Fachwissen oder aber nicht die Geduld auf, mit mir zusammen nach einem wirksamen Medikament zu suchen. Sie waren emotional überfordert, nahmen mich nicht ernst, gaben zu schnell auf und vermittelten mir in meiner hilflosen Lage den Eindruck, ich sei therapieresistent, was erstens falsch war und zweitens fatale Auswirkungen auf mich hatte. Das richtige Medikament, die richtige Psychotherapie, die richtige Klinik – das alles bereits am Anfang meiner Erkrankung hätte

den Verlauf deutlich verkürzt, dessen bin ich mir heute sicher. Und doch empfinde ich diese Zeit nicht als Verlust. Ich habe diese lange Phase der Lebensblockade offenbar gebraucht für meine Seelenhäutung: die Depression hat mir mich selbst gezeigt. Wer ich bin und was ich fühle. Ohne die Schwere des Leidens hätte ich Kopfmensch mich niemals so intensiv mit meinem Innenleben beschäftigt oder mich sogar auf Therapie und Psychopharmaka eingelassen. Ich hätte wohl immer so weiter gemacht und einen entscheidenden Teil von mir negiert: meine Gefühle.

Obwohl meine Leistungsfähigkeit heute noch immer eingeschränkt ist, empfinde ich mein Leben jetzt als authentisch: Ich bin nun bei mir. Und ich möchte mein altes Ich nicht mehr zurück ... die Depression hat mich gelehrt, mich endlich selbst wahrzunehmen.

Auf den Weg der Genesung hat mich die Summe meiner Erfahrungen gebracht, aber letztlich auch ein wirksames Medikament, eine sehr gute Therapeutin sowie mein heutiger, empathiefähiger Arzt. Meine Botschaft ist: Man schafft es nicht allein, eine schwere Depression zu bewältigen, und deshalb ist es so wichtig, sich fähige Helfer zu suchen ... und es gibt sie!

Durch die Beteiligung am Forum des »Kompetenznetz Depression«, durch die Teilnahme an einer Selbsthilfegruppe sowie aufgrund umfassender Erlebnisse mit Ärzten, der klinischen Psychiatrie, dem Gesundheits- und Sozialsystem, ist mein Anliegen heute, Erfahrungen weiterzugeben, der Stigmatisierung Depressiver entgegenzuwirken und nun mit diesem Buch einer breiten Öffentlichkeit eine sehr nahe, authentische Sicht auf diese leidvolle Krankheit zu ermöglichen.

Kirsten Hass verfasste das Vorwort sowie folgende Kapitel: 2.7, 4 und 4.1, 5.3 und 5.3.1, 6.2, 6.3, 6.5 und 8.

Thomas Müller-Rörich, geb. 1954, ist verheiratet, Vater zweier erwachsener Kinder und lebt im Stuttgarter Raum, wo er seit 1988 ein eigenes Unternehmen im Bereich der Steuerungstechnik betreibt. 1994 erkrankte er an einer schweren Depression, die sein Leben über Jahre hinweg prägte und veränderte.

Mit 53 Jahren ertappt man sich hin und wieder schon mal dabei, dass man beginnt, Bilanz zu ziehen. Dass man die Eckpunkte im eigenen Leben sucht und die Wendepunkte, die eine neue Richtung vorgegeben haben. Ich unterteile mein Leben heute in »Vor der Depression« und »Nach der Depression«. Ich glaube, so geht es Vielen, die eine existenzielle Krise durchzustehen hatten. Das kann beispielsweise eine Krebserkrankung sein, die auch hätte tödlich verlaufen können, ein schwerer Verlust oder eine seelische Erkrankung.

Das Seltsame an diesen Ereignissen ist, dass sie das Leben so fundamental in Frage stellen und es manchmal gerade dadurch zur Entfaltung bringen. Als ich erkrankte, war ich in dem Alter, in dem man ein Haus baut, ein Apfelbäumchen pflanzt und ein Kind zeugt. Das, so will diese Volksweisheit wohl sagen, macht das Leben aus – diese Dinge machen es zu einem sinnvollen Leben. Warum erkrankte ich dann gerade in dieser

Zeit? Was hat mich so entkräftet (so habe ich es erlebt, als langsames Schwinden meiner Kräfte), dass ich in eine Depression fiel, die Jahre dauern sollte? Was brachte mein Leben zu einem absoluten Stillstand?

Fragen dieser Art lassen sich nicht beantworten, wenn man die Antworten am Dringendsten benötigt, sondern erst lange danach. Erst im Rückblick konnte ich langsam verstehen, was »Vor der Depression« anders war als »Nach der Depression«. Ich hatte mich in meine Rollen verrannt. Mein ganzes Bemühen, mein ganzes Denken war vollkommen ausgefüllt vom Bauen am Haus des äußerlichen Lebens, guter Vater zu sein, guter Ehemann zu sein, eine Firma zu leiten und all das zu tun, was man von mir erwartete. So hatte ich es gelernt, schon in meiner Kindheit wurde mir dieses Lied gespielt und ich spielte es weiter. Es gab mich eigentlich gar nicht, es gab nur die Rollen, die ich spielte. Heute gibt es mich wieder, aber nur deshalb, weil alles zu einem Stillstand kam, weil sich in der Depression manifestierte, dass ich nicht wirklich am Leben teilgenommen hatte, sondern mich selbst irgendwie dabei vergessen hatte.

Nichts macht einen Sinn, wenn man nicht selbst dabei ist. Sinn und Glück sind im Leben nur möglich, wenn man es von innen heraus entwickelt. Wenn man jedoch sagt, ich bin mein Haus, meine Firma, meine Kinder und mein Apfelbäumchen, wird man sich selbst verleugnen. Natürlich brauchen diese Dinge einen Platz, aber sie dürfen nicht an die Stelle des eigenen Selbst treten. Ich war immer irgendwo anders, immer beschäftigt, ich hatte keine Zeit für mich und ich verlernte, was für mich ganz persönlich wichtig ist.

Ich bin meiner Depression also dankbar, sie war der entscheidende Wendepunkt meines Lebens. Das mag bei einer so leidvollen und schweren Krankheit unverständlich erscheinen, aber bei mir ist es so. Aus meiner Sicht ist die Depression eine Implosion der Seele. Sie fällt in sich zusammen, weil niemand da ist, der sie wahrnimmt – weil ich selbst nicht da war, um sie wahrzunehmen. Heute ist das alles ganz anders, aber ich glaube kaum, dass das irgendjemandem auffällt. Ich wohne immer noch im gleichen Haus mit der gleichen Frau und ich mache immer noch meine alte Arbeit. Das Apfelbäumchen ist groß und die Kinder sind es auch – ich musste nichts einreißen. Was anders ist, das ist alles innen.

Thomas Müller-Rörich verfasste folgende Kapitel: 1.1–1.5/1.7/2.5.4/4.2/5.2.1/6.1/6.4

Dr. med. **Nico Niedermeier**, geboren 1963, ist verheiratet und Vater zweier Kinder. Er ist Facharzt für Psychotherapeutische Medizin und arbeitet in eigener Praxis in München. Seine klinische Ausbildung absolvierte er im Städtischen Krankenhaus München-Neuperlach (Innere Medizin), in der Psychosomatischen Klinik Windach am Ammersee (Psychosomatik und Psychotherapie) sowie in der Psychiatrischen Klinik der Ludwig-Maximilians-Universität (LMU) München (Psychiatrie).

Im Rahmen seiner Tätigkeit an der Psychiatrischen Klinik der LMU war Herr Dr. Niedermeier an der Entwicklung und Einrichtung des »Kompetenznetzes Depression« von Beginn an beteiligt. Die Einrichtung eines

Diskussionsforums im Rahmen des »Kompetenznetzes Depression«, in welchem Betroffene und Angehörige sich austauschen, Erfahrungen weitergeben und den Rat Gleichbetroffener einholen können, geht auf seine Initiative zurück. Innerhalb dieses Austauschforums ist er als Moderator tätig und engagiert sich somit sehr persönlich für die Belange von Menschen, die an Depressionen erkrankt sind, sowie für deren Angehörige.

Die Idee für dieses Buch stammt von Herrn Dr. Niedermeier. Im Entstehungsprozess stand er dem Autorenteam von Anfang an zur Seite und leistete somit einen unverzichtbaren Beitrag bei der Realisation dieses Projektes.

Rita Wagner (Pseudonym), Jahrgang 1957, ist verheiratet und hat zwei Kinder. Seit dem Studium der Fächer Anglistik und Katholische Theologie ist sie im fremdsprachlichen und theologischen Bereich tätig.

Im Jahre 1994 erkrankte ich an einer schweren Depression. Ich erlebte den Leidensdruck, welcher mit der Krankheit und ihren Auswirkungen auf mein tägliches familiäres und berufliches Leben verbunden war, als enorm hoch. Obwohl ich eine starke Motivation zur Mitarbeit in den nun folgenden drei Therapien entwickelte, erwies sich die Krankheit zunächst als »therapieresistent«. Als besonders schmerzlich erlebte ich im Zusammenhang damit auch die Tatsache, dass sich die Heftigkeit der Depression nach jeder einzelnen Therapie aufgrund der Erfolglosigkeit der verschiedenen therapeutischen Ansätze sogar noch intensiviert hatte. Daher gewann ich allmählich den Eindruck, in meinem Falle sei die Krankheit unheilbar. Die scheinbare Perspektivlosigkeit der Erkrankung trug wiederum zu einer weiteren Verstärkung der Symptomatik bei. Schließlich engte mich die Depression über mehrere Jahre hinweg so stark ein wie ein inneres Gefängnis, aus welchem es kein Entrinnen mehr zu geben schien.

Erst die zuletzt in Anspruch genommene, vierte Therapie führte aufgrund eines geeigneteren Therapiekonzepts nahezu acht Jahre nach dem erstmaligen Auftreten der Krankheit schließlich doch noch zur Heilung. Ich erinnere mich auch heute noch gut an mein ungläubiges Erstaunen, welches mich erfüllte, als ich immer klarer und freudiger spüren konnte, dass ich meinen Weg aus dieser schier ausweglosen Krankheit nach langen, vergeblichen Bemühungen tatsächlich gefunden hatte. Dieses Erstaunen hat sich in den letzten Jahren immer tiefgreifender gewandelt in einen starken Glauben und eine feste Zuversicht, dass es im Leben für nahezu jede schwierige Situation einen Weg gibt. Man muss ihn nur finden.

Nach meiner Genesung verspürte ich ein enormes Bedürfnis nach Austausch mit anderen Betroffenen über meine teilweise traumatischen Erlebnisse während der langjährigen Krankheitsphase. Daher begab ich mich im Internet auf die Suche nach einem geeigneten Forum und gelangte so in das Forum des »Kompetenznetzes Depression«. Die Intensität des Austauschs, die menschliche Anteilnahme und das warmherzige Verständnis vieler Forumsmitglieder erwiesen sich als äußerst wertvoll für die Verarbeitung meiner Erfahrungen.

Heute sehe ich in dem Durchleben und Überstehen einer solch schweren Erkrankung auch eine Chance für einen Neubeginn. Das Leben verändert sich sehr aufgrund einer Depression – aber es kann auch eine Veränderung sein hin zu sich selbst, zu mehr Reife, innerer Kraft und Stärke, Zivilcourage und zur Wahrnehmung neuer Möglichkeiten und Perspektiven.

Rita Wagner verfasste folgende Kapitel: 1.6, 2.5.5–2.5.6, 2.6.4–2.6.9, 5.1, 5.2.2, 5.3.2–5.3.3 und 7.

Empfohlene Literatur

Bauer, J. (2006): Das Gedächtnis des Körpers. Wie Beziehungen und Lebensstile unsere Gene steuern, 8. Auflage. Piper, München
▸ Leicht verständliche Einführung über die neuesten Erkenntnisse der Genetik. Wie unser Sein den Körper beeinflusst.
Stichwort: Körper und Geist

Benkert, O. & Hippius, H. (2006): Kompendium der psychiatrischen Pharmakotherapie, 6. Auflage. Springer Medizin Verlag, Heidelberg
▸ Das Fachbuch über Psychopharmaka.
Stichwort: Fachbuch für den tieferen Einstieg

Burisch, M. (2006): Das Burnout-Syndrom. Theorie der inneren Erschöpfung, 3. Auflage. Springer Medizin Verlag, Heidelberg
▸ Überblick über Burnout
Stichwort: Überblick über das Burnout-Syndrom für Laien

Chopich, E. J. & Paul, M. (2003): Aussöhnung mit dem inneren Kind. Ullstein, Berlin
▸ Einer der Klassiker über die Innere-Kind-Theorie
Stichwort: Psychologie

Ehrenberg, A. (2004): Das erschöpfte Selbst. Depression und Gesellschaft der Gegenwart. Campus Verlag, Frankfurt/New York
▸ Soziologische Analyse des Phänomens Depression in der modernen, kapitalistischen Gesellschaft.
Stichwort: Fachbuch für den tieferen Einblick

Epstein Rosen, L. & Amador, X. F. (2002): Wenn der Mensch, den du liebst, depressiv ist. Wie man Angehörigen oder Freunden hilft. Rowohlt, Reinbek
▸ Ein sehr hilfreiches Buch für alle, die mit einem depressiven Menschen leben.
Stichwort: Hilfe für Angehörige und Freunde von Depressiven

Faust, V. (2007): Seelische Störungen heute. Wie sie sich zeigen und was man tun kann, 4. Auflage. C.H. Beck, München
▸ erster Überblick über psychische Erkrankungen. Von Angststörung über Burnout, Depressionen, funktionelle Störungen, posttraumatische Belastungsstörung, Manie, (...) bis Zwangsstörung.
Stichwort: Überblick über häufige psychische Störungen für Laien

Gigler-Bütler, J. (2003): »Sie haben es doch gut gemeint«. Depression und Familie, 2. Auflage. Beltz, Weinheim
▸ Buch eines Psychotherapeuten über den Zusammenhang zwischen Familienkonstellation/Kindheitserfahrung und Depression sowie der Entwicklung depressiver Verhaltensmuster in der Kindheit, die im Erwachsenenalter zu einer Depression führen können.
Stichwort: Psychologie

Göbel, H. (2004): Erfolgreich gegen Kopfschmerzen und Migräne, 4. Auflage. Springer, Heidelberg, New York
▸ Umfassender Ratgeber zum Thema
Stichwort: Überblick über Kopfschmerzen und Migräne für Laien

Hansch, D. (2003): Erste Hilfe für die Psyche. Springer-Verlag, Berlin, Heidelberg
▸ Ratgeber über psychische Erkrankungen aus Sicht eines Psychotherapeuten.
Stichwort: Überblick über häufige psychische Störungen für Laien

Hegerl, U., Althaus, D. & Reiners, H. (2006): Das Rätsel Depression. Eine Krankheit wird entschlüsselt, 2. Auflage. C. H. Beck, München
▸ Ratgeber zum Thema Depression, neueste Erkenntnisse der Depressionsforschung.
Stichwort: Überblick über Depressionen für Laien

Hell, D. (2006): Welchen Sinn macht Depression? Ein integrativer Ansatz. Rowohlt Taschenbuch, Reinbek bei Hamburg
▶ Beschreibung der Symptome und Erklärungsmöglichkeiten für das Entstehen und Auftreten der Krankheit in einem größeren Zusammenhang betrachtet
Stichwort: Psychologie

Hoffmann, S.O. & Hochapfel, G. (2004): Neurosenlehre, psychotherapeutische und psychosomatische Medizin, 7. Auflage. Schattauer, Stuttgart, New York
▶ Lehrbuch über Neurosen. Speziell: Psychosomatische Medizin, Diagnostik, Behandlung.
Stichwort: Fachbuch für den tieferen Einstieg

Josuran, R., Hoehne, V. & Hell, D. (2002): Mittendrin und nicht dabei. Mit Depressionen leben lernen. Ullstein, Berlin
▶ Zwei Betroffene tauschen sich mittels Briefen über ihr jeweiliges Erleben der Depression aus. Außerdem erklärende Abschnitte eines Fachmanns
Stichwort: Erfahrungsbericht

Kasper, S., Möller, H.-J. & Müller-Spahn, F. (2002): Depression. Diagnose und Pharmakotherapie, 2.Auflage. Georg Thieme Verlag, Stuttgart
▶ Fachbuch über Psychopathologie, Diagnostik, Grundlagen der medikamentösen Therapie der Depression sowie Check-Instrumentarien (z.B. Hamilton-Depressionsskala).
Stichwort: Fachbuch für den tieferen Einstieg

Kuiper, P. C. (1995): Seelenfinsternis. Die Depression eines Psychiaters. Fischer Taschenbuch, Frankfurt
▶ Die bewegende Schilderung der Depression eines bekannten Psychiaters
Stichwort: Erfahrungsbericht

Reiners, H. (2005): Das heimatlose Ich. Aus der Depression zurück ins Leben. Piper, München
▶ Persönliche Reflexion über selbst erlebte Depressionen
Stichwort: Erfahrungsbericht

Schöpf, J. (2003): Moderne Antidepressiva. Wechseln, kombinieren, augmentieren. Steinkopff, Darmstadt
▶ Fachbuch über Antidepressiva
Stichwort: Fachbuch für den tieferen Einstieg

Servan-Schreiber, D. (2004): Die neue Medizin der Emotionen. Stress, Angst, Depression: Gesund werden ohne Medikamente. Verlag Antje Kunstmann, München
▶ Vorstellung nicht-medikamentöser Behandlungsansätze im Kontext einer vorliegenden Dysbalance der Selbstheilungskräfte des »emotionalen Gehirns«.
Stichwort: Alternative Behandlungskonzepte

Solomon, A. (2006): Saturns Schatten. Die dunklen Welten der Depression
Fischer, Frankfurt am Main
▶ Persönliche und theoretisch-intellektuelle Beschreibung der Krankheit Depression
Stichwort: Überblick über Depressionen für Laien

Stiftung Warentest (2005): Depressionen überwinden, 3. Auflage. Stiftung Warentest, Berlin
▶ orientierender Gesamtüberblick über Depressionen für Betroffene und Angehörige. Besondere Themen: Depression und Kinder/ Altersdepression
Stichwort: Überblick über Depressionen für Laien

Will, H., Grabenstedt, Y., Völkl, G. & Branck, G. (2000): Depression. Psychodynamik und Therapie. Kohlhammer, Stuttgart, Berlin, Köln
▶ Fachbuch über die Depression im Kontext der psychoanalytischen Krankheitslehre.
Stichwort: Psychologie

Woggon, B. (2002): Ich kann nicht wollen! Berichte depressiver Patienten, 3. Auflage. Hans Huber, Bern
► Patienten beschreiben ihr Krankheitserleben, kommentiert von einer Professorin für Psychiatrie
Stichwort: Erfahrungsbericht

Wolfersdorf, M. (2002): Krankheit Depression erkennen, verstehen, behandeln, 3. Auflage. Psychiatrie-Verlag, Bonn
► Ratgeber zum Thema Depression für Betroffene und Behandler
Stichwort: Überblick über Depressionen für Laien

Zehentbauer, J. (2002): Melancholie. Die traurige Leichtigkeit des Seins. Kreuz Verlag, Stuttgart
► Melancholie bedeutet nicht Krankheit – von der positiven Kraft der melancholischen Veranlagung.
Stichwort: Psychologie

Internet-Adressen

www.kompetenznetz-depression.de
► Das bedeutendste Internetportal zum Thema Depression mit Diskussionsforum

www.psychosoziale-gesundheit.net
► Sehr umfangreiche Seite über alle Bereiche seelischer Gesundheit unter der Leitung von Prof. Dr. med. Volker Faust

www.krisen-intervention.de
► Hilfen und Informationen für Menschen in Krisen

www.suizidprophylaxe.de
► Deutsche Gesellschaft für Suizidprävention DGS

www.ak-leben.de
► Arbeitskreis Leben (AKL), Hilfe bei Selbsttötungsgefahr und Lebenskrisen in Baden-Württemberg

www.nakos.de
► Adressenfinder Selbsthilfegruppen in Deutschland

www.selbsthilfe.at
► Adressenfinder Selbsthilfegruppen in Österreich

www.kosch.ch
► Adressenfinder Selbsthilfegruppen in der Schweiz

Literaturverzeichnis

Agentur für Arbeit (2007). § 125 SGB III – Minderung der Leistungsfähigkeit. [URL: http://www. arbeitsagentur.de/zentraler-Content/A01-Allgemein-Info/A016-Infomanagement/Publikation/pdf/-125-SGB-III-Minderung-der-Leistungsfaeh.pdf; Stand 10.2.2007].

AOK (2007). Krankengeld. [URL: http://www.aok.de/bawue/rd/127692.htm#Krankengeld; Stand 10.2.2007].

Bauer, J. (2006). Das Gedächtnis des Körpers. München: Piper.

Benkert, O. & Hippius, H. (2005). Kompendium der Psychiatrischen Pharmakotherapie. Heidelberg: Springer

BKK Bundesverband (2004). BKK Gesundheitsreport 2004. [URL: http://www.bkk.de/bkk//psfile/downloaddatei/28/Bkk_Ge_rep41ad75d8a1652.pdf; Stand 10.2.2007].

Chopich, E.J. & Paul, M. (2003). Aussöhnung mit dem inneren Kind. Berlin: Ullstein.

Deutsche Rentenversicherung (2007a). Rehabilitation. [URL: http://www.deutsche-rentenversicherung.de/nn_15800/SharedDocs/de/Inhalt/03__Rehabilitation/01__leistungen/02__medizinische__reha/voraussetzungen.html; Stand 10.2.2007].

Deutsche Rentenversicherung (2007b). Rente wegen teilweiser Erwerbsunfähigkeit. [URL: http://www.deutsche-rentenversicherung.de/nn_11298/SharedDocs/de/Navigation/Rente/Leistungen/EM/em__teilweise__node.html__nnn=true; Stand 10.2.2007].

Deutsche Rentenversicherung (2007c). Rente wegen voller Erwerbsunfähigkeit. [URL: http://www.deutsche-rentenversicherung.de/nn_11298/SharedDocs/de/Navigation/Rente/Leistungen/EM/em__voll__node.html__nnn=true; Stand 10.2.2007].

Deutsches Institut für Medizinische Dokumentation und Information (DIMDI) (2007). Internationale Statistische Klassifikation der Krankheiten und verwandter Gesundheitsprobleme, 10. Revision Version 2007. [URL: http://www.dimdi.de/static/de/klassi/diagnosen/icd10/htmlgm2007/fr-icd.htm; Stand 11.2.2007].

Epstein Rosen, L. & Amador, X. (2002). Wenn der Mensch, den du liebst, depressiv ist. Reinbek: Rowohlt.

European Alliance Against Depression (EAAD) (2007). Depression: ein drängendes Problem. [URL: http://www.eaad.net/deu/about_eaad.php; Stand 10.2.2007]

Faust, V. (2000). Seelische Störungen heute. Wie sie sich zeigen und was man tun kann (2. Aufl.). München: Beck.

Faust, V. (2007). Psychosoziale Gesundheit, Kinder psychisch kranker Eltern. [URL: http://www.psychosoziale-gesundheit.net/bb/05lenz_kinder.html; Stand 10.2.2007].

Hansch, D. (2003). Erste Hilfe für die Psyche. Heidelberg: Springer.

Hegerl, U., Althaus D. & Reiners, H. (2005). Das Rätsel Depression. München: Beck.

Kassenärztliche Bundesvereinigung (KBV) (2007). Arztsuche in Deutschland. [URL: http://www.kbv.de/service/178.html; Stand 11.2.2007].

Kompetenznetz Depression (2007a). »Europäischer Depressionstag« und »Internationaler Tag der seelischen Gesundheit«, Pressemitteilung des KND vom 10.10.2006. [URL: http://www.kompetenznetz-depression.de; Stand 10.2.2007].

Kompetenznetz Depression (2007b). World Suicide Prevention Day, 10. September 2005. Pressemitteilung des KND vom 26.08.05 [URL: http://www.kompetenznetz-depression.de; Stand 10.02.2007].

Landesarbeitsgemeinschaft der Arbeitskreise Leben in Baden-Württemberg (2004). Suizid. Fragen und Antworten. Erfahrungen und Aspekte. Stuttgart: o.A. des Verlags.

Möller, H.J. (2004). Medikamentöse Therapiestrategien bei therapieresistenter unipolarer Depression. Psychopharmakotherapie, 11, 34–41.

Niedermeier, N., Pfeiffer-Gerschel, T., Hegerl, U. (2006). Von unseren Patienten lernen. Nervenheilkunde 25, 361–367

Niedermeier, N., Mangold, W. & Manzinger, H. (2006). Workshop Depression I. München: o.A. des Verlages.

Rote Liste Service GmbH. (2007). Fachinfo-Service. Frankfurt am Main: o.A. des Verlags.

Spießl, H., Hübner-Liebermann, B. & Hajak, G. (2006). Volkskrankheit Depression. Deutsche Medizinische Wochenschrift, 131, 35–40.

Uni Zürich (2007). Symptome der Depression und Manie. [URL: http://www.depression.unizh.ch/ueberblick/kurzueberlick/kusympt.html; Stand 15.04.2007]

Wolfersdorf, M. (2000). Krankheit Depression erkennen, verstehen, behandeln. Bonn: Psychiatrie-Verlag.

Stichwortverzeichnis

Druck: Krips bv, Meppel
Verarbeitung: Stürtz, Würzburg